乡村医生

实用中医技能手册

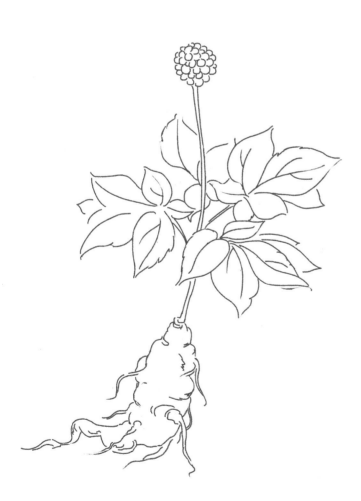

胡鸿毅 主编

上海科学技术文献出版社

中国中福会出版社

图书在版编目（CIP）数据

乡村医生实用中医技能手册 / 胡鸿毅主编 . 一上海：上海
科学技术文献出版社，2021

ISBN 978-7-5439-8238-3

Ⅰ.① 乡… Ⅱ.① 胡… Ⅲ.① 中医临床—手册 Ⅳ.
R24-62

中国版本图书馆 CIP 数据核字 (2020) 第 241838 号

乡村医生实用中医技能手册
XIANGCUN YISHENG SHIYONG ZHONGYI JINENG SHOUCE
胡鸿毅 主编
出 版 人：余 岚 朱文秋
责任编辑：付婷婷 姜怡雯 张亚妮
封面设计：善小公益基金会
出版发行：上海科学技术文献出版社
　　　　　（地址：上海市长乐路 746 号 邮政编码：200040）
　　　　　中国中福会出版社
　　　　　（地址：上海市常熟路 157 号 邮政编码：200031）
经　　销：全国新华书店
印　　刷：上海华教印务有限公司
开　　本：787mm×1092mm 1/16
印　　张：30.25
字　　数：570 000
版　　次：2020 年 12 月第 1 版 2020 年 12 月第 1 次印刷
书　　号：ISBN 978-7-5439-8238-3
定　　价：138.00 元

本书由善小公益基金会发起出版

主 编

胡鸿毅

编委会主任

吴永强

编 委

（按姓氏笔划排序）

许建敏　孙萍萍　严蔚冰　杨柏灿　吴　莘

吴绪波　何文忠　张　挺　姚　斐　顾云龙

曹海峰

序

民失于善，民将不民；国失于善，国将不国。怀着建立"百年善小"的梦想，2016年，我与九位民营企业家共同发起并设立了善小公益基金会。取名"善小"，意为"勿以善小而不为"，旨在弘扬"人人皆可为之"的善小精神，让"积善成德"的传统美德与"积善之家必有余庆"的传统文化世代相传。"善小人"也时刻提醒着自己必须要以纯真的公益之心、纯净的利人之念、纯粹的慈善之举，为推动中国公益慈善事业在新时代的创新发展贡献我们的绵薄之力。

善小公益基金会于2017年3月与上海中医药大学合作成立上海中医药大学善小教育培训学院，多次赴云、贵、湘、新、宁等深度贫困地区，深入调研农村医疗卫生现状，了解当地常见病、多发病，乡村医生队伍建设以及当地中草药开发利用等情况。所到之处，无奈与渴望的眼神交织在一起的画面，至今历历在目！乡村医生对身边人病痛的无奈，以及村民们对健康的渴望是推动"善小"聚焦、深入健康扶贫的动力。为此，善小公益基金会携手上海中医药大学精心设置乡村医生"德技双馨"培训课程，截至2020年12月10日已为2 090名乡村医生举办了33期培训，为提高贫困边远地区乡村医生医德医技、改善当地医疗服务水平、留住基层卫生人才奠定了基础。正如回访当地医院时一位负责人所说，乡村医生们是勤恳的"老黄牛"，从善小培训回来以后，他们都成了"幸福牛""兴奋牛"，因所学的新知识、新技能可以切实帮助身边村民缓解病痛困扰，为自己价值的实现而感到幸福；兴奋的是终于认识到了自己所做的这份职业是如此的伟大和高尚！

为了使我国更多的乡村基层卫生工作者能够掌握各种临床实用理论与技能，总结近几年在乡村医生培训道路上的各种体会与经验，由善小公益基金会发起出版《乡村医生实用中医技能手册》，既为教材，亦为工具书。本书特邀上海中医药大学胡鸿毅副校长担任主编，诸多教研室主任、教授担任编委共同编写。本书选择乡村常见、多发，中医药疗效好的病种，围绕中医药在防病中的特色优势，重点编入了适用于乡村的中医适宜技术与临床技能操作方法。以操作为主、理论为辅，精简扼要、图文并茂、通俗易懂，且针对性强、实用性好。特别是本书中关于中医适宜技术的部分章节还配备视频教学，乡村医生可扫描二维码反复查看学习，帮助乡村医生"学养生，防未病；会实操，治小病；识别处置急、重症"，努力做到"小病不出村，小病不拖成大病，防未病于未然"。

在此需要特别提到的是本书的全体编委在临床及执教之余，不遗余力、孜孜不倦地投身于本书的编写，这种心系乡村医生的情怀难能可贵。此外，本书的出版也得到了各级政府、卫健委、上海中医药大学、中国中福会出版社及多方机构的大力支持，在此，向他们表示诚挚的感谢。希望本书能对提升我国乡村医生医疗技术水平和医疗服务水准，加快农村卫生事业发展发挥积极作用！

善小公益基金会荣誉理事长

二〇二〇年十月二十日

目 录

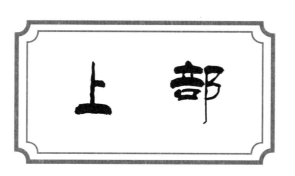

上部

理论基础

第一篇　中医基础理论与体质辨识

第一章　中医基础理论

第一节　中医学的形成、历史贡献、机遇使命与特色优势

一、中医学的孕育与发端

在中华民族几千年的繁衍生息中，中医支持和保障了炎黄子孙的身体健康，当中国历史上出现大的灾难或瘟疫时，是中医一次又一次地化解了疾病带给人们的痛苦、灾难和危机。

从某种意义上说，医疗行为是始于本能的，人类开始应对疾病的医疗活动源于自救伤痛的动物本能。尽管是无意识的本能应对，但动物趋利避害、保护自我的自救本能，仍被看作人类医疗行为诞生的内源性动力，而动物的本能性自救行为和相关措施，也可以视为人类医学演进长河中最早且最直接的开端。

由于原始人类智力尚未开化，他们对自然界的变化及宇宙间的一切反常现象，如疾病、死亡等难以做出合乎理性的解释，常常心存恐惧。人们误以为有超自然的力量如鬼、神等主宰着世界，由此催生了巫医及巫术文化。医巫同源是中医发展史中的重大文化现象，在中国古代，巫医曾经并存很长时间。在巫术基础上衍生出的"祝由"，是后世包括宋元时期临床十三科之一。因此，巫术医学应当是人类医学发展历程中的一个阶段性产物。

经验医学的产生建立在人们对单味药的认识基础上。在原始时代，人们常常采集野果充饥。有时，吃了一些野果会中毒，甚至死亡；有时吃一些野果，也会预防疾病的发生和发展。日积月累，人们逐渐积累了一些初步的草药知识，从而择善而食。古人还把这些草药治病的经验附上了神话色彩，如广为人知的"神农尝百草"故事。我们的祖先通过口尝身受、代代相传，积累了大量的植物药治疗疾病的经验。

从单味药到复方的积累，同样凝聚着古人的智慧。复方的发明与"伊尹创汤液"的故事有关。传说厨师出身的伊尹一次偶然的机会，职业习惯使他联想到做汤的方法，于是试着把功能相同或相近的药物放在一起煎煮，由此诞生了中药复方，即方剂。这样煮

出的汤液疗效优于单味药，因此曾有"伊尹制汤液而始有方剂"一说。相传由他撰写的《汤液经法》，奠定了中医方剂学的基础。

随着经验的日积月累，中医学的奠基之作《黄帝内经》（以下简称《内经》）便应运而生。《内经》分为两大部分：《素问》和《灵枢》。《素问》有八十一篇，通过黄帝和他的大臣岐伯、雷公等人的对话，讲述了许多医学道理。中医学的重要概念和基本理论均在该书中得以确立，如阴阳五行、藏象学说、病因病机及养生治则等。《灵枢》也是八十一篇，重点论述了经络的循行、针刺的手法等，是针灸学的理论渊源。一般认为，《内经》的成书与问世，标志着中医理论体系的初步形成。

二、中医学的历史贡献

中医药是中华优秀传统文化的重要组成部分和典型代表，强调"道法自然，天人合一""阴阳平衡，调和致中""以人为本，悬壶济世"，体现了中华文化的内核。中医药还提倡"三因制宜，辨证论治""大医精诚，仁心仁术"，丰富了中华文化内涵，为中华民族认识和改造世界提供了有益启迪，成为打开中华传统文化宝库的一把钥匙。

中医药作为中华民族原创的医学体系，从宏观、系统、整体角度揭示人类健康和疾病的发生发展规律，体现了中华民族的认知方式深深地融入民众的生产生活实践中，形成了独具特色的健康文化，成为人们治病祛疾、强身健体、延年益寿的重要手段，维护着民众健康。从历史上看，中华民族屡经天灾、战乱和瘟疫，却能一次次转危为安，人口不断增长、文明得以传承，中医药做出了重大贡献。

中医药发祥于中华大地，在不断汲取世界文明成果、丰富发展的同时，也逐步传播到世界各地。早在秦汉时期，中医药就传播至周边国家，并对这些国家的传统医药产生重大影响。预防天花的种痘技术，在明清时就传遍世界，开创了人工免疫的先河。《本草纲目》被翻译成多种文字广为流传，达尔文称其为"中国古代的百科全书"。针灸的神奇疗效引发全球持续的"针灸热"。抗疟药物"青蒿素"的发现，拯救了全球特别是发展中国家数百万人的生命。中医孔子学院更是成为中外文化交流的桥梁和纽带。

中医药学曾创造过多个世界第一。东汉华佗用"麻沸散"麻醉后施行剖腹手术，是世界医学史上应用全身麻醉进行手术治疗的最早记载。《伤寒杂病论》的作者张仲景是世界上第一个用"人工呼吸法"急救的医生。晋代葛洪所著《肘后备急方》，不仅记载青蒿截疟，还用海藻治瘿，是世界上最早用含碘食物治疗甲状腺疾病的案例。《新修本草》是中国第一部由政府颁布的药典，也是世界上最早的药典。屠呦呦研究青蒿素防治疟疾，获 2015 年诺贝尔生理医学奖，是中医药为全世界人民健康事业做出的巨大贡献。

三、中医学的机遇与使命

中医学是中华民族优秀传统文化的重要组成部分，千百年来为中华民族的繁衍生息做出了不可磨灭的贡献，也是至今依然闪耀在世界医林的璀璨明珠。随着时代的发展，当今人们的生活方式发生了很大变化，疾病谱也随之改变。世界卫生组织指出，困扰现代人的疾病百分之六十为生活方式病，各类精神障碍性疾病攀高，新老传染病肆虐，肿瘤、心脑血管疾病等严重威胁着人类的健康。面对新的健康问题，中医药也必将大有作为。

1. 传染病

随着疫苗及抗生素的出现，一些老的传染病如天花、麻疹、结核等发病率逐渐降低，但是新的传染病仍然时有发生。如 2003 年的严重急性呼吸综合征（severe acute respiratory syndrome，SARS），2009 年的甲型 H_1N_1 流感，2020 年的新冠肺炎，甚至埃博拉、艾滋病等。中医学在治疗传染病方面积累了丰富的经验，明清时期的医家们创造性地提出"戾气致病说"，并在医疗实践中创制了许多抗击瘟疫的有效方剂。中医药的这些经验在抗击 SARS 和新冠肺炎中均发挥了独特的作用，受到了世人的瞩目。

2. 复合病因性疾病

现今严重威胁人类健康的疾病如恶性肿瘤、心脑血管疾病、代谢性疾病等，其病因常常是与生活方式有关，涉及情绪、饮食、行为等多个方面。《内经》认为气候、饮食、情志、劳逸等可导致疾病的发生，临床注重从状态入手进行调整，常可收到较好的疗效。中医两千年来积累的丰富临床经验，为人类战胜这些疾病树立了信心。

3. 心身疾病

近年来，社会发生了深刻的变革，由于竞争加剧、生活节奏加快，社会与生活中诸多矛盾的增加，人们的心理压力不断增大，而这些心中的苦闷又无从倾诉、发泄，生气、紧张、焦虑、失眠、胸闷、心烦易怒、头疼、头晕、腹胀等症状明显增加，从而导致诸多心身疾病。早在两千多年前的《内经》中已有"形神合一""心身合一"等心身医学的理论基础，数千年的中医临床实践又积累了大量有效方剂，在 21 世纪心身疾病日益增多的时代，不断发展的中医心身医学必将做出更大的贡献。

4. 亚健康状态

亚健康是指人体各系统的生理功能紊乱、衰退，或综合体能下降，精神不振，体力透支。其表现形式多样，如心悸、胸闷、胸部隐痛、临界高血压、高血脂等，头晕、头痛、失眠、多梦、记忆力减退；工作效率低、极易疲劳、手足冰冷、体质虚弱、性功能减退、自然衰老加速等。这种身体上的异常表现和体验，往往原因不明。中医认为亚健康是由于人与自然、社会不能协调，从而失去了"阴平阳秘"的平衡状态，临床上常常采用中药调养、针灸、推拿、气功导引、食疗等多种调理方法。因此，在调整机体失衡状态、防止疾病发生方面，中医学具有独特的价值。

四、中医学的特点与优势

中医学的特点有两个，整体观念和辨证论治。整体观念是属于理念、观念层面的内容，而辨证论治则是方法层面的内容。

1. 整体观念

整体，是与局部相对而言，指事物的完整性和统一性。整体观念是指中医学在看待人体自身以及人与环境的关系时，注重从整体去考虑，注重事物之间的联系。如果说现代医学更重视局部、注重微观的话，中医学的特点之一便是从宏观、整体的角度来看待事物及人体。整体观念主要体现在以下三个层面：第一，人是一个有机的整体；第二，人与自然环境的统一性；第三，人与社会环境的统一性。

（1）人是一个有机的整体

人有很多脏腑组织器官，脏有肝、心、脾、肺、肾，腑有胆、胃、大小肠、膀胱，窍有目、舌、口、鼻、耳，体有筋、脉、肉、皮、骨等（表1）。

表1　人是一个有机整体

五脏	五腑	五窍	五体
肝	胆	目	筋
心	小肠	舌	脉
脾	胃	口	肉
肺	大肠	鼻	皮
肾	膀胱	耳	骨

在表1中，我们横向看，各个脏腑组织是一个整体。以肝为例，肝与胆的关系，人们通常说肝胆相照、荣辱与共；对肝与目的关系，中医学认为肝阴血充足的时候，可以滋养眼睛，就会视物清晰；肝与筋的关系表现为，肝的气血充足的时候，关节特别有力，所以肝与胆、目、筋等是一个整体。以此类推，中医学就构建了以肝、心、脾、肺肾为中心的五大系统，五大系统内部各脏腑组织之间密切相关。

中医学为了解释肝、心、脾、肺、肾五大系统之间的联系，便引入了五行学说。五行理论认为木、火、土、金、水五行之间存在着既相生又相克的关系。木生火、火生土、土生金、金生水、水生木；木克土、土克水、水克火、火克金、金克木。五行中的任意一行与其他四行均有关系，而五大系统正好分属于五行，肝属木、心属火、脾属土、肺属金、肾属水，这样五大系统之间也就有了十分密切的联系，所以中医学认为人

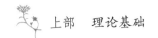

是一个有机的整体。

人是一个有机的整体，在组织结构以及生理功能上相互影响，并且这五大系统有着共同的物质基础，都是由气、血、津、液组成，脏腑和形体之间还通过经络相互联系。

五脏之间在生理上相互联系、功能上相互协调、病理上相互影响。肝有病的时候，会传给胆，肝阴血不足的时候，会出现双目干涩；肝火旺的时候会出现双目红肿刺痛，肝病的患者会出现膝关节的疲乏无力等。老人肾虚的时候，会出现小便频数、夜尿增多、头发花白、耳鸣耳聋等。五脏之间病变也会相互影响，比如中医学认为肝和人的情志有关，心和人的睡眠有关。当心情不好的时候，中医称之为肝郁，常常会出现睡眠的异常；反之一个睡眠不好的人，也很容易出现烦躁易怒的状态。中医称之为心肝火旺。

因为人是一个有机的整体，在结构上相互联系，不可分割；生理上相互协调、彼此为用；生病的时候相互影响，也就是《内经》中所谓的"有诸内必形诸外"。因此，中医学在诊断疾病的时候，常常采用以外知内、以表知里的方法。其实中医诊断的望、闻、问、切都是以整体观念为理论依据的。一个人舌尖红，中医学根据"心开窍于舌"的理论，推断这个人可能心火旺，可能伴有睡眠不佳的症状。中医学的舌象、脉象常常用来诊察人体内在脏腑的状态，可谓是整体观念指导下的非凡创造。

整体观念也体现在中医的临床治疗之中。对于局部的病变，中医学也十分注意其与全身脏腑组织的联系，从整体着手，采用相应的整体调理方法，如《素问·阴阳应象大论》的"从阳引阴、从阴引阳；以右治左、以左治右"，《灵枢·终始》的"病在上者下取之，病在下者高取之"。如牙齿痛的时候会选择合谷穴，中风偏瘫的患者常常健侧、患侧一起治疗，其原因即在于整体观念。

（2）人与自然环境的统一性

在中国传统文化中，"天人相应""天人合一"是十分重要的命题。中医学受其文化母体的影响，认为人与自然环境是一个有机的整体。

人是由天地之气构成的，《素问·宝命全形论》说："天地合气，命之曰人""人以天地之气生，四时之法成"。天地之气亦即自然环境的各种状态，如寒暑的更替、昼夜的变换、地域的差异必然对人体生理病理产生直接或间接的影响。

①季节气候对人体的影响。在四时气候的变化中，古人认为自然之气会表现出春生、夏长、秋收、冬藏的特点，植物如此，人也与之相应。《灵枢·顺气一日分为四时》说"春生夏长，秋收冬藏，是气之常也。人亦应之……"。有人对处于生长发育阶段的青少年生长速度进行了统计，发现青少年春夏身高的增长速度明显高于秋冬。同样，疾病也表现出季节性的特点，如冬春人容易感受风寒之邪，出现感冒咳嗽；而夏秋多易感

受暑湿之邪，出现呕吐泄泻等。在治疗疾病的时候，也要综合考虑气候因素，如暑湿当令时，要适当加入藿香、佩兰等清暑化湿的药物；秋高气燥的季节，要适当加入生地、玉竹等滋阴润燥的药物。养生的最高境界也是顺应自然，《素问·四气调神大论》中就指出，"春三月，天地气生……夜卧早起""冬三月，此谓闭藏……早卧晚起，必待日光。"在不同季节人们的生活起居也应与自然相应，以养生延年。

②昼夜晨昏对人体的影响。在一天之中，昼夜阴阳的更替也会对人产生影响。早晨太阳初生、中午太阳隆盛、傍晚夕阳西下、夜半太阳潜藏，人体的阳气也与之相应。《素问·生气通天论》指出："故阳气者，一日而主外，平旦人气生，日中而阳气隆，日西而阳气已虚，气门乃闭。"人体内的阳气活动呈现出规律性的昼夜波动，与现代生理学研究所揭示的体温日波动曲线十分吻合。同样，疾病的变化有时也会随昼夜节律变化而改变，《内经》称之为"旦慧、昼安、夕加、夜甚"。清晨一般病会轻点，因为阳气始生；到中午，阳气增加，病会更轻；黄昏的时候人气始衰，邪气始生，疾病就会重一点。夜半的时候，疾病最重；有研究曾对1122例呼吸系统疾病病情变化的时间进行了统计，发现病情加重多发生在19时至次日5时，恶化多发生在23时至次日5时，与《内经》的描述完全吻合。还有学者发现，心血管疾病患者的死亡时间大多在夜半时分。

③地方区域对人体的影响。人们常说，一方水土养育一方人，一个地方的气候变化、风俗习惯等也会给人的身体带来影响。比如江南水乡多湿热，人们的腠理多较疏松，体格多柔弱；而西北高原多风寒，人们的腠理多致密，体格多壮实。东部地区人们依海而生，爱吃鱼及咸的东西，所以会引发痈疽疮疡之类的病，常用砭石刺法去治疗。西部地区山多水秀，人群多数身形壮硕，病症多是与内脏有关，比较适合用药物治疗。不同的地方区域会影响到人的生理、病理，乃至疾病的种类及其治疗方式。

因为人与自然是一个有机的整体，所以中医学在认识和治疗疾病时，常常采用"因时制宜""因地制宜"等方法。

（3）人与社会环境的统一

人生活在社会之中，社会环境对人体生理、病理的影响更是毋庸讳言。早在《内经》就开始注重探究人的体质差异与社会环境的关系，并采用不同的治疗方式。如《灵枢·根结》指出："夫王公大人，血食之君。身体柔脆，肌肉软弱，血气剽悍滑利。""故刺布衣者，深以留之；刺大人者，微以徐之。"封建社会的达官贵人们，平时多食膏粱厚味，以致他们有着与布衣百姓不同的体质特点，针刺时的手法和力量应有所区别。

近年来，随着信息时代的来临，社会竞争的加速，抑郁、网瘾、空气污染、食品安全等各类问题涌现，严重威胁着人类的健康。因此《内经》中多次强调，业医者当"上

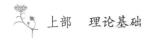

知天文，下知地理，中知人事。"

2. 辨证论治

疾病，是指完整的病理过程，包括疾病的发生、发展、预后、转归等。作为一个独立的疾病多有比较明确的发病原因、病理演变规律及临床症状和体征。比如感冒，多为感受风寒、风热之邪，患者多出现恶寒、发热、头痛、咽痛等症状，一般在五至七天自愈。如果感冒不能及时痊愈，可能会引发咳嗽、心悸、水肿等，预后较为良好。

症状，广义的症状包括症状和体征。症状多指单个临床表现，为患者的自我感受，比如头痛、发热、流鼻涕、打喷嚏等。体征指他觉症状，多为医生经检查发现的资料，比如水肿、黄疸等，再如中医学中的舌象、脉象等。

证候，是指疾病在某一阶段多方面病理特性的概括，包括疾病的原因、部位、性质和邪正关系。证主要是由医生概括而来。医生概括证的过程，即为辨证，具体是指医生通过四诊（望闻问切）收集资料包括症状、体征，进行分析综合，概括、判断为某一性质的证的过程。论治，又称施治，指根据辨证的结果，确定相应的治疗方法。

同病异治是指同一种疾病，由于患病对象、发病时间和地区以及患者机体反应等的不同，或者处于不同的疾病发展阶段，所以机体表现出来的证不同，因此治疗也不相同。比如感冒，如果感受了风寒之邪，出现鼻塞、流清鼻涕、恶寒发热等症状，中医一般辨为风寒证，可以用生姜红糖汤之类来治疗。如果感受了风热之邪，出现流黄脓鼻涕、咽喉疼痛、汗出、恶寒发热等，中医一般辨为风热证，治疗应该选用板蓝根冲剂一类的药物以疏散风热。如果是夏季感冒，头晕头重、恶心呕吐、恶寒发热等，中医一般辨为暑湿证，治疗应选用藿香正气水来清暑化湿解表。可见，同样是感冒，不同的证型中医治疗是不一样的。

异病同治是指不同的疾病，在其发展变化过程中，出现了相同的证，采用相同的治疗。比如月经周期紊乱、乳腺小叶增生、慢性咽炎等都可以由肝气郁结所导致，临床都可以辨为肝气郁结证，治疗都可以选用逍遥丸。

因此在中医学中，疾病的治疗与证型密切相关，亦即证同治亦同，证异治亦异。

第二节　中医学的哲学基础

哲学是人类认识世界、建立世界观和方法论的科学实践活动，是以世界的各种事物作为研究对象，以创立基本概念、发现世界的一般规律、确立系统化的理论体系为基本任务的社会科学。

中医学继承和发展了古代哲学的阴阳学说和五行学说，用以阐明人类生命活动和外界环境的关系，疾病发生、发展及其防治规律。因此，中国古代哲学对于中医学的发展具有极为重要的促进作用，并在传统医学领域中得以充分运用和发展。传统医学由于与民众生活息息相关，也成为古代哲学的巨大载体。以中国古代哲学思想作为理论指导的传统中医学成为"至今仍然存活，无法被近代西方医学全面取代"的唯一"古代科学"。

一、阴阳学说

阴阳学说属于古代哲学的范畴，它把宇宙间万事万物分为阴阳两大类别，从对立统一角度来认识事物间的相互关系，把握事物运动变化趋势，为两分法认识世界提供了哲学依据。阴阳学说对中华民族影响深远，中国传统服饰、绘画、武术、建筑等无不受到阴阳学说的影响。阴阳学说所蕴含的对称平衡、对立互根、消长转化等思想深刻影响着中式美学与华人行为思考模式，是中华民族的智慧之源。

中医学作为传统文化土壤中孕育发展起来的医学形式，在理论建构之初，为了对众多生理病理现象做出解释，古代医家引入阴阳，用阴阳来阐释人体生命、健康、疾病的规律，由此架构中医学独特的理论体系。

1. 阴阳的起源与概念

阴阳是古人在生活和生产中，通过观察太阳照射不同的状态所建立的相对观念。它的含义最初非常朴素具体，指的是日光的向背，向日者为阳，背日者为阴。在日光向背基础上，人们进一步观察到，太阳照得到和照不到的事物可呈现不同的特征或态势，如向阳处温暖、明亮；背阳处寒凉、晦暗。春夏温暖，白昼长，动植物生机旺盛；秋冬寒凉，黑夜长，动植物生机萧索，由此总结出阴阳代表着事物的相对属性。此时的阴阳从最初具体的概念——日光向背，逐渐演化为表现相对属性的抽象概念，进而上升到哲学高度，演化为哲学概念。

阴阳是对宇宙中相互关联的事物或现象对立双方属性的概括。明代医学家张景岳曾指出："阴阳者，一分为二也。"阴阳既可概括相关事物的对立属性，又可表示同一事物内部相互对立的两个方面。

事物或现象凡具有对立属性且彼此相关的，都可以划归阴阳两大阵营，所以阴阳实际上可对事物进行归类。在用阴阳归类事物时，所依据的标准是阴阳的基本特征。阳具有温热、明亮、向上、向外、运动、兴奋等特征；阴具有寒凉、晦暗、向下、向内、静止、抑制等特征（表2）。

表2 阴阳特性

阳	温热	明亮	兴奋	上升	向外	运动	无形
阴	寒凉	阴暗	抑制	下降	向内	静止	有形

2. 阴阳之间的关系

（1）阴阳对立制约

阴阳是属性相对的事物属性之概括，因此，阴阳双方一定是对立的。阴阳对立，古代思想家称为"阴阳相反"。《春秋繁露》云："阴与阳，相反之物也，故或出或入，或右或左……天之道，有一出一入，一休一伏，其度一也。"

在生活中，具有相反属性的事物通常具有相互对抗、相互制约的关系。比如寒热、明暗、水火、昼夜、升降、上下等都是相互制约的。

自然界中季节更替、冷暖变化、昼夜变迁等都可体现阴阳的相互制约。人体中部分阴阳也可呈现对立制约的关系，如人体中机能状态的兴奋和抑制是相互对立的，兴奋属阳，抑制属阴。兴奋和抑制也可以相互制约，如白天兴奋为主，抑制减弱；夜晚抑制为主，兴奋减弱。

（2）阴阳互根互用

阴阳互根，又称"阴阳相成"。是指阴阳双方相互依存，一方以另一方为存在的前提和条件。如寒与热、明与暗、上与下、兴奋与抑制都是相对而言的，没有一方另一方也就失去了存在的基础和必要性。

阴阳互用是指阴阳双方相互滋生、相互促进的关系。《淮南子·天文训》云："阳生于阴，阴生于阳。"唐代王冰在注解《素问》时提到："阳气根于阴，阴气根于阳；无阳则阴无以生，无阴则阳无以化。"

阴阳互用可以用来解释自然界和人体生命过程中很多现象。比如自然界在夏季炎热的同时往往潮湿，而冬季寒冷的同时往往比较干燥。夏季气候炎热，水汽蒸发活跃，使空气湿度增大，这就是"阳生阴长"；冬天气候寒冷，水汽蒸发减少，空气湿度降低，这就是"阳杀阴藏"。人体中兴奋和抑制这对阴阳也具有互用关系。比如白天以兴奋为主，白天兴奋得越充分，晚上越容易抑制，所以失眠的人白天应增加活动，有助于夜间睡眠。而夜间以抑制为主，夜间抑制得越充分，睡眠质量越高，白天越容易兴奋。人体中气血也是如此，气充足有助于血的化生，反之，血充盈也有助于气的生成。因此，中医临床经常把补气药和补血药放在一起来增强补气养血功效。

（3）阴阳消长平衡

阴阳消长是指阴阳双方在力量上或比例上不是一成不变的，而是不断运动变化的。阴阳消长，古代哲学家称为"消息"。《周易·丰》曰："日中则昃，月盈则食，天地盈虚，与时消息"。

阴阳消长从形式来看，有阴阳彼此消长和阴阳同消同长两种类型。其中彼此消长是最为典型的阴阳消长类型。

阴阳彼此消长在自然界和人体中都普遍存在。古代对季节变化和昼夜变迁就是从阴阳消长角度来解释的。春夏太阳距离北半球近，此时气候温热，白昼较长，古人认为阳气渐长，阴气渐消，一年中夏至是阳气最为旺盛的时间；秋冬太阳距离北半球远，气候寒凉，白昼较短，古人认为阴气渐长，阳气渐消。古人正是通过阴阳消长，来认识自然的变化，揭示自然变化的内在规律。

人体的阴阳也处在不断消长变化中，比如一日三餐所吃的食物都有阴阳属性。羊肉、韭菜、茴香、辣椒都是阳性食物；螃蟹、西瓜、梨以及多数绿色蔬菜都是阴性食物。多吃阳性食物，人体中的阳就会增长；多吃阴性食物，人体中的阴就会增长。此外，人体的阴阳还会受到气候、环境、睡眠等影响，使得人体中的阴阳处在不断消长变化中。

阴阳消长还可以有不同类型，即阴阳同消同长。比如少年儿童中医称为稚阴稚阳，在其成长过程中阴阳同长；反之到了老年，则会阴阳皆消。

一般情况下说的阴阳消长都是指彼此消长。当阴阳双方力量均衡，没有一方太过或不及，他们之间的制约就是适度的，所引起的消长变化也通常维持在一定范围内，在一定限度内保持着协调平衡的状态。中医把阴阳消长在一定限度内保持动态平衡的状态，称为阴阳平衡。

（4）阴阳转化

阴阳转化，是指事物的总体属性在一定条件下可以向相反方向转化，也就是原来属阳的事物属性转化为阴，原来属阴的事物属性转化为阳。

比如自然界春夏总体属性为阳，而到了秋冬则整体属性属阴，这就属于阴阳转化。阴阳转化需要一定的条件，在《内经》中，阴阳转化的条件常用"极""重""甚"来表述。比如《灵枢·论疾诊尺》篇云"四时之变，寒暑之胜，重阴必阳，重阳必阴，故阴主寒，阳主热，故寒甚则热，热甚则寒。"

人体在病理状态下也可出现阴阳转化。阴证一定情况下可以化热，转化为阳证；阳证一定情况下也可以寒化，转化为阴证。

事物阴阳属性的转化，是阴阳消长变化的结果。正由于阴阳不断消长，才促成了阴阳转化。如果我们把消长视为事物量变阶段，转化正是量变到一定阶段所出现的质变。阴阳之所以发生转化，其内在根据是阴阳互藏。因为阴中蕴含着阳，阳中蕴含着阴，为阴阳转化提供了可能。

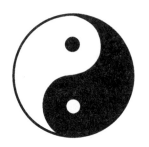

图1　阴阳互藏

3. 阴阳学说在中医学中的应用

阴阳学说作为古代哲学的重要组成部分，它在中医理论建构之初被引入中医学中，成为中医学阐释生命、健康、疾病以及指导医疗实践的重要工具。

阴阳学说可以用来说明人的组织结构：体表属阳，体内属阴；上属阳，下属阴；背部属阳，胸腹属阴；肢体外侧属阳，肢体内侧属阴；六腑属阳，五脏属阴。

阴阳学说可以用来说明人体的生理功能：人体的正常生命活动，是阴阳两方面保持着对立统一协调关系的结果。人的生理活动是以物质代谢为基础的，没有物质的代谢就无以产生生理功能。而生理活动的结果，又不断促进着物质的新陈代谢。故人体功能活动与脏器组织的关系，是阴阳相互依存、相互为用的关系。如果阴阳不能相互依存为用而分离，人的生命活动也就终止了。所以《素问·生气通天论》曰："阴平阳秘，精神乃治；阴阳离决，精气乃绝。"

阴阳学说用来说明病理变化：疾病的发生，是源于阴阳失去相对平衡，出现偏盛或偏衰的结果。阳邪致病，可使阳偏盛而阴伤，因而出现热证；阴邪致病，则使阴偏盛而阳伤，因而出现寒证。阳气虚不能制阴，则出现阳虚阴盛的虚寒证；阴液亏耗不能制阳，则出现阴虚阳亢的虚热证。尽管疾病的病理变化复杂多变，但均可以用"阴阳失调""阴胜则寒，阳胜则热；阳虚则寒，阴虚则热"等来概括，这是中医病理学总纲。此外，机体的阴阳任何一方虚损到一定程度，常可导致对方的不足，即"阳损及阴""阴损及阳"，以致最后"阴阳两虚"。

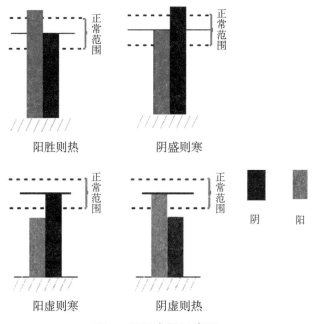

图2 阴阳失调示意图

阴阳学说用以确定治疗原则：阴阳偏胜可采用"损其有余"的方法。阳胜则热属实热证，宜用寒凉药以制其阳，即"热者寒之"。阴胜则寒属实寒证，宜用温热药以制其阴，即"寒者热之"。因两者均为实证，所以称这种治疗原则为"损其有余"，即"实则泻之"。阴阳偏衰，即阴或阳的虚损不足，或为阴虚，或为阳虚。阴虚不能制阳而致阳亢者，属虚热证，一般不能用寒凉药直折其热，须用"壮水之主，以制阳光"的方法，即用滋阴壮水以抑制阳亢火盛。若阳虚不能制阴而导致阴盛者，属虚寒证，更不宜用辛温发散药以散阴寒，须用"益火之源，以消阴翳"的方法，即用扶阳益火，以消退阴寒。此外，对阴阳偏衰的治疗，张景岳根据阴阳互根的原理，还提出了"阴中求阳，阳中求阴"的治法："善补阳者，必于阴中求阳，则阳得阴助而生化无穷；善补阴者，必于阳中求阴，则阴得阳升而泉源不竭。"（《景岳全书·新方八阵》）即是指在用补阳药时，须兼用补阴药；在用补阴药时，须兼用补阳药，以发挥其互根互用的作用。

有学者综括了近30年来阴阳学说在海外生物学界和医学界的应用，指出30多年来阴阳学说已逐渐为现代医学界接受和应用，特别是近年来海外的生物医学家们已将阴阳学说运用在现代医学的各个分支领域，用来阐述和分析人体内各种生理功能调节和病理变化及人体内稳态的相互关系，并为科学研究提供前瞻性的理论指导。有学者认为：阴阳概念提供了一个智慧的架构，它充分体现了中国人的科学思维，特别是在生物学和医学领域。

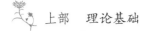

二、五行学说

五行学说是战国至秦汉时期较有影响的哲学思想之一。其认为宇宙间万事万物可划分为木、火、土、金、水五种类别，五类事物相互作用、互生互制，维护着事物间的整体平衡，推动事物的发生与发展。

五行学说进入医学领域，为架构人体局部与整体、人体与自然的关系提供了哲学依据，为诠释人体生命活动的整体性与局部的联系性提供了系统模式。

1. 五行的概念与特性

（1）五行的概念

五行，是指木、火、土、金、水五类事物及其运动变化。五，即木、火、土、金、水所指代的五类事物；行，指运动变化。

古人运用抽象出的五行特性，采用取象比类和推演络绎的方法，将自然界各种事物和现象归为五类，并以五行之间的关系来解释事物发生、发展、变化，以此来认知和阐释世界，探求宇宙变化的规律。

（2）五行的特性

《尚书·洪范》所载"木曰曲直，火曰炎上，金曰从革，土爰稼穑，水曰润下"是对五行特性的经典概括，也是判别事物五行属性的根本依据（表3）。

表3 五行的特性

五行	特性	本 义	引 申 义
木	木曰曲直	树木枝曲干直的生长状态	生长、升发、舒畅、条达
火	火曰炎上	火苗炎热、升腾的状态	温热、明亮、升腾
土	土爰稼穑	土有载物、生化、收成的特性	生化、承载、受纳
金	金曰从革	金属可随人的意向改变形状	肃杀、沉降、收敛
水	水曰润下	水有滋润、下行的特点	寒凉、滋润、闭藏

可见，五行的特性虽源于对木、火、土、金、水五种具体物质的直观观察，但经抽象、引申后，已不再特指其具体属性，而成为表征事物或现象属性的标志性符号。

（3）事物属性的五行归类

古人以五行特性为依据对事物或现象进行五行归类。归类的方法，主要有取象比类法和推演络绎法两种。取象比类法指从事物或现象的性质、作用、形态中提取能够反映事物本质的特征，与五行各自的特性相比较，以确定其五行属性的归类方法。如春季草木萌发，生机盎然，符合木生长、升发之性，故归属于木。夏季气候炎热，生机旺盛，符合火温热、升腾之性，故归属于火。推演络绎法指根据已知事物的五行属性，推演与之相关的其他事物五行属性的方法，又称间接推演法。自然界的五气、五化、五色、五味以及人体的五体、五官、五志等的五行属性，大多依此法推演而定。如已知春季属木，风为春季主气，故风亦属木；长夏属土，湿为长夏主气，故湿亦属土；人体的肝属木，因肝合胆、主筋、其华在爪、开窍于目、在液为泪、在志为怒，由此可推断胆、筋、爪、目、泪、怒皆属于木。

运用五行归类法，可将自然界和人体特征或性质相近、相似的事物或现象划分为五大类别，并以此认知事物间的联系性。中医学在整体观指导下，借助五行与自然界的关联，构建了天人相应的五行藏象系统，（见表4）。

表4　五行归类表

自然界（外环境）							五行	人体（内环境）						
五音	五味	五色	五化	五气	五方	五季		五脏	五腑	五官	五体	五志	五液	五脉
角	酸	青	生	风	东	春	木	肝	胆	目	筋	怒	泪	弦
徵	苦	赤	长	暑	南	夏	火	心	小肠	舌	脉	喜	汗	洪
宫	甘	黄	化	湿	中	长夏	土	脾	胃	口	肉	思	涎	缓
商	辛	白	收	燥	西	秋	金	肺	大肠	鼻	皮	悲	涕	浮
羽	咸	黑	藏	寒	北	冬	水	肾	膀胱	耳	骨	恐	唾	沉

2. 五行之间的相互关系

（1）五行正常关系

① 五行相生：指木、火、土、金、水五行之间存在递相资生、助长、促进的关系。五行相生的次序为：木生火，火生土，土生金，金生水，水生木，依次递相资生，循环不休，具体见图3。

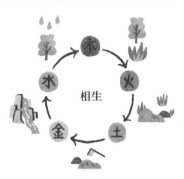

图3　五行相生

在五行的关系中，任何一行都存在"生我""我生"两种相生关系，《难经》将其喻为"母子"。"生我"者为"母"，"我生"者为"子"。如水生木，水是木的"生我"者，故水为木之"母"。

② 五行相克：是指木、土、水、火、金五行之间存在递相克制、制约的关系。五行相克的次序为：木克土，土克水，水克火，火克金，金克木，依次递相制约，循环往复，见图4。

在五行关系中，任何一行都有"克我""我克"两种

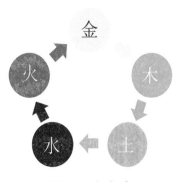

图4　五行相克

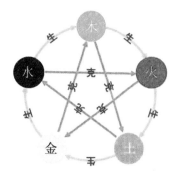

图5　五行制化

关系，《内经》将其表述为"所胜""所不胜"，"克我"者为"所不胜"，"我克"者为"所胜"。如水克火，对水而言，火为"我克"，故火为水之"所胜"；对火而言，水是"克我"，故水为火之"所不胜"。

③ 五行制化：又称五行生克制化。指五行之间既相资生，又相制约，生中有克，克中有生，以维持事物协调平衡的关系（图5）。

（2）五行生克的异常

五行中任何一行太过或不及，导致五行间正常生克关系遭到破坏，可出现母子相及或相乘相侮的异常情况。

① 相生关系的异常：古人称之为母子相及，包括母病及子和子病及母。母病及子指五行中某一行异常，累及子行，导致母子两行皆异常的变化。子病及母指五行中某一行异常，累及母行，导致母子两行皆异常的变化。

② 相克关系的异常：古人称之为相乘、相侮。相乘指五行中一行对其所胜一行过度制约。相乘的方向与相克相同，即木乘土，土乘水，水乘火，火乘金，金乘木。相侮指五行中某一行对其所不胜一行反向克制。相侮的方向与相克相反，即木侮金，金侮火，火侮水，水侮土，土侮木。相乘、相侮之所以发生均源于相克的两行出现了强弱的对比变化。

3. 五行学说在中医学中的应用

中医学运用五行的特性分析和归纳人体形态结构及功能，以及自然界各要素的五行属性。运用五行生克制化规律阐述人体五脏系统之间局部与局部、局部与整体以及人与自然界的相互关系。用母子相及、相乘相侮规律来说明疾病发生发展规律，指导临床诊断、治疗等。

（1）说明五脏功能特点

运用五行学说可将人体五脏归属五行，并用五行的特性来类比说明五脏的功能特点。如木性"曲直"，具有升发、舒畅之性。肝喜条达恶抑郁，其性主升，故肝属木。水性"润下"，具有滋润、闭藏之性。肾藏精，为封藏之本，故肾属水。

（2）构建天人相应的五行藏象系统

中医学运用五行归类方法，将人体脏腑组织及自然界事物与现象分别归属五行，并以五行为桥梁，将人体的五脏系统与自然界五方、五时、五气、五化、五色、五味等相关联，构建了天人相应的五行藏象系统。以肝为例，肝属木，自然界中春季、东方、风气、酸味、青色等也属木。这样，以木为桥梁，就把人体肝系统与自然界联系起来，形成"肝应春""肝味酸""肝色青""风气通于肝"等认识。

（3）说明五脏生理关系

运用五行生克制化理论，可解释说明五脏之间生理上的联系。如以木生火解释肝血滋养心血；以水生木解释肾阴滋养肝阴；以土生金说明脾气资生肺气；以木克土解释肝气疏泄促进脾胃纳运功能；以水克火解释肾阴上济心火，防止心火过亢；以金克木解释肺气清肃下降，制约肝气升发过度等。

（4）说明五脏病变的相互影响

五脏处在普遍联系之中，一脏通过"我生""生我""我克""克我"四个途径与其他四脏相关联。当一脏异常，其病理可波及其他四脏，造成多脏腑病变。对五脏病理状态下的相互影响，可运用母子相及、相乘、相侮理论加以解释。如肝病传脾，当为五行相乘；肝病传心，为母病及子；肝病传肺，为五行相侮；肝病传肾，为子病犯母。

（5）指导疾病诊断

疾病的病理信息，可通过色泽、声息、形态、脉象等方面反映出来。通过分析四诊所收集的资料，依据事物属性的五行归类与五行生克乘侮规律，可指导疾病的病位诊断。如面见青色，喜食酸味，情志易怒，脉见弦象，常提示病位在肝；面见赤色，口味苦，脉见洪象，多提示病位在心等。

（6）指导疾病防治

五行学说用以指导疾病的防治，主要体现在控制疾病传变、确定治疗原则和方法上。

① 控制疾病传变：五脏中一脏有病时，常可由母子相及或相乘相侮波及他脏，或他脏受病传至本脏。因此，在治疗时，除对所患病之脏进行治疗外，还应根据五行母子相生或相乘相侮的传变规律，调整太过或不及，以预防疾病传变。如肝气太过，易乘克脾胃，故治疗时当在平抑肝气的同时，预先强健脾胃，脾胃健旺，则不易传变，肝病也容易痊愈。故《难经·七十七难》云："见肝之病，则知肝当传之于脾，故先实其脾气。"

② 确定治则治法：对五脏病症，可在五行相生和相克规律指导下确定治则治法。

根据相生规律确定治则治法。临床上运用五行相生规律指导治疗，其基本原则是补母和泻子，即"虚则补其母，实则泻其子"。根据五行相生规律确定的治法，常用的有滋水涵木法、培土生金法、益火补土法、金水相生法等。

滋水涵木法：即通过补肾阴以养肝阴的治法，又称滋肾养肝法、滋补肝肾法。适用于肾阴亏损而肝阴不足，甚或肝阳上亢证。

培土生金法：即通过补脾气以养肺气的治法，又称补脾益肺法、补益肺脾法。适用于脾气虚，生气乏源，以致肺气虚弱证。

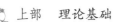

益火补土法：即温肾阳以补脾阳的治法，又称温肾健脾法、温补脾肾法。适用于肾阳虚致脾阳不振之证。就五行生克关系而言，心属火、脾属土，火不生土本应指心火不生脾土。但自明代命门学说兴起，此"火"多变通为肾阳（命门之火），因肾阳为一身阳气之本。

金水相生法：是滋养肺肾之阴的治疗方法，又称滋养肺肾法、补肺滋肾法。适用于肺阴亏虚，不能滋养肾阴，或肾阴亏虚，不能滋养肺阴的肺肾阴虚证。

根据相克规律确定治则治法。五行相克关系异常出现的相乘、相侮，不外乎"太过""不及"两种原因，因而对五脏病症，可采取抑强扶弱的原则。根据五行相克规律确定的治法，主要有抑木扶土法、佐金平木法、泻南补北法、培土制水法。

抑木扶土法：是疏肝健脾或疏肝和胃以治疗木旺乘土的治疗方法。又称疏肝健脾法、疏肝和胃法。适用于肝旺脾虚或肝气犯胃等证。

佐金平木法：是通过平抑肝木以助肺气清肃，或者清肃肺气以抑制肝木的治疗方法。又称为泻肝清肺法。适用于肝火犯肺证。

泻南补北法：是泻心火补肾水以治疗心肾不交病症的方法。因心主火，火属南方；肾主水，水属北方，故名。适用于心火旺、肾水亏的心肾不交病症。

培土制水法：是通过温运脾阳以治疗水湿停聚病症的方法。又称为敦土利水法。适用于脾虚不运，水湿泛滥而致的水湿胀满之证。

此外，五行学说还可用于指导选择脏腑用药和针灸取穴，以及帮助纠治精神情志病变等。

第三节　气血津液学说

生命活动的基础在于物质的运动。中医认为，人体各脏腑功能活动需要消耗物质，同时又通过脏腑功能活动不断化生气、血、津液等生命物质，从而在"形神合一"的过程中维护着生生不息的生命活动。

一、气

中医学的气学说，是研究人体之气的概念、生成、运动、功能及其与脏腑、血、津液等相互关系的学说，与古代哲学的气学说既有联系又有明显区别。

1.气的概念

气是人体内活力很强、运行不息的极细精微物质，是构成人体和维持人体生命活动的基本物质之一。"天覆地载，万物悉备，莫贵于人，人以天地之气生，四时之法成。"（《素问·宝命全形论》）人是自然界的产物，是由天地之气中最精微的部分构成，人的形质躯体是由气聚合而形成的，"气聚则形成，气散则形亡。"（《医门法律》）

气又是维持人体生命活动最基本的物质。"天食人以五气，地食人以五味，五气入鼻，藏于心肺，上使五色修明，音声能彰；五味入口，藏于肠胃，味有所藏，以养五气。气和而生，津液相成，神乃自生。"（《素问·六节藏象论》）人体把摄入的"天地之气"经过一系列气化作用转化为生命物质和生命活动的能量，并内养脏腑，外濡腠理，以维持人体的生命活动，故曰："气和而生，津液相成，神乃自生。"

2. 气的生成

人体之气，其生成的主要物质来源有三个方面：一是禀受于父母并藏于肾的先天精气。先天之精气，先身而生，禀受于父母的生殖之精，是构成人体胚胎的原始物质，为人体之气的根本。二是饮食物中的营养物质（即脾胃化生的水谷精气）。水谷之精气来源于摄入的饮食物，被人体吸收后化生为水谷之气，简称为"谷气"，是人体后天之气的主要来源，也是人体赖以生存的基本物质。三是由肺吸入的自然界清气。清气参与气的生成，并且不断吐故纳新，促进人体代谢活动，因而也是生成人体之气的重要来源。

3. 气的运动

人体之气具有不断运动的特性，并通过其不断运动以推动人体的生命活动。升、降、出、入是气运动的基本形式。一方面，气的升降出入运动推动和激发人体的各种生理活动；另一方面，只有在脏腑、经络等器官的生理活动中，才能体现出气的升降出入运动。如脾之升清、肺之宣发与肃降、肝之升发等。五脏和六腑的功能都是通过其各自的升降运动而实现的，由于五脏六腑的生理功能和特性各有不同，所以其气的升降趋势也各有不同的规律及特殊性。

气升降出入的协调平衡，是保证生命活动正常进行的重要环节。一方面，气在运动过程中必须保持通畅无阻的状态；另一方面，气的升降出入运动之间要保持平衡协调。气的正常运行状态称之为"气机调畅"。

当气的运动出现异常变化，升降出入之间失去协调平衡时，称为"气机失调"。气机失调可有多种表现：气的运行不畅，局部阻滞不通，称作"气滞"；气的上升太过或下降不及，称作"气逆"；气的上升不及反而下降，称作"气陷"；气不能内守而逸脱于外，称作"气脱"；气不能外达而闭阻于内，称作"气闭"。

4. 气的功能

气是构成和维持人体生命活动的基本物质之一，对于人体具有重要的生理功能，主

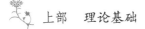

要有以下几个方面。

推动作用是指气对于人体的生长发育、脏腑经络等组织器官的生理活动和血、津液的生成及运行输布等的激发和推动作用。若气虚，则推动和激发力量减弱，可导致人体生长发育迟缓、生殖功能衰退，或者出现早衰，同时也可引起人体脏腑经络生理活动的减弱，使生命活动处于衰弱无力的状态之中。气虚也可导致血、津液生成不足和运行失常。

温煦作用是指气对机体有温暖、熏蒸作用。气充足可温煦人体，维持人体体温恒定；温煦血和津液等液态物质，维持其正常循行，即所谓"得温而行，得寒而凝"。若气虚，则温煦作用减弱，可出现畏寒喜暖、四肢不温、体温低下等症状，以及血和津液运行迟缓或停滞等寒性病理变化。

防御作用是指气既能护卫肌表，防御外邪入侵，同时也可祛除病邪，促进机体康复。若气虚，则防御功能减弱，外邪易于入侵，机体易罹患疾病；而气虚防御能力减弱，不能祛邪外出，则邪气深入，使病程缠绵难愈。

固摄作用是指气对于体内血、津液等液态物质的固护、统摄和控制作用，从而防止其无故流失，保证在体内发挥其正常的生理功能。若气的固摄作用减弱，则可导致体内液态物质大量丢失。如气不摄血，可以引起各种出血；气不摄津，可以引起自汗、多尿、小便失禁、流涎、呕吐清水、泄泻滑脱等；气不固精，可以引起遗精、滑精、早泄等病症。

气的推动、温煦、防御、固摄等作用各具特点，又密不可分，在生命活动中相互促进、协调配合，共同维系人体正常的生命活动。此外，中医学还把气分为元气、宗气、营气、卫气、脏腑之气等加以深入讨论。

二、血

1. 血的概念

血是循行于脉中富有营养作用的红色液态物质，是构成人体和维持人体生命活动的基本物质之一。脉又称为"血府"，是人体血液循行的管道，具有约束血液沿着一定方向运行的作用，使血液能够内至脏腑，外达肢节，周而复始。若在某些因素作用下，血在脉中运行受阻停滞，或逸出脉外所致的出血即"离经之血"，均可成为瘀血。

2. 血的生成

血主要由营气和津液所组成，营气和津液都来源于脾胃化生的水谷精微。而经脾胃化生的水谷精微是血液生成的最基本物质，同时也是血液生成的一个重要途径。此外，肾精化血，成为血液的另一化生之源。

3. 血的运行

血液运行具有循环式流动和节律性运行的特点。脉为血府，血液流行于脉管之中，周而复始，循环流注全身；而且血液循行还具有一定节律性，可以从脉搏上体现血液循行的节律性。血液主要通过十四经循环运行全身，从而发挥其生理效应。

血液正常运行受到诸多因素的影响，首先与气的关系十分密切。气推动与固摄作用的协调平衡是保证血液正常运行的重要环节。心、肺、脾、肝等不同脏腑可有不同作用。其次与脉道通畅有关，只有脉道通畅，血液才能在脉管中运行不息，输布全身，环周不休，从而发挥其营养作用，故《灵枢·决气》曰："壅遏营气，令无所避，是谓脉。"此外，血液正常运行还受机体寒热之邪的影响。阳邪侵犯人体，或内生火热，可致阳热亢盛，迫血妄行，容易导致血液逸出脉外而出血；热伤津液，津少血稠，则血行不畅而致瘀。阴邪侵犯人体，或寒从中生，可致阴寒偏盛，寒凝血瘀，则使血行缓慢，甚至出现瘀血。

4. 血的功能

血液的功能可以概括为两个方面：一是营养全身；二是血能养神。

血具有营养全身的生理功能。血在脉中循行，内至脏腑，外达皮肉筋骨，对全身各脏腑组织器官起着充分的营养作用。血的濡养作用可反映在面色、肌肉、皮肤、毛发、感觉和运动等方面。血量充盈，濡养功能正常，则面色红润、肌肉壮实、皮肤和毛发润泽、感觉灵敏、运动自如；若血量亏少，濡养功能减弱，则可出现面色萎黄、肌肉瘦削、肌肤干涩、毛发不荣、肢体麻木或运动失灵等症状。

血是人体神志活动的主要物质基础，《素问·八正神明论》云："血气者，人之神，不可不谨养。"《灵枢·平人绝谷》云："血脉和利，精神乃居。"血气充盛，血脉和利，则精神充沛、神志清晰、思维敏捷；若血虚、血热或血运失常时，则可见精神衰退、失眠多梦、健忘、烦躁，甚至神志恍惚、谵狂、昏迷等多种临床表现。

三、津液

1. 津液的概念

津液是机体内一切正常水液的总称，包括各脏腑组织器官的内在液体及人体正常的分泌物，如胃液、肠液、涕、泪、唾等。

2. 津液的生成、输布与排泄

津液的生成、输布和排泄涉及多个脏腑的生理功能，是诸脏腑相互协调配合的结果。《素问·经脉别论》将这一重要的生理过程概括为："饮入于胃，游溢精气，上输于脾，脾气散精，上归于肺，通调水道，下输膀胱，水精四布，五经并行。"

津液的生成取决于两个方面：一是有充足的水饮类食物摄入；二是脾胃、小肠、大肠的气化功能正常。胃、小肠、大肠所吸收的津液，依赖脾的运化功能，并通过脾气的转输作用布散到全身。

津液的输布主要依赖于脾气的运化、肺气的宣降、肾气的蒸化和调控、肝气的疏泄和三焦之通利，是多个脏腑生理功能相互协调、密切配合的结果。若其中任何一个脏腑功能失调，都会导致津液输布障碍而产生水液停聚等病理变化。

津液的排泄主要通过尿液和汗液来完成，除此之外，呼气和粪便也会带走部分水液。其排泄过程主要依赖于肾、膀胱、肺、大肠等功能的协调配合而完成。

综上所述，津液代谢是由多脏腑共同参与并综合协调来完成的，其中尤以肺、脾、肾三脏最为重要。如《景岳全书·肿胀》云："盖水为至阴，故其本在肾；水化于气，故其标在肺；水惟畏土，故其制在脾。"可见，若肺、脾、肾三脏中任何一脏功能失调，均可导致津液代谢失常，出现津液亏虚或水湿、痰饮等病变。

3. 津液的功能

津液具有滋润和濡养作用，全身的脏腑组织无不赖津液的滋润和濡养。布散于体表、孔窍之津，使肌肉丰润，毛发光泽，官窍滋润，功能灵敏；而灌注于脏腑、骨节、脑髓之液，使脏腑得养，关节滑利，屈伸自如，骨骼坚强，脑髓充盈。若津液不足，失去滋润和濡养作用，则会使皮毛、肌肤、孔窍、骨节、脏腑以及脑髓的生理活动受到影响，从而发生多种病变。

水谷精微化生的津液渗入脉中充养血脉，成为血液的重要组成部分。当血液浓度增高时，津液就会渗入脉中稀释血液，并补充血量，从而使血液环流不息。故《灵枢·痈疽》云："中焦出气如露，上注溪谷，而渗孙脉，津液和调，变化而赤为血。"

四、气与血的关系

气属阳，主动，主温煦；血属阴，主静，主濡润，气与血的关系通常概括为"气为血之帅，血为气之母"。

1. 气为血之帅

是指气对血的作用，主要体现在气能生血、气能行血、气能摄血三个方面。

（1）气能生血

气能生血是指血的生成离不开气的参与。气能生血，气旺则血充，气虚则血少。故气虚常常可以导致血虚，而见气短乏力、面色无华、头昏目眩、心悸怔忡等临床症状。因此，治疗血虚病症时，在使用补血药的同时常配益气之品，以促进血液化生。

（2）气能行血

气能行血是指血液的运行离不开气的推动作用。气的充盛和气机调畅，可使气行则血行，气止则血止。若气虚推动无力或气机郁滞，均可引起血行迟缓甚至滞涩而成瘀血；气行逆乱也可导致血行异常，如气逆则血随气升，气陷则血随气下。总之，临床治疗血行失常的病变常以调气（包括补气、行气、降气等）为主，调血次之。

（3）气能摄血

气能摄血是指气具有统摄血液在脉中运行，防止其溢出脉外的功能。气虚失于统摄，则见尿血、便血、崩漏等出血病症，此时治以补气摄血之法，方能达到止血目的。若大出血而见血脱之危证，则当急投大剂补气之品，可用大剂独参汤补气摄血而气充血止。

2. 血为气之母

血为气之母，是指血对气的作用，包括血能养气、血能载气两个方面。

（1）血能养气

血能养气是指气的充盛及其功能发挥离不开血的濡养，故血足则气旺，血虚则气少。故血虚患者常兼气虚表现，临床治疗血虚日久而致气虚或气血两虚者，常需补气与养血兼顾。

（2）血能载气

血能载气是指气存于血中，血是气的载体，气有赖于血之运载而到达全身。气的活力很强，易于脱失，气必须依附于血和津液而不致散脱，故大出血患者气也常随之脱失，终致气随血脱之危证。

第四节　藏象学说

藏象学说是研究脏腑形态结构、生理机能、病理变化以及脏腑与脏腑、脏腑与形体官窍、脏腑与自然环境等相互关系的学说。藏象学说是中医理论体系的核心，对中医诊断及养生治疗具有重要指导意义。

一、藏象学说概论

1. 藏象的概念

"藏象"一词，首见于《素问·六节藏象论》。"藏"通"脏"，指藏于体内的脏腑。

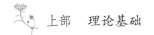

"象"含义有二：一指表现于外的生理病理现象，如"肝病者，两胁下痛引少腹，令人善怒"；二指以五脏为中心的五个生理病理系统与自然界事物或现象相类比所获得的比象，如心气通于夏，"南方赤色，入通于心"等。藏象是指藏于体内的脏腑及其表现于外的生理病理征象及与自然界相通应的事物和现象。

以象测藏的思维方法决定了中医"藏"的概念在形态结构基础上又具有功能成分，是形态功能合一性结构。与解剖学实体脏器相比，中医的"藏"，不仅仅指解剖学概念，更主要是一个生理病理学概念。

2. 五脏、六腑与奇恒之腑的生理特点

脏腑从形质而言，可分为五脏、六腑、奇恒之腑三类。脏有五，即心、肺、脾、肝、肾，合称五脏。六腑包括胆、胃、小肠、大肠、膀胱、三焦。奇恒之腑包括脑、髓、骨、脉、胆、女子胞。中医学主要以生理功能特点的不同作为区分脏和腑的依据，五脏共同的生理功能是化生和贮藏精气，六腑共同的生理功能是受盛和传化水谷。奇恒之腑形态中空与六腑相类，功能贮藏精气则类似五脏，故与五脏、六腑都有明显区别。《素问·五藏别论》云："脑、髓、骨、脉、胆、女子胞，此六者，地气之所生也，皆藏于阴而象于地，故藏而不泻，名曰奇恒之府。"

五脏六腑的生理特点，对脏腑病症辨证施治有着重要的指导意义。一般来说，五脏病症多为精气不足的虚证，治疗上宜补，然补中需配合灵动流通药物，使补而不滞；六腑病症多为传化障碍的实证，治疗上重在通泻。"六腑以通为用"即反映了六腑病症的治疗特点。

二、五脏

1. 心

心，位于胸中，横膈以上，形似倒垂的莲蕊，外有心包护卫。

心的主要生理功能为主血脉和主神明。其系统联系为在体合脉，开窍于舌，在志为喜，在液为汗，其华在面，通于夏气。

（1）心的生理功能

① 心主血脉。心主血脉，是指心气推动血液在脉中运行、濡养全身的作用，包括心主一身之血和心主一身之脉。

心、血、脉三者共同构成循环全身的密闭结构。血液在脉中依靠心气推动运行不息，周流全身，如环无端。血液在脉中正常运行需具备三个条件：其一，心气充沛；其二，血液充盈；其三，脉道通利。三者任何一个异常，都会影响血液运行输布，导致疾病发生。三者中又以心气充沛最为重要。

心主血脉生理功能正常与否，可通过脉象、面色、舌色、心胸部位感觉等征象来判断。心主血脉功能正常，则脉象和缓有力，面色红润光泽，舌色红活荣润。若心气不足，或血液亏虚，或脉道不利，则见脉象、面色、舌象、心胸部位等的异常改变。如见面色不华，舌质淡胖，脉象无力，心悸怔忡，胸闷气短者，多为心气虚损；面色萎黄，舌色淡白，脉象细弱，心悸失眠者，多为心血不足；面色晦滞，舌色紫暗，脉象沉涩或结代，心前区憋闷刺痛者，多为心血瘀阻。

② 心主神明。又称心藏神、心主神志。《素问·灵兰秘典论》云："心者，君主之官，神明出焉。"

神在中医学中有广义与狭义之分：广义的神，指人体生命活动及其外在表现。人的形象、面色、眼神、言语、肢体活动等外在表现，皆属"神"的范畴。狭义的神，专指人的精神、意识、思维活动。

广义的心藏神，是指心主宰人体一切生命活动，包括生理和心理活动。《灵枢·邪客》曰："心者，五脏六腑之大主也。"说明五脏六腑功能活动是在心的调控下进行的。心藏神功能正常，则脏腑各司其职，彼此配合，生命活动协调有序，故《素问·灵兰秘典论》云："心者，君主之官也，神明出焉""主明则下安"。若各种因素扰乱心藏神的功能，则"主不明则十二官危"（《素问·灵兰秘典论》），从而引发其他脏腑病变。

狭义的心藏神，是指人的精神、意识、思维活动由心主管。《孟子·告子上》云："心之官则思"，说明思维活动与心有关。《灵枢·本神》云："所以任物者谓之心"，认为心能接受外界信息并做出思考、反应。明·张景岳在《景岳全书·疾病类》中指出"心为五脏六腑之大主，而总统魂魄，并赅意志，故忧动于心则肺应，思动于心则脾应，怒动于心则肝应……所以五志唯心所使也。"说明心能主宰人的情感活动，情志对五脏的损伤往往以心为介导。

心主神志功能正常与否，主要表现在精神、意识、思维、睡眠四个方面。心主神志功能正常，则精神振奋，意识清晰，思维敏捷，睡眠安稳。若心主神志功能失常，可出现失眠多梦，精神亢奋，神志不宁，躁狂谵语；或反应迟钝，神志昏糊，健忘痴呆，心悸怔忡等症。因此，临床上精神、意识、思维和睡眠等方面的病症往往从心论治。

（2）心的系统联系

① 在体合脉，其华在面。脉，即血脉，是血液运行的通道。由于全身血脉统属于心，由心主管，故称心在体合脉。心其华在面，指心的生理功能正常与否，可通过面部色泽反映。面部血脉极其丰富，《灵枢·邪气脏腑病形》云："十二经脉，三百六十五络，

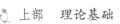
其血气皆上于面而走空窍。"故心气旺盛，血脉充盈，则面部红润有泽。心气不足，则可见面色㿠白；心血亏少，可见面色淡白；气血瘀滞，血行不畅，则可见面色晦暗、青紫。

② 开窍于舌。心开窍于舌，是指舌为心之外候，又称舌为"心之苗"。心之气血可循经上荣舌本，维持舌的色泽及味觉等功能。故《灵枢·脉度》云："心气通于舌，心和则舌能知五味矣。"从舌质色泽可察知心主血脉功能是否正常。如心阳气不足，则舌质淡白胖嫩；心血不足，则舌质淡白或苍白；心火上炎，则舌质红或有芒刺；心血瘀阻，则舌质淡紫或有瘀斑、瘀点。心藏神功能失常，可出现舌强、语謇、舌卷、失语等。故通过舌体运动及舌的味觉、语言功能，可推断心藏神功能情况。

③ 在志为喜。心在志为喜，是指心的生理功能与情志活动中的"喜"有关。喜是一种良性情绪，适度的喜有利于心气血调和。《素问·举痛论》曰："喜则气和志达，营卫通利。"但暴喜或喜乐过度，则可使心气涣散，耗伤心神。

④ 在液为汗。汗为津液代谢的产物，是津液经阳气蒸化后由汗孔排出的液体，《素问·阴阳别论》云："阳加于阴谓之汗"。由于津液与血同源互化，心主血，故有汗血同源一说，亦称汗为心之液。在病理上，汗出过多易耗伤心阳心气，引发心悸怔忡；心阳心气虚，失于固摄，易引起汗出淋漓。此外，由于紧张、焦虑、惊恐等心理状态引发出汗，亦与心藏神调节失常有关。

⑤ 通于夏气。《内经》从"五脏应四时，各有收受"的天人观出发，认为五脏各有主时，和季节之气相通应，其中心气通于夏。夏季天气炎热，阳气隆盛，有利于补助心阳，故心阳虚多在夏季缓解。但气候炎热汗出易耗气伤阴，故心气虚阴虚多在夏季加重。夏季火热也易扰动心神，致失眠、心烦、躁扰不宁。

2. 肺

肺位于胸中，左右各一，呈分叶状，有"华盖"之称。

肺的主要生理功能为主气、司呼吸，主通调水道，朝百脉，肺在人体生命活动中发挥的作用可统称"治节"。肺的系统联系是：在体合皮、其华在毛，开窍于鼻、在液为涕，在志为悲（忧），通于秋气。

（1）肺的生理功能

① 肺主气，司呼吸。肺主气的功能，包括肺主呼吸之气和肺主一身之气两个方面。

肺主呼吸之气：肺主呼吸之气，又称肺司呼吸，是指肺有主司呼吸运动的作用。肺司呼吸，实际上是肺气宣发肃降在呼吸运动中的体现。肺气宣发则呼出浊气，肺气肃降则吸入清气。肺气宣发肃降正常，呼吸调匀有序。凡影响肺气宣发、肃降的因素，都可致呼吸失调，见咳嗽、气喘、气短等病症。

肺主一身之气：肺主一身之气，是指肺有主司一身之气生成和运行的作用。其一，主气的生成。肺吸入的自然界清气是人体之气，特别是宗气的重要来源，决定着一身之气的生成。其二，调节全身气机。肺气的宣发肃降，是气升降出入运动在肺中的具体体现。通过肺气宣发肃降，可带动全身气机升降出入，从而对全身气机发挥调节作用。

② 肺主通调水道。通调水道是指肺气宣发肃降对水液的输布代谢具有疏通、调节作用。通过肺气宣发，津液布散于体表和上部口鼻诸窍，发挥滋润濡养作用，代谢后的水液主要以汗液形式排出；通过肺气肃降，津液不断向下输送，经过代谢后，多余的水液转化为尿液，由膀胱排出。肺气宣发肃降正常有序，则水液运行道路畅通和调，故有"肺主行水"一说。由于肺在脏腑中位置最高，肺气肃降下输水液，才能形成尿液，故有"肺为水之上源"之称。如果肺通调水道功能失职，就可发生汗、尿排泄障碍，或水液停聚生痰成饮，或形成水肿。

③ 肺朝百脉。肺朝百脉，语出《素问·经脉别论》，是指全身血液借助血脉会聚于肺，通过肺气的宣发肃降，对血液运行发挥调节作用。

血液运行的基本动力，在于心气推动，同时有赖肺气输布与调节。肺气宣发肃降在调节气机的同时，也可促进血液运行。肺气宣发时，汇聚到肺的血液由肺输送全身；肺气肃降时，全身血液又汇聚到肺，从而起到助心行血的作用。临床上，肺失宣肃或呼吸不利，可导致血液运行障碍。

综上所述，肺的功能主要表现在以下几方面：首先是影响人体之气的生成与运行；其次是对水液代谢具有调节作用；第三是对血液运行具有促进作用。气、血、津液是人体一切脏腑、形体、官窍赖以发挥机能的物质基础。气、血、津液调和则全身机能正常，反之则百病丛生。因此，可以认为肺通过调节气血津液，对全身发挥着治理作用，故《素问·灵兰秘典论》称肺"主治节"，为"相傅之官"。

（2）肺的系统联系

① 在体合皮，其华在毛。皮毛，为一身之表，依赖肺气宣发的卫气与津液温煦、濡润，成为抵御外邪入侵的第一道屏障。肺的功能正常，则皮毛致密光泽，抵御外邪能力健全。如肺气虚，宣发卫气、输精于皮毛功能减退，则卫表不固，抵御外邪能力降低，可出现多汗易感冒，或皮毛憔悴枯槁等现象。若肺气壅滞，卫表郁阻，则腠理闭塞而无汗。由于肺合皮毛，故外邪侵犯体表，腠理闭塞，常影响及肺致肺气不宣，出现咳喘等病变。

② 开窍于鼻。鼻是呼吸道最外端，是呼吸之气出入之门户，与肺相连，故为肺之窍。鼻的通气和嗅觉功能皆赖肺气调节。故《灵枢·脉度》云："肺气通于鼻，肺和则鼻

能知香臭。"肺气充沛，宣降得宜，则气道通利，鼻窍畅通，呼吸自如，嗅觉灵敏。若肺气虚弱或肺气失宣，则鼻窍阻塞，呼吸不利，嗅觉减退。肺卫不固，易感外邪，致感冒鼻塞流涕。

③ 在志为悲（忧）。悲、忧均和肺功能活动密切相关，故同属肺志。悲和忧虽为人正常的情绪变化或情感活动，但如果过度的话，易于损伤正常机能，造成气的消耗，如《素问·举痛论》云："悲则气消"。因肺主气，故悲忧过度最易伤肺；而肺气虚弱时，机体对外来刺激耐受力减退，也易产生忧愁悲伤的情志变化。

④ 在液为涕。涕为肺津所化，赖肺气所摄。肺津充、肺气足，则鼻窍润泽、涕不外流。若寒邪袭肺，肺气失宣，则鼻流清涕；风热犯肺，则鼻流黄涕；风燥犯肺，灼伤肺津，则鼻窍干燥。

⑤ 通于秋气。肺五行属金，其气清肃，与自然界秋季清凉敛降之性同气相求，故与秋气相通应。秋季气候干燥，肺为清虚之脏，喜润而恶燥，故秋季易见肺燥之证，常见干咳少痰、口鼻干燥、皮肤干裂等表现。

3. 脾

脾位于上腹部，隔膜下，左季胁的深部，胃的左上方。

脾的生理功能主要有主运化、主升和主统血三个方面。其系统联系是：在体合肉、主四肢，开窍于口、其华在唇，在志为思，在液为涎，通于长夏之气。

（1）脾的生理功能

① 脾主运化。脾主运化，是指脾气具有将饮食水谷转化为水谷精微，并将其吸收、转输全身的作用。脾主运化可分运化水谷、运化水液两方面。

运化水谷：指脾气将食物消化为水谷精微，并将其吸收、转输至全身的作用。食物被人体摄入后，消化吸收主要在胃与小肠内完成，但脾主运化对这一过程发挥主导作用。食物在胃中初步消化，在小肠中彻底消化吸收，均在脾气推动下进行。

脾的运化功能健全，称为"脾气健运"。脾气充沛，运化强健，则食物消化吸收正常，气血化源充足，故脾被称为"气血生化之源"。水谷精气是后天生命活动的根本，故脾又有"后天之本"之称。脾气健运，表现为食欲正常、精力充沛、面色红润、形体健壮。

脾的运化功能减退，称为"脾失健运"，可出现纳呆、食后腹胀、便溏等饮食物消化吸收障碍症状。日久，则气血生化乏源，全身气血不足，可见面色无华、形体消瘦、神疲倦怠、气短乏力等。

运化水液：指脾对水液吸收、转输与布散作用。饮食物中的水液，在脾气推动下，由小肠、大肠吸收，输送至脾；通过脾气运化，以脾气散精、上归于肺的形式输布全身。大多数水液由脾转输至肺、肾进行代谢。脾的运化功能健旺，能防止水液在体内不正常滞留，从而防止湿、痰、水、饮等病理产物形成。若脾运化水液功能减退，水液就会滞留成痰、生湿、停饮，甚至导致水肿。故《素问·至真要大论》云："诸湿肿满，皆属于脾。"临床治疗此类病症，多采用健脾燥湿、健脾化痰、健脾利水等方法。

② 脾主升。升，指脾气的运动特点以上升为主。脾主升包括升清、升举两个方面。

升清：脾主升清，是指通过脾气上升，将脾胃化生的水谷精微上输心肺，通过心肺作用化生气血；并将精气血津液等精微物质输送至头面部，以发挥滋润、濡养作用。脾气上升保证了人体上部的精气供养，是维护脑、耳、目等器官机能正常的条件。若脾不升清，头面失养，可见头晕、健忘、思维呆钝、耳鸣、目涩等"上气不足"的病症。脾主升清，以脾气充沛为前提。若脾气虚，上升不及，不仅引起上气不足，而且会造成清气下陷，出现便意频频、久泻久痢等。

升举：是指脾气具有升托内脏，维护恒定位置，防止内脏下垂的作用。脾气上升是防止内脏下垂的重要保证。若脾气虚，升举无力，气机下陷，则可见脱肛、胃下垂、肾下垂、子宫脱垂等病症。内脏下垂与清气下陷均属"中气下陷"，临床上常采用补益脾气，升清托举的方法治疗。

③ 脾主统血。指脾气具有统摄血液运行脉中，防止逸出脉外的功能。脾气健旺，水谷精气充足，则气旺摄血，约束血液运行脉中。若脾气虚，统摄无力，则血易逸出脉外，引起出血，一般称脾不统血。临床上多表现为皮下出血、便血、尿血、崩漏等，以下部出血多见，伴有倦怠乏力等气虚表现。

（2）脾的系统联系

① 在体合肉、主四肢，其华在唇。人的肌肉是否强壮、丰满，与脾的运化功能密切相关。若脾胃健旺，气血充足，肌肉有所充养，则健壮有力；若脾胃虚弱，气血不足，则肌肉瘦削，软弱无力，甚至萎废不用。临床治疗肌肉萎废不用等疾患，多从脾胃治疗。

四肢也需要脾胃化生的水谷精微充养，才能发达健壮、灵活有力，故有脾主四肢之说。脾胃虚弱，水谷精微生成不足，气血亏虚，则四肢易于倦怠乏力，甚或萎废不用。

口唇的色泽，与全身气血状态密切相关。由于脾胃为气血生化之源，故口唇色泽是否红润，不但是全身气血状况的反映，而且也间接反映脾胃纳运功能是否正常。

② 开窍于口。人的食欲和口味均反映脾的功能状态，故脾开窍于口。脾气健运，则食欲旺盛，口味正常。若脾失健运，湿浊内生，则见食欲不振，口味异常，如口淡无味、口甘口黏等。

③ 在志为思。正常思维活动依赖气血推动与濡养，脾为气血生化之源，故在志为思。一般思维活动对人体并无不良影响，但思虑过度会造成"思则气结"，导致脾气壅滞，从而影响脾气健运，常见不思饮食、脘腹胀闷，故《素问·阴阳应象大论》曰："思伤脾"。

④ 在液为涎。涎由脾津所化，赖脾气所摄，因脾经连舌本，散舌下，开窍于口。若脾气虚弱，气不摄津，可见口涎自出；若脾津不足，口涎减少，则见口干。

⑤ 通于长夏之气。脾五行属土，与长夏之气相通应。长夏气候炎热，雨水较多，有利农作物生化，合于土生化万物之象。脾主运化，化生气血以奉生身，与"土爱稼穑"相类，故脾与长夏同气相求。然脾喜燥恶湿，长夏之湿太过，易于困遏脾阳，使脾运不展，引起腹胀、食少、体倦、便溏、口甘等症。

4. 肝

肝位于腹部，横膈之下，右胁之内，呈分叶状。

肝的主要生理功能为主疏泄和主藏血。其系统联系是：与胆相表里，在志为怒，在液为泪，在体为筋，其华在爪，开窍于目，通于春气。

（1）肝的主要生理功能

① 肝主疏泄。肝主疏泄，是指肝具有疏导调畅全身气机，维护气机畅达协调的作用。肝的疏泄功能，主要表现在以下几方面。

调畅气机：肝主疏泄的基本环节是调畅气机。肝气正常疏泄，则气机调畅，气血和调，经络通利，脏腑形体官窍机能正常有序。

肝的疏泄功能失常，主要病理表现有两种：一是肝失疏泄。多因情志抑郁，郁怒伤肝，疏泄不及，致气机疏通、畅达受阻，形成气机不畅的病理变化，一般称"肝气郁结"。常见喜太息、胸胁、乳房或少腹等部位胀满闷痛等症。二是疏泄太过。多因暴怒伤肝，或气郁化火，或肝阳偏亢所致。肝疏泄太过，气机升动，下降不及，则形成肝气亢逆的病理变化，称为"肝气上逆"。常见头胀头痛、面红目赤、胸胁胀满、烦躁易怒，或血随气逆而致吐血、咯血，甚则突然昏厥等。如《素问·调经论》云："血之与气并走于上，则为大厥，厥则暴死，气复反则生，不反则死。"

调畅血和津液运行输布：血液正常循行和津液输布代谢有赖于气的推动和调控。肝气疏泄，气机畅达，气行则血行，因而调畅了血液的运行。若肝气疏泄失常，在气机失调的同时，常见血行异常。如肝气郁结，疏泄失职，可致血行不畅，甚则停滞为瘀，出现月经后期、痛经、闭经、症积痞块等。若肝气亢逆，疏泄太过，可致血随气逆，血不循经，出现吐血、咯血、月经先期、崩漏等。

肝气疏泄，还可促进津液运行输布，气行则津行。若肝气郁结，疏泄失职，气滞则津停，可滋生痰饮、水湿等病理产物，引起瘰疬、瘿瘤、乳癖、水肿、臌胀等病症。临床上，疏肝理气亦为治疗痰饮、水湿之常法。

调畅情志：肝气疏泄，畅达气机，和调气血，故可调畅情志，使人心情开朗、心境平和，情志活动有度。若肝气郁结或亢逆，疏泄失职或太过，则可致情志活动异常。前者常见情志抑郁、闷闷不乐；后者多见性情急躁易怒等。

促进脾胃纳运功能：肝气疏泄，畅达气机，促进和协调脾胃之气的升降，为脾胃正常纳运创造了条件，促进了饮食物的消化、水谷精微的吸收和糟粕的排泄。若肝疏泄功能失常，既可影响脾气升清，致脾失健运、清气下陷，见腹胀、腹泻等症；又可影响胃气降浊，致胃失通降、胃气上逆，见纳呆、脘胀、嗳气、呕吐、便秘等。

促进胆汁分泌排泄：《东医宝鉴》云："肝之余气泄于胆，聚而成精。"胆汁的分泌、排泄是在肝气疏泄作用下完成的。肝气疏泄，胆气通利，则胆汁分泌正常，排泄通畅。若肝气郁结，疏泄失职，胆汁分泌排泄障碍进而郁积，形成结石，见胁痛、黄疸等症。若肝气亢逆，肝胆火旺，则可致胆汁上溢，出现口苦、泛吐苦水等。

促进排精、排卵、行经：男子排精、女子排卵与月经来潮，皆与肝气疏泄密切相关。男子精液的贮藏与施泄，是肝肾二脏疏泄与闭藏作用相互协调的结果。肝气疏泄，气机畅达，与肾气闭藏作用协调，则精液排泄通畅有度。若肝气郁结，肝失疏泄，则排精不畅而致精瘀；若肝火亢盛，或湿热内扰，疏泄太过，则精室被扰而见梦遗等。对女子而言，若肝气郁结，疏泄失职，常致月经后期、量少、经行不畅，甚或痛经等；若肝火亢盛，疏泄太过，血不循经，常致月经前期、量多、崩漏等。临床治疗此类病症，常注重调肝。

②肝主藏血。肝主藏血，指肝具有贮藏血液、调节血量和防止出血的功能。

贮藏血液：肝血可濡养肝及其形体官窍，为月经生成之源，维护肝气条达，维持正常神志及睡眠。

调节血量：人体各部分血液流量一般情况下是相对恒定的，但随着机体活动量、情绪、气候等因素的变化，血液分配量又会有所改变。如剧烈运动或情绪激动时，外周血流量会增多；而安静或休息时，外周血流量又减少。《素问·五藏生成》云："人卧则血归于肝。"唐·王冰注："肝藏血，心行之，人动则血运于诸经，人静则血归于肝脏。何者？肝主血海故也。"

防止出血：肝为藏血之脏，具有防止出血的机能。若肝气亢逆，疏泄太过，则血液妄行，不循经脉，逸于脉外。肝藏血失职所致出血，一般称肝不藏血。其病机大致有两种：一是肝火旺，灼伤脉络，迫血妄行；二是肝阴不足，虚火内扰，常见吐、衄、咯血，或月经前期、崩漏等。

（2）肝的系统联系

① 在体合筋，其华在爪。筋赖肝之气血充养。肝血充足则筋膜柔和，筋力强健，运动灵活有力，可耐受疲劳，故《素问·六节藏象论》云："肝者，罢极之本。"若肝的气血不足，筋失其养，可出现肢体麻木、抽搐，手足震颤、屈伸不利，或关节无力，四肢懈怠等症。

爪，乃筋之延续，故有"爪为筋之余"之说。爪甲赖肝血和肝气荣养，故《素问·五脏生成》云："肝之合筋也，其荣爪也。"肝血、肝气的盛衰，可从爪甲的色泽与形态上表现出来。若肝血不足，可见爪甲萎软而薄，枯而色夭，甚则变形、脆裂。

② 开窍于目。目又称"精明"，依赖肝血濡养和肝气疏泄，以维持视物功能，故称肝在窍为目。肝血充足，循经上注眼目，则目能视物辨色。若肝阴血不足，易致目涩、目花、视物模糊等症；肝经风热则目赤痒痛；肝风内动则目睛上视、两目斜视等。故临床上目疾多从调肝入手。

③ 在志为怒。怒是人在情绪激动时所出现的正常情感反应，由肝功能活动所派生，故为肝之志。怒的情绪人皆有之，一定限度内正常的发泄不仅无害，反而有利于肝气条达舒畅。但大怒或郁怒不解则易于伤肝，造成肝气疏泄失调。前者致肝气升发太过，疏泄过亢；后者致肝气郁结，肝失疏泄，故有"怒伤肝"之说。临床上，治怒当调肝。大怒治以平肝，郁怒治以疏肝。

④ 在液为泪。泪从目出，由肝阴肝血经肝气疏泄于目而化生，有濡润眼球、保护眼睛的功能。肝血不足，可见两目干涩；肝经风热或湿热，则见目眵增多、迎风流泪等。

⑤ 通于春气。春季，阳气始生，生机萌发，万物欣欣向荣。人体之肝气升发，疏泄，喜条达而恶抑郁，故与春气相通应。肝气随春而盛，升发而畅达，人体气血亦随春生之气而生生不息，故养生家主张春三月"夜卧早起，广步于庭"，保持心情开朗舒畅，戒暴怒忧郁，以顺应春气生发和肝气畅达之性。若素体肝气偏旺、肝阳偏亢、肝阴血不足或脾胃虚弱之人在春季易于发病，见眩晕、烦躁易怒、中风昏厥，或情志抑郁、焦虑，或两胁肋部疼痛、胃脘痞闷、嗳气泛恶、腹痛腹泻等症。

5. 肾

肾位于腰部，脊柱两旁，左右各一。《素问·脉要精微论》云："腰者，肾之府也。"

肾的主要生理功能为藏精、主水、主纳气。其系统联系是：与膀胱相表里，在志为恐，在液为唾，在体为骨，其华在发，开窍于耳及前后二阴，通于冬气。

（1）肾的生理功能

① 肾藏精。肾藏精，是指肾具有贮存、封藏精气的功能。《素问·六节藏象论》云："肾者主蛰，封藏之本，精之处也。"

精，中医学认为是构成人体、维持人体生命活动的基本物质。精有广狭义之分：广义的精，泛指人体一切精微物质，如水谷之精、先天之精、气血津液等；狭义的精，专指生殖之精，包括禀受于父母的生殖之精及机体发育成熟后自身形成的生殖之精。

肾中精气，从形成来看，一是源于父母的生殖之精，因其与生俱来，故称先天之精。先天精气充盛与否决定了人先天禀赋的强弱，故肾被称为"先天之本"。二是源于后天之精，即人出生以后从饮食中获取的精微物质，以及脏腑生理活动中化生的精气经自身代谢后多余的部分。先后天之精相互补助，后天之精赖先天之精激发，先天之精赖后天之精充养，二者密切结合形成肾中精气。肾中精气的生理效应主要有以下两方面。

主生长发育生殖：人一生中生长壮老已的不同阶段变化与肾中精气密切相关。当人出生后，随着肾中精气不断充盛，出现了齿更发长等快速生长现象。当肾中精气充盛到一定阶段，促使一种称作"天癸"的物质产生。所谓天癸，是肾中精气充盈到一定阶段的产物，对生殖机能具有促进作用。在天癸的作用下，男女生殖机能逐步成熟，出现精液溢泻、月事来潮等现象。人到中老年，随着肾中精气衰少，天癸也随之衰少乃至耗竭，出现生殖机能逐步丧失，形体也日趋衰弱。

齿、骨、发等的生长状况以及生殖机能状态，是判断生长发育状况和衰老的客观标志，同时也是观察肾中精气盛衰的外候。如成年人过早出现牙齿松动或脱落、头发枯萎或变白、骨骼疏松或萎弱、性机能及生殖机能衰退，都是早衰的征兆，提示肾中精气不足。如果婴幼儿生长发育不良，出现"五迟"（迟立、迟行、迟齿、迟发、迟语）和"五软"（头项软、口软、手软、足软、肌肉软），也是肾中精气亏虚的表现。临床上对于成人早衰、性机能障碍或小儿生长发育异常等病症，往往以补肾填精为重要手段。

调节人体阴阳：肾中精气生理效应不同而有着不同命名，其中对人体各脏腑组织器官起到滋润、濡养作用，能制约阳热的功能成分，称为肾阴；对各脏腑组织器官起推动、温煦、气化作用的功能成分，称为肾阳。

肾阴、肾阳又称元阴、元阳或真阴、真阳。"五脏之阴液，非此不能滋""五脏之阳气，非此不能发"，故肾阴、肾阳为一身阴液和阳气的根本。肾阴、肾阳互制互用，共同调节着人体阴阳的协调平衡。若肾阴虚或肾阳虚，会表现为虚寒、虚热的病理变化。如肾阳虚见形寒肢冷、精神萎靡、腰膝冷痛、小便清长或不利或失禁等症；肾阴虚见手足心热、潮热盗汗、眩晕耳鸣、腰膝酸软、遗精等症。

肾的阴阳失调还会导致其他脏腑阴阳失调。其他脏腑阴虚或阳虚，日久也会累及于肾。故临床治疗五脏六腑阴虚或阳虚，多配合补肾阴或补肾阳药物。

② 肾主水。肾主水，是指肾具有主持和调节人体水液代谢的功能。《素问·逆调论》云：“肾者水脏，主津液。”人体的水液代谢是包含着水液生成、输布、排泄，由多脏腑参与完成的复杂过程，其中肾阳的作用最为重要，具体体现在三方面：一是温煦和推动参与水液代谢的诸脏腑，如肺、脾、肾、三焦、膀胱等，保证其功能正常发挥；二是将脏腑组织利用后归于肾的水液，通过蒸腾汽化重新利用，多余的水液形成尿液，下输膀胱；三是控制膀胱开合，排出尿液，以调节人体水液平衡。若肾阳不足，气化失司，则可见水肿、少尿，或尿频、遗尿等。

③ 肾主纳气。肾主纳气，是指肾摄纳肺吸入的自然界清气，以防止呼吸表浅的作用。人体呼吸运动，虽为肺所主，但须依赖肾的摄纳，才能维持一定深度，保证呼吸运动协调正常。《类证制裁·喘症》云：“肺为气之主，肾为气之根。肺主出气，肾主纳气，阴阳相交，呼吸乃和。”

肾的纳气功能，实际上是肾性封藏在呼吸运动中的具体体现。肾中精气充足，摄纳有权，则呼吸均匀和调，气息深长。若肾中精气不足，摄纳无力，肺吸入的清气不能下纳于肾，则会出现呼吸表浅，或呼多吸少，动辄气喘等病理表现，称为“肾不纳气”。

（2）肾的系统联系

① 在体合骨，主骨生髓，其华在发。骨，即骨骼，由肾精充养。肾藏精，精化髓，髓养骨，故肾在体合骨。《素问·痿论》云：“肾主身之骨髓”。肾精充足，骨髓充盈，骨骼得养则坚韧有力，不易折损，耐久立而强劳作。肾精亏虚，骨髓不充，则骨易酸软无力，不耐久立劳作，或腰膝酸软，或小儿囟门迟闭，老人骨质脆弱，易于骨折。

髓分骨髓、脑髓、脊髓，皆由肾精化生。脊髓上通于脑，脑由髓聚而成，故《灵枢·海论》云：“脑为髓之海”。肾精充足，髓海得养，则精神健旺，思维敏捷，记忆力佳；若肾精不足，髓海空虚，则易出现头晕、健旺、智能呆钝。

“齿为骨之余”，赖肾精充养。《杂病源流犀烛·口齿唇舌病源流》云：“齿者，肾之标，骨之本也。”肾精不充，则牙齿易松动、脱落，或见小儿齿迟。

发，即头发，赖血以养，故有“发为血之余”之说。因肾藏精，精化血，精血充旺，则毛发粗壮、浓密、润泽，故《素问·六节藏象论》云：“肾……其华在发”。若肾精虚损，可出现头发早白稀疏、干枯无泽。

② 开窍于耳及前后二阴。肾中精气充盛，脑髓盈满，则听觉灵敏，分辨力高，故《灵枢·脉度》云：“肾气通于耳，肾和则耳能闻五音矣。”若肾精虚衰，髓海空虚，则可

见听力减退，或耳鸣、耳聋。

二阴，即前阴（外生殖器、尿道口）和后阴（肛门）。前阴是排尿和生殖器官；后阴为排泄粪便的通道。前阴的排尿和生殖功能与肾的关系，前已叙述。粪便的排泄，虽主要和大肠、脾胃有关，但与肾的气化也不无关系。肾阴不足可致肠液枯涸而便秘；肾阳虚损，既可因阳虚不能化津，津亏液乏而致大便秘结；又可因脾失温煦，水湿不运而致大便溏泻。肾的封藏失司，则可见久泄滑脱，故曰肾开窍于二阴。

③ 在志为恐。恐，是对事物恐惧、害怕的一种心理状态，为肾之志。《素问·阴阳应象大论》云："在脏为肾……在志为恐。"过度的恐惧，容易伤肾，使肾失封藏，气泄于下，致遗精、二便失禁、堕胎等，故《素问·举痛论》曰："恐则气下"。

④ 在液为唾。唾由肾精所化，咽而不吐，有滋养肾精的作用。如果多唾、久唾，则易耗损肾精。故古代导引家主张以舌抵上腭，待唾液满口后，咽之以养肾精。

⑤ 通于冬气。冬季气候寒冷，万物宁谧闭藏。人体之肾藏精，为封藏之本，与冬季同气相求，故肾应冬。《素问·诊要经终论》云："十一月十二月，冰复，地气合，人气在肾。"时至冬日，人体气血随冬藏之气潜藏，故冬季养生当早睡晚起，日出而作，保持心志静谧内守，避寒就温，以利"养藏"。

三、六腑

六腑是胆、胃、小肠、大肠、膀胱、三焦的总称，其形态中空有腔，功能为主受盛、传化水谷，生理特点为泻而不藏。六腑主传化饮食，每一腑都需要适时排空，才能保证六腑的畅通及功能协调，故"六腑以通为用""以降为顺"，临床治疗六腑病症应重视通降。

1. 胆

胆为六腑之一，又为奇恒之腑，内盛胆汁。胆汁是精纯、清净的精微物质，被称为"精汁"，故胆有"中精之府""清净之府""中清之府"之称。胆与肝相互络属，互为表里。

胆的生理功能

① 贮藏和排泄胆汁。胆汁由肝的精气所化。胆汁生成后，贮存于胆，通过肝气疏泄进入小肠，参与饮食物消化、吸收。若肝失疏泄，则胆汁分泌排泄不畅，影响脾胃纳运功能，出现厌食、腹胀、腹泻等症。若湿热蕴结肝胆，致胆汁外溢肌肤，则发为黄疸，出现目黄、身黄、小便黄等症状。

② 胆主决断。胆主决断，是指胆具有对事物进行判断、做出决定的能力。《素问·灵兰秘典论》云："胆者，中正之官，决断出焉。"胆的决断能力取决于胆气强弱，胆气强者

勇敢果断，胆气弱者则数谋虑而不决。由于肝胆互为表里，肝主谋虑，胆主决断，二者相成互济，谋虑定而决断出。临床上肝胆气虚或心胆气虚者多见善惊易恐、胆怯等精神情志改变。

2. 胃

胃主受纳、腐熟水谷，是水谷汇集之所，故有"太仓""水谷之海"之称。胃与脾脏相互络属，构成表里关系。

胃的生理功能

① 主受纳和腐熟水谷。受纳水谷指胃具有接受、容纳饮食物的作用。胃受纳功能是否健全，可通过食欲及饮食量的多少反映。如胃受纳功能良好，则食欲正常，进食适度；若胃气虚弱，受纳功能减退，则食欲不振、纳差、食少。腐熟水谷指胃气对饮食物初步消化形成食糜的作用。胃的腐熟功能正常，表现为食入能化。若腐熟功能减弱，则胃脘胀满、不思饮食，食后不化；胃火亢盛，腐熟亢进，则多食善饥。

② 胃主通降。饮食物经胃受纳腐熟后，所形成的食糜由胃进入小肠，小肠消化吸收后形成的食物残渣，以及大肠中的粪便，均需依赖胃气下降而向下输送，这一过程可统称为胃气降浊。胃失通降，则见纳呆、厌食、口臭、脘腹胀闷、恶心、呕吐、大便秘结等。

3. 小肠

小肠位于腹中，与心相互络属，构成表里关系。

小肠的生理功能

① 主受盛化物。小肠主受盛和化物，是指小肠接受胃初步消化的食糜，将其彻底消化，转化为水谷精微和食物残渣的作用。若小肠受盛化物功能失调，则可出现消化不良及腹痛、腹胀、便溏等症。

② 主泌别清浊。指经过小肠化物功能，将食物分为清、浊两部分。小肠泌别清浊功能正常，则将水谷精微吸收，食物残渣传送大肠，水液、糟粕各走其道，二便正常。若泌别清浊失司，清浊不分，水液并于糟粕，则会导致泄泻。临床治疗泄泻所采用的"利小便所以实大便"法，即是以小肠泌别清浊为依据的。

4. 大肠

大肠居腹中，与肺相互络属，构成表里关系。

大肠的生理功能：主传化糟粕。

大肠主传化糟粕，是指大肠接受食物残渣，形成粪便，排出体外的作用。大肠主传化糟粕，是在肺气肃降、胃气通降协助下完成的。若大肠传导功能异常，则表现为排便异常，可见泄泻、便脓血，或口臭、腹胀、大便秘结等症。

5. 膀胱

膀胱位于小腹部,与肾相互络属,构成表里关系。

膀胱的生理功能:主贮存和排泄尿液。

津液经肺、脾等的作用布散全身,代谢后多余的水液在肾阳蒸腾汽化作用下,转化为尿液,贮存于膀胱。当膀胱中尿液达到一定量时,通过肾与膀胱的气化作用,适时、有控地排出体外,故《素问·灵兰秘典论》云:"膀胱者,州都之官,津液藏焉,气化则能出矣。"

膀胱的贮尿、排尿功能,均依赖肾阳的气化作用和肾气的封藏功能。若肾气化正常,封藏有权,则膀胱开合有度,贮尿、排尿正常。肾气化失司,合多开少,则尿少、尿闭、水肿。肾气不固,膀胱不约,开多合少,则见遗尿、尿频、小便余沥,甚或小便失禁等症。若膀胱湿热,可见小便赤涩疼痛、尿急尿频等症。

6. 三焦

三焦为六腑之一,是上焦、中焦、下焦的合称。

(1)三焦的生理功能

① 通行元气。元气由肾中精气化生,要到达全身,灌注各脏腑经络,须以三焦为通道,故《难经·三十八难》云:"三焦者,元气之别使,主持诸气。"三焦既是气升降出入的道路,又是气化活动的场所。脾气升清、胃气降浊、肺气宣降、肾阳蒸腾汽化等,都是在三焦内完成的,故三焦有主持诸气,总司全身气机和气化的作用。若三焦畅通,脏腑机能正常,则气机通利,气化正常。反之,则三焦气壅,气化活动失常。

② 运行水液。人体水液的输布代谢是在肺、脾、肾等脏腑调节下进行的,但须以三焦为通道,才能正常升降出入。故《素问·灵兰秘典论》云:"三焦者,决渎之官,水道出焉。"若三焦水道不利,脏腑输布调节作用难以实现,则引起水湿泛滥,形成尿少、水肿、小便不利等症。《类经·藏象类》曰:"上焦不治则水泛高原,中焦不治则水留中脘,下焦不治则水乱二便。三焦气治,则脉络通而水道利。"

(2)三焦的部位划分及生理特点

① 上焦。指膈以上的部位,包括心、肺。位于上焦的心肺具有升发、宣散气血津液的作用,"若雾露之溉"。故《灵枢·营卫生会》将其形象地喻为"上焦如雾"。根据此特点,治疗上焦病症,用药宜轻清上扬,使药力直达病所,如《温病条辨》所云:"治上焦如羽,非轻不举。"

② 中焦。指膈至脐之间的部位,包括脾、胃。《灵枢·营卫生会》提出"中焦如沤",形象地概括了位于中焦的脾胃等脏腑腐熟、化物功能。治疗中焦病症,应着眼于

调理脾胃气机升降，故《温病条辨》云："治中焦如衡，非平不安。"

③下焦。指脐以下的部位，包括小肠、大肠、肾、膀胱、女子胞等。《灵枢·营卫生会》曰："下焦如渎"，形象地比喻了位于下焦的肾、膀胱和小肠、大肠排泄二便的作用。治疗下焦病症，应选择气味厚重或质重下行的药物，以沉降达于病所，故《温病条辨》云："治下焦如权，非重不沉。"

四、奇恒之腑

奇恒之腑，为脑、髓、骨、脉、胆、女子胞的总称。除胆为六腑外，余者皆无表里配合，也无五行配属，但与奇经八脉有关。

奇恒之腑中的胆、骨、髓、脉相关内容前已述及，此处仅专论脑和女子胞。

1. 脑

脑，位于颅内，为髓聚之所，故名"髓海"。《灵枢·海论》曰："脑为髓之海"。《素问·五脏生成篇》也指出："诸髓者，皆属于脑。"

（1）脑的生理功能

①主精神活动。脑为元神之府，具有主管精神、意识、思维的功能。明代李时珍提出"脑为元神之府"；清代汪昂认为"人之记性，皆在脑中"；《医林改错》提出"灵机记性不在心在脑"等，皆表明脑与精神活动关系密切。脑主精神活动的功能正常，则精神饱满，意识清楚，思维灵敏，记忆力强，语言清晰，情志正常。

②主感觉运动。人的视、听、言、动等感觉运动，皆与脑有密切关系。《灵枢·海论》曰："髓海不足，则脑转耳鸣，胫酸眩冒，目无所见，懈怠安卧。"脑的功能正常，则感觉敏锐、耳聪目明、嗅觉灵敏、语言流畅达意。脑功能失常，则可出现感觉迟钝、视物不明、听觉失聪、嗅觉不灵、语言艰涩等病症。

（2）脑与五脏的关系

中医学基于以五脏为中心的整体观，将脑主精神情志、感觉运动功能分属五脏，构建了"五神脏"及"五脏主五志"的脏腑神志相关体系。脑的病变也多从五脏进行调治。《素问·宣明五气》曰："心藏神，肺藏魄，肝藏魂，脾藏意，肾藏志。"心为君主之官、五脏六腑之大主，是神明之所出、精神之所舍，故把精神活动统归于心，称"心藏神"。神的各种表现如魂、魄、意、志等分别归属肝、肺、脾、肾，而有"五神脏"之说。五脏精气充盈，机能正常，则能化养五神，维持五神协调正常。人的情志活动亦由五脏精气及功能活动派生，故《素问·阴阳应象大论》云："人有五脏化五气，以生喜怒悲忧恐。"五脏功能太过与不及，均可致情志失调。

2. 女子胞

女子胞，又称胞宫，是女性发生月经、孕育胎儿的生殖器官。

（1）女子胞的生理功能

① 主持月经。女性随着生长发育，肾中精气不断充盛，在天癸作用下，任脉通，太冲脉盛，出现月经来潮，故女子胞是女性发育成熟后发生月经的主要器官。《素问·上古天真论》曰："二七而天癸至，任脉通，太冲脉盛，月事以时下，故有子……七七，任脉虚，太冲脉衰少，天癸竭，地道不通，故形坏而无子也。"可见"天癸"的至与竭，是决定月经来潮与否的先决条件。

② 孕育胎儿。胞宫是女性孕育胎儿的器官。女性发育成熟后，月经按期来潮，经后便要排卵，因而具有受孕生殖的能力。此时，男女交媾，两精相合，则胎孕。受孕之后，月经停止来潮，脏腑经络血气皆下注于冲任，到达胞宫以养胎，培育胎儿以至成熟而分娩。

（2）女子胞与脏腑经络的关系

女子胞发生月经和孕育胎儿与以下三方面关系密切。

① 肾中精气的作用。生殖器官的发育及生殖机能维持，依赖肾中精气化生的"天癸"。当肾中精气充盈到一定阶段，促成天癸产生，并在天癸促进下，生殖器官发育成熟，出现月经来潮，具备生殖能力；而随着人体不断衰老，肾中精气不充，天癸亦随之耗竭，女子进入绝经期，生殖机能丧失。

② 冲任二脉的作用。冲任二脉，同起于胞宫。冲脉调节十二经脉气血，有"血海"之称。任脉调节全身阴经，有"阴脉之海"之称。十二经脉气血充盈，才能溢入冲任二脉，注入胞宫形成月经。冲任二脉盛衰，受天癸调节。幼年时期天癸未至，故任脉未通，冲脉未盛，月经未行；人到老年，天癸逐渐耗竭，冲任气血也逐渐衰少，而进入绝经期，出现月经紊乱，以至绝经。临床上，如果由于某些原因引起冲任二脉失调，即可出现月经不调、闭经以及不孕等症。

③ 心、肝、脾三脏的作用 月经的来潮和周期，以及胎儿孕育，均离不开气血充盈和血液正常调节。心主血，肝藏血主疏泄，脾为气血生化之源而统血。故月经的来潮及胎儿孕育与心、肝、脾生理功能状态有关。如情志内伤，影响心、肝，致疏泄失常，气机不利，则出现月经不调、痛经等；若肝血亏虚或脾虚气血生化不足，胞宫失养，则出现经少、经闭、不孕等症；若脾不统血或肝不藏血，可引起月经过多，甚则崩漏等。

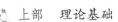

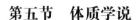

第五节　体质学说

体质学说是中医理论体系的重要组成部分。它是研究人群中不同个体的身心特性，以及这些特性对生命延续和疾病发生、发展影响等内容的理论知识。体质学说始于《黄帝内经》，成熟于明、清时期。其具有独特的理论意义和广泛的实用价值，因此近年来深受学界重视。

一、体质的概念与形成

1. 体质的概念

体质是个体在先天禀赋和后天调养基础上所表现出的形态结构、生理机能和心理状态方面综合的、相对稳定的固有特性。

体质由两部分构成：一为个体的生理特性，包括个体在形态结构、生理机能方面的特质，亦即身体素质；二为个体的心理特性，即人的性格、情绪等心理状态的总和，即气质。这一内涵体现了中医学"形神统一"的整体思想。

2. 体质的形成

体质的形成是机体内、外环境等多种复杂因素共同作用的结果，既受先天因素制约，又受后天因素影响。

（1）先天因素

个体的体质强弱很大程度上取决于先天禀赋。一般来说，父母体质强壮，先天精气充沛，则子女体质良好；若父母身体孱弱，精气亏虚，则子女体质较弱，易患疾病。先天禀赋还决定了个体对某些疾病的易患倾向。现代研究揭示，很多疾病具有遗传倾向，如癫痫、哮喘、癫狂等。

（2）后天因素

① 饮食。饮食是影响体质形成的重要因素。合理、科学的饮食习惯，可增强体质甚至改变某些病理体质；反之，不良饮食习惯，如饥饱失常、饮食偏嗜等，可对体质造成不同程度的损害。如长期处于饥饿状态可使体质由正常转变为气血亏虚；长期过食生冷会形成脾虚体质；过食辛辣，会酿成火热之体；而五味偏嗜会造成体内阴阳失调，从而使体质减退。

② 劳逸。对维持正常体质而言，劳逸适度非常重要，过劳和过逸都会影响体质。如长期疏于锻炼，四体不勤，往往身体肥胖，而肌肉无力，饮食减少，肌肤腠理疏松而不

耐风寒烈日，故易生病。而长期劳作过度，亦会耗气伤血，损筋伤骨。

③ 婚育。婚育包括房事和妇女孕产。长期戒绝房事，身心欲望不能满足，心情久郁，气血不畅，势必影响体质；但房事过度，耗损肾精，也可导致身体衰弱。因此，古代医家重视房事，主张不可太过，亦不可不及。

④ 疾病。疾病是促使体质改变的重要因素。人患病后，由于致病因素的作用，体内脏腑气血阴阳发生变化。一般情况下，这些变化在病愈后会逐渐恢复，不会影响体质。然而，在某些特殊情况下，如大病、久病、重病等，造成持久性损伤；或病后失于调养，气血阴阳亏损难以修复，都可使气血阴阳的损伤变为稳定的体质因素。如长期慢性出血、月经过多或崩漏，易致气血两亏，形成病理性体质。

二、体质的构成与分类

体质，是指个体在形态结构、机能代谢、心理气质方面相对稳定的特殊性，这三者可分属于中医学"形""气""神"的范畴。"形"即形体特征，可从人的体型、身材、面色、肤理、五官形态等反映出来；"气"指脏腑、器官、组织的功能活动性质，可从日常的起居、饮食、二便、肢体的寒热和动静以及舌象、脉象等反映出来；"神"指心理气质方面的倾向，可从性格、意志、情感类型、智能水平等反映出来。可见，人的体质可以通过日常言行起居、心理活动以及面色、形态等生命活动的外在表现来加以确认。

1. 体质的构成要素

体质构成涉及诸多因素，其中最重要的因素如下。

（1）体型

体型，指的是个体外观形状上的特征，它以躯体形态为基础，并与内部脏器结构有一定的关系。体型差异最为直观，一望便知，故备受重视。《内经》论及体质的篇章中，大多是抓住体型特点的。国外从古到今的三十多种体质学说中，也有半数左右主要是以体型立论的。视体型主要观察体型之肥瘦长短；皮肉之厚薄坚松；肤色之黑白苍嫩的差异。其中尤以肥瘦最为重要，详见《灵枢·逆顺肥瘦》。后世在这方面有所发展，如元代朱震亨在《格致余论》中指出："肥人湿多，瘦人火多。"

（2）脏腑

各项生理活动都离不开脏腑，因此脏腑的形态和功能特点，是构成个体体质的要素。《灵枢·本藏》云："五脏者，固有小大、高下、坚脆、端正、偏颇者；六腑亦有小大、长短、厚薄、结直、缓急。"凡此不同，造成了个体体质或气质的差异。根据外部征象可推知其内在脏腑之大小坚脆之异，及其生理病理意义。如"黄色小理者脾小，粗理者脾大""脾小则脏安，难伤于邪也""脾脆则善病消瘅易伤"等，提示了脏腑的形态和功能特点与体质的联系。

（3）精气血津液

血气多少，精亏与否，津液盈耗等，均影响体质。因为它们都是维持生命活动、决定生理特点的重要物质。《灵枢·阴阳二十五人》云："其肥而泽者，血气有余；肥而不泽者，气有余，血不足；瘦而无泽者，气血俱不足。"

2. 体质的分类

人的体质可分为正常和偏颇两大类，具体特征如下。

（1）正常体质

又称平和质。阴阳无明显偏盛偏衰，平素少病，得病多为外感。胃纳佳，睡眠安，能耐寒暑，二便调，无明显不适。体壮力强，面色润泽，脉和缓有力，舌淡红，苔薄白。

（2）偏颇体质

① 阴虚质。常见形体消瘦，面色潮红，口燥咽干，大便秘结，尿黄短少，喜凉饮而饮不解渴，少眠心烦，五心烦热，脉细弦数，舌红少苔或无苔。发病后常见内热炽盛，易入里化热，伤津液。

② 阳虚质。常见形体白胖，形寒怕冷，唇淡口和，四肢倦怠，肢冷自汗，面色不华，大便稀溏，毛发易落，夜尿频而清长，喜热饮，脉沉迟无力，舌淡胖嫩或有齿痕。发病后常见寒较甚，易从寒化而伤阳气。

③ 气虚质。常见面色无华，气短懒言，乏力眩晕，心悸健忘，动辄汗出，脱肛感，子宫下坠感，手易麻，月经淡少，舌淡脉细弱无力。发病后抗病能力往往较差，常易虚脱，非扶正不足以御外邪。

④ 痰湿质。常见体形肥胖，口甜而黏，头重如裹，大便不实，口干不饮，脉濡滑，舌苔多腻。可见于好饮酒者。发病后常脘满，胸满头眩，肢节疼痛，带浊淋漓，往往缠绵难愈。

⑤ 湿热质。常见面垢油光，易生痤疮，口苦口干，身重困倦，大便黏滞不畅或燥结，小便短黄，男性阴囊易潮湿，女性易带下增多，舌质偏红，苔黄腻，脉滑数。

⑥ 气郁质。神情抑郁，情感脆弱，烦闷不乐，舌淡红，苔薄白，脉弦。该类人性格内向、敏感多虑，对精神刺激适应能力较差。

⑦ 血瘀质。常见肤色晦暗，色素沉着，容易出现瘀斑，口唇黯淡，舌黯或有瘀点，舌下络脉紫黯或增粗，脉涩。发病后多见痞闷胀痛，痛有定处，或时有出血，或午后潮热。

⑧ 特禀质。过敏体质者常见哮喘、风团、咽痒、鼻塞、喷嚏等；患遗传性疾病者有

垂直遗传、先天性、家族性特征；患胎传性疾病者具有母体影响胎儿个体生长发育及相关疾病特征。

以上划分仅是对人群中个体体质的一种大致归类，实际上，绝大多数人的体质都属不太典型的过渡型或兼夹型，非常典型的体质并不多见。

三、体质学说的应用

体质学说在中医学中应用非常广泛。疾病的发生、发展、转归、预后以及临床治疗都与体质有着密切关系。

1. 体质与发病

体质对疾病的影响表现在以下几个方面。

（1）体质的强弱决定发病与否

中医学认为，疾病的发生取决于两个因素：一是正气的强弱，二是邪气的有无。两者之中，正气处于主导地位，人感邪以后能否发病主要取决于正气，而正气的强弱和个体体质状况密切相关。体质强者，正气亦强，正能敌邪，不易患病；体质弱者，正气亦弱，容易感邪而发病。临床常见体质孱弱之人，稍有不慎，如遇气候变化、季节更替，或饮食不调，即易患病，而同样的情况，体质健壮之人则安然无事。

（2）体质类型决定对某些病邪的易感性

体质在发病学中的意义，还体现在不同体质对不同致病因素和疾病有特殊的易感性。对此，中医学称为"同气相求"。简而言之，就是某种特殊体质容易感受相应的邪气，易患某类特定的疾病。如临床所见，肥胖或痰湿型体质者易患中风，消瘦或阴亏型体质者易患肺痨，肺有宿饮者易患咳喘，血瘀型体质者易患郁证、肿瘤等。

（3）体质类型决定疾病的性质

不同个体在感受相同邪气的情况下，往往会出现不同的反应。以感冒为例，在同一地区、同一时期内的流行感冒，虽然致病的病原体相同，其临床表现却可见多种不同的类型，除一般感冒所共有的发热、咳嗽、喷嚏、头晕等症状外，有些患者恶寒较为明显，口不渴，尿清长，面色白；有些患者则口干、便秘、尿黄短少、面色潮红较为突出；有些患者则胃脘痞满、头重如裹、四肢倦怠、舌苔厚腻较为显著。这是由于不同体质，对病邪的反应性不同。

2. 体质与辨证

辨证论治是中医学诊疗思想的精髓。证从本质来看，是机体对致病因素所做的反应。证的类型如何，一方面取决于病邪类型；另一方面取决于建立在体质基础上的机体反应，而后者在绝大多数情况下起着主导作用。

体质虽然和证有着密切关系，但二者属于不同的范畴，体质属于生理范畴，证属于病理范畴。体质是相对稳定且长期存在的，证是可变的、阶段性的；体质和遗传关系密切，而证与遗传的关系则不如体质密切。在一般情况下，体质对证的类型和转变有内在的规定性。但在某些病变情况下，证的表现也不一定取决于体质，二者不完全存在一致性和同发性。鉴于体质和证的区别，辨证和辨体质从理论上来讲是有区别的。但从实际来看，想要将二者严格区分仍有一定的难度。因为体质特征往往以与证相似的形式表现出来。如阴虚质的口干舌燥、舌红少苔、五心烦热等，阳虚质的形寒怕冷、夜尿频多等，从症状本身很难与相应的证候特征相鉴别，仍需临诊详加辨析。

3. 体质与治疗

临床上同一种病，用同一治法对此人则效，对他人则不效，其原因在于病同人异，体质不同，故疗效不一。体质理论应用于治疗，大致体现在以下几个方面。

（1）体质与治则治法

因人施治是三因制宜的重要内容，其核心是区别不同体质特征以施治。造成体质差异的主要因素有年龄、性别、生活条件、地理环境等，故临证应同时考虑以上因素。如年龄有长幼之别，小儿"稚阴稚阳"，不论用温热或苦寒，均应中病即止；老人多虚衰，祛邪当不忘扶正，而扶正尤其重在培补脾肾，且注意补勿过偏，攻勿太过。性别有男女之分，妇人以血为主，治应重视调理气血，女子以肝为先天，故而治疗重在调肝。生活条件有优劣之别，膏粱厚味者，常配合化痰祛湿或清化湿热之品；饥饿劳役者，多考虑补益中气之品。

（2）体质与用药宜忌

大凡药物都有一定的性味偏颇。对某类体质适用，对另外一些体质可能不仅不适用，反而有害。因此，临床用药当视具体体质而定，根据体质状况选择用药，注意药物的宜忌。一般来说，以药物气味之偏，治其体质阴阳气血之偏为其所宜，以药物气味之偏，从其体质阴阳气血之偏为其所忌。如阴虚质的人宜甘寒、咸寒清润，忌辛香温散，苦寒沉降；阳虚质的人宜益火温补，忌苦寒泻火；气郁质的人宜调气疏肝，忌燥热滋补；湿热质的人宜苦辛清泄，忌刚燥湿热或甜腻柔润；气虚质的人宜补气培元，忌耗散克伐；痰湿质的人宜健脾化痰，忌阴柔滋补；血瘀质的人宜疏通血气，忌固涩收敛。一旦违背用药的宜忌，就会造成误治。如《伤寒论》中提到"淋家"素体阴虚，用辛温发散之麻黄、桂枝发汗必"便血"；"疮家"素本津亏，用辛温发散之麻黄、桂枝发汗"则痉"；"亡血家"素体血虚，用辛温发散之麻黄、桂枝发汗"则寒栗而振"。皆为药物失其所宜导致的变证。因此，临证当辨明体质对药物的宜忌，施其所宜，戒其所忌，这样才能纠偏补弊，达到增强体质的目的。

用药宜忌还体现在药物的剂量上。体质不同，对药物的耐受性和反应性也不同。因此，当根据患者体质情况调整药量。一般来说，正如《褚氏遗书》所言："修而肥者饮剂丰，羸而弱者受药浅。"体长而壮者，剂量可稍大；体瘦而弱者，用量当酌减。东汉张仲景在《伤寒论》中指出：十枣汤"强人服一钱，羸人服半钱"；如白散"强人半钱匕，羸者减之"。即是根据体质情况调整药量之明证。

（3）体质与治疗反应

人的体质不同，对药物和针灸的敏感性也不同。因此，同一治法，用于不同个体，常有较大差异。如临床以生大黄泻下通便，有的患者仅用较小剂量即通便泻下，有的则用较大剂量仅见大便变软，有的用特大剂量大便仍秘结难解，足见治疗效应和体质有密切关系。同样的情况也存在于针灸治疗中，针麻研究表明：针刺相同穴位，选用同一手法，所取得的麻醉效果不一，究其原因，也是由于体质的差异。可见，在治疗中充分认识体质对针药反应的差异，有助于正确选用药物，提高临床疗效。

第六节　病因学说

导致疾病发生的原因即为病因，古称"病源"。《医学源流论·病因同别论》曰："凡人之所苦，谓之病；所以致此病者，谓之因。"病因学说是研究各种病因的概念、性质、致病特点及其临床表现的学说，是中医理论体系的重要组成部分。

根据病因形成过程、发病途径，现代将其分为外感病因（六淫、疠气）；内伤病因（七情内伤、饮食失宜、劳逸失度）；病理产物形成的病因（痰饮、瘀血）等。

一、外感病因

外感病因主要包括六淫和疠气。

1.六淫

六淫是风、寒、暑、湿、燥、热（火）六种外感病邪的总称。

（1）六淫致病的共同特点

① 外感性。六淫之邪均来自于自然界，自外侵袭人体，如风寒之邪常伤于肌表，温热之邪自口鼻而入。

② 季节性。六淫致病多与季节气候有关,各季均有多发病和易发病。如风为春季主气,故春季多风病;暑为夏季主气,故夏季多暑病;湿为长夏主气,故长夏多湿病。

③ 地域性。不同的地域气候有别,如我国西北地区气候寒冷干燥,多寒病、燥病;东南地区气候温暖潮湿,多湿病、热病。不同的生活、工作环境亦容易感受不同的邪气。如久居湿地、工作环境潮湿、水中作业者易患湿病;居处炎热、高温环境作业者多易患暑病、火热燥病。

④ 相兼性。六淫既可单独伤人致病,也可以同时侵犯人体而致病。如既可见伤风、伤寒、中暑单一因素病症,也可见风热感冒、风寒湿痹、寒湿困脾等多种邪气相兼病症。

(2)六淫各自的性质和特点

1)风邪

凡致病具有轻扬开泄、善动不居特性的外邪,称为风邪。风邪的性质和致病特点如下。

① 风为阳邪,其性开泄,易袭阳位。风邪具有轻扬升发、向上向外的特性,故属阳邪。因此,风邪致病常常侵袭人体头面、腰背、肌表、阳经等属阳的部位。如风邪循经上扰,可见头昏头痛、咽痒不适、颈项不舒等症;风邪客于肌表,则见发热、恶风、鼻塞等症。风性开泄,是指风邪侵袭人体容易使腠理疏泄,汗孔张开,表现为汗出、恶风等症。

② 风善行而数变。"善行"意指风具有善动不居、行无定处的特点。风邪致病,常具有病位游移不定的特点。如风邪偏盛所致的四肢关节疼痛,其疼痛常游走不定、行无定处,故称为"风痹"或"行痹"。"数变"是指风邪致病具有发病急骤、变化无常的特点。风邪致病,常具有变幻迅速无常的特点。如风邪所致的风疹等。

③ 风性主动。《素问·阴阳应象大论》曰:"风胜则动",故风邪致病的临床症状常具有动摇不定的特点。风邪侵袭头面,常出现肌肉抽搐、痉挛、口眼㖞斜。临床上凡风证常表现为眩晕、震颤、四肢抽搐、角弓反张等动摇不定症状。

④ 风为百病之长。风为百病之长,首先是指风邪为外感病的首要致病因素,是外感病致病的先导。寒、湿、暑、燥、热(火)邪多依附于风邪侵犯人体致病,从而形成风寒、风湿、风燥、风火等证。其次是指风邪致病范围极为广泛,种类繁多。古人甚至把风邪作为外感致病因素的总称。

2)暑邪

暑独见于夏季,是夏季主气,故暑邪致病具有明显的季节性;且暑邪为病,只有外感，没有内生。暑邪的性质和致病特点如下。

① 暑为阳邪，其性炎热。暑为夏季火热之气所化，火热属阳，故暑邪为阳邪。暑邪侵犯人体会出现一派阳热亢盛的征象，如壮热、面赤、目红、大汗出、口渴、心烦、脉洪大等。

② 暑性升散，易伤津耗气。暑具有上升、发散的特性。暑邪致病可致腠理开泄而大汗出，汗出过多则耗伤津液，故临床常见多汗津伤的表现，症见大汗出、口大渴、喜冷饮、唇干舌燥、尿少短赤等。同时，伴随大量出汗，可致气随津泄，出现气短乏力、少气懒言等气虚症状。

③ 暑多挟湿。暑季炎热，且多雨潮湿，天暑下迫，地湿上蒸，热蒸湿动，暑热湿气弥漫空间，故暑邪多夹湿邪侵犯人体致病，形成暑湿相兼的病症。临床上除有发热、烦渴、大汗等暑热症状外，还常兼见四肢困倦，胸闷呕吐，大便溏泄不爽等湿阻症状。

3）湿邪

凡致病具有重浊、黏滞、趋下特性的外邪称为湿邪。湿邪的性质和致病特点如下。

① 湿为阴邪，易阻气机，易伤阳气。湿性类水，故湿为阴邪。湿为有形之邪，故易阻滞气机。如湿阻上焦，气机不畅，则胸膈满闷；湿困中焦，脾胃升降不利，纳运失调，则不思饮食、脘痞腹胀、大便不爽；湿流下焦，肾与膀胱气化不利，则小腹胀满、小便短少不利或水肿。因湿邪阻滞阳气的运行，导致阳气不能达于四末，故可见四肢不温等表现，《外感温热篇》曰："湿盛则阳微"，故有"通阳不在温，而在利小便"之说。

② 湿性重浊。重，即沉重感。湿邪致病常出现以沉重感为特征的临床表现。若湿邪袭表，可见周身困重，四肢倦怠，头重如束布帛；湿邪留滞经络关节，气血阻滞不通，可见关节沉重疼痛或腰部重痛。"浊"即秽浊、垢腻之意。湿邪致病常出现具有秽浊不洁特点的诸多症状，如排泄物和分泌物秽浊不清。若湿邪在上则面垢、眵多；湿浊下注，则小便浑浊不清、大便不爽或下利脓血黏液、妇女带下增多等；湿邪浸淫肌肤，则见湿疹，流出秽浊脓水等。

③ 湿性黏滞。湿性黏滞是指湿邪致病常出现具有黏腻、停滞不爽特点的临床表现，主要体现在两个方面：一是症状的黏滞性，湿邪致病多可见黏滞不爽的症状，如大便黏滞不爽、小便涩滞不畅以及口黏腻、苔腻等；二是病程的缠绵性，湿性黏滞，胶着难解，故湿邪致病多缠绵难愈、病程较长，如湿温、湿疹、湿痹等，均可反复发作，难以速愈。故《温病条辨·上焦篇》谓湿："其性氤氲黏腻，非若寒邪之一汗即解，温热之一凉即退，故难速已。"

④ 湿性趋下，易袭阴位。湿性类水，水性下行，故湿邪致病常具有趋下的特点，易

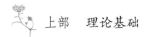

伤及人体下部，如水湿所致浮肿多以下肢肿胀较为常见。淋浊、泄痢、妇女带下、阴囊湿疹以及下肢溃疡等，多由湿邪下注所致。

4）燥邪

凡致病具有干燥、涩滞特性的外邪称为燥邪。燥邪的性质和致病特点如下。

① 燥性干涩，易伤津液。燥具干而涩滞的性质，故燥邪侵犯人体，最易损伤人体津液，出现各种干燥、涩滞不利的症状。如口干唇燥、鼻咽干燥、皮肤干燥甚至皲裂，毛发干枯不荣，小便短少、大便干结等。

② 燥易伤肺。肺为娇脏，喜清润而恶燥；肺外合皮毛，开窍于鼻，直接与自然界相通，而燥邪伤人，常自口鼻而入，故燥邪最易伤肺，损伤肺津，使肺津受损，宣降失司，甚则损伤肺络，进而出现干咳少痰、痰黏难咳、咽喉干痛，或喘息胸痛、痰中带血、舌红少津等症。又因肺与大肠相表里，燥邪耗伤肺津，累及大肠使大肠失润，传导失司，则可出现大便干燥难解等症。

5）寒邪

凡致病具有寒冷、凝结、收引特性的外邪称为寒邪。寒邪的性质和致病特点如下。

① 寒为阴邪，易伤阳气。寒邪致病，可见局部或全身性寒冷表现。如寒邪侵袭肌表，卫阳被遏，可见恶寒、发热、无汗、脉浮等症状。寒邪直中太阴，损伤脾胃阳气，则见脘腹冷痛、四肢不温、呕吐腹泻等症。寒邪直中少阴，心肾之阳受损，则见恶寒蜷卧、手足厥冷、下利清谷，精神萎靡，脉微细等症。

② 寒性凝滞。寒邪伤人，易使气血运行迟缓，甚至凝滞不通，从而出现各种疼痛症状，又称寒胜则痛。寒客肌表，凝滞经脉，可见头身肢节疼痛。寒邪痹阻胸阳，谓之"胸痹"，可见胸背部剧痛。寒邪侵犯中焦，可见脘腹冷痛。痹证中的寒痹以关节冷痛、遇寒加剧为主，又称为"痛痹"。

③ 寒主收引。寒邪致病，可表现为气机收敛，腠理闭塞，经络筋脉收缩挛急的特点。如寒邪侵袭肌表，腠理闭塞，卫阳被遏，不得宣泄，可见恶寒发热而无汗等。若寒邪客于经络关节，则筋脉挛缩，可见关节屈伸不利，四肢拘挛作痛等症。

6）热（火）邪

凡具有炎热向上、伤津耗气、生风动血、扰动心神等特性的外邪称为热邪。热邪的性质和致病特点如下。

① 热为阳邪，其性炎上。热性炎热趋上，因此热邪致病具有燔灼向上之性，呈现一派显著热象，尤以身体上部为甚，临床表现为高热、面红目赤、咽红、舌红脉洪数等一派阳热亢盛的症状。

② 热易伤津耗气。热邪炽盛既可直接烧灼津液，又可迫津外泄，故热邪致病，津液耗伤之象多较明显，常伴口渴喜冷饮、咽干舌燥、小便短赤、大便秘结等津液耗伤的症状。热邪迫津外泄时，常气随津泄而致津亏气耗；加之邪热过度亢盛，势必耗伤人体正气，常伴有体倦乏力、少气懒言等气虚症状。

③ 热易生风动血。"生风"是指热邪侵犯人体，烧灼津液，使筋脉失于濡养而引动肝风，又称为"热极生风"。因此，热邪致病常在高热的同时伴见两目上视、颈项强直、四肢抽搐、角弓反张等"风动"表现。"动血"是指热邪易扰动血液，轻者加速血行，重者灼伤脉络而迫血妄行引起出血，如吐血、便血、尿血、皮肤发斑、妇女月经过多、崩漏等。

④ 热易扰神明。心属火，热性躁动，与心相应，心主血脉而藏神，故火热之邪入于营血，尤易影响心神，轻则烦躁、失眠多梦，重则狂躁不安、神昏谵语、神志狂乱。

⑤ 热易生疮痈。火热之邪侵入人体血分，聚于局部，热盛肉腐化脓，发为疮疡痈肿，故《灵枢·痈疽》曰："大热不止，热盛则肉腐，肉腐则为脓……故命曰痈。"《医宗金鉴·痈疽总论歌》提出"痈疽原是火毒生"。

2. 疠气

疠气，是一类具有强烈传染性的外感病邪。疠气又称为"疫气""疫毒""戾气""毒气""杂气""乖戾之气"等。疠气引起的疾病称为"疠病""瘟病""瘟疫病""时疫""时毒"。疠气致病的种类很多，如大头瘟、虾（蛤）蟆瘟、疫痢、白喉、烂喉丹痧、天花、霍乱、鼠疫、艾滋病、严重急性呼吸综合征（SARS）、甲型流感 H_1N_1、新冠肺炎等。

疠气的致病特点如下。

① 传染性强，易于流行。疠气可通过空气、饮食、皮肤接触等多种途径在人群中广泛地传播、流行，故具有强烈的传染性，易于引起流行。《温疫论·原病》所言"疫者感天地之戾气……此气之来，无论老少强弱，触之者即病，邪自口鼻而入。"在疠气流行区域，不论男女老幼、正气强弱与否，一旦感邪，均可立刻发病。

② 发病急骤，病情危笃。由于疠气毒力颇强，且常夹毒雾、湿毒、瘴气等秽浊之气侵犯人体，故其致病比六淫发病更加急骤、病情更加险恶。疠气致病极易出现伤津、动血、扰神、生风等证候表现，伤及心、肾、肝等重要脏腑而出现种种危重证候。疠气中人，病情传变迅速，病情多变，故疠病死亡率颇高。

③ 一气一病，症状相似。疠气致病极为专一，一种戾气只导致一种疫疠。其临床症状基本相似，都有其自身的临床特征和传变规律，即症状相似。以霍乱为例，无论何人，一旦得之，均可见上吐下泻之象。不同种类的疠气，其性质不同，传染途径、传播

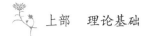

方式也各异，故感受不同的疠气，所致疠病各异，症状亦不同。

二、内伤病因

内伤病因主要包括七情内伤、饮食失宜、劳逸失度等，多与人的生活、行为方式不当有关。

1. 七情内伤

（1）七情内伤的基本概念

七情，是指喜、怒、忧、思、悲、恐、惊七种正常的情志活动，是人体对外界各种刺激所产生的情绪反应。只有突然、强烈或长期持久的情志刺激，超过人体承受和调节能力时，才会使人体脏腑气机紊乱，从而导致疾病的发生。因其病自内生，直接伤及脏腑，故称为七情内伤。

（2）七情内伤的致病特点

① 直接伤及脏腑。情志活动以五脏气血为物质基础，因此情志刺激太过或持久刺激可直接伤及相应脏腑，影响脏腑功能而产生各种病理变化。不同的情志刺激伤及不同的脏腑，产生不同的病理变化。故《素问·阴阳应象大论》曰："怒伤肝""喜伤心""思伤脾""悲伤肺""恐伤肾"等。

② 扰乱脏腑气机。七情内伤致病，主要通过影响脏腑气机，导致气机失调、气血逆乱而发病。不同的情志影响着不同脏腑的气机。脏腑气机失常的具体表现如《素问·举痛论》所言："怒则气上""喜则气缓""悲则气消""恐则气下""惊则气乱""思则气结"。

③ 情志波动影响病情。在患者有剧烈情志波动时，临床上许多疾病往往会病情加重，或急剧恶化。如素有阴虚阳亢、肝阳化风的眩晕患者，若遇事恼怒，气血冲逆于上，则眩晕加重，甚至突然昏厥、半身不遂、口眼㖞斜。失眠的患者情志波动常常导致失眠加重等。

2. 饮食失宜

饮食失宜，主要表现为饮食不节、饮食不洁、饮食偏嗜三个方面。

（1）饮食不节

饮食不节包括过饥、过饱和饮食无规律。

① 过饥：是指平素饮食明显低于本人适度的饮食量。可因摄食不足，或有意识地限制饮食，或因脾胃功能不足而不思饮食等致病。长期摄食不足，则气血化生无源，日久必然导致气血亏虚而致形体日渐消瘦，故《灵枢·五味》曰："谷不入半日则气衰，一日则气少矣。"

② 过饱：是指饮食长期超量或暴饮暴食，饮食过量而致病。饮食过量，脾胃失于纳运，形成宿食积滞，可见脘腹胀满、嗳腐泛酸、厌食、呕吐、腹泻等症，故《素问·痹论》曰："饮食自倍，肠胃乃伤。"食滞日久，可聚湿、生痰、化热，亦可累及其他脏腑而变生他病。

（2）饮食不洁

饮食不洁，是指进食不洁净、陈腐变质或有毒的食物。饮食不洁致病，以胃肠病为主，可出现腹痛、吐泻、痢疾等。若进食或误食被毒物污染或有毒食物，可发生食物中毒，轻则脘腹疼痛、呕吐腹泻，重则毒气攻心，神志昏迷，甚至导致死亡。若进食被疫毒污染的食物，则可发生某些传染性疾病。

（3）饮食偏嗜

饮食偏嗜，是指过分偏食某些食物或不吃某些食物，主要表现为寒热偏嗜、五味偏嗜等方面。若偏食生冷寒凉之品，易于损伤脾胃阳气，导致脾胃虚寒，寒湿内生。偏嗜辛温燥热饮食，易使肠胃积热。若多食酸味，会使皮肉坚厚皱缩，口唇干薄而掀起；多食苦味，会使皮肤枯槁少津，汗毛脱落；多食甘味，会使骨骼疼痛而头发脱落；多食辛味，会使筋脉拘急而爪甲枯槁；多食咸味，会使血脉凝滞，面色失去光泽。由此可见，五味偏嗜，不仅可直接引起本脏病变，还可影响脏腑之间的关系，引发多种病变。

3. 劳逸失度

劳逸失度，包括过劳和过逸两个方面。

（1）过劳

过劳，包括劳力过度、劳神过度和房劳过度三个方面。

① 劳力过度：是指较长时间进行繁重的劳动或运动，或承受力所不能及的持重、运动等，以致耗气伤形，积劳成疾。过度劳力则耗气，可见少气懒言、神疲体倦、喘息汗出、形体消瘦等症。

② 劳神过度：是指长期思虑太过，劳伤心脾，积劳成疾。其致病特点主要是耗伤心脾，主要表现为心脾两虚证，即心神失养所致的心悸、健忘、失眠、多梦症和脾失健运所致的纳少、腹胀、便溏、消瘦等症，故劳神过度又称"心劳"。

③ 房劳过度：指房事太过，即男女性生活或手淫过于频繁，或妇女早婚、多育等，均可劫夺肾精而致病，故房劳过度又称"肾劳"。可见腰膝酸软、眩晕耳鸣、精神萎靡、性功能减退，男子早泄甚或阳痿，女子月经失调等症。

（2）过逸

过逸，指过度安逸，即既无适当体力劳动，又不参加体育锻炼，或长期用脑过少，

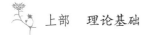
久则气血运行不畅，脏腑功能减退而致病。

三、病理产物性病因

病理产物性病因，是继发于其他病理过程而形成的致病因素。这些病理产物一旦形成，又会作用于人体而成为新的致病因素，加重原有病理变化或引发新的病变。因其继发于其他病理过程而产生，具有病理产物和致病因素的双重特点，故又称为"继发性病因"。病理产物性病因主要包括痰饮、瘀血等。

1. 痰饮

（1）痰饮的概念

痰饮，是人体津液代谢障碍所形成的病理产物，属继发性病因之一。这种病理产物一经形成，可作为致病因素作用于机体，导致脏腑功能失调而引起各种复杂的病理变化。痰饮可分为痰与饮两类，稠浊者为痰，清稀者为饮。

（2）痰饮的形成

痰饮的形成多为外感六淫、七情内伤、饮食失宜、劳逸失度等，导致肺、脾、肾、肝、三焦、膀胱等脏腑功能失调，气化失司，以致津液代谢障碍，水液停聚而形成。当外感六淫、七情内伤、饮食失宜、劳逸失度等因素作用于人体，影响肺、脾、肾、肝、三焦、膀胱等脏腑功能，使肺失宣降，水津不能气化输布；脾失健运，运化失职；肾气化失司，水液不得化气；肝失疏泄，气机不畅，水液不行；三焦、膀胱气化失司，皆可使津液代谢障碍，停聚体内而成痰饮。

（3）痰饮的致病特点

痰饮致病的共同特点大致如下。

① 阻滞气机、阻碍气血。痰饮为有形之邪，停于体内，必然阻滞气机，故其为患，每见胸闷、脘痞、腹胀等气滞表现，且痰易与血结，使气血运行不利，脏腑功能失调。如痰饮在肺，则妨碍呼吸，发为胸部满闷、咳喘痰多甚或气急等；痰饮流注于经络，可见肢体麻木、屈伸不利，甚至半身不遂等；痰饮结聚于体表局部，则形成瘰疬、痰核等。

② 致病广泛、变化多端。痰饮随气流行，内至五脏六腑，外达四肢百骸，无处不到，故痰饮为病，具有致病广泛、变化多端，病症错综复杂的特点，故"百病多由痰作祟""怪病多痰"。临床治疗强调"治痰先治气，气行痰自消"。痰饮的临床表现可归纳为咳、喘、悸、眩、呕、满、肿、痛八大症状。

③ 易于蒙蔽神明、多见腻苔滑脉。痰浊为病，尤易蒙蔽清窍，扰乱心神而出现多种

神志异常疾病。痰湿上蒙清窍，可见头昏、头痛、头重、精神不振；痰迷心窍，痰火扰心，则可致神昏谵妄或引发癫、狂、痫等。此外，痰饮所致病症多见腻苔、滑脉。

④ 病势缠绵、病程较长。痰饮为体内津液积聚而成，具有湿性重浊黏滞的特性，故痰饮致病多表现为病情反复发作，缠绵难愈，病程较长。再者，痰饮之所以产生，多因人体的阴阳气血已有不足，再由外邪诱发，或由内伤加剧，故痰饮不易速去，尤其脏腑气化功能失常之后痰饮更多留着不去，以致病情缠绵难愈，治疗困难。

2. 瘀血

（1）瘀血的概念

瘀血，是指体内血液运行不畅、停滞凝聚或离经之血积存体内所形成的病理产物，属继发性病因之一。

（2）瘀血的形成

瘀血的形成主要有两个方面：一是由于内外伤或其他原因引起出血，因离经之血积存体内而成瘀血；二是因外感六淫、疬气，内伤七情或饮食劳倦及久病年老等原因，使血行不畅凝滞而致瘀。瘀血的形成机理有气虚致瘀、气滞致瘀、血寒致瘀、血热致瘀、内外伤致瘀等。

（3）瘀血的致病特点

瘀血一旦形成，停积体内，阻滞气机，可影响气血运行和脏腑功能活动而引发多种病变。瘀血所致病症虽然种类繁多，然其临床表现有如下共同特点。

① 疼痛：瘀血停积于内，气血运行不畅，不通则痛。瘀血所致疼痛多为刺痛，痛处固定不移、拒按，夜间疼痛加剧。

② 肿块：瘀血导致肿块主要是由于气血瘀滞日久，形成癥积或外伤致血瘀肌表而形成体表肿块。瘀血所致肿块的特点是肿块固定不移。若是外伤所致则见体表局部皮色青紫肿胀，若是瘀积所致癥积，其肿块质地较硬或有压痛。

③ 出血：瘀血积存体内，阻塞脉管，以致血不循经而外溢出血。其出血多血色紫黯或夹有血块。若新出之血，未在体内停留，亦可为鲜血。

④ 望诊多见瘀紫之色：瘀血内停，血行不畅，则见瘀紫之象，如舌质紫黯，或有瘀点、瘀斑，或舌下静脉曲张。久瘀可见面色紫黯、口唇、爪甲青紫等。

⑤ 切诊可见滞涩之脉：瘀血内停，阻塞脉管，则见脉细涩或结代。

此外，瘀血尚可致发热及某些精神症状，如善忘、狂躁、昏迷等。

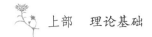
第二章　乡村常见病证的中医诊法

第一节　望　　诊

望诊，是医生运用视觉对人体外部情况进行观察，以了解健康状况，测知病情的方法。望诊位列四诊之首，古有"望而知之谓之神"之说。本书重点介绍望神、望面色和望舌。

一、望神

神是人体生命活动的总称，是对人体生命现象的高度概括。望神就是通过观察人体生命活动的整体表现来判断病情的方法。

1. 神的具体表现

神是人体生命活动的总的体现，常常表现于人的目光、色泽、神情、体态诸方面。

（1）两目

目为脏腑精气汇聚之处，目之状态可反映脏腑精气的盛衰，故望神重点是观察两目。一般而言，凡两目神光充沛，精彩内含，运动灵活，视物清晰者为有神，是脏腑精气充足之象；凡两目浮光外露，目无精彩，运动不灵，视物模糊者为无神，是脏腑精气虚衰之征。

（2）色泽

是指人体周身皮肤（以面部为主）的色泽。皮肤的色泽荣润或枯槁，是脏腑精气盛衰的重要表现。《医门法律》云："色者，神之旗也，神旺则色旺，神衰则色衰，神藏则色藏，神露则色露。"

（3）神情

指人的精神意识和面部表情，是心神和脏腑精气盛衰的外在表现。心神为人体的主宰，在人体生命活动中具有重要的作用。心神正常，则人神志清晰，思维有序，表情自然，反应灵敏；反之如心神已衰，则神识昏蒙，思维混乱，表情淡漠，反应迟钝。

（4）体态

指人的形体动态。形体丰满还是消瘦，动作自如还是艰难，也是机体功能强弱的外征，是反映神之好坏的主要标志。

2. 神的分类及判断

临床根据神的盛衰和病情的轻重一般可分为得神、少神、失神、假神等。

（1）得神

又称"有神"。其临床表现为两目灵活，明亮有神，面色荣润，含蓄不露，神志清晰，表情自然，肌肉不削，反应灵敏。提示精气充盛，体健神旺，为健康表现，或虽病而精气未衰，病轻易治，预后良好。

（2）少神

又称"神气不足"。其临床表现为两目晦滞，目光乏神，面色少华，暗淡不荣，精神不振，思维迟钝，少气懒言，肌肉松软，动作迟缓。提示精气不足，机能减退，多见于虚证患者或疾病恢复期患者。

（3）失神

又称"无神"。是精亏神衰或邪盛神乱的重病表现，可见于久病虚证。临床表现为两目晦暗，目无光彩，面色无华，晦暗暴露，精神萎靡，意识模糊，反应迟钝，手撒尿遗，骨枯肉脱，形体羸瘦。提示精气大伤，机能衰减，多见于慢性久病重病之人，预后不良。也可见于邪实患者。临床见神昏谵语，循衣摸床，撮空理线；或卒倒神昏，两手握固，牙关紧闭。提示邪气亢盛，热扰神明，邪陷心包；或肝风夹痰蒙蔽清窍，阻闭经络。皆属机体功能严重障碍，多见于急性病重之人。

（4）假神

久病、重病之人，精气本已极度衰竭，而突然出现某些神气暂时"好转"的虚假表现者是为假神。如本已神昏或精神极度萎靡，突然神识似清，想见亲人，但精神烦躁不安、言语不休；原本目光晦滞，突然目似有光，但却浮光外露；本为面色晦暗，一时面似有华，但为两颧泛红如妆；本来毫无食欲，久不能食，突然索食，且食量大增等；原本身体沉重难移，忽思起床活动，但并不能自己转动。假神的出现，是因为脏腑精气极度衰竭，正气将脱，阴不敛阳，虚阳外越，阴阳即将离决所致，古人比作"回光返照"或"残灯复明"，常是危重患者临终前的征兆。

二、望面色

1. 望面色的诊断意义

《灵枢·邪气脏腑病形》云："十二经脉，三百六十五络，其血气皆上注于面而走空窍。"由于心主血脉，其华在面，手足三阳经皆上行于头面，故面部的血脉丰盛，为脏腑气血之所荣；加之面部皮肤外露，其色泽变化易于观察。凡脏腑的虚实、气血的盛衰，皆可通过面部色泽的变化而反映于外，因而临床将面部作为望色的主要部位。

2. 面部分候脏腑

面部分候脏腑，是将面部不同部位分候不同的脏腑，通过观察面部不同部位色泽的变化，以诊察相应脏腑的病变。《素问·刺热》指出："以额部候心，鼻部候脾，左颊候肝，右颊候肺，颏部候肾。"

3. 常色和病色

面色可分为常色和病色两类。

（1）常色

常色是指健康人面部皮肤的色泽。其特点是明润、含蓄。由于体质、季节、气候、环境等的不同而有差异，常色又可分为主色和客色两种。我国多数人属于黄色人种，其主色的特点是红黄隐隐，明润含蓄。

因外界因素（如季节、昼夜、阴晴气候等）的不同，或生活条件的差别，而微有相应变化的正常肤色（特别是面色），谓之客色。客色属于常色范围，因此仍具有常色的明润、含蓄等基本特征。如春季可面色稍青，夏季可面色稍赤，长夏可面色稍黄，秋季可面色稍白，冬季可面色稍黑。

人的面色也可因情绪、运动、饮酒、水土、职业、日晒等影响而发生变化，但只要不失明润、含蓄的特征，仍属常色的范畴。

（2）病色

病色是指人体在疾病状态时面部显示的色泽。其特点是晦暗、暴露。病色可分为赤、白、黄、青、黑五种，分别见于不同脏腑和不同性质的疾病。这种根据患者面部五色变化以诊察疾病的方法，即五色主病，或称"五色诊"。

①青色

主寒证、气滞、血瘀、疼痛、惊风。

面色淡青或青黑者，属寒盛、痛剧。多因阴寒内盛，经脉挛急收引，不通而痛，以致面部脉络拘急，气血凝滞而色青。突见面色青灰，口唇青紫，肢凉脉微，则多为心阳暴脱，心血瘀阻之象，可见于真心痛等患者。久病面色与口唇青紫者，多属心气、心阳虚衰，血行瘀阻，或肺气闭塞，呼吸不利。

②赤色

主热证，亦可见于戴阳证。

满面通红者，属实热证，多是因邪热亢盛，血行加速，面部脉络扩张，气血充盈所致。午后两颧潮红者，属阴虚证，多因阴虚阳亢，虚火炎上所致。久病重病面色苍白，却时而泛红如妆、游移不定者，属戴阳证，是因久病阴寒内盛，格阳于外，虚阳上越所致，属病重。

③黄色

主脾虚、湿证。

患者面色发黄，多由脾虚机体失养，或湿邪内蕴、脾失运化所致。

面色萎黄者，多属脾胃气虚，气血不足，因脾胃虚衰，水谷精微不足，气血化生无源，机体失养，故面色淡黄无华。面黄虚浮者，属脾虚湿蕴，因脾运不健，机体失养，水湿内停，泛溢肌肤所致。面目一身俱黄者，为黄疸。其中面黄鲜明如橘皮色者，属阳黄，乃湿热为患；面黄晦暗如烟熏色者，属阴黄，乃寒湿为患。

④白色

主虚证、寒证。

面色淡白无华，唇舌色淡者，多属血虚证。面色㿠白者，多属阳虚证；若㿠白虚浮，则多属阳虚水泛。面色苍白者，多属亡阳、气血暴脱或阴寒内盛。因阳气暴脱、脱血夺气，则气血不荣，面部脉络血少，血行迟滞而兼血郁所致。

⑤黑色

主肾虚、寒证、水饮、血瘀、剧痛。

患者面色发黑，多因肾阳虚衰，水寒内盛，血失温养，脉络拘急，血行不畅所致。面黑暗淡或黧黑者，多属肾阳虚，因阳虚火衰，水寒不化，浊阴上泛所致。面黑干焦者，多属肾阴虚，因肾精久耗，阴虚火旺，虚火灼阴，机体失养所致。眼眶周围发黑者，多属肾虚水饮或寒湿带下。面色黧黑，肌肤甲错者，多由血瘀日久所致。

三、望舌

舌诊是观察患者舌质和舌苔的变化以诊察疾病的方法，是中医诊法的特色之一。

1. 舌诊的方法和注意事项

（1）望舌的体位和伸舌姿势

望舌时，医者姿势可略高于患者，以便俯视口舌部位。患者可以采用坐位或仰卧位，面向自然光线，头略扬起，自然地将舌伸出口外，舌体放松，舌面平展，舌尖略向下，尽量张口使舌体充分暴露。

（2）望舌的顺序

望舌的顺序是先看舌尖，再看舌中、舌边，最后看舌根部。

望舌应当先看舌质，再看舌苔。再根据舌质、舌苔的基本特征，分项察看。望舌

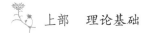

质，主要观察舌质的颜色、光泽、形状及动态等；察舌苔，重点观察舌苔的有无、色泽、质地及分布状态等。

2. 正常舌象

正常舌象的主要特征是舌体柔软灵活，舌色淡红明润，舌苔薄白均匀，苔质干湿适中。简称"淡红舌，薄白苔"。

3. 望舌质

望舌质主要观察舌色、舌的形质、动态等。

（1）舌色

舌色，即舌质的颜色。一般分为淡红、淡白、红、绛、青紫五种。

① 淡红舌

【舌象特征】舌色淡红润泽、白中透红。

【临床意义】为气血调和的征象，常见于正常人。病中见之多属病轻。

② 淡白舌

【舌象特征】比正常舌色浅淡，白色偏多红色偏少。

【临床意义】主气血两虚、阳虚。

若淡白光莹，舌体瘦薄，属气血两虚；若淡白湿润，舌体胖嫩，多属阳虚水湿内停。

③ 红舌

【舌象特征】较正常舌色红，甚至呈鲜红色。

【临床意义】主实热、阴虚。

舌色稍红，或仅舌边尖略红，多属外感风热表证初起；舌体不小，色鲜红，多属实热证。舌尖红，多为心火上炎；舌两边红，多为肝经有热。舌体小，舌鲜红少苔，或有裂纹，或红光无苔，为阴虚证。

④ 绛舌

【舌象特征】较红舌颜色更深，或略带暗红色。

【临床意义】主里热亢盛、阴虚火旺。

舌绛有苔，多属温热病热入营血，或脏腑内热炽盛。绛色愈深，热邪愈甚。

舌绛少苔或无苔，或有裂纹，多属久病阴虚火旺，或热病后期阴液耗损。

⑤ 青紫舌

【舌象特征】全舌呈现紫色，或局部现青紫斑点。

【临床意义】主血行不畅。

（2）舌形

舌形是指舌质的形状，包括老嫩、胖瘦、点刺、裂纹等方面的特征。

①老、嫩舌

【舌象特征】舌质纹理粗糙或皱缩，坚敛而不柔软，舌色较暗者，为苍老舌；舌质纹理细腻，浮胖娇嫩，舌色浅淡者，为娇嫩舌。

【临床意义】老舌多见于实证；嫩舌多见于虚证。

实邪亢盛，充斥体内，而正气未衰，邪正交争，邪气壅滞于上，故舌质苍老。气血不足，舌体脉络不充，或阳气亏虚，运血无力，寒湿内生，以致舌嫩色淡白。

②胖、瘦舌

【舌象特征】舌体比正常人大而厚，伸舌满口，称为胖大舌。舌体比正常舌瘦小而薄，称为瘦薄舌。

【临床意义】胖大舌多主水湿内停、痰湿热毒上泛。瘦薄舌多主气血两虚、阴虚火旺。

舌红胖大者，多属脾胃湿热或痰热内蕴，或平素嗜酒，湿热酒毒上泛所致。瘦薄舌总由气血阴液不足，不能充盈舌体，舌失濡养所致。舌体瘦薄而色淡者，多是气血两虚；舌体瘦薄而色红绛干燥者，多见于阴虚火旺，津液耗伤。

③点、刺舌

【舌象特征】点，指突起于舌面的红色或紫红色星点。刺，指舌乳头突起如刺，摸之棘手的红色或黄黑色点刺，称为芒刺舌。点和刺相似，时常并见，故可合称点刺舌。点刺多见于舌尖部。

【临床意义】提示脏腑热极，或为血分热盛。

根据点刺出现的部位，一般可区分热在何脏，如舌尖生点刺，多为心火亢盛；舌边有点刺，多属肝胆火盛；舌中生点刺，多为胃肠热盛。

④裂纹舌

【舌象特征】舌面上出现各种形状的裂纹、裂沟，沟裂中并无舌苔覆盖。

【临床意义】多由邪热炽盛、阴液亏虚、血虚不润、脾虚湿侵所致。

舌红绛而有裂纹，多属热盛伤津。舌淡白而有裂纹，多为血虚不润。舌淡白胖嫩，边有齿痕又兼见裂纹者，则多属脾虚湿侵。

⑤齿痕舌

【舌象特征】舌体边缘有牙齿压迫的痕迹。

【临床意义】主脾虚、水湿内盛证。

舌淡胖大而润，舌边有齿痕者，多属寒湿壅盛，或阳虚水湿内停；舌质淡红而舌边

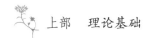

有齿痕者，多为脾虚或气虚；舌红而肿胀满口，舌有齿痕者，为内有湿热痰浊壅滞。

（3）舌态

舌态，指舌体的动态。舌体伸缩自如，运动灵活，为正常舌态。常见的病理舌态包括痿软、强硬、歪斜、颤动、吐弄、短缩等。

① 痿软舌

【舌象特征】舌体软弱无力，不能随意伸缩回旋。

【临床意义】多见于伤阴或气血俱虚。

② 强硬舌

【舌象特征】舌失柔和，屈伸不利，或不能转动，板硬强直。

【临床意义】多见于热入心包，或为高热伤津，或为风痰阻络。

③ 歪斜舌

【舌象特征】伸舌时舌体偏向一侧，或左或右。

【临床意义】多见于中风、喑痱，或中风先兆。

④ 颤动舌

【舌象特征】舌体震颤抖动，不能自主。轻者仅伸舌时颤动，重者不伸舌时亦抖颤难宁。

【临床意义】为肝风内动的征象。可因热盛、阳亢、阴亏、血虚等所致。

⑤ 吐弄舌

【舌象特征】舌伸于口外，不即回缩者，称为吐舌；舌反复吐而即回，或舌舐口唇四周，掉动不宁者，称为弄舌。

【临床意义】一般都属心脾有热。

⑥ 短缩舌

【舌象特征】舌体卷短、紧缩，不能伸长。短缩舌常与痿软舌并见。

【临床意义】多为病情危重的征象。

4. 望舌苔

舌苔，指舌面上的一层苔状物，由脾胃之气蒸化胃中食浊而产生。望舌苔要注意苔质和苔色两方面的变化。

（1）苔质

苔质，指舌苔的质地、形态。主要观察舌苔的厚薄、润燥、腻腐、剥落等方面的改变。

① 薄、厚苔

【舌象特征】舌苔的厚薄以"见底""不见底"作为衡量标准。透过舌苔能隐隐见到舌质者，称为薄苔，又称见底苔；不能透过舌苔见到舌质者，称为厚苔，又称不见底苔。

【临床意义】主要反映邪正的盛衰和邪气之浅深。

外感疾病初起在表，病情轻浅，或内伤病病情较轻，胃气未伤，舌苔亦无明显变化，可见到薄苔。舌苔厚或舌中根部尤著者，多提示外感病邪气已入里，或胃肠内有宿食，或痰浊停滞，病情较重。

② 润、燥苔

【舌象特征】舌苔润泽有津，干湿适中，不滑不燥，称为润苔。舌面水分过多，伸舌欲滴，扪之湿滑，称为滑苔。舌苔干燥，扪之无津，甚则舌苔干裂，称为燥苔。

【临床意义】主要反映体内津液的盈亏和输布情况。

疾病过程中见润苔，提示体内津液未伤，如风寒表证、湿证初起、食滞、瘀血等均可见润苔。滑苔为水湿之邪内聚的表现，主痰饮、主湿。如寒湿内侵，或阳虚不能运化水液，寒湿、痰饮内生，都可出现滑苔。燥苔提示体内津液已伤。如高热、大汗、吐泻后，或过服温燥药物等，导致津液不足，舌苔失于滋润而干燥。亦有因痰饮、瘀血内阻，阳气被遏，不能上蒸津液濡润舌苔而见燥苔者。

③ 腻、腐苔

【舌象特征】苔质致密，颗粒细小，融合成片，如涂有油腻之状，中间厚边周薄，紧贴舌面，揩之不去，刮之不脱，称为腻苔。苔质疏松，颗粒粗大，形如豆腐渣堆积舌面，边中皆厚，揩之易去，称为腐苔。

【临床意义】皆主痰浊、食积。

④ 剥落苔

【舌象特征】舌面本有舌苔，疾病过程中舌苔全部或部分脱落，脱落处光滑无苔而可见舌质。

【临床意义】一般主胃气不足，胃阴枯竭或气血两虚，亦是全身虚弱的一种征象。

（2）苔色

苔色的变化主要有白苔、黄苔、灰黑苔三类，临床可单独出现，亦可相兼出现。

① 白苔

【舌象特征】舌面上所附着的苔垢呈现白色。

【临床意义】可为正常舌苔，病中多主表证、寒证、湿证，亦可见于热证。

苔薄白而润，可为正常舌象，或为表证初起，或是里证病轻，或是阳虚内寒。苔薄白而滑，多为外感寒湿，或脾肾阳虚，水湿内停。苔薄白而干，多由外感风热所致。

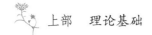

苔白厚腻，多为湿浊内停，或为痰饮、食积。苔白厚而干，主痰浊湿热内蕴；苔白如积粉，扪之不燥者，称为积粉苔，常见于瘟疫或内痈等病，系秽浊湿邪与热毒相结而成。苔白而燥裂，粗糙如砂石，提示燥热伤津，阴液亏损。

②黄苔

【舌象特征】舌苔呈现黄色。

【临床意义】主热证、里证。

舌尖苔黄，为热在上焦；舌中苔黄，为热在胃肠；舌根苔黄，为热在下焦；舌边苔黄，为肝胆有热。

③灰黑苔

【舌象特征】苔色浅黑，称为灰苔；苔色深灰，称为黑苔。灰苔与黑苔只是颜色浅深之差别，故常并称为灰黑苔。

【临床意义】主阴寒内盛，或里热炽盛等。

综上所述，舌苔和舌质的变化，所反映的生理病理意义各有侧重。一般认为，舌质颜色、形态主要反映脏腑气血津液的情况；舌苔的变化，主要与感受病邪和病症的性质有关。所以，察舌质可以了解脏腑虚实、气血津液的盛衰；察舌苔重在辨别病邪的性质、邪正的消长及胃气的存亡。然而人是有机的整体，疾病是一个复杂的发展过程，舌象与机体的脏腑、气血以及各项生理功能都有密切联系。因此，临床诊病时，不仅要分别掌握舌质、舌苔的基本变化及其主病，还应注意舌质和舌苔之间的相互关系，将舌体和舌苔综合起来进行分析。

第二节 闻 诊

闻诊是通过听声音和嗅气味来诊察疾病的方法。听声音包括诊察患者的声音、呼吸、语言、咳嗽、呕吐、呃逆、嗳气、太息、喷嚏、呵欠、肠鸣等各种响声。嗅气味包括嗅病体发出的异常气味、排出物的气味及病室的气味。因各种异常响声或气味，大多可通过询问患者获得，故本节从略介绍。

一、听声音

听病变声音，主要是辨别患者的声音、呼吸、语言、咳嗽等异常声响，通过声音变化来判断正气的盛衰、邪气的性质及病情的轻重。

（一）发声

指语声的高低清浊。一般说，在疾病状态下，语声高亢洪亮有力，声音连续者，多属阳证、实证、热证；语声低微细弱，懒言而沉静，声音断续者，多属阴证、虚证、寒证；语声重浊者，称为声重，多属外感风寒，或湿浊阻滞，以致肺气不宣，鼻窍不通所致。

（二）音哑与失音

语声嘶哑者为音哑，语而无声者为失音，或称为"暗"。前者病轻，后者病重。新病音哑或失音者，多属实证，多因外感风寒或风热袭肺，或痰湿壅肺，肺失清肃，邪闭清窍所致，即所谓"金实不鸣"。久病音哑或失音者，多属虚证，多因各种原因导致阴虚火旺，肺肾精气内伤所致，即所谓"金破不鸣"。

（三）语言

主要是分析患者语言的表达与应答能力有无异常、吐字的清晰程度等。语言的异常，主要是心神的病变。病态语言主要有谵语、郑声等。

1. 谵语

指神识不清，语无伦次，声高有力的症状。多属邪热内扰神明所致，属实证，故《伤寒论》谓"实则谵语"。见于外感热病，温邪内入心包或阳明实热证、痰热扰乱心神等。

2. 郑声

指神识不清，语言重复，时断时续，语声低弱模糊的症状。多因久病脏气衰竭，心神散乱所致，属虚证，故《伤寒论》谓"虚则郑声"。见于多种疾病的晚期、危重阶段。

此外，语言低微，气短不续，欲言不能复言者，称为夺气，是宗气大虚之象。

（四）呼吸

闻呼吸是诊察患者呼吸的快慢、是否均匀通畅，以及气息的强弱粗细、呼吸音的清浊、有无啰音等情况。呼吸气粗，疾出疾入者，多属实证；呼吸气微，徐出徐入者，多属虚证。

1. 喘

即气喘。指呼吸困难，张口抬肩，鼻翼翕动，难以平卧。常见于肺、心病变及白喉、急喉风等。

发作急骤，呼吸深长，息粗声高，唯以呼出为快者，为实喘。多为风寒袭肺或痰热壅肺、痰饮停肺，肺失宣肃，或水气凌心所致。

病势缓慢，呼吸短浅，急促难续，息微声低，唯以深吸为快，动则喘甚者，为虚喘。是肺肾亏虚，气失摄纳，或心阳气虚所致。

2. 哮

指呼吸急促似喘，喉间有哮鸣音的症状。多因痰饮内伏，复感外邪所诱发，或因久居寒湿之地，或过食酸咸生冷所诱发。

喘不兼哮，但哮必兼喘。喘以气息急迫、呼吸困难为主，哮以喉间哮鸣声为特征。临床上哮与喘常同时出现，所以常并称为哮喘。

（五）咳嗽

指肺气向上冲击喉间而发出的一种"咳、咳"声音。古人将其分为有声无痰谓之咳，有痰无声谓之嗽，有痰有声谓之咳嗽。多因六淫外邪袭肺、痰饮停肺、气阴亏虚等而致肺失清肃宣降，肺气上逆所致。临床上首先应分辨咳声和痰的色、量、质的变化，其次参考时间、病史及兼症等，以鉴别病症的寒热虚实性质。

咳声重浊紧闷，多属实证，是寒痰湿浊停聚于肺，肺失肃降所致。

咳声轻清低微，多属虚证，多因久病肺气虚损，失于宣降所致。

咳声不扬，痰稠色黄，不易咯出，多属热证，多因热邪犯肺，肺津被灼所致。

咳有痰声，痰多易咯，多属痰湿阻肺所致。

干咳无痰或少痰，多属燥邪犯肺或阴虚肺燥所致。

咳声短促，呈阵发性、痉挛性，连续不断，咳后有鸡鸣样回声，并反复发作者，称为顿咳或百日咳，多因风邪与痰热搏结所致，常见于小儿。

咳声如犬吠，伴有声音嘶哑，吸气困难，是肺肾阴虚，疫毒攻喉所致，多见于白喉。

二、嗅气味

嗅气味可分病体和病室气味两个方面。病体之气味主要是由于邪毒使人体脏腑、气血、津液产生败气，以致从体窍和排出物发出臭气，因此，据此可辨别脏腑气血的寒热虚实以及邪气之所在。一般认为凡气味酸腐臭秽者，多属实热证；而无臭或略有腥气者，多属虚寒证。尸臭恶味，多是脏腑败坏之绝症。病室气味，则是病体气味和排出物气味散发所致，说明病情严重或卫生护理极差。

第三节　问　诊

问诊是医生通过对患者或陪诊者进行有目的地询问，以了解病情的方法。

问诊是中医诊察疾病的基本方法之一。问诊中最主要的内容是问现在症。现在症是疾病现阶段病理变化的客观反映，是医生诊病、辨证的主要依据。由于现在症的内容涉及范围广泛，明代医学家张景岳在总结前人经验的基础上编成《十问篇》，清代陈修园修改而成《十问歌》，即"一问寒热二问汗，三问头身四问便，五问饮食六胸腹，七聋八渴俱当辨，九问旧病十问因，再兼服药参机变，妇女尤必问经期，迟速闭崩皆可见，再添片语告儿科，天花麻疹全占验。"

一、问寒热

指询问患者有无怕冷或发热的感觉。

"寒"指患者自觉怕冷的感觉。临床上有恶风、恶寒和畏寒之分。患者遇风觉冷，避之可缓者，谓之恶风；患者自觉怕冷，多加衣被或近火取暖而不能缓解者，谓之恶寒；患者自觉怕冷，多加衣被或近火取暖而能够缓解者，谓之畏寒。

"热"指发热，包括患者体温升高，或体温正常而患者自觉全身或局部（如手足心）发热。

寒与热的产生，主要取决于病邪的性质和机体阴阳的盛衰两个方面。通过询问患者的怕冷与发热的情况，可以辨别病变的性质和阴阳盛衰的变化。

临床上常见的寒热症状有恶寒发热、但寒不热、但热不寒、寒热往来四种类型。

（一）恶寒发热

指患者恶寒与发热同时出现，可见于表证。其机理是外邪侵袭肌表，正气与邪气相互斗争，卫气宣发失常所致。外邪袭表，卫阳被遏，肌腠失于温煦则恶寒；邪气外束，正邪交争，卫阳失于宣发，则郁而发热。

由于感受外邪性质的不同，寒热症状可有轻重的区别。临床上常见以下三种类型。

1. 恶寒重发热轻

患者感觉怕冷明显，并有轻微发热的症状。由外感风寒之邪所致，是风寒表证的特征。

2. 发热重恶寒轻

指患者自觉发热较重，同时又有轻微怕冷的症状。由外感风热之邪所致，是风热表证的特征。

3. 发热轻而恶风

指患者自觉有轻微发热，并有遇风觉冷、避之可缓的症状。由外感风邪所致，是伤风表证的特征。

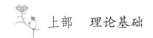
（二）但寒不热

指患者只感寒冷而不发热的症状。可见于里寒证。多为寒邪直接侵入内脏致病，或为阳气不足而阴寒内生。根据发病的缓急和病程的长短，临床上常见以下两种类型。

1. 新病恶寒

指患者突然感觉怕冷，且体温不高的症状。并有四肢不温，或脘腹、肢体冷痛，或呕吐泄泻，或咳喘痰鸣，脉沉紧等症。主要见于里实寒证。

2. 久病畏寒

指患者经常怕冷，四肢凉，得温可缓的症状。常兼面色㿠白，舌淡胖嫩，脉弱等症。主要见于里虚寒证。

（三）但热不寒

指患者只发热，而无怕冷之感的症状。多系阳盛或阴虚所致，可见于里热证。根据发热的轻重、时间、特点等，临床上常见以下三种类型。

1. 壮热

指高热（体温在39℃以上）持续不退，不恶寒只恶热的症状。常兼面赤、口渴、大汗出、脉洪大等症。属里实热证。

2. 潮热

指按时发热，或按时热势加重，如潮汐之有定时的症状。

下午3时至5时（即申时）热势较高者，称为日晡潮热，常见于阳明腑实证，故亦称阳明潮热。

午后和夜间有低热者，称为午后或夜间潮热。有热自骨内向外透发的感觉者，称为骨蒸发热。多属阴虚火旺所致。

身热不扬，午后热甚，兼见头身困重等，称为湿温潮热，可见于湿温病。

3. 微热

指发热不高，体温一般在37℃～38℃，或仅自觉发热的症状。发热时间一般较长，病因病机较为复杂。多见于温病后期和某些内伤杂病。

（四）寒热往来

指患者自觉恶寒与发热交替发作的症状。是正邪相争，互为进退的病理反映，为半表半里证寒热的特征。多见于少阳证和疟疾。

二、问汗

询问时，应首先询问患者汗出与否。若有汗，则应进一步询问汗出的时间、多少、部位及其主要兼症；若无汗，则应重点询问其兼症。

（一）有汗无汗

在疾病过程中，特别是外感病，汗的有无，是判断病邪性质和卫阳盛衰的重要依据。

1. 无汗

病理性无汗有表证里证之分。表证无汗者，多属风寒表证，因寒性收引，寒邪袭表，腠理致密，玄府闭塞所致。里证无汗出者，多因津血亏虚，化汗乏源，或阳气虚，无力化汗所致。

2. 有汗

病理性有汗分表证和里证。表证有汗出者，多见于风邪风热表证。因风性开泄，热性升散，故风邪、热邪袭表，使肌腠疏松，玄府不能密闭而汗出。里证有汗出者，多见于里热证，如风热内传或寒邪入里化热，或其他原因导致里热炽盛，迫使津液外泄，则汗出量多；亦可见于里虚证，如阳气亏虚，肌表不固，或阴虚内热，蒸津外泄，均常有出汗的症状。

（二）特殊汗出

指具有某些特征的病理性汗出。见于里证。主要有下列两种。

1. 自汗

指日间汗出，活动尤甚的症状。多见于气虚证和阳虚证。

2. 盗汗

指睡则汗出，醒则汗止的症状。多见于阴虚证。若气阴两虚，常自汗、盗汗并见。

三、问疼痛

疼痛是临床上最常见的一种自觉症状，各个部位皆可发生。疼痛有虚实之分。实性疼痛多因感受外邪、气滞血瘀、痰浊凝滞，或食积、虫积、结石等阻滞脏腑经脉，气血运行不畅所致，即所谓"不通则痛"。虚性疼痛多因阳气亏虚，精血不足，脏腑经脉失养所致，即所谓"不荣则痛"。

问疼痛，应注意询问疼痛的部位、性质、程度、时间及喜恶等。

（一）问疼痛的部位

由于机体的各个部位与一定的脏腑经络相联系，所以通过询问疼痛的部位，可以了解病变所在的脏腑经络，对于诊断有着重要的意义。

1. 头痛

指整个头部或头的某一部位疼痛的症状。由于手、足三阳经均直接循行于头部，故

"头为诸阳之会"，而足厥阴肝经亦上行于头，与督脉相交，其他阴经也多间接与头部相联系，故根据头痛的部位，可确定病变在哪一经。

头痛有虚实之分。凡外感风、寒、暑、湿、燥、火以及瘀血、痰浊、郁火、亢阳、癥积等阻滞或上扰脑窍所致者，多属实证；凡气血阴精亏虚，不能上荣于头，脑窍空虚所致者，多属虚证。

2. 胸痛

指胸的某一部位疼痛的症状。胸居上焦，内藏心肺，故胸痛多与心肺病变有关。临床应根据胸痛的具体部位、性质和兼症进行诊断。

3. 胁痛

指胁的一侧或两侧疼痛的症状。两胁为足厥阴肝经和足少阳胆经的循行部位，故胁痛多与肝胆病变有关。肝郁气滞、肝胆湿热、肝胆火盛、肝阴亏虚及饮停胸胁，阻滞气机、经脉不利，均可导致胁痛。

4. 胃脘痛

指上腹部、剑突下，胃之所在部位疼痛的症状。胃失和降、气机不畅，则会导致胃脘痛。因寒、热、气滞、瘀血和食积所致者，属实证；因胃阴虚或脾阳不足，胃失所养引起者，属虚证。

5. 腹痛

指剑突下至耻骨毛际以上（胃脘所在部位除外）的腹部疼痛，或其中某一部位疼痛的症状。因寒、热、寒湿、湿热、气滞、瘀血、结石、虫积和食积等所致者，多属实证；因气虚、血虚、阳虚、阴虚所致者，多属虚证。但某些外科、妇科疾病所出现的疼痛，不能单纯以虚实概括。

腹痛病因复杂，涉及内、妇、外、儿各科，需要问诊与按诊相配合，首先查明疼痛的确切部位，判断出病变所在的脏腑，然后根据病史，结合疼痛的性质及兼症，确定疼痛的原因。

6. 背痛

背痛是指自觉背部疼背痛是指自觉背部疼痛的症状。脊痛不可俯仰者，多因寒湿阻滞或督脉损伤所致；背痛连项者，多因风寒客于太阳经腧所致；肩背痛，多因寒湿阻滞，经脉不利所致。

7. 腰痛

指腰部两侧，或腰脊正中疼痛的症状。腰部经常酸软而痛，多因肾虚所致；腰部冷痛沉重，阴雨天加重，多因寒湿所致；腰部刺痛，或痛连下肢者，多因瘀血阻络所致；腰部突然剧痛，向少腹部放射，尿血者，多因结石阻滞所致。

8. 四肢痛

指四肢的关节、筋脉和肌肉等部位疼痛的症状。多因风、寒、湿邪侵袭，或风湿郁而化热，或痰瘀、瘀热阻滞气血运行所致。亦可因脾胃虚损，水谷精微不能布达四肢引起。若独见足跟痛或胫膝酸痛者，多因肾虚所致，常见于老年人或体弱者。

（二）问疼痛的性质

由于导致疼痛的病因、病机不同，故疼痛的性质亦异。因而询问疼痛的性质，可以辨别疼痛的病因与病机。

1. 胀痛

指疼痛兼有胀感的症状。多是气滞为患，可见于胸、胁、脘、腹等部位。

2. 刺痛

指疼痛如针刺之状的症状。多是瘀血阻滞，血行不畅所致，可见于头、胸、胁、脘、腹等部位。

3. 冷痛

指疼痛有冷感而喜暖的症状。寒邪阻滞经络所致者，为实证；阳气亏虚，脏腑经脉失于温煦所致者，为虚证。常见于腰脊、脘腹、四肢关节等处。

4. 灼痛

指疼痛有灼热感而喜凉的症状。火邪窜络所致者，为实证；阴虚火旺所致者，为虚证。

5. 重痛

指疼痛兼有沉重感的症状。多因湿邪困阻气机所致。由于湿性重浊黏滞，故湿邪阻滞经脉，气机不畅，使人有沉重而痛的感觉。重痛常见于头部、四肢、腰部以及全身。

6. 酸痛

指疼痛兼有酸软感的症状。多因湿邪侵袭肌肉关节，气血运行不畅所致。亦可因肾虚骨髓失养引起。

7. 绞痛

指痛势剧烈，如刀绞割的症状。多因有形实邪阻闭气机，或寒邪凝滞气机所致。如结石阻滞所引起的腹痛，心脉痹阻所引起的"真心痛"等，皆具有绞痛的特点。

8. 隐痛

指疼痛不剧烈，尚可忍耐，但绵绵不休的症状。多因阳气精血亏虚，脏腑经脉失养所致。常见于头、胸、脘、腹等部位。

9. 走窜痛

指疼痛部位游走不定，或走窜攻冲作痛的症状。若胸胁脘腹疼痛而走窜不定，称之

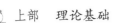

为走窜痛，多因气滞所致；四肢关节疼痛而游走不定，多见于痹病，因风邪偏胜所致。

一般而言，新病疼痛，痛势剧烈，持续不解，或痛而拒按，多属实证；久病疼痛，痛势较轻，时痛时止，或痛而喜按，多属虚证。

四、问饮食

主要是询问口渴与饮水、食欲与食量等情况。饮食的异常，不仅提示脾胃运化功能及津液的盈亏，也能够反映疾病的寒热虚实性质。

（一）食欲与食量

食欲即对进食的要求和进食的欣快感觉。食量是指进食的实际数量。脾主运化、胃主受纳，故食欲、食量与脾胃功能密切相关。所以，询问患者的食欲与食量情况，对了解脾胃功能的强弱，判断疾病的轻重和预后有重要的意义。

1. 纳呆

指患者进食的欲望减退，甚至不想进食的症状。又称纳差、纳少。纳呆是疾病过程中常见的病理现象，主要是脾胃病变的反映。

2. 消谷善饥

指患者食欲过于旺盛，进食量多，但食后不久即感饥饿的症状。亦称多食易饥。

消谷善饥，兼多饮多尿，形体消瘦者，多见于消渴。因胃火炽盛，腐熟太过所致。

消谷善饥，兼大便溏泻者，属胃强脾弱。胃强则胃腐熟功能亢奋，故消谷善饥；脾弱则脾运化无力，故大便溏薄。

3. 饥不欲食

指患者虽然有饥饿的感觉，但不想进食，勉强进食，量亦很少的症状。

饥不欲食，兼脘痞，干呕呃逆者，多属胃阴虚证。胃阴不足，虚火内扰，则有饥饿感；阴虚失润，胃之腐熟功能减退，故不欲食。

（二）口渴与饮水

口渴即口中干渴的感觉。饮水是指实际饮水量的多少。口渴与饮水是两个密切关联的症状。口渴与饮水的异常，主要反映体内津液的盈亏和输布情况，以及证候的寒热虚实。一般口渴则欲饮，不渴则不欲饮。但津液输布发生障碍时，有时也会出现口渴而不欲饮的情况。

1. 口渴欲饮

指口干欲饮，饮水则舒的症状。津液耗伤，阴液亏少；气化不利，津液输布障碍，均可致津液不能承于口，而见口渴欲饮。

口渴咽干，鼻干唇燥，发于秋季者，多因燥邪伤津所致。口干微渴，发热，脉浮数者，多见于温热病初期，邪热伤津不甚。

大渴喜冷饮，壮热，大汗出者，为里热炽盛，津液大伤的表现。严重腹泻，或汗、吐、下及利尿太过，耗伤津液，均可导致大渴引饮。

口渴咽干，夜间尤甚，颧赤盗汗，五心烦热者，是阴虚津亏，虚火内炽的表现。

口渴而多饮，小便量多，形体消瘦者，属消渴。小儿夏季见之，且有无汗或少汗、发热者，为夏季热。

2. 渴不欲饮

渴不多饮，兼身热不扬，心中烦闷，苔黄腻者，属湿热证。因热盛伤津则口渴，体内有湿故不多饮。渴不多饮，兼身热夜甚，心烦不寐，舌红绛者，属温病营分证。因邪热耗伤阴津，故口渴，但热邪又能蒸腾营阴上潮于口，故不多饮。

渴喜热饮而量不多，或水入即吐者，多由痰饮内停所致。因痰饮内阻，津液不能气化上承于口，故口渴，但体内有饮邪，故不多饮，或水入即吐。

口干，但欲漱水不欲咽，兼面色黧黑，或肌肤甲错者，为有瘀血的表现。因瘀血内阻，气不化津，津不上承，故口干；体内津液本不匮乏，故但欲漱水不欲咽。

3. 口不渴饮

指口不渴，亦不欲饮。提示津液未伤。多见于寒证、湿证。因寒、湿之邪为阴邪，不耗伤津液，故口不渴，亦不欲饮。

五、问二便

问二便应注意询问二便的性状、颜色、气味、便量、排便次数、排便时的感觉以及兼有症状等。本书着重介绍二便的次数、便量、性状等内容。

（一）大便

健康人一般每日或隔日大便一次，排便通畅，成形不燥，多呈黄色，内无脓血黏液及未消化的食物。便次、便质的异常，主要有下列几种情况。

1. 便次异常

（1）便秘：又称大便难。指大便燥结，排便时间延长，便次减少，或时间虽不延长但排便困难的症状。胃肠积热，或阳虚寒凝，或气血阴津亏损，或腹内症块阻结等，可导致肠道燥化太过，肠失濡润，或推运无力，传导迟缓，气机阻滞而成便秘。

（2）泄泻：又称腹泻。指大便次数增多，粪质稀薄不成形，甚至呈水样的症状。外感风寒湿热疫毒之邪，或饮食所伤，食物中毒，痨虫或寄生虫积于肠道，或情志失调，

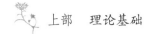

肝气郁滞，或久病脾肾阳气亏虚等，均可导致脾失健运，小肠不能分清别浊，大肠传导亢进，水湿下趋而成。临床有暴泻与久泻之分，暴泻多实，久泄多虚。

2.便质异常

除便秘和泄泻均包含有便质的异常外，便质异常还有以下几种。

（1）完谷不化：指大便中含有较多未消化食物的症状。病久体弱者见之，多属脾虚、肾虚；新起者多为食滞胃肠。

（2）溏结不调：指大便时干时稀的症状。多因肝郁脾虚，肝脾不调所致。若大便先干后稀，多属脾虚。

（3）脓血便：又称大便脓血。指大便中含有脓血黏液。常因湿热疫毒等邪，积滞交阻肠道，肠络受损所致。

（4）便血：指血自肛门排出，包括血随便出，或便黑如柏油状，或单纯下血的症状。多因脾胃虚弱，气不统血，或胃肠积热、湿热蕴结、气血瘀滞等所致。

（二）小便

在一般情况下，健康成人日间排尿3～5次，夜间排尿0～1次。一昼夜总尿量1000～2000ml。尿量和尿次的多少受温度（气温、体温）、饮水、出汗和年龄等因素的影响。

问小便，主要应询问尿次、尿量及排尿时的异常感觉。

1.尿次异常

（1）小便频数：指排尿次数增多，时欲小便的症状。新病小便频数、尿急尿痛、小便短赤者，多因湿热蕴结膀胱，热迫气滞所致；久病小便频数，色清量多，夜间明显者，多因肾阳虚或肾气不固，膀胱失约所致。

（2）癃闭：小便不畅，点滴而出为癃；小便不通，点滴不出为闭，合称癃闭。癃闭有虚实之分。实性癃闭多由瘀血、结石或湿热、败精阻滞等，使膀胱气化失司，尿路阻塞所致。虚性癃闭，多因久病或年老气虚、阳虚，肾之气化不利、开合失司所致。

2.尿量异常

（1）尿量增多：指尿次、尿量皆明显超过正常量次的症状。小便清长量多者，属虚寒证，因阳虚不能蒸化水液，水津直趋膀胱所致。多尿、多饮而形体消瘦者，多为消渴，或为脑神经病变，因燥热阴虚，肾阳偏亢，气化太过所致。

（2）尿量减少：指尿次、尿量皆明显少于正常量次的症状。多由热盛伤津、腹泻伤津、汗吐下伤津，小便化源不足；或心阳衰竭及脾、肺、肾功能失常，气化不利，水液内停；或湿热蕴结，或尿路损伤、阻塞等，水道不利所致。

六、问睡眠

睡眠是人体为了适应自然界昼夜节律性变化，维持机体阴阳平衡协调的重要生理活动。睡眠的异常主要有不寐和嗜睡。

（一）不寐

指患者经常不易入睡，或睡而易醒，难以复睡，或时时惊醒，睡不安宁，甚至彻夜不眠的症状。主要是由于机体阴阳平衡失调，阴虚阳盛，阳不入阴，神不守舍所致。

营血亏虚，或阴虚火旺，心神失养，或心胆气虚，心神不安所致者，其证属虚。火邪、痰热内扰心神，心神不安，或食积胃脘所致者，其证属实。

（二）嗜睡

指患者精神疲倦，睡意很浓，经常不自主地入睡的症状。亦称多寐、多眠睡。嗜睡多因机体阴阳平衡失调，阳虚阴盛或痰湿内盛所致。

第四节 切 诊

切诊主要指脉诊，是医生用手指对患者的脉搏进行切按，体验脉动应指的形象，以了解是否健康或具体病情，辨别病症的一种诊察方法。

一、诊脉的方法

寸口又称气口或脉口。寸口诊是指单独切按桡骨茎突内侧一段桡动脉的搏动，根据其脉动形象，以推测人体生理、病理状况的一种诊察方法。

1. 寸口分候脏腑

关于寸关尺分候脏腑，文献记载有所不同，现在临床上一般根据《内经》"上竟上""下竟下"的原则，即上（寸脉）以候上（身躯上部），下（尺脉）以候下（身躯下部），来划分寸口三部所分候的脏腑：左寸候心，右寸候肺，并统括胸以上及头面部的疾病；左关候肝胆，右关候脾胃，统括膈以下至脐以上部位的疾病；两尺候肾，并包括脐以下至足部疾病。

2. 诊脉的时间与体位

诊脉的时间，以清晨（平旦）未起床、未进食时为最佳。

诊脉时患者的正确体位是正坐或仰卧，前臂自然向前平展，与心脏置于同一水平，手腕伸直，手掌向上，手指微微弯曲，在腕关节下面垫一松软的脉枕，使寸口部充分暴

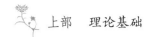
露伸展，气血畅通，便于诊察脉象。

3. 诊脉的指法

指法是指医生诊脉的具体操作方法。医者在诊脉时应当选用左手或右手的示指、中指和无名指三个手指指腹，手指指端平齐，手指略呈弓形倾斜，与受诊者体表约呈45°角为宜。临床诊脉常用的指法，可概括为选指、布指和运指等，此处重点讲述布指与运指。

（1）布指

医生下指时，先以中指按在掌后高骨内侧动脉处，称为中指定关，然后用示指按在关前（腕侧）定寸，用无名指按在关后（肘侧）定尺。切脉时布指的疏密要得当，要与患者手臂长短和医生的手指粗细相适应，患者的手臂长或医者手指较细者，布指宜疏，反之宜密。

（2）运指

指医生布指之后，运用指力的轻重、挪移及布指变化以体察脉象。常用的指法有举、按、寻、总按和单诊等。临床时一般三指均匀用力，但亦可三指用力不一，总按和单诊配合运用，以求全面捕获脉象信息。

二、正常脉象

正常脉象反映机体精神安和，阴阳平衡，气血充盈的生理状态，是健康的象征。

正常脉象的特征是：寸关尺三部皆有脉，不浮不沉，不快不慢，一息四到五至，相当于每分钟72～80次，从容和缓，节律一致，尺部沉取有一定的力量，并随生理活动、气候、季节和环境等的不同而有相应变化。古人将正常脉象的特点概括称为"有胃""有神""有根"。

脉象受年龄、性别、形体、生活起居、职业和精神情志等因素的影响，机体为适应内外环境的变化而进行自身调节，因而可以出现各种生理变异。只要有胃、有神、有根，仍属平脉范围，临床应与病脉相鉴别。

三、常见病脉及其临床意义

由于对脉象感觉与体会的差异，历代医家对常见病脉的分类和命名亦存在着差别。本书介绍临床常见病脉如下。

（一）浮脉

【脉象特征】轻取即得，重按稍减而不空，举之有余，按之不足。

【临床意义】一般见于表证。

外感风寒，寒则主收引，血脉拘急，故脉多浮紧；外感风热，热则血流薄急，故脉多浮数。

（二）沉脉

【脉象特征】轻取不应，重按始得，举之不足，按之有余。

【临床意义】多见于里证。有力为里实；无力为里虚。亦可见于正常人。

脉沉而有力，可见于气滞、血瘀、食积、痰饮等病症；脉沉而无力，可见于各脏腑的虚证。

（三）迟脉

【脉象特征】脉来迟慢，一息不足四至（相当于每分钟脉搏在60次以下）。

【临床意义】多见于寒证，迟而有力为实寒；迟而无力为虚寒。亦见于邪热结聚之实热证。

此外，运动员或经过体力锻炼之人，在静息状态下脉来迟而和缓；正常人入睡后，脉率较慢，都属生理性迟脉。

（四）数脉

【脉象特征】脉来急促，一息五至以上而不满七至。

【临床意义】多见于热证，亦见于里虚证。

实热内盛，或外感病邪热亢盛，正气不衰，邪正相争，气血受邪热鼓动而运行加速，则见数而有力，往往热势越高脉搏越快。病久阴虚，虚热内生也可使气血运行加快，且因阴虚不能充盈脉道，而脉体细小，故阴虚者可见脉细数无力。

（五）虚脉

【脉象特征】三部脉举之无力，按之空豁，应指松软。亦是无力脉象的总称。

【临床意义】见于虚证。

（六）实脉

【脉象特征】三部脉充实有力，其势来去皆盛，应指明显。亦为有力脉象的总称。

【临床意义】见于实证。亦见于常人。

（七）洪脉

【脉象特征】脉体宽大，充实有力，来盛去衰，状若波涛汹涌。

【临床意义】多见于阳明气分热盛。

（八）细脉

【脉象特征】脉细如线，但应指明显。

【临床意义】多见于气血两虚、湿邪为病。

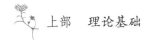

（九）滑脉

【脉象特征】往来流利，应指圆滑，如盘走珠。

【临床意义】多见于痰饮、食积和实热等病症。亦是青壮年的常脉，妇女的孕脉。

（十）涩脉

【脉象特征】形细而行迟，往来艰涩不畅，如轻刀刮竹。

【临床意义】多见于气滞、血瘀、痰食内停或精伤、血少。脉涩而有力者，为实证；脉涩而无力者，为虚证。

（十一）弦脉

【脉象特征】端直以长，如按琴弦。

【临床意义】多见于肝胆病、疼痛、痰饮等。亦见于老年健康者。

（十二）紧脉

【脉象特征】绷急弹指，状如牵绳转索。

【临床意义】见于实寒证、疼痛和食积等。

（十三）结脉

【脉象特征】脉来缓慢，时有中止，止无定数。

【临床意义】多见于阴盛气结、寒痰血瘀，亦可见于气血虚衰。

（十四）代脉

【脉象特征】脉来一止，止有定数，良久方还。

【临床意义】见于脏气衰微、疼痛、惊恐、跌扑损伤等病症。

（十五）促脉

【脉象特征】脉来数而时有一止，止无定数。

【临床意义】多见于阳盛实热、气血痰食停滞，亦见于脏气衰败。

此外，疾病是一个复杂的过程，可以由多种致病因素相兼致病，疾病中邪正斗争的形势会不断发生变化，疾病的性质和病位亦可随之而变。因此，患者的脉象经常是两种或两种以上相兼出现。凡两种或两种以上的单因素脉相兼出现，构成的脉象即称为"相兼脉"或"复合脉"。相兼脉象的主病，往往就是各种脉象主病的综合。如浮紧多见于外感寒邪之表寒证，或风寒痹病疼痛。沉弦脉多见于肝郁气滞，或水饮内停。滑数脉多见于痰热、湿热或食积内热。弦紧脉多见于寒证、疼痛，常见于寒滞肝脉，或肝郁气滞等所致疼痛等。

第三章　乡村常见病证的辨证方法

第一节　八纲辨证

根据病情，运用八纲进行分析综合，从而辨别疾病现阶段病变部位的浅深、病情性质的寒热、邪正斗争的盛衰和病症类别的阴阳，以作为辨证纲领的方法，称为八纲辨证。

八纲是从各种具体证候的个性中抽象出来的带有普遍规律的共性，它能把错综复杂的临床表现，分别概括为表证、里证、寒证、热证、虚证、实证，再进一步归纳为阴证、阳证两大类。对于任何一种证候，从大体病位来说，总离不开表或里；从基本性质来说，一般可区分为寒与热；从邪正斗争的关系来说，主要反映为实与虚；从病症类别来说，都可归属于阴或阳。因此，八纲辨证是中医辨证的纲领，是用于分析各种疾病共性的辨证方法，在诊断过程中能起到执简驭繁、提纲挈领的作用。

一、表里辨证

表里是辨别疾病部位的两个纲领。一般而论，身体的皮毛、肌腠在外、属表，血脉、骨髓、脏腑在内、属里。临床辨证时，外邪侵犯肌表，病位浅者，称为表证；病在脏腑，病位深者，称为里证。

（一）表证

指六淫、疫疠等邪气，经皮毛、口鼻侵入机体的初期阶段，正气抗邪于体表，以恶寒发热并见为主要表现的一类证候。

【临床表现】恶寒发热，头身疼痛，鼻塞，喷嚏，流涕，咽喉痒痛，微有咳嗽、气喘，舌淡红，苔薄，脉浮。

【证候分析】表证见于外感病初期阶段，一般有感受六淫等邪的原因。

外邪袭表，正邪相争，阻遏卫气的正常宣发、温煦功能，故见恶寒发热；外邪束表，经气郁滞不畅，不通则痛，故有头身疼痛；肺主皮毛，鼻为肺窍，皮毛受邪，内应于肺，鼻咽不利，故喷嚏、鼻塞、流清涕、咽喉痒痛；肺气失宣，故微有咳嗽、气喘；病邪在表，尚未入里，没有影响胃气的功能，舌象没有明显变化，故舌淡红、苔薄；正邪相争于表，脉气鼓动于外，故脉浮。

表证以恶寒发热并见、脉浮，内部脏腑的症状不明显为共同特征。表证见于外感病初期，具有起病急、病位浅、病程短的特点。

（二）里证

指病变部位在内，脏腑、气血、骨髓等受病所反映的证候。

【临床表现】里证的范围极为广泛，其表现多种多样。概而言之，凡非表证（及半表半里证）的特定证候，一般都属里证的范畴，即所谓"非表即里"。其证候特征是无新起恶寒发热并见，以脏腑症状为主要表现。

【证候分析】形成里证的原因有三个方面：一是外邪袭表，表证不解，病邪传里，形成里证；二是外邪直接入里，侵犯脏腑等部位，即所谓"直中"为病；三是情志内伤，饮食劳倦等因素，直接损伤脏腑气血，或脏腑气血功能紊乱而出现种种证候。

里证可见于外感疾病的中、后期阶段，或为内伤疾病。里证一般病情较重，病位较深，病程较长。

（三）表里证鉴别要点

表证和里证的辨别，主要是审察寒热症状，内脏证候是否突出，舌象、脉象等变化。

（1）外感病中，发热恶寒同时并见者属表证；但热不寒或但寒不热者属里证。

（2）表证以头身疼痛，鼻塞或喷嚏等为常见症状，内脏证候不明显；里证以内脏证候如咳喘、心悸、腹痛、呕泻之类表现为主症，鼻塞、头身痛等非其常见症状。

（3）表证舌苔变化不明显，里证舌苔多有变化；表证多见浮脉，里证多见沉脉或其他多种脉象。

二、寒热辨证

寒热是辨别疾病性质的两个纲领。

（一）寒证

指感受寒邪，或阳虚阴盛，导致机体功能活动衰退所出现的证候。由于阴盛或阳虚均可表现为寒的证候，故寒证有实寒证、虚寒证之分。

【临床表现】常见恶寒，畏寒，冷痛，喜暖，口淡不渴，肢冷蜷卧，痰、涎、涕清稀，小便清长，大便稀溏，面色白，舌淡，苔白而润，脉紧或迟等。

【证候分析】因感受寒邪，或过服生冷寒凉所致，起病急骤，体质壮实者，多为实寒证；因内伤久病，阳气虚弱而阴寒偏胜者，多为虚寒证。寒邪袭于表，多为表寒证；寒邪客于脏腑，或因阳虚阴盛所致者，多为里寒证。

由于寒邪遏制，阳气被郁，或阳气虚弱，阴寒内盛，形体失却温煦，故见恶寒、畏寒、肢凉、冷痛、喜暖、蜷卧等症；寒不消水，津液未伤，故口不渴，痰、涎、涕、尿等分泌物、排泄物澄澈清冷，苔白而润。

（二）热证

指感受热邪，或脏腑阳气亢盛，或阴虚阳亢，导致机体机能活动亢进所出现的证候。由于阳盛或阴虚均可表现为热的证候，故热证有实热证、虚热证之分。

【临床表现】常见发热，恶热喜冷，口渴欲饮，面赤，烦躁不宁，痰、涕黄稠，小便短黄，大便干结，舌红，苔黄燥少津，脉数等。

【证候分析】因外感火热阳邪，或过服辛辣温热之品，或体内阳热之气过盛所致，病势急骤，形体壮实者，多为实热证；因内伤久病，阴液耗损而阳气偏亢者，多为虚热证。风热之邪袭于表，多为表热证；热邪盛于脏腑，或因阴虚阳亢所致者，多为里热证。

由于阳热偏盛，津液被耗，或因阴液亏虚而阳气偏亢，故见发热、恶热、面赤、烦躁不宁、舌红、苔黄、脉数等一派热象证候；热伤阴津，故见口渴欲饮、痰涕黄稠、小便短黄、大便干结、舌燥少津等症。

（三）寒热证鉴别要点

寒证与热证，是机体阴阳偏盛偏衰的反映，是疾病性质的主要体现，故应对疾病的全部表现进行综合观察，尤其是恶寒发热、对寒热的喜恶、口渴与否、面色的赤白、四肢的温凉、二便、舌象、脉象等，是辨别寒证与热证的重要依据。

三、虚实辨证

虚实是辨别邪正盛衰的两个纲领。主要反映病变过程中人体正气的强弱和致病邪气的盛衰。

（一）实证

指人体感受外邪，或疾病过程中阴阳气血失调，体内病理产物蓄积，以邪气盛、正气不虚为基本病理，表现为有余、亢盛、停聚特征的各种证候。

【临床表现】由于感邪性质的差异，致病的病理因素不同，以及病邪侵袭、停积部位的差别，因而证候表现各不相同。一般是新起、暴病多实证，病情急剧者多实证，体质壮实者多实证。

【证候分析】实证范围极为广泛，临床表现十分复杂，其病因病机主要可概括为两个方面：一是风寒暑湿燥火、疫疠等邪气侵犯人体，正气奋起抗邪，故病势较为亢奋、急迫，以寒热显著、疼痛剧烈，或呕泻咳喘明显、二便不通、脉实等症为突出表现。二是内脏功能失调，气化失职，气机阻滞，形成痰、饮、水、湿、瘀血、宿食等有形病理物质，壅聚停积于体内。因此，风邪、寒邪、暑邪、湿邪、热邪、燥邪、疫毒为病，痰

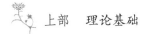

阻、饮停、水泛、食积、气滞、血瘀等病理改变，一般都属实证的范畴。

（二）虚证

指人体阴阳、气血、津液等正气亏虚，而邪气未盛，表现为不足、松弛、衰退特征的各种证候。

【临床表现】各种虚证的表现不一，各脏腑虚证的表现更是各不相同。临床一般以久病、势缓者多虚证，耗损过多者多虚证，体质素弱者多虚证。

【证候分析】形成虚证的病因病机，虽可以由先天禀赋不足所导致，但主要是由后天失调和疾病耗损所产生，如饮食失调，营血生化之源不足；思虑太过、过度劳倦等，耗伤气血营阴；房事不节，耗损肾精元气；久病失治、误治，损伤正气；大吐、大泻、大汗、出血、失精等，使阴液气血耗损等，均可形成虚证。

（三）虚实证鉴别要点

虚实证主要可从病程、病势、体质及症状、舌脉等方面加以鉴别。

四、阴阳辨证

阴阳是八纲中的总纲，是辨别疾病属性的两个纲领。

（一）阴证

凡见抑制、沉静、衰退、晦暗等表现的里证、寒证、虚证，或病邪性质为阴邪致病、病情变化较慢等，均属阴证范畴。

【临床表现】其特征性表现主要有面色苍白或暗淡，精神萎靡，身重蜷卧，畏冷肢凉，倦怠无力，语声低怯，纳差，口淡不渴，小便清长或短少，大便溏泄，舌淡胖嫩，脉沉迟、微弱、细。

【证候分析】精神萎靡、声低乏力，是气虚的表现；畏冷肢凉、口淡不渴、小便清长、大便溏泄，是里寒的症状；舌淡胖嫩、脉沉迟、微弱、细均为虚寒舌脉。

（二）阳证

凡见兴奋、躁动、亢进、明亮等表现的表证、热证、实证，或病邪性质为阳邪致病、病情变化较快等，均属阳证范畴。

【临床表现】其特征性表现主要有面色赤，恶寒发热，肌肤灼热，烦躁不安，语声高亢，呼吸气粗，喘促痰鸣，口干渴饮，小便短赤涩痛，大便秘结，舌红绛，苔黄黑生芒刺，脉浮数、洪大、滑实。

【证候分析】恶寒发热并见是表证特征；面红，肌肤灼热，烦躁不安，口干渴饮，小便短赤涩痛，为热证表现；语声高亢，呼吸气粗，喘促痰鸣，大便秘结，为实证症状；舌红绛，苔黄黑起刺，脉浮数、洪大、滑实，均为实热的特征。

（三）阴阳证鉴别要点

阴证与阳证，其要点可见于表里、寒热、虚实证候的鉴别之中，亦可从四诊角度进行对照鉴别。

（四）阳虚证

指体内阳气亏损，机体失却温养，推动、蒸腾、气化等作用减退，以畏冷肢凉为主要表现的虚寒证候。

【临床表现】 畏冷，肢凉，口淡不渴，或喜热饮，或自汗，小便清长或尿少不利，大便稀薄，面色㿠白，舌淡胖，苔白滑，脉沉迟无力。可兼有神疲，乏力，气短等气虚的表现。

【证候分析】 形成阳虚证的原因，主要有年高而命门之火渐衰；久病损伤，阳气亏虚，或气虚进一步发展；久居寒凉之处，或过服寒凉清苦之品，阳气逐渐耗伤。

由于阳气亏虚，机体失却温煦，而寒从内生，于是出现畏冷肢凉等一派病性属虚、属寒的证候；阳气不能蒸腾、气化水液，则见便溏、尿清或尿少不利、舌淡胖等症；阳虚水湿不化，则口淡不渴，阳虚不能温化和蒸腾津液上承，则可见渴喜热饮。

阳虚证的辨证依据以畏冷肢凉、小便清长、面白、舌淡等为主要表现。

（五）阴虚证

指体内阴液亏少而无以制阳，滋润、濡养等作用减退，以咽干、五心烦热、脉细数等为主要表现的虚热证候。

【临床表现】 形体消瘦，两颧潮红，五心烦热，口燥咽干，潮热盗汗，小便短黄，大便干结，舌红少津或少苔，脉细数等。

【证候分析】 导致阴虚证的原因，主要有热病之后日久，伤耗阴液；情志过极，火邪内生，久而伤及阴精；房事不节，耗伤阴精；过服温燥之品，使阴液暗耗。

阴液亏少，则机体失却濡润滋养，同时由于阴不制阳，则阳热之气相对偏旺而生内热，故表现为一派虚热、干燥不润、虚火内扰的证候。

阴虚证的辨证依据以五心烦热、尿黄便结、颧红、舌红少津、脉细数等为主要表现。

第二节　气血津液辨证

辨气血津液证候，是根据患者所表现的症状、体征等，分析、判断疾病中有无气血

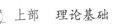

津液的亏损或运行障碍的证候存在。

气血津液证候的分类，一方面为气血津液的亏虚，主要包括气虚证、血虚证、津液不足证，均属虚证的范畴；另一方面为气血津液的运行失常，主要有气滞证、血瘀证、水湿痰饮证，一般属实证的范畴。

气与血密切相关，病理上二者常互相影响，同时发病。临床常见的气血同病症候有气血两虚证、气滞血瘀证、气不摄血证、气随血脱证、气虚血瘀证等。

一、气虚证

指气的数量不足，推动、固摄、防御、气化等功能减退，以气短、乏力、神疲、脉虚等为主要表现的虚弱证候。

【临床表现】气短声低，少气懒言，精神疲惫，体倦乏力，脉虚，舌质淡嫩，或有头晕目眩，自汗，动则诸症加重。

【证候分析】形成气虚证的原因，主要有先天不足，后天失养，致元气生成匮乏；年老体弱，脏腑机能减退而元气自衰；久病、重病、劳累过度等，使元气耗伤太过。

由于气虚，脏腑机能衰退，故出现气短、声低、懒言、神疲、乏力；气虚而不能推动营血上荣，则头晕目眩，舌淡嫩；卫气虚弱，不能固护肤表，故为自汗；"劳则气耗"，故活动劳累则诸症加重；气虚鼓动血行之力不足，故脉象虚弱。

气虚证的辨证依据以神疲、乏力、气短、脉虚为主要表现。

二、血虚证

指血液亏虚，不能濡养脏腑、经络、组织，以面、睑、唇、舌色淡白，脉细为主要表现的虚弱证候。

【临床表现】面色淡白或萎黄，眼睑、口唇、舌质、爪甲的颜色淡白，头晕，或见眼花、两目干涩，心悸，多梦，健忘，神疲，手足发麻，或妇女月经量少、色淡、延期甚或经闭，脉细无力等。

【证候分析】导致血虚的原因，主要有两个方面：一是血液生化不足，可见于脾胃运化机能减退，或饮食太少、生化乏源等。二是血液耗损过多，新血未及补充，主要见于各种出血之后，或久病、大病之后，或劳神太过，阴血暗耗等。

血液亏虚，脉络空虚，形体组织缺乏濡养荣润，则见颜面、眼睑、口唇、舌质、爪甲的颜色淡白，脉细无力；血虚而脏腑组织得不到足够的营养，则见头晕，眼花，两目干涩，心悸，手足发麻，妇女月经量少、色淡；血虚不能养神，故症见多梦，健忘，神疲等。

血虚证的辨证依据以肌肤黏膜的颜色淡白、脉细为主要表现。

三、气滞证

指人体之气运行迟缓，以胀满闷痛为主要表现的证候。

【临床表现】胸胁、脘腹等处胀闷或疼痛，疼痛性质可为胀痛、窜痛、攻撑作痛，症状时轻时重，部位不固定，痛胀常随嗳气、肠鸣、矢气等而减轻，或症状随情绪变化而增减，脉象多弦，舌象可无明显变化。

【证候分析】引起气滞证的原因，主要有两方面：一是情志不舒，忧郁悲伤，思虑过度，而致气机郁滞；二是痰饮、瘀血、宿食、蛔虫、砂石等病理物质的阻塞，或阴寒凝滞，湿邪阻碍，外伤络阻等，都能导致气机郁滞。

气滞证候的主要机理是气的运行发生障碍，气机不畅则痞胀，阻碍不通则疼痛，气得运行则症减，故气滞以胀闷疼痛为主要临床表现。

气滞证的辨证依据是以胸胁脘腹部位的胀闷、胀痛、窜痛为主要表现。

四、血瘀证

指瘀血内阻，血行不畅，以固定刺痛、肿块、出血、瘀血色脉征为主要表现的证候。

【临床表现】有疼痛、肿块、出血、瘀血色脉征等方面的证候。其疼痛特点为刺痛、痛处拒按、固定不移、常在夜间痛甚；肿块的性状是在体表者包块色青紫，腹内者触及质硬而推之不移；出血的特征是色紫暗或夹血块，或大便色黑如柏油状，或妇女血崩、漏血；瘀血色脉征主要有面色黧黑，或唇甲青紫，或皮下紫斑，或肌肤甲错，或腹露青筋，或皮肤出现丝状红缕，或舌有紫色斑点、舌下络脉曲张，脉多细涩或结代等。

【证候分析】产生瘀血的原因可有多个方面，一是气虚运血无力，血行迟缓。二是气滞而血行不畅，以致血脉瘀滞。三是血寒而使血脉凝滞，或血热而使血行壅聚或血受煎熬，血液浓缩黏滞，致使脉道瘀塞。四是湿热、痰浊、砂石等有形实邪压迫、阻塞脉络，以致血运受阻。五是外伤、跌仆及其他原因造成的体内出血，离经之血未及时排出或消散，瘀积于内。

血瘀证的机理主要为瘀血内积，气血运行受阻，不通则痛，故有刺痛、固定、拒按等特点；夜间阳气内藏，阴气用事，血行较缓，瘀滞益甚，故夜间痛增；血液淤积不散而凝结成块，则见肿块紫暗、出血紫暗成块；血不循经而溢出脉外，则见各种出血；血行障碍，气血不能濡养肌肤，则见皮肤干涩、肌肤甲错；血行瘀滞，则血色变紫变黑，

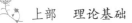
故见面色黧黑、唇甲青紫；脉络瘀阻，则见络脉显露、丝状红缕、舌现斑点、脉涩等症。

血瘀证的辨证依据是以固定刺痛、肿块、出血、瘀血色脉征为主要表现。

五、津液亏虚证

指体内津液亏少，脏腑、组织、官窍失却滋润、濡养、充盈，以口渴尿少，口、鼻、唇、舌、皮肤、大便干燥等为主要表现的证候。

【临床表现】口、鼻、唇、舌、咽喉、皮肤、大便等干燥，口渴欲饮，小便短少而黄，舌红，脉细数无力等。

【证候分析】大汗、大吐、大泻、高热、烧伤等，使津液耗损过多；外界气候干燥，或体内阳气偏亢，使津液耗损；饮水过少，或脏气虚衰，使津液生成不足，均可形成津液亏虚的证候。

津液亏少，不能充养、濡润脏器、组织、官窍，则见口、鼻、唇、舌、咽喉、皮肤、大便等干燥。口渴欲饮水为干燥少津的症状；津液亏少，阳气偏旺，则有舌红、脉细数等症。

津液亏虚证的辨证依据是，以口渴尿少，口、鼻、唇、舌、皮肤、大便干燥等为主要表现。

六、痰饮证

津液在体内运行停滞可形成痰证、饮证。

（一）痰证

指痰浊内阻或流窜，以咳吐痰多、胸闷、呕恶、眩晕、体胖，或局部有圆滑包块，苔腻、脉滑等为主要表现的证候。

【临床表现】常见咳嗽痰多，痰质黏稠，胸脘痞闷，呕恶，纳呆，或头晕目眩，或形体肥胖，或神昏而喉中痰鸣，或神志错乱而为癫、狂、痴、痫，或某些部位出现圆滑柔韧的包块等，舌苔腻，脉滑。

【证候分析】"痰"是体内水液停聚凝结而形成的一种质稠浊而黏的病理产物。形成痰的原因很多，如外感六淫、饮食不当、情志刺激、过逸少动等，影响肺、脾、肾等脏的气化功能，以致水液未能正常输布而停聚凝结成痰。由痰浊停聚所导致的证候，是为痰证。

痰的生成与脾的运化功能失常，水湿不化而凝聚密切相关；痰浊最易内停于肺，而影响肺气的宣发肃降，故痰证以咳吐痰多、胸闷等为基本表现。痰浊中阻，胃失和降，可见脘痞、纳呆、泛恶呕吐痰涎等症；痰亦可随气升降，流窜全身，如痰蒙清窍，则头晕目眩；痰蒙心神则见神昏、神乱；痰泛于肌肤，则见形体肥胖；痰常凝积聚于某些局部而形成圆滑包块；苔腻、脉滑等为痰浊内阻的表现。

痰证的辨证依据以咳吐痰多、胸闷、呕恶、眩晕、体胖，或局部有圆滑包块，苔腻、脉滑等为主要表现。

（二）饮证

指水饮停聚于机体局部，以胸闷脘痞、呕吐清水、咳吐清稀痰涎、苔滑等为主要表现的证候。

【临床表现】脘腹痞胀，泛吐清水，脘腹部水声漉漉；肋间饱满，咳唾引痛；胸闷，心悸，息促不得卧；咳吐清稀痰涎，或喉间哮鸣有声；头目眩晕，舌苔白滑，脉弦或滑等。

【证候分析】"饮"是体内水液停聚而转化成的一种较清稀的病理性产物。可因外邪侵袭，或为中阳素虚，使水液输布障碍，而停聚成饮。

饮邪停于胸胁，阻碍气机，则有肋间饱满，咳唾引痛，胸闷息促等症，是为悬饮；饮邪停留于胃肠，阻滞气机，胃失和降，可见泛吐清水，脘腹痞胀，腹部水声漉漉，是为狭义的"痰饮"；饮邪停于心肺，阻遏心阳，阻滞气血运行，则见胸闷心悸，气短不得卧等症，是为支饮；饮流肢体，身体疼痛而沉重，甚则肢体浮肿，当汗出而不汗出，或伴咳喘，是为溢饮。

饮证的辨证依据以胸闷脘痞、呕吐清水、咳吐清稀痰涎、肋间饱满、苔滑等为主要表现。

七、气血同病症类

临床常见的气血同病症候有气滞血瘀证、气虚血瘀证、气血两虚证、气不摄血证和气随血脱证等。

各证的临床表现，一般是两个基本证候的相合而同时存在。气滞血瘀证、气血两虚证的病机，常常是互为因果；气虚血瘀证、气不摄血证，一般是气虚在先，为因、为本，血瘀或血虚在后，为果、为标，但其证候表现则不一定前者重、后者轻；气随血脱证则是因大失血而致血脱在先，然后元气随之消亡，病势危急。

第三节　脏腑辨证

脏腑辨证，将四诊所收集的症状、体征及有关病情资料，进行综合分析，从而判断

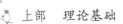

疾病所在脏腑部位及其病性的一种辨证方法。

通过八纲辨证，可以确定证候的纲领，通过病性辨证，则可分辨证候的具体性质，但此时尚缺乏病位的判断，因而并非完整的诊断。由于脏腑辨证的体系比较完整，每一个脏腑有独特的生理功能、病理表现和证候特征，有利于对病位的判断，并能与病性有机结合，从而形成完整的证候诊断。所以，脏腑辨证是明清以来中医辨证体系中的重中之重。

一、心病常见辨证类型

心的病变主要反映在心主血脉和主神明功能的失常。心病的常见症状有心悸、怔忡、心痛、心烦，失眠、多梦、健忘、神昏、神识错乱等。

心病的证候有虚实之分。虚证多由思虑劳神太过，或先天不足，脏气虚弱，久病伤心，导致心气虚、心血虚、心阴虚、心阳虚等证；实证多由痰阻、火扰、寒凝、瘀血等原因，导致心火亢盛、心脉痹阻、痰蒙心神、痰火扰心等证。

1.心气虚证

指心气不足，鼓动无力，以心悸、神疲及气虚症状为主要表现的虚弱证候。

【临床表现】心悸，胸闷，气短，神疲，或有自汗，活动后诸症加重，面色淡白，舌质淡，脉虚。

【证候分析】本证多由素体虚弱，或久病失养，或先天不足、脏器缺损，或年高脏气衰弱等原因导致。

心气虚弱，鼓动无力，故见心悸、胸闷；气虚卫外不固，故自汗；机能活动衰减，故气短、神疲；劳则耗气，故活动劳累后诸症加剧；气虚运血无力，气血不足，血失荣养，故面色淡白、舌淡、脉虚。

本证以心悸与气虚症状共见为辨证的主要依据。

2.心血虚证

指心血不足，心神失养，以心悸、失眠、多梦及血虚症状为主要表现的虚弱证候。

【临床表现】心悸怔忡，头晕眼花，失眠多梦，健忘，面色淡白或萎黄，唇、舌色淡，脉细无力。

【证候分析】本证可因劳神过度而耗血，或失血过多，或久病伤及营血等引起；也可因脾失健运或肾精亏损，生血之源不足而导致。

血液不足，心失所养，心动失常，故见心悸；血虚心神失养，神不守舍，则见失眠、多梦；血虚不能上荣于头、面，故见头晕眼花、健忘、面色淡白或萎黄，唇、舌色淡；血少脉道失充，故脉细无力。

本证以心悸怔忡、失眠多梦与血虚症状共见为辨证的主要依据。

3. 心阴虚证

指阴液亏损，虚热内扰，以心烦、心悸、失眠及阴虚症状为主要表现的虚热证候。

【临床表现】心烦，失眠，多梦，口燥咽干，形体消瘦，或见手足心热，潮热盗汗，两颧潮红，舌红少苔乏津，脉细数。

【证候分析】本证多因思虑劳神太过，暗耗心阴；或因温热火邪，灼伤心阴；或因肝肾等脏阴亏，累及于心所致。

心神失养，虚火扰神，神不守舍，则见心烦不宁、失眠、多梦；阴虚失润，不能制阳，故口燥咽干，形体消瘦；手足心热，午后潮热，盗汗，颧红，舌红少津，脉细数等，均为阴虚内热之象。

本证以心烦、失眠与阴虚症状共见为辨证的主要依据。

4. 心阳虚证

指心阳虚衰，温运失司，虚寒内生，以心悸怔忡、心胸憋闷及阳虚症状为主要表现的虚寒证候。

【临床表现】心悸怔忡，心胸憋闷或痛，气短，自汗，畏冷肢凉，神疲乏力，面色㿠白，或面唇青紫，舌质淡胖或紫暗，苔白滑，脉弱或结代。

【证候分析】本证常由心气虚进一步发展，或由其他脏腑病症波及心阳而成。心阳虚衰则推运无力，阳失温煦则虚寒内生。

心阳虚衰，温运无力，心动失常，故轻则见心悸，重则为怔忡；心阳虚弱，宗气衰少，胸阳不展，故心胸憋闷，气短；温运血行无力，心脉痹阻不通，则见心胸疼痛；阳虚而阴寒内生，温煦失职，故见畏寒肢冷；阳虚卫外不固，则可见自汗；温运乏力，血脉失充，寒凝而血行不畅，故见面色㿠白或面唇青紫，舌质紫暗，脉或结或代而弱；舌质淡胖，苔白滑，为阳虚寒盛，水湿不化之象。

本证以心悸怔忡、心胸憋闷与阳虚症状共见为辨证的主要依据。

在心阳虚证的基础上，突然冷汗淋漓，四肢厥冷，面色苍白，呼吸微弱，或心悸，心胸剧痛，神志模糊或昏迷，唇舌青紫，脉微欲绝等，称为心阳虚脱证，多病情危重。

5. 心火亢盛证

指火热内炽，扰乱心神，迫血妄行，上炎口舌，下移小肠，以发热、心烦、吐衄、舌赤生疮、尿赤涩灼痛等为主要表现的实热证候。

【临床表现】发热，口渴，心烦，失眠，便秘，尿黄，面红，舌尖红绛，苔黄，脉数

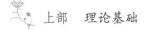

有力。甚或口舌生疮、溃烂疼痛；或见小便短赤、灼热涩痛；或见狂躁谵语、神识不清。

【证候分析】本证多因火热之邪内侵；或情志抑郁化火；或过食辛辣刺激、温补之品，久蕴化火，内炽于心所致。

心火炽盛，内扰于心，神不守舍，则为发热，心烦，失眠；火邪伤津，故口渴，便秘，尿黄；火热炎上，则面赤，舌尖红绛；气血运行加速，则脉数有力。上炎口舌，可见口舌生疮，下移小肠，可见尿赤涩灼痛。

本证以发热、心烦、舌赤生疮、尿赤涩灼痛等症为辨证的主要依据。

6. 心脉痹阻证

指阴寒、气滞、痰浊、瘀血等因素阻痹心脉，以心悸怔忡、胸闷、心痛为主要表现的证候。又名心脉瘀阻证。由于诱因的不同，临床又有寒凝心脉证、气滞心脉证、痰阻心脉证、瘀阻心脉证之分。

【临床表现】心悸怔忡，心胸憋闷疼痛，痛引肩背、内臂，时作时止。或以遇寒痛剧为主，得温痛减，畏寒肢冷，舌淡苔白，脉沉迟或沉紧；或以胀痛为主，与情志变化有关，喜太息，舌淡红，脉弦。或以心胸憋闷为主，体胖痰多，身重困倦，舌苔白腻，脉沉滑或沉涩；或以刺痛为主，舌质晦暗或有青紫斑点，脉细涩或结代。

【证候分析】本证多因正气先虚，心阳不振，运血无力，而致阴寒、气滞、痰浊、血瘀等痹阻心脉，其性质多属本虚标实。

心阳不振，失于温运，或瘀血内阻，心脏搏动失常，故见心悸怔忡。阳气不宣，血行无力，心脉阻滞不通，故心胸憋闷疼痛。手少阴心经之脉横出腋下，循肩背内臂后缘，故痛引肩背内臂。

寒凝心脉的疼痛，以痛势剧烈，突然发作，遇寒加剧，得温痛减为特点，伴见畏寒肢冷，舌淡苔白，脉沉迟或沉紧等寒邪内盛的症状。气滞心脉的疼痛，以胀痛为特点，其发作往往与精神因素有关，常伴见胁胀，善太息，脉弦等气机郁滞的症状。痰阻心脉的疼痛，以闷痛为特点，多伴体胖痰多，身重困倦，苔白腻，脉沉滑或沉涩等痰浊内盛的症状。瘀阻心脉的疼痛，以刺痛为特点，伴见舌暗，或有青紫色斑点，脉细涩或结或代等瘀血内阻的症状。

本证以心悸怔忡，心胸憋闷疼痛与瘀血症状共见为辨证的主要依据。由于致痛之因有别，故应分辨疼痛特点及兼症以审证求因。

7. 痰蒙心神证

指痰浊蒙蔽心神，以神志抑郁、错乱、痴呆、昏迷为主要表现的证候。

【临床表现】神情痴呆，意识模糊，甚则昏不知人，或神情抑郁，表情淡漠，喃喃独语，举止失常。或突然昏仆，不省人事，口吐涎沫，喉有痰声，并见面色晦暗，胸闷，呕恶，舌苔白腻，脉滑等症。

【证候分析】本证多因湿浊酿痰，阻遏气机；或因情志不遂，气郁生痰；或痰浊内盛，夹肝风内扰，致痰浊蒙蔽心神所致。

本证以神志抑郁、错乱、痴呆、昏迷与痰浊症状共见为辨证的主要依据。

8. 痰火扰心证

指痰浊火热交结，扰闭心神，以狂躁、神昏及痰热症状为主要表现的证候。又名痰火扰神证。

【临床表现】发热，口渴，胸闷，气粗，咯吐黄痰，喉间痰鸣，心烦，失眠，甚则神昏谵语，或狂躁妄动，打人毁物，不避亲疏，胡言乱语，哭笑无常，面赤，舌质红，苔黄腻，脉滑数。

【证候分析】本证多因外感温热、湿热之邪，热邪煎熬，灼津为痰，痰火内扰；或精神刺激，思虑动怒，气郁化火，炼液为痰，痰火内盛所致。

本证既可见于外感热病，也可见于内伤杂病。外感热病中，由于邪热内蕴，里热蒸腾上炎，则见发热，面红目赤，呼吸气粗；热灼津伤，故便秘尿黄；痰火扰乱或蒙闭心神，可见烦躁不宁，神昏谵语。内伤杂病中，由于精神刺激，痰火内盛，闭扰心神，轻则心烦失眠，重则神志狂乱而见胡言乱语，哭笑无常，狂躁妄动，打人毁物。痰火内盛，故有吐痰黄稠，或喉间痰鸣；痰阻气机，则胸闷不舒；舌红，苔黄腻，脉滑数，均为痰火内盛之象。

本证以神志狂躁、神昏谵语与痰热症状共见为辨证的主要依据。

二、肺病常见病症类型

肺的病变以呼吸功能失调，宣降功能失常，通调水道、输布津液失职，以及卫外机能不固等为主。肺病的常见症状是咳嗽，气喘，咯痰，胸痛等，其中以咳喘更为多见。

肺病的证候有虚、实两类。虚证多因久病咳喘，或他脏病变累及于肺，导致肺气虚和肺阴虚。实证多因风、寒、燥、热等外邪侵袭和痰饮停聚于肺而成，而有风寒犯肺、风热犯肺、燥邪犯肺、肺热炽盛、痰热壅肺、痰浊阻肺证。

1. 肺气虚证

指肺气虚弱，呼吸无力，卫外不固，以咳嗽无力、气短而喘、自汗等为主要表现的虚弱证候。

【临床表现】咳嗽无力，气短而喘，动则尤甚，咯痰清稀，声低懒言，或有自汗、畏风，易于感冒，神疲体倦，面色淡白，舌淡苔白，脉弱。

【证候分析】本证多因久病咳喘，耗伤肺气；或因脾虚失运，生化不足，肺失充养所致。

由于肺气亏虚，呼吸功能减弱，宣降无权，气逆于上，加之宗气生成不足，所以咳嗽无力，气短而喘；动则耗气，肺气更虚，则咳喘加重；肺气虚，宗气衰少，发声无力，则声低懒言。肺虚津液不得布散，聚而为痰，故吐痰清稀。肺气亏虚，不能宣发卫气于肤表，腠理失密，卫表不固，故见自汗、畏风，且易受外邪侵袭而反复感冒。面色淡白，神疲体倦，舌淡苔白，脉弱，均为气虚不能推动气血，机能衰减之象。

本证以咳嗽无力、气短而喘、自汗与气虚症状共见为辨证的主要依据。

2. 肺阴虚证

指肺阴亏虚，虚热内扰，以干咳少痰、潮热、盗汗等为主要表现的虚热证候。

【临床表现】干咳无痰，或痰少而黏、不易咯出，或痰中带血，声音嘶哑，口燥咽干，形体消瘦，五心烦热，潮热盗汗，两颧潮红，舌红少苔乏津，脉细数。

【证候分析】本证多因燥热伤肺，或痨虫蚀肺，或汗出伤津，或素嗜烟酒、辛辣燥热之品，或久病咳喘，年老体弱，渐致肺阴亏虚而成。

肺阴不足，失于滋润，肺中乏津，或虚火灼肺，以致肺热叶焦，失于清肃，气逆于上，故干咳无痰，或痰少而黏、难以咯出；甚则虚火灼伤肺络，络伤血溢，则痰中带血。肺阴不足，咽喉失润，且为虚火所蒸，以致声音嘶哑。阴虚阳无所制，虚热内炽，故见午后潮热，五心烦热；热扰营阴则盗汗；虚火上炎，故两颧发红；阴液不足，失于滋养，则口燥咽干，形体消瘦；舌红少苔乏津，脉细数，为阴虚内热之象。

本证以干咳、痰少难咯、潮热、盗汗等为辨证的主要依据。

3. 风寒犯肺证

指风寒侵袭，肺卫失宣，以咳嗽、咯稀白痰、恶风寒等为主要表现的证候。

【临床表现】咳嗽，咯少量稀白痰，微有恶寒发热，鼻塞，流清涕，喉痒，或见身痛无汗，舌苔薄白，脉浮紧。

【证候分析】本证多因风寒外邪，侵袭肺卫，致使肺卫失宣而成。

风寒袭表犯肺，肺气失于宣降而上逆，则为咳嗽；肺津不布，聚成痰饮，随肺气逆于上，故咯痰色白质稀；肺气失宣，鼻咽不利，则鼻塞、流清涕、喉痒。风寒袭表，卫阳被遏，不能温煦肌表，故见微恶风寒；卫阳抗邪，阳气浮郁在表，故见发热；风寒犯表，凝滞经络，经气不利，故头身疼痛；寒性收引，腠理闭塞，故见无汗；舌苔薄白，脉浮紧，为感受风寒之征。

本证多有外感风寒的病史，以咳嗽、咯稀白痰与风寒表证共见为辨证的主要依据。

4. 风热犯肺证

指风热侵袭，肺卫失宣，以咳嗽、发热、恶风等为主要表现的证候。

【临床表现】咳嗽，痰黄，鼻塞，流浊涕，咽喉肿痛，发热，微恶风寒，口微渴，舌尖红，苔薄黄，脉浮数。

【证候分析】本证多因风热外邪，侵袭肺卫，致使肺卫失宣而成。

风热袭肺，肺失清肃，肺气上逆，故咳嗽；风热熏蒸，津气输布失常，故咯少量黄痰；肺气失宣，鼻窍不利，津液为热邪所灼，故鼻塞流浊涕；风热上扰，咽喉不利，故咽喉肿痛。风热袭表，卫气抗邪，阳气浮郁于表，故有发热；卫气被遏，肌表失于温煦，故微恶风寒；热伤津液，则口微渴；舌尖红，苔薄黄，脉浮数，为风热袭表犯肺之征。

本证多有感受风热的病史，以咳嗽、痰黄与风热表证共见为辨证的主要依据。

5. 燥邪犯肺证

指外感燥邪，肺失宣降，以干咳痰少、鼻咽口舌干燥等为主要表现的证候。

【临床表现】干咳无痰，或痰少而黏、不易咯出，甚则胸痛，痰中带血，或见鼻衄，口、唇、鼻、咽、皮肤干燥，尿少，大便干结，舌苔薄而干燥少津。或微有发热恶风寒，无汗或少汗，脉浮数或浮紧。

【证候分析】本证多因时处秋令，或干燥少雨之地，感受燥邪，耗伤肺津，肺卫失和，或因风温之邪化燥伤津及肺所致。

燥邪犯肺，肺津耗损，肺失滋润，清肃失职，故干咳无痰，或痰少而黏、难以咯出，咳甚损伤血络，而见胸痛、咯血、鼻衄。燥邪伤津，清窍、皮肤失于滋润，则为口、唇、鼻、咽、皮肤干燥，苔薄而干燥少津；肠道失润，则大便干燥；津伤液亏，则小便短少。燥袭卫表，卫气失和，故微有发热恶风寒。

夏末秋初，燥与热合，多为温燥，腠理开泄，则见出汗，脉浮数。秋末冬初，若燥与寒合，多见凉燥，寒主收引，腠理闭塞，故表现为无汗，脉浮紧。

本证以干咳痰少、鼻咽口舌干燥等为辨证的主要依据。

6. 肺热炽盛证

指火热炽盛，壅积于肺，肺失清肃，以咳喘气粗、鼻翼翕动等为主要表现的实热证候。

【临床表现】发热，口渴，咳嗽，气粗而喘，甚则鼻翼翕动，鼻息灼热，胸痛，或有咽喉红肿疼痛，小便短黄，大便秘结，舌红苔黄，脉洪数。

【证候分析】本证多因风热之邪入里，或风寒之邪入里化热，蕴结于肺所致。

肺热炽盛，肺失清肃，气逆于上，故见咳嗽，气喘，甚则鼻翼翕动，气粗息灼；邪

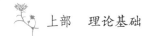

气郁于胸中，阻碍气机，则胸痛；肺热上熏于咽喉，气血壅滞，故咽喉红肿疼痛。里热蒸腾，向外升散，则发热较甚；热盛伤津，则口渴欲饮，大便秘结，小便短黄；舌红苔黄，脉洪数，为邪热内盛之征。

本证以新病势急、咳喘气粗、鼻翼翕动与火热症状共见为辨证的主要依据。

7. 痰热壅肺证

指痰热交结，壅滞于肺，肺失清肃，以发热，咳喘，痰多黄稠等为主要表现的证候。

【临床表现】咳嗽，咯痰黄稠而量多，胸闷，气喘息粗，甚则鼻翼翕动，喉中痰鸣，或咳吐脓血腥臭痰，胸痛，发热口渴，烦躁不安，小便短黄，大便秘结，舌红苔黄腻，脉滑数。

【证候分析】本证多因邪热犯肺，肺热炽盛，灼伤肺津，炼液成痰；或宿痰内盛，郁而化热，痰热互结，壅阻于肺所致。

痰壅热蒸，肺失清肃，气逆上冲，故咳嗽气喘，气粗息涌，甚则鼻翼翕动；痰热互结，随肺气上逆，故咯痰黄稠而量多，或喉中痰鸣；若痰热阻滞肺络，气滞血壅，肉腐血败，则见咳吐脓血腥臭痰；痰热内盛，壅塞肺气，则胸闷胸痛。里热炽盛，蒸达于外，故见发热；热扰心神，则烦躁不安；热灼津伤，则口渴，小便黄赤，大便秘结；舌红苔黄腻，脉滑数，为典型的痰热内盛之征。

本证以发热、咳喘、痰多黄稠等为辨证的主要依据。

8. 痰浊阻肺证

指痰浊寒饮或停聚于肺，肺失宣降，以咳喘、痰白量多易咯等为主要表现的证候。又名寒饮停肺证、寒痰阻肺证。

【临床表现】咳嗽，痰多、色白、质稠或清稀、易咯，胸闷，气喘，或喉间有哮鸣声，恶寒，肢冷，舌质淡，苔白腻或白滑，脉弦或滑。

【证候分析】本证多因外感寒湿，侵袭于肺，转化为痰；或因脾阳不足，寒从内生，聚湿成痰，上干于肺；或因素有痰疾，罹感寒邪，内客于肺所致。

痰浊阻肺，肺失宣降，肺气上逆，则咳嗽，呼吸喘促，咯痰色白而黏稠、量多易咯；寒饮停肺，肺气上逆，则痰色白而清稀、量多易咯；痰气搏结，上涌气道，故喉中痰鸣，时发喘哮；痰浊或寒饮凝闭于肺，肺气不利，故胸部满闷。寒性凝滞，阳气被郁而不能外达，形体四肢失于温煦，故恶寒、肢冷。舌淡，苔白腻或白滑，脉弦或滑，为寒饮痰浊内停之象。

本证以咳喘，痰白量多易咯等为辨证的主要依据。痰稀者为寒饮停肺证，痰稠者为寒痰阻肺证。

三、脾病常见病症类型

脾的病变主要以运化、升清功能失职，以及脾不统血，清阳不升为主要病理改变。脾病的常见症状是腹胀腹痛、纳呆纳少、便溏泄泻、浮肿、困重、内脏下垂、出血等。

脾病的证候有虚实之分。虚证多因饮食、劳倦、思虑过度所伤，或病后失调所致的脾气虚、脾气下陷、脾阳虚、脾不统血等证；实证多由饮食不节，或外感湿热或寒湿之邪，或失治、误治所致的湿热蕴脾、寒湿困脾等证。

1. 脾气虚证

指脾气不足，运化失职，以腹胀、纳少、便溏及气虚症状为主要表现的虚弱证候。

【临床表现】脘腹胀满，纳呆纳少，食后胀甚，大便溏薄，肢体倦怠，神疲乏力，少气懒言，形体消瘦，或肥胖、浮肿，面色淡黄或萎黄，舌淡苔白，脉缓或弱。

【证候分析】本证多因饮食不节，或劳倦过度，或忧思日久，吐泻太过，损伤脾土，或禀赋不足，素体虚弱，或年老体衰，或大病初愈，调养失慎等所致。

脾气虚弱，健运失职，故见脘腹胀满，食欲不振，进食量少；食后脾气愈困，故腹胀愈甚；脾虚失运，清浊不分，水湿下注肠道，则见大便稀溏；脾虚化源不足，不能充达肢体、肌肉，故肢体倦怠，形体消瘦；气血不能上荣于面，故面色淡黄或萎黄；脾气虚，气血化生不足，脏腑功能衰退，故神疲乏力，少气懒言。若脾气虚弱，水湿不运，泛溢肌肤，则可见形体肥胖，或肢体浮肿；舌淡苔白，脉缓或弱，为脾气虚弱之征。

本证以腹胀，纳呆，便溏与气虚症状共见为辨证的主要依据。

2. 脾气下陷证

指脾气虚弱，中气下陷，以脘腹重坠，内脏下垂及气虚症状为主要表现的虚弱证候。

【临床表现】脘腹重坠作胀，食后益甚，或便意频数，肛门重坠，或久泄不止，甚或脱肛，或小便浑浊如米泔，或内脏下垂，气短懒言，神疲乏力，头晕目眩，面白无华，食少，便溏，舌淡苔白，脉缓或弱。

【证候分析】本证多由脾气虚进一步发展，或因久泄久利，或劳累太过，或妇女孕产过多，产后失于调护等，损伤脾气，清阳下陷所致。

脾气虚衰，升举无力，气坠于下，故脘腹重坠作胀，食后更甚。中气下陷，内脏失于举托，故便意频数，肛门重坠，或久泄不止，甚或脱肛，或子宫下垂，或胃、肾等脏器下垂。脾主散精，精微不能正常输布，清浊不分，反注膀胱，故小便浑浊如米泔。清阳不升，头目失养，故头晕目眩；脾气虚弱，健运失职，故食少、便溏；化源亏乏，气血津液不能输布全身，脏腑功能减退，故见气短懒言，神疲乏力，面白无华，舌淡白，脉缓或弱。

本证以脘腹重坠，内脏下垂与气虚症状共见为辨证的主要依据。

3. 脾阳虚证

指脾阳虚衰，失于温运，阴寒内生，以食少、腹胀腹痛、便溏、畏寒等为主要表现的虚寒证候。

【临床表现】食少，腹胀，腹痛绵绵，喜温喜按，畏寒肢冷，面白少华或虚浮，口淡不渴，大便稀溏，甚至完谷不化，或肢体浮肿，小便短少，舌质淡胖或有齿痕，舌苔白滑，脉沉迟无力。

【证候分析】本证多因脾气虚进一步发展；或因过食生冷、外寒直中、过用苦寒，损伤脾阳；或肾阳不足，命门火衰，火不生土，以致脾阳虚衰，温运失职，寒从内生，水谷失运，水湿不化。

脾阳虚衰，运化失权，则为纳呆腹胀，大便稀溏，甚至完谷不化；阳虚失运，寒从内生，寒凝气滞，故脘腹隐痛、冷痛，喜温喜按。脾阳虚衰，水湿不化，泛溢肌肤，则为肢体浮肿，小便短少。脾阳虚衰，温煦失职，故畏寒怕冷，四肢不温；阳虚气血不荣，水气上泛，故面白无华或虚浮，舌质淡胖、边有齿痕，苔白滑；脉沉迟无力，为阳虚失运所致。

本证以食少、腹胀腹痛、便溏与虚寒症状共见为辨证的主要依据。

4. 脾不统血证

指脾气虚弱，不能统摄血行，以各种慢性出血为主要表现的虚弱证候。

【临床表现】各种慢性出血，如便血、尿血、吐血、鼻衄、紫斑，妇女月经过多、崩漏，食少，便溏，神疲乏力，气短懒言，面色萎黄，舌淡，脉细无力。

【证候分析】本证多由久病气虚，或劳倦过度，损伤脾气，以致统血无权所致。

脾气亏虚，运血乏力，统血无权，血溢脉外，而见各种慢性出血症状。血从胃肠外溢，则见吐血或便血；血从膀胱外溢，则见尿血；血从肌肤外渗，则表现为紫斑；血从鼻外渗，则为鼻衄；冲任不固，则妇女月经过多，甚或崩漏。脾气虚弱，运化失职，故食少便溏；化源亏少，气血不足，头面失于滋养，机能衰减，故见面色萎黄，神疲乏力，气短懒言；舌淡苔白，脉细无力，为脾气虚弱，气血两虚之象。

本证以各种慢性出血与脾气虚证共见为辨证的主要依据。

5. 湿热蕴脾证

指湿热内蕴，脾失健运，以腹胀、纳呆、发热、身重、便溏不爽等为主要表现的湿热证候。

【临床表现】脘腹胀闷，纳呆，恶心欲呕，口中黏腻，渴不多饮，便溏不爽，小便短黄，肢体困重，或身热不扬，汗出热不解，或见面目发黄色鲜明，或皮肤发痒，舌质红，苔黄腻，脉濡数或滑数。

【证候分析】本证多由外感湿热之邪；或本为脾气虚弱，湿邪中阻，湿郁化热；或嗜食肥甘厚腻，饮酒无度，酿成湿热，内蕴脾胃所致。

湿热阻滞中焦，纳运失健，升降失常，气机阻滞，则脘腹痞闷，纳呆食少，恶心呕吐；湿热蕴脾，上蒸于口，则口中黏腻，渴不多饮；湿热下注，阻碍气机，大肠传导失司，则便溏不爽；湿热交结，热蒸于内，湿泛肌肤，阻碍经气，气化不利，则为肢体困重，小便短黄；湿遏热伏，郁蒸于内，故身热不扬；湿热之邪，黏滞缠绵，故汗出热不解；若湿热蕴结脾胃，熏蒸肝胆，疏泄失权，胆汁不循常道而泛溢肌肤，则见面目发黄色鲜明；湿热行于皮里，则皮肤发痒；舌质红，苔黄腻，脉濡数或滑数，均为湿热内蕴之征。

本证以腹胀、纳呆、发热、身重、便溏不爽、苔黄腻等为辨证的主要依据。

6.寒湿困脾证

指寒湿内盛，困阻脾阳，脾失温运，以腹胀、纳呆、便溏、身重等为主要表现的寒湿证候。

【临床表现】脘腹胀闷，口腻纳呆，泛恶欲呕，口淡不渴，腹痛便溏，头身困重，或小便短少，肢体肿胀，或身目发黄，面色晦暗不泽，或妇女白带量多，舌体淡胖，舌苔白滑或白腻，脉濡缓或沉细。

【证候分析】本证多因淋雨涉水，居处潮湿，气候阴雨，寒湿内侵伤中；或因嗜食肥甘，湿浊内生，困阻中阳；或由于饮食失节，过食生冷、瓜果，以致寒湿停滞中焦所致。外湿内湿，互为因果，以致寒湿困阻，脾阳失运。

寒湿内盛，脾阳受困，运化失职，水湿内停，脾气郁滞，则脘腹痞胀或痛，食少；脾失健运，湿滞气机，则口腻，纳呆；水湿下渗，则大便稀溏；脾失健运，影响胃失和降，胃气上逆，故泛恶欲呕；湿为阴邪，其性重浊，泛溢肢体，遏郁清阳，则头身困重。若寒湿困脾，阳气被遏，水湿不运，泛溢肌肤，可见肢体肿胀，小便短少；寒湿困阻中阳，若肝胆疏泄失职，胆汁外溢，加之气血运行不畅，则为面目肌肤发黄，晦暗不泽；若寒湿下注，损伤带脉，带脉失约，妇女可见白带量多；口淡不渴，舌体胖大，苔白滑腻，脉濡缓或沉细，均为寒湿内盛之象。

本证以腹胀、纳呆、便溏、身重、苔白腻等为辨证的主要依据。

四、肝病常见病症类型

肝的病变主要反映在疏泄失常，气机逆乱，精神情志变异，消化功能障碍；肝不藏血，全身失养，筋膜失濡，以及肝经循行部位经气受阻等多方面的异常。肝病的常见症状是：精神抑郁，烦躁易怒，胸胁、少腹、乳房胀痛，巅顶痛，肢体震颤，手足抽搐，以及目疾，月经不调，睾丸疼痛等。

肝病的常见证型可以概括为虚、实两类，而以实证为多见。虚证多因久病失养，或他脏病变所累，致使肝阴、肝血不足，而有肝血虚证、肝阴虚证等。实证多由情志所伤，使肝失疏泄，气机郁结；气郁化火，气火上逆；用阳太过，阴不制阳；阳亢失制，肝阳化风；或寒邪、火邪、湿热之邪侵犯肝及肝经所致，而有肝气郁滞证、肝火上炎证、肝阳上亢证、肝风内动证、肝经湿热证、寒滞肝脉证等。

1. 肝血虚证

指血液亏损，肝失濡养，以眩晕、视力减退、月经量少、肢麻手颤等及血虚症状为主要表现的虚弱证候。

【临床表现】头晕眼花，视力减退，或见肢体麻木，关节拘急，手足震颤，肌肉瞤动，或为妇女月经量少、色淡，甚则闭经，爪甲不荣，面白无华，舌淡，脉细。

【证候分析】本证多因脾胃虚弱，化源不足；或因失血过多，或因久病重病，失治误治伤及营血所致。

肝血不足，目失所养，故目眩，视物模糊；筋失血养，则肢体麻木，关节拘急，手足震颤，肌肉瞤动，爪甲不荣；肝血不足，冲任失养，血海空虚，故月经量少、色淡，甚则闭经；血虚不能上荣头面，故面白无华，头晕；舌淡，脉细，为血虚之象。

本证以眩晕、视力减退、经少、肢麻手颤等与血虚症状共见为辨证的主要依据。

2. 肝阴虚证

指阴液亏损，肝失濡润，阴不制阳，虚热内扰，以头晕、目涩、胁痛、烦热等为主要表现的虚热证候。

【临床表现】头晕眼花，两目干涩，视力减退，或胁肋隐痛，面部烘热或两颧潮红，口咽干燥，五心烦热，潮热盗汗，舌红少苔乏津，脉弦细数。

【证候分析】本证多由情志不遂，气郁化火，耗伤肝阴；或热病后期，灼伤阴液；或肾阴不足，水不涵木，累及肝阴。以致肝失濡养，头目、筋脉失润，阴不制阳，虚热内扰。

肝阴不足，头目失濡，故头晕眼花，两目干涩，视力减退；肝络失养，虚火内灼，疏泄失职，故胁肋隐痛；阴虚不能制阳，虚热内蒸，故五心烦热，午后潮热；阴虚内热，迫津外泄，则为盗汗；虚火上炎，故面部阵阵烘热，两颧潮红；阴液不能上承，则口干咽燥；舌红少津，脉弦细数，为肝阴不足，虚热内炽之征。

本证以头晕、目涩、胁肋隐痛等与虚热症状共见为辨证的主要依据。

3. 肝气郁滞证

指肝失疏泄，气机郁滞，以情志抑郁、胸胁或少腹胀痛等为主要表现的证候。

【临床表现】情志抑郁，善太息，胸胁、少腹胀满疼痛，走窜不定。或咽部异物感，或颈部瘿瘤、瘰疬，或胁下肿块。妇女可见乳房作胀疼痛，月经不调，痛经。舌苔薄白，脉弦。病情轻重与情绪变化的关系密切。

【证候分析】本证多因精神刺激，情志不遂；病邪侵扰，阻遏肝脉；其他脏腑病变的影响，使肝气郁结，失于疏泄、条达所致。

肝失疏泄，气机郁滞，经气不利，故胸胁或少腹胀满窜痛，情志抑郁寡欢，善太息；肝郁气滞，血行不畅，气血失和，冲任失调，故见乳房作胀或痛，痛经，月经不调；若肝气郁结，气不行津，津聚为痰，或气郁化火，灼津为痰，肝气夹痰循经上行，搏结于咽喉，可见咽部有异物感，吞之不下，吐之不出；痰气搏结于颈部，则为瘿瘤、瘰疬；若气滞日久，血行瘀滞，肝络瘀阻，日久可形成肿块结于胁下；苔白，脉弦，为肝气郁滞之象。

本证多与情志因素有关，以情志抑郁、胸胁或少腹胀痛等为辨证的主要依据。

4. 肝火上炎证

指火热炽盛，内扰于肝，气火上逆，以头痛、烦躁、耳鸣、胁痛等及火热症状为主要表现的实热证候。

【临床表现】头晕胀痛，痛如刀劈，面红目赤，口苦口干，急躁易怒，耳鸣如潮，甚或突发耳聋，失眠，噩梦纷纭，或胁肋灼痛，吐血、衄血，小便短黄，大便秘结，舌红苔黄，脉弦数。

【证候分析】本证多因情志不遂，肝郁化火，或因火热之邪内侵，或他脏火热累及于肝，以致肝经气火上逆所致。

肝气郁结，气郁化火，肝火内炽，热灼气阻，则胁肋灼痛；肝火炽盛，循经上攻头目，气血壅滞脉络，故头晕胀痛，面红目赤；肝藏魂，心藏神，热扰神魂，则心神不宁，魂不守舍，而见急躁易怒，失眠，噩梦纷纭；肝热移胆，循胆经上冲于耳，故见耳鸣如潮，甚则突发耳聋；肝火夹胆气上溢，则口苦；热盛迫血妄行，则见吐血、衄血；火邪灼津，故口渴，大便秘结，小便短黄；舌红苔黄，脉弦数，均为肝经实火内炽之象。

本证以头痛，烦躁，耳鸣，胁痛等与火热症状共见辨证的主要依据。

5. 肝阳上亢证

指肝阳亢扰于上，肝肾阴亏于下，以眩晕耳鸣、头目胀痛、面红、烦躁、腰膝酸软

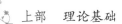

等为主要表现的证候。

【临床表现】眩晕耳鸣，头目胀痛，面红目赤，急躁易怒，失眠多梦，头重脚轻，腰膝酸软，舌红少津，脉弦有力或弦细数。

【证候分析】本证多因素体阳盛，性急多怒，肝阳偏旺；或长期恼怒焦虑，气郁化火，阳气偏亢而暗耗阴液；或平素肾阴亏虚，或房劳太过，年老阴亏，水不涵木，阴不制阳，肝阳偏亢所致。

肝阳升发太过，血随气逆，冲扰于头，则头目胀痛，眩晕耳鸣；气血上冲于面、目，血络充盈，则面红目赤；亢阳扰动心神、肝魂，则急躁易怒，失眠多梦；肝阳亢于上，则肾阴亏于下，上盛而下虚，木旺耗水，水不涵木，阴不制阳，则头重脚轻，步履不稳；肝肾阴亏，筋骨失养，则腰膝酸软无力；舌红少津，脉弦有力或弦细数，为肝阳亢盛，肝肾阴亏之征。

本证以眩晕耳鸣、头目胀痛、面红、烦躁、腰膝酸软等为辨证的主要依据。

6. 肝风内动证

指因风、火热、阴血亏虚等所致，以肢体抽搐、眩晕、震颤等为主要表现的证候。

根据病因病性、临床表现的不同，常可分为肝阳化风证、热极生风证、阴虚动风证和血虚生风证等。

（1）肝阳化风证

指肝阳上亢，肝风内动，以眩晕、肢麻震颤、头胀痛、面赤，甚至突然昏仆、口眼㖞斜、半身不遂等为主要表现的证候。

【临床表现】眩晕欲仆，步履不稳，头胀头痛，急躁易怒，耳鸣，项强，头摇，肢体震颤，手足麻木，语言謇涩，面赤，舌红，或有苔腻，脉弦细有力。甚至突然昏仆，口眼㖞斜，半身不遂，舌强语謇。

【证候分析】本证多由肝阳素亢，耗伤阴液，或肝肾阴亏，阴不制阳，阳亢阴虚日久而化风，从而表现出具有"动摇"特点的证候。

肝阳上亢，阴不制阳，阳亢化风，则经常头晕欲仆，头摇；阳亢而气血上壅，上实下虚，则行走飘浮，步履不稳；气血壅滞络脉，则头胀头痛，面赤；风动筋脉挛急，阴亏筋脉失养，则项强，肢体震颤，手足麻木；风阳窜扰，夹痰阻碍舌络，则语言謇涩；舌红，脉弦细有力，为阳亢阴虚化风之征。若风阳暴升，气血逆乱，肝风夹痰，蒙蔽心神，则见突然昏仆，喉中痰鸣；风痰窜扰经络，经气不利，则见口眼㖞斜，半身不遂，舌强语謇。

本证以眩晕、肢麻震颤、头胀痛、面赤，甚至突然昏仆、口眼㖞斜、半身不遂等为辨证的主要依据。

（2）热极生风证

指邪热炽盛，热极动风，以高热、神昏、抽搐为主要表现的证候。

【临床表现】高热口渴，烦躁谵语或神昏，颈项强直，两目上视，手足抽搐，角弓反张，牙关紧闭，舌质红绛，苔黄燥，脉弦数。

【证候分析】本证多因外感温热病邪，邪热亢盛，热闭心神，燔灼筋膜，伤津耗液，筋脉失养所致。

邪热内盛，则高热持续；热扰心神，则烦躁不安、谵语；热闭心神，则神志昏迷；邪热炽盛，燔灼肝经，伤津耗液，筋脉失养而拘挛，则四肢抽搐，颈项强直，两目上视，角弓反张，牙关紧闭；舌红绛，苔黄燥，脉弦数，为肝经热盛之征。

本证以高热、神昏、抽搐为辨证的主要依据。

（3）阴虚动风证

指肝阴亏虚，虚风内动，以眩晕，手足震颤、蠕动等及阴虚症状为主要表现的证候。

【临床表现】手足震颤、蠕动，眩晕耳鸣，口燥咽干，形体消瘦，五心烦热，潮热，颧红，舌红少津，脉弦细数。

【证候分析】本证多见于外感热性病后期，阴液耗损；或内伤久病，阴液亏虚，筋脉失养所致。

肝阴不足，筋脉失养，筋膜挛急，则见手足震颤、蠕动；阴虚不能上滋，故头晕、眼花、耳鸣；阴虚不能制阳，虚热内蒸，故五心烦热，午后潮热，两颧发红；阴液不能上承，则口干咽燥；舌红少津，脉弦细数，为肝阴不足，虚热内炽之征。

本证以眩晕，手足震颤、蠕动与阴虚内热症状共见为辨证的主要依据。

（4）血虚生风证

指肝血亏虚，虚风内动，以眩晕，肢体震颤、麻木、瘙痒、拘急、瞤动等及血虚症状为主要表现的证候。

【临床表现】眩晕，肢体震颤、麻木，手足拘急，肌肉瞤动，皮肤瘙痒，爪甲不荣，面白无华，舌质淡白，脉细或弱。

【证候分析】本证多见于内伤杂病，因久病血虚，或急、慢性失血，而致营血亏虚，筋脉肌肤失养所致。

肝血不足，不能上荣头面，故头晕，目眩，面白；肝在体为筋，爪甲为筋之余，筋失血养，则肢体震颤，手足拘急，肌肉瞤动，爪甲不荣；肢体、皮肤失养，则见肢体麻木，皮肤瘙痒；舌淡，脉细或弱，为血虚之象。

本证以眩晕、肢麻、震颤、瘙痒、拘急、瞤动等与血虚症状共见为辨证的主要依据。

五、肾病常见病症分型

肾的病变以人体生长发育迟缓或早衰，生殖机能障碍，水液代谢失常，呼吸功能减退，脑、髓、骨、发、耳及二便功能异常为主要病理变化。肾病的常见症状是腰膝酸软或疼痛，阳痿遗精，不孕不育，水肿，咳喘，二便异常，耳鸣耳聋，齿摇发脱等。

肾病多虚，多因禀赋不足，或幼年精气未充，或老年精气亏损，或房事不节，或他脏病久及肾等导致。常见肾精不足、肾气不固、肾阳虚、肾阴虚、肾不纳气等证。

1. 肾精不足证

指肾精亏损，脑与骨、髓失充，以生长发育迟缓、早衰、生育机能低下等为主要表现的虚弱证候。

【临床表现】小儿生长发育迟缓，身体矮小，囟门迟闭，智力低下，骨骼痿软；男子精少不育，女子经闭不孕，性欲减退；成人早衰，腰膝酸软，耳鸣耳聋，发脱齿松，健忘恍惚，神情呆钝，两足痿软，动作迟缓，舌淡，脉弱。

【证候分析】本证多因先天禀赋不足，后天失养，肾精不充；或因久病劳损，房事不节，耗伤肾精所致。

小儿肾精不充，不能主骨生髓充脑，不能化气生血，生长肌肉，则发育迟缓，身体矮小，囟门迟闭，智力低下，骨骼痿软；肾精不足，生殖无源，不能兴动阳事，故性欲减退，生育机能低下，男子表现为精少不育，女子表现为经闭不孕；成人肾精亏损，无以充髓实脑，则健忘恍惚，神情呆钝；肾之华在发，齿为骨之余，精亏不足，则发枯易脱，齿松早脱；肾开窍于耳，脑为髓海，精少髓亏，则耳鸣耳聋；肾精不养腰府，则腰膝酸软；精亏骨失充养，则两足痿软，行动迟缓；舌淡，脉弱，为虚弱之象。

本证多与先天不足有关，以生长发育迟缓、早衰、生育机能低下等为辨证的主要依据。

2. 肾气不固证

指肾气亏虚，失于封藏、固摄，以腰膝酸软，小便、精液、经带、胎气不固等为主要表现的虚弱证候。

【临床表现】腰膝酸软，神疲乏力，耳鸣失聪；小便频数而清，或尿后余沥不尽，或遗尿，或夜尿频多，或小便失禁；男子滑精、早泄；女子月经淋漓不尽，或带下清稀量多，或胎动易滑。舌淡，苔白，脉弱。

【证候分析】本证多因先天禀赋不足，年幼肾气未充；老年体弱，肾气衰退；早婚、房劳过度，损伤肾气；久病劳损，耗伤肾气，以致精关、膀胱、经带、胎气不固所致。

肾气亏虚，腰膝、脑神、耳窍失养，则腰膝酸软，耳鸣失聪，神疲乏力；肾气亏虚，固摄无权，膀胱失约，则小便频数清长，尿后余沥不尽，夜尿频多，遗尿，小便失禁；肾气亏虚，失于封藏，精关不固，则滑精、早泄；肾气亏虚，带脉失固，则带下清稀量多；肾气不足，冲任失约，则月经淋漓不尽；肾气亏虚，胎气不固，以致胎动不安，滑胎、小产；舌淡，脉弱，为肾气亏虚，失于充养所致。

本证以腰膝酸软，小便、精液、经带、胎气不固与气虚症状共见为辨证的主要依据。

3. 肾阴虚证

指肾阴亏损，失于滋养，虚热内扰，以腰酸而痛、遗精、经少、头晕耳鸣等为主要表现的虚热证候。

【临床表现】腰膝酸软而痛，头晕，耳鸣，齿松，发脱，男子阳强易举、遗精、早泄，女子经少或经闭、崩漏，口咽干燥，形体消瘦，五心烦热，潮热盗汗，骨蒸发热，午后颧红，小便短黄，舌红少津、少苔或无苔，脉细数。

【证候分析】本证多因禀赋不足，肾阴素亏；虚劳久病，耗伤肾阴；老年体弱，阴液自亏；情欲妄动，房事不节，阴精内损；温热后期，消灼肾阴；过服温燥之品，劫夺肾阴所致。

肾阴亏虚，腰膝失养，则腰膝酸软；阴虚精亏髓减，清窍失充，则头晕耳鸣；齿为骨之余，肾之华在发，肾阴失滋，则齿松发脱；肾阴亏损，虚热内生，相火扰动，性功能亢进，则男子阳强易举，精关不固，而见遗精、早泄；肾阴亏虚，女子则月经来源不足，冲任不充，故月经量少，经闭；阴不制阳，虚火扰动，迫血妄行，则见崩漏下血；肾阴不足，失于滋润，则口燥咽干，形体消瘦；虚火内扰，则五心烦热，潮热盗汗，骨蒸发热，午后颧红，小便短黄；舌红少苔、无苔少津，脉细数，为阴虚内热之象。

本证以腰酸而痛、遗精、经少、头晕耳鸣等与虚热症状共见为辨证的主要依据。

4. 肾阳虚证

指肾阳亏虚，机体失却温煦，以腰膝酸冷、性欲减退、夜尿多为主要表现的虚寒证候。

【临床表现】头目眩晕，面色㿠白或黧黑，腰膝酸冷疼痛，畏冷肢凉，下肢尤甚，精神萎靡，性欲减退，男子阳痿早泄、滑精精冷，女子宫寒不孕，或小便频数清长，夜尿频多，舌淡，苔白，脉沉细无力，尺脉尤甚。

【证候分析】本证多因素体阳虚，老年体衰，久病不愈，房事太过，或其他脏腑病变伤及肾阳，以致命门火衰，温煦失职，性欲减退，火不暖土，气化不行。

肾阳虚衰，温煦失职，不能温暖腰膝，故见腰膝酸冷、疼痛；肾居下焦，肾阳失于温煦，故畏冷肢凉，下肢尤甚；阳虚不能温运气血上荣于面，面部血络失充，故面色㿠

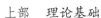

白；肾阳虚惫，阴寒内盛，气血运行不畅，则面色黧黑；阳虚温煦功能减弱，不能振奋精神，则精神萎靡；阳虚不能温运气血上养清窍，则头目晕眩。命门火衰，性功能减退，可引起性欲低下，男子见阳痿、早泄、滑精、精冷；女子见宫寒不孕。肾阳虚，气化失职，故小便频数清长，夜尿频多；舌淡苔白，脉沉细无力，尺脉尤甚，为肾阳不足之象。

本证以腰膝酸冷、性欲减退、夜尿多与虚寒症状共见为辨证的主要依据。

5. 肾不纳气证

肾不纳气证，是指肾气虚衰，气不归元所表现的证候。多由久病咳喘，肺虚及肾，或劳伤肾气所致。

【临床表现】久病咳喘，呼多吸少，气不得续，动则喘息益甚，自汗神疲。声音低怯，腰膝酸软，舌淡苔白，脉沉弱。

【证候分析】肾虚则摄纳无权，气不归元，故呼多吸少，气不得续，动则喘息益甚。骨骼失养，故腰膝酸软。肺气虚，卫外不固则自汗，机能活动减退，故神疲声音低怯。舌淡苔白，脉沉弱，为气虚之征。

本证以咳喘、动则益甚和肺肾气虚为辨证的主要依据。

六、脏腑兼证

凡两个或两个以上脏腑的病症并见者，称为脏腑兼病。脏腑兼证在临床上甚为多见，其证候也较为复杂。这里只重点介绍常见证型。

1. 心肺气虚证

指心肺两脏气虚，以咳喘、心悸、胸闷等为主要表现的虚弱证候。

【临床表现】胸闷，咳嗽，气短而喘，心悸，动则尤甚，吐痰清稀，神疲乏力，声低懒言，自汗，面色淡白，舌淡苔白，或唇舌淡紫，脉弱或结或代。

【证候分析】本证多因久病咳喘，耗伤肺气，累及于心；或因老年体虚，劳倦太过等，使心肺之气虚损所致。

心气虚弱，鼓动无力，则见心悸怔忡；肺气虚弱，呼吸功能减弱，失于宣降，则为咳嗽，气短而喘；宗气亏虚，气滞胸中，则胸闷；肺气虚卫外不固，则自汗；动则耗气，加重气虚程度，故活动后诸症加剧；肺气虚，不能输布津液，水液停聚为痰，则痰液清稀；气虚脏腑机能活动减退，则见头晕，神疲，声低懒言，面色淡白；舌淡，脉弱或结或代，为心肺气虚之征。

本证以咳喘、心悸、胸闷与气虚症状共见为辨证的主要依据。

2.心脾两虚证

指脾气亏虚，心血不足，以心悸、神疲、头晕、食少、腹胀、便溏等为主要表现的虚弱证候。简称心脾两虚证。

【临床表现】心悸怔忡，头晕，多梦，健忘，食欲不振，腹胀，便溏，神疲乏力，或见皮下紫斑，女子月经量少色淡、淋漓不尽，面色萎黄，舌淡嫩，脉弱。

【证候分析】本证多因久病失调，思虑过度；或因饮食不节，损伤脾胃，生化不足；或因慢性失血，血亏气耗，渐致心脾气血两虚。

脾主运化，脾虚气弱，运化失职，水谷不化，故食欲不振而食少，腹胀，便溏；脾气亏损，气血生化不足，心血不足，心失所养，心神不宁，则心悸怔忡，失眠多梦，头晕，健忘；脾虚不能摄血，血不归经，则皮下出血而见紫斑，女子月经量少色淡、淋漓不尽；面色萎黄，倦怠乏力，舌质淡嫩，脉弱，均为气血亏虚之征。

本证以心悸、神疲、头晕、食少、腹胀、便溏等为辨证的主要依据。

3.心肝血虚证

指血液亏少，心肝失养，以心悸、多梦、眩晕、肢麻、经少及血虚症状为主要表现的证候。

【临床表现】心悸心慌，多梦健忘，头晕目眩，视物模糊，肢体麻木、震颤，女子月经量少色淡，甚则经闭，面白无华，爪甲不荣，舌质淡白，脉细。

【证候分析】本证可因思虑过度，失血过多，脾虚化源不足，久病亏损等所致。

心血不足，心失所养，心神不宁，故见心悸怔忡，健忘，失眠多梦；肝血不足，目失所养，则视力下降，视物模糊；爪甲、筋脉失于濡养，则爪甲不荣，肢体麻木或震颤；女子以血为本，心肝血虚，冲任失养，则月经量少色淡，甚则经闭；血虚头目失养，则头晕目眩，面白无华；舌、脉失充，则舌淡白，脉细。

本证以心悸、多梦、眩晕、肢麻等与血虚症状共见为辨证的主要依据。

4.心肾不交证

指心火亢于上、肾阴亏于下的症候，以心烦、失眠、梦遗、耳鸣、腰酸等为主要表现的虚热证候。

【临床表现】心烦失眠，惊悸健忘，头晕，耳鸣，腰膝酸软，梦遗，口咽干燥，五心烦热，潮热盗汗，舌红少苔，脉细数。

【证候分析】本证多因忧思劳神太过，郁而化火，耗伤心肾之阴；或因虚劳久病，房事不节等导致肾阴亏耗，虚阳亢动，上扰心神所致。

肾阴亏损，水不济火，不能上养心阴，心火偏亢，扰动心神，则见心烦，失眠，多梦，惊悸；肾阴亏虚，骨髓失充，脑髓失养，则头晕，耳鸣，健忘；腰膝失养，则腰膝酸软；虚火内炽，相火妄动，扰动精室，则梦遗；阴虚阳亢，虚热内生，则口咽干燥，五心烦热，潮热，盗汗；舌红，少苔或无苔，脉细数，为阴虚火旺之征。

本证以心烦、失眠、腰酸、耳鸣、梦遗与虚热症状共见为辨证的主要依据。

5. 心肾阳虚证

指心与肾阳气虚衰，失于温煦，以心悸、水肿等为主要表现的虚寒证候。水肿明显者，可称水气凌心证。

【临床表现】畏寒肢冷，心悸怔忡，胸闷气喘，肢体浮肿，小便不利，神疲乏力，腰膝酸冷，唇甲青紫，舌淡紫，苔白滑，脉弱。

【证候分析】本证多因心阳虚衰，病久及肾；或因肾阳亏虚，气化无权，水气凌心所致。

肾阳不振，蒸腾气化无权，水液内停，泛溢肌肤，则肢体浮肿，小便不利；肾阳虚，不能温煦腰膝，则腰膝酸冷；肾阳虚不能温煦心阳，水气上犯凌心，以致心阳不振，心气鼓动乏力，则心悸怔忡，胸闷气喘；温运无力，血行不畅而瘀滞，则唇甲青紫，舌质淡紫；心肾阳虚，形体失于温养，脏腑功能衰退，则畏寒肢冷，神疲乏力；苔白滑，脉弱，为心肾阳虚，水湿内停之象。

本证以心悸、水肿与虚寒症状共见为辨证的主要依据。

6. 肺脾气虚证

指肺脾两脏气虚，以咳嗽、气喘、咯痰、食少、腹胀、便溏等为主要表现的虚弱证候。

【临床表现】食欲不振，食少，腹胀，便溏，久咳不止，气短而喘，咯痰清稀，面部虚浮，下肢微肿，声低懒言，神疲乏力，面白无华，舌淡，苔白滑，脉弱。

【证候分析】本证多因久病咳喘，耗伤肺气，子病及母，影响脾气；或饮食不节，脾胃受损，土不生金，累及肺所致。

久病咳喘，肺气虚损，呼吸功能减弱，宣降失职，气逆于上，则咳嗽不已，气短而喘；肺气虚，不能输布水津，聚湿生痰，故咯痰清稀；脾气虚，运化失职，则食欲不振而食少，腹胀，便溏；脾虚不能运化水液，水气泛溢肌肤，则面部虚浮，下肢微肿；气虚全身脏腑功能活动减退，故少气懒言，神疲乏力；气虚运血无力，面部失养，则面白无华；舌淡，苔白滑，脉弱，为气虚之征。

本证以咳嗽、气喘、咯痰，食少、腹胀、便溏与气虚症状共见为辨证的主要依据。

7. 肺肾气虚证

指肺肾气虚，摄纳无权，以久病咳喘、呼多吸少、动则尤甚等为主要表现的虚弱证候。又名肾不纳气证。

【临床表现】咳嗽无力，呼多吸少，气短而喘，动则尤甚，吐痰清稀，声低，乏力，自汗，耳鸣，腰膝酸软，舌淡，脉弱。

【证候分析】本证多因久病咳喘，耗伤肺气，病久及肾；或劳伤太过，先天不足，老年体弱，肾气亏虚，纳气无权所致。

肺气虚，呼吸功能减弱，则咳嗽无力，气短而喘，吐痰清稀；宗气不足，卫表不固，则语声低怯，自汗，乏力；肾气虚，不主摄纳，气不归元，则呼多吸少；耳窍失充，则耳鸣；腰膝失养，则腰膝酸软；动则耗气，肺肾更虚，故喘息加剧；舌淡，脉弱，为气虚之征。

本证以久病咳喘、呼多吸少、动则尤甚与气虚症状共见为辨证的主要依据。

8. 肺肾阴虚证

指肺肾阴液亏虚，虚热内扰，以干咳、少痰、腰酸、遗精等为主要表现的虚热证候。

【临床表现】咳嗽痰少，或痰中带血，或声音嘶哑，腰膝酸软，形体消瘦，口燥咽干，骨蒸潮热，盗汗，颧红，男子遗精，女子经少，舌红少苔，脉细数。

【证候分析】本证多因燥热、痨虫耗伤肺阴；或久病咳喘，损伤肺阴，病久及肾；或房劳太过，肾阴耗伤，不能上润，由肾及肺所致。

肺阴亏损，失于滋养，虚火扰动，肺失清肃，则咳嗽痰少；损伤血络，则痰中带血；虚火熏灼，咽喉失滋，则声音嘶哑；肾阴不足，腰膝失于滋养，则腰膝酸软；阴虚火旺，扰动精室，精关不固，则为遗精；阴精不足，精不化血，冲任空虚，则月经量少；虚火亢盛，迫血妄行，则女子崩漏；肺肾阴亏，失于滋养，虚热内生，则口燥咽干，形体消瘦，骨蒸潮热，盗汗颧红；舌红少苔，脉细数，为阴虚内热之象。

本证以干咳、少痰、腰酸、遗精等与虚热症状共见为辨证的主要依据。

9. 肝火犯肺证

指肝火炽盛，上逆犯肺，肺失肃降，以胸胁灼痛、急躁、咳嗽痰黄或咯血等为主要表现的实热证候。

【临床表现】胸胁灼痛，急躁易怒，头胀头晕，面红目赤，口苦口干，咳嗽阵作，痰黄稠黏，甚则咯血，舌红，苔薄黄，脉弦数。

【证候分析】本证多因郁怒伤肝，气郁化火，或邪热内蕴，肝火炽盛，上逆犯肺；或邪热蕴肺，咳甚牵引胸胁，影响肝气升发，郁而化火犯肺所致。

肝火炽盛，上逆犯肺，肺气上逆，则咳嗽阵作；火热灼津，炼液成痰，则痰黄稠黏；火灼肺络，迫血妄行，则为咯血；肝火内郁，经气不畅，则胸胁灼痛，急躁易怒；

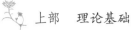

肝火上扰，气血上逆，则头晕头胀，面红目赤；热蒸胆气上逆，则口苦；口干，舌红，苔薄黄，脉弦数，为肝火内炽之征。

本证以胸胁灼痛、急躁、咳嗽痰黄或咯血等与实热症状共见为辨证的主要依据。

10. 肝胆湿热证

指湿热内蕴，肝胆疏泄失常，以身目发黄、胁肋胀痛等及湿热症状为主要表现的证候。以阴痒、带下黄臭等为主要表现者，称肝经湿热下注证。

【临床表现】身目发黄，胁肋胀痛，或胁下有痞块，纳呆，厌油腻，泛恶欲呕，腹胀，大便不调，小便短赤，发热或寒热往来，口苦口干，舌红，苔黄腻，脉弦滑数。或阴部潮湿、瘙痒、湿疹，阴器肿痛，带下黄稠臭秽等。

【证候分析】本证多因外感湿热之邪，侵犯肝胆或肝经；或嗜食肥甘，酿生湿热；或脾胃纳运失常，湿浊内生，郁结化热，湿热壅滞肝胆所致。

湿热蕴阻，肝胆疏泄失职，气机不畅，则胁肋胀痛；湿热内阻，胆汁不循常道，泛溢肌肤，则身目发黄；湿热郁蒸，胆气上溢，则口苦；湿热内阻，脾胃升降、纳运失司，胃气上逆，则厌食恶油，泛呕欲呕，腹部胀满，大便不调。湿热循经下注，则可见阴部潮湿、瘙痒、丘疹，或阴器肿痛，或带下色黄秽臭。邪居少阳胆经，枢机不利，正邪相争，则寒热往来。发热，口渴，小便短赤，舌红，苔黄腻，脉弦滑数，均为湿热内蕴之象。

本证以胁肋胀痛、身目发黄，或阴部瘙痒、带下黄臭等与湿热症状共见为辨证的主要依据。

11. 肝胃不和证

指肝气郁结，胃失和降，以脘胁胀痛、嗳气、吞酸、情绪抑郁等为主要表现的证候。又名肝气犯胃证、肝胃气滞证。

【临床表现】胃脘、胁肋胀满疼痛，嗳气，吞酸嘈杂，呃逆，不思饮食，情绪抑郁，善太息，或烦躁易怒，舌淡红，苔薄黄，脉弦。

【证候分析】本证多因情志不舒，肝气郁结，横逆犯胃，胃失和降所致。

情志不遂，肝失疏泄，肝气横逆犯胃，胃气郁滞，则胃脘、胸胁胀满疼痛，走窜不定；胃气上逆而见呃逆、嗳气；肝失条达，情志失调，则精神抑郁，善太息；气郁化火，肝性失柔，则烦躁易怒；木郁作酸，肝气犯胃，则吞酸嘈杂，胃不主受纳，则不思饮食；苔薄白，脉弦，为肝气郁结之象；若气郁化火，则舌红苔薄黄，脉弦数。

本证以脘胁胀痛、嗳气、吞酸、情绪抑郁等为辨证的主要依据。

12. 肝郁脾虚证

指肝失疏泄，脾失健运，以胁胀作痛、情志抑郁、腹胀、便溏等为主要表现的证候。又称肝脾不调证。

【临床表现】胸胁胀满窜痛，善太息，情志抑郁，或急躁易怒，食少，腹胀，肠鸣矢气，便溏不爽，或腹痛欲便、泻后痛减，或大便溏结不调，舌苔白，脉弦或缓。

【证候分析】本证多因情志不遂，郁怒伤肝，肝失条达，横乘脾土；或饮食不节、劳倦太过，损伤脾气，脾失健运，土反侮木，肝失疏泄而成。

肝失疏泄，经气郁滞，则胸胁胀满窜痛；太息可引气舒展，气郁得散，故胀闷疼痛可减；肝气郁滞，情志不畅，则精神抑郁；气郁化火，肝失柔顺之性，则急躁易怒；肝气横逆犯脾，脾气虚弱，不能运化水谷，则食少腹胀；气滞湿阻，则肠鸣矢气，便溏不爽，或溏结不调；肝气乘脾，气机郁滞，运化失常，故腹痛则泻，泻后痛缓；苔白，脉弦或缓，为肝郁脾虚之征。

本证以胁胀作痛、情志抑郁、腹胀、便溏等为辨证的主要依据。

13. 肝肾阴虚证

指肝肾阴液亏虚，虚热内扰，以腰酸胁痛、眩晕、耳鸣、遗精等为主要表现的虚热证候。

【临床表现】头晕，目眩，耳鸣，健忘，胁痛，腰膝酸软，口燥咽干，失眠多梦，低热或五心烦热，颧红，男子遗精，女子月经量少，舌红，少苔，脉细数。

【证候分析】本证多因久病失调，阴液亏虚；或因情志内伤，化火伤阴；或因房事不节，耗伤肾阴；或因温热病久，津液被劫，皆可导致肝肾阴虚，阴不制阳，虚热内扰。

肝肾阴虚，肝络失滋，则胁部隐痛；肝肾阴亏，水不涵木，肝阳上扰，则头晕目眩；肝肾阴亏，不能上养清窍，濡养腰膝，则耳鸣，健忘，腰膝酸软；肝阴不足，虚火上扰，故失眠多梦；肝肾阴亏，相火妄动，扰动精室，精关不固，则男子遗精；肝肾阴亏，冲任失充，则女子月经量少；阴虚失润，虚热内炽，则口燥咽干，五心烦热，盗汗颧红，舌红少苔，脉细数。

本证以腰酸胁痛、眩晕、耳鸣、遗精等与虚热症状共见为辨证的主要依据。

14. 脾肾阳虚证

指脾肾阳气亏虚，虚寒内生，以久泻久痢、水肿、腰腹冷痛等为主要表现的虚寒证候。

【临床表现】腰膝、小腹冷痛，畏冷肢凉，久泄久痢，或五更泄泻，完谷不化，便质清冷，或全身水肿，小便不利，面色㿠白，舌淡胖，苔白滑，脉沉迟无力。

【证候分析】本证多由久泄久痢，脾阳损伤，不能充养肾阳；或水邪久踞，肾阳受损，不能温暖脾阳，导致脾肾阳气同时损伤，虚寒内生，温化无权，水谷不化，水液潴留。

脾肾阳虚，运化、吸收水谷精微及排泄二便功能失职，则见久泄久痢不止；不能腐

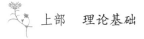

熟水谷，则见完谷不化，大便清冷；命门火衰，阴寒凝滞，则黎明前腹痛泄泻，称为五更泄；脾肾阳虚，不能温化水液，泛溢肌肤，则为全身水肿，小便短少；腰膝失于温养，故腰膝冷痛；阳虚阴寒内盛，故小腹冷痛；阳虚失于温煦全身，则畏冷肢凉；阳虚水泛，故面色㿠白；舌淡胖，苔白滑，脉沉迟无力，均为阳虚水停之征。

　　本证以久泻久痢、水肿、腰腹冷痛等与虚寒症状共见为辨证的主要依据。

第二篇　乡村常见病证的方药选用

第一章　方药的概念及基础理论

第一节　方药的概念

一、中药的概念

有关中药的应用早在《诗经》《山海经》《离骚》《五十二病方》等古籍中就有记载，而中药之名最早见于标志着中药理论体系形成的专著《神农本草经》中，但与目前中药的含义完全不同。《神农本草经》中的中药是作为药物上、中、下三品分类法提出的，属于中品，而非目前所说的中药。

1. 中药的本义

古时将中药称之为"药"或"毒药"。《说文解字》："治病草，从草，乐声"，意为"药"是治疗疾病、解除疾苦、恢复快乐的植物。现代意义上的中药是在19世纪后期，为了区别于进入我国的西医西药才有的名称。

因此，须明确以下几个概念。

① 中药知识：早在《神农本草经》之前就已有记载，随着中华文明的起源而逐步形成。

②中药名称：最早见于《神农本草经》中，作为药物的分类，属中品。

③ 与西药相对应的中药：为了区别于西医所用的药物，将中医所用的药物称之为中药，这一名称的含义不到300年的历史。

④中药的定义：在中医药理论指导下认识和应用的药物。

2. 与中药相关的其他名称

在中药应用的历史上，有不少与中药相关的名称，常见如下。

① 草药、中草药：始见于宋代。主流本草未记载、未在全国性流通，主要为局部地区部分乡间医生习用的药物。从层次上讲比中药低，但草药是中药的主要来源，因此，中药、草药，常习称为中草药。

② 本草：即"以草为本"。"本"义就是根；草泛指植物。因此，本草就泛指植物

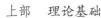

药，中药中 70% 以上的品种为植物药。本草实质上就是中药古时的代名词，现在使用本草更多的体现了中药的历史性与学术性。

③ 天然药：与合成药相对而言。中药中的绝大多数来源于天然品，但非绝对。中药中也有提取、合成药，而现代许多中药已不同于纯天然的药物，而是人工培植、养殖品。

④ 中药材与饮片：中药材是作中药使用，未经加工、炮制的植物药、动物药、矿石药，也可以称作是原药材，而饮片则是根据规范要求进行加工炮制后可以直接入药使用的药材。

⑤ 中成药：以中药饮片为原料，在中医药理论指导下，按照一定的组方原则，根据病情的需要，选取相应的药物、按照一定的用量比例，制备成某种剂型，可以直接使用的成品中药。

⑥ 道地药材：又名地道药材，是优质纯正药材的专用名词，专指历史悠久、产地适宜、产量丰富、炮制讲究、疗效显著、带有浓郁地域特色的药材，核心是疗效显著。

二、方剂的概念

方，即方法、处方；剂，即剂量、剂型。因此，方剂是在中医药理论指导下，在明确辨证、确立治法的基础上，按照一定的组方原则，选择合适的药物和剂量，制成某种适合的剂型，用以防病治病的、由两味以上药物组成的中药群体。是中医治疗疾病理法方药中的重要环节。

第二节　中药的性能理论

中药的治病原理就是"以偏纠偏"——以药物的偏性纠正机体的偏差，使之重新归于相对的动态平衡。这种药物的偏性也就是药物的性能，简称"药性"，主要包括四气五味、升降浮沉、归经、有毒无毒等方面。

一、四气五味

四气五味是中药最为基本、核心的理论。四气针对疾病的寒热性质，五味反映了药物的作用规律。

1. 四气

指药物寒、热、温、凉的四种药性，又称"四性"。主要用以反映药物影响人体的寒热病理变化及阴阳盛衰的作用性质和特征。四气之中，寒与凉为同一性质，凉次于寒；热与温为同一性质，温次于热，其实质仍是寒热二性。中药中有许多药物的药性不存在明显的寒热之性，而是比较平和，因此有"平性药"。

药性的确定应以中医的寒热辨证纲领为理论基础，以机体用药的反应为依据。如机体出现寒性症状，表现出畏寒怕冷，手足不温，面色苍白，口不渴，喜温热，小便清长，大便稀溏，舌淡苔白，脉迟，用一些药物如附子、桂枝、细辛、生姜、羌活等能改善或消除这些寒性症状，说明这些药物的药性是温热的。因此，凡是能针对寒证，消除或减轻寒性症状的药物，可称之为温热药。如机体出现热性症状，表现出发热、面赤、烦躁、口渴、喜冷、小便短赤、大便秘结、舌红苔黄、脉数，用一些药物如石膏、知母、黄芩、板蓝根、金银花、牛蒡子等能减轻或消除这些热象，说明这些药物具有寒凉之性。因此，凡是针对热证，能改善或消除热性症状的药物称之为寒凉药，这也就是《神农本草经》所云："疗寒以热药，疗热以寒药"，《素问·至真要大论》："热者寒之，寒者热之"的基本用药规律。

一般而言，寒凉药具有清热泻火，凉血解毒，育阴潜阳，清化热痰，泻下通便，利尿通淋等功效，主要用于阳热病证，包括实热和虚热；温热药具有温散风寒，温里止痛，回阳救逆，补火助阳，温通血脉，芳香开窍、化湿行气等作用，主要用于阴寒之证，包括实寒和虚寒。

2. 五味

指药物的五种滋味，即辛、甘、酸、苦、咸五种不同的味道，部分药物还有淡味、涩味。因此药味实际上应是辛、甘、酸、苦、咸、淡、涩七味，但因前五种最为基本，所以习惯上仍然称为五味。

五味既是部分药物真实滋味的反映，更是药物作用规律的总结。五味的作用分述如下。

① 辛味：能行、能散，即辛味药具有行气、行血、发散解表的功能。一般用于治疗气滞血瘀病证和表证的药物多具有辛味，如行气药的木香，活血药的红花，解表药的麻黄、生姜、薄荷等。此外芳香开窍药、芳香化湿药也大都为辛味，如石菖蒲、藿香等。

② 甘味：能补、能缓、能和，即甘味药具有补益、缓急、和中调和的功能。用于治疗虚证的补益药，如党参、黄芪、熟地、沙参等；治疗挛急疼痛的药物，如甘草、饴糖、蜂蜜；治疗筋脉拘急的息风止痉药，如天麻、钩藤；另外能调和药性的甘草、和中的谷芽等，都具有甘味。此外，有"甘能解毒"之说。

③ 酸味：能收、能涩，即酸味药有收敛固涩的作用。一般用以治疗久咳、虚喘、虚汗、久泻、久痢、遗精、滑精、崩漏不止、白带过多等滑脱不禁病证的药物都具有酸

味，如五味子、乌梅、五倍子、牡蛎、山茱萸、金樱子等。此外，酸味药还具有生津止渴、安蛔止痛的功能，如乌梅。

④ 涩味：与酸味作用相似，故有"涩附于酸"之说。不同之处在于涩味药的收敛固涩功能更强，但无生津止渴作用。

⑤ 苦味：能泄、能燥、能坚，即苦味药具有降泄、通泻、清泄，燥湿，坚阴的作用。一般用于治疗胃气上逆之呕吐、呃逆，以及肺气上逆之咳喘的药物，如枇杷叶、旋覆花；用于治疗热结便秘的泻下药，如大黄、番泻叶；治疗里热壅盛的清热泻火药，如栀子；治疗湿热病证、寒湿病证的药物，如黄连、黄芩、苍术、厚朴；治疗阴虚火旺病证的药物，如知母、黄柏等都具有苦味。

⑥ 淡味：能渗、能利，即淡味药具有利水渗湿消肿的作用。一般用以治疗水肿、小便不利的利水渗湿药，如茯苓、泽泻、薏苡仁都为淡味。通常将它和甘味并列，所谓的"淡附于甘"。

⑦ 咸味：能软、能下，即咸味药具有软坚散结、泻下通便的作用。一般用于治疗症瘕积聚病证的药物，如牡蛎，以及治疗燥屎内结之便秘的药物，如芒硝，都具有咸味。

二、升降沉浮

指针对病势，药物作用于人体的趋向性。升降沉浮也就是指药物对机体有向上、向外、向下、向内四种不同的趋向性，表明药物作用的定向概念。其中升与降，浮与沉是相对的，而升与浮，降与沉既有异又有同，往往是升浮并提，沉降并提，性能相同。

根据疾病的病势，采用与病势相反的治疗方法，来判断药物的升降浮沉。能够治疗病势向上病证的药物其药性沉降，如枇杷叶能降逆胃气以治疗胃气上逆之呕吐，杏仁能降逆肺气以治疗肺气上逆之咳喘，说明枇杷叶和杏仁的药性为沉降。相反，能治疗病势向下病证的药物其药性则为升浮，如柴胡、葛根、黄芪能升阳举陷，以治疗脾阳不升、中气下陷引起的内脏下垂、久泄脱肛，说明柴胡、葛根、黄芪的药性为升浮。

根据疾病的病位，采用与病位相顺的治疗方法，来判断药物的升降浮沉。疾病在上、在表，当选用能作用于上部和体表的药物，如头痛、鼻塞、恶寒发热，当选用辛夷、薄荷、紫苏等药物治疗，这些药物的药性为升浮；疾病在下、在里，当选用能作用于下部和体内的药物，如便秘、腹胀，当用大黄、芒硝等药物治疗，这些药物的药性为沉降。

一般而言，升浮药具有升阳发表，祛风散寒，开窍醒神，温阳补火，行气解郁，涌吐等功能；沉降药具有泻下通便，导行积滞，清热泻火，凉血解毒，利水渗湿，利胆退黄, 利尿通淋, 镇静安神, 平肝潜阳, 降逆止呕, 止咳平喘, 收敛固涩, 止血等功能。

三、归经

指药物对人体的脏腑经络有特殊的选择性作用的性能, 反映药物的药效所在, 是阐明药效机理, 指导临床用药的基本药性理论之一。

中药的归经理论以中医脏腑经络学说为理论基础, 以药物所治病证的病位为确定依据。如某些药物能止咳平喘, 治疗咳喘鼻塞等, 则该药物归于肺经, 如麻黄; 药物能养心安神, 治疗心悸失眠, 则该药归于心经, 如酸枣仁; 某些药物能健脾化湿, 治疗腹胀纳差, 则该药归于脾经, 如茯苓; 某些药物能疏肝解郁, 治疗胁痛黄疸, 则该药归于肝经, 如郁金; 某些药物能补益肾精, 治疗腰酸阳痿, 则该药归于肾经, 如菟丝子。

掌握药物的归经对于指导临床用药具有重要的意义, 有利于提高用药的准确性, 增强临床疗效。

四、毒性

广义的毒, 实际上是指药物的偏性。凡药都具毒性, 药物之所以能治病祛邪, 是因为具有某种偏性, 这种偏性就是毒性。正确应用药物的偏性, 使药证相符, 何毒之有? 不识药物偏性, 药不对证, 则皆为毒药。因此药物的毒性具有普遍性, 是每种药物都具有的性质和特点。狭义的药物毒性或称有毒, 是指药物对人体的毒害作用和伤害反应, 是与药物的治疗效应相对的, 毒药就是指容易引起毒性反应的药物。

应当明确的是药物的毒性作用有别于药物的副作用。副作用是指在常用剂量下出现的与治疗目的无关的不适反应, 比较轻微, 对机体危害不大, 停药后可自行消退。而毒性作用是指用药后造成的机体组织器官的损害, 或机体生理功能的破坏, 危害较大, 有些甚至在停药后也难以修复, 主要是由药物本身的毒性引起, 是由于用量过大或疗程过长所致。

影响药物毒性的因素很多, 最为主要的是用药是否对证以及用量的大小。此外, 与药材品种、药材质量、炮制、给药途径、剂型与制剂工艺、配伍、服药方法以及患者本身的个体差异等因素有关。

第二章 方药的应用

第一节 方药配伍

一、中药的七情配伍

所谓配伍，就是根据病情的需要，结合药物的性能特点，有选择地将两种或两种以上的药物按一定的法度有机组合的方法。

所谓"七情"就是方药配伍的七种情形，即相须、相使、相畏、相杀、相恶、相反以及单行。

1. 单行

又称单引，是单用一味药，不与其他药物配伍来治疗疾病。如独参汤用人参一味，大补元气，治疗气虚甚至气脱。单行的使用要求单味药针对性强，效专力宏，所治疗的病证单一。

2. 相须

两味性能、功用类似的药物联用（多为同类药），能增强原有各自的疗效，发挥协同增效作用的配伍。如大黄、芒硝均为寒凉攻下药，联合运用可以增强清热泻下通便的作用；石膏、知母均为寒凉清热之品，合用则清热泻火之力更盛。

3. 相使

两味性能或功用上具有某种共性的药物联用（可以是同类药也可以不是同类药），以其中一种药物为主，另一种药物为辅，合用以后，辅药可提高主药功效的配伍。如治疗脾虚水肿的黄芪茯苓汤，用黄芪益气利水为主药，配茯苓加强黄芪的益气利水的功能。

4. 相畏

两味药物联用后，一种药物的毒性能被另一种药物减弱或消除的配伍。如生半夏与生南星的毒性能被生姜减轻或消除，可以说生半夏、生南星畏生姜。

5. 相杀

两味药物联用后，一种药物能减轻或消除另一种药物的毒性或副作用的配伍。如生姜减轻或消除生半夏、生南星的毒性，即生姜杀生半夏、生南星。

相畏与相杀具有相同的配伍意义，即两种药物配伍后，其中一种药物的毒性或副作用减轻或消除了，只是两味药物在配伍中的位置不同而已。

6. 相恶

两味药物联用后，一药能使另一药某方面或数方面的功效减弱，甚至消失的配伍，但并不是所有的功效都减弱或消失。如人参配莱菔子，因人参补气，莱菔子消气，故莱菔子能削弱人参的补气作用。再如生姜配黄芩，黄芩的清肺功能与生姜的温肺功效相互拮抗，而使各自对肺的治疗效应降低。

7. 相反

两味药物联用后，能增强原有毒性，或产生新的毒副反应的配伍，如芫花、甘遂反甘草等。

上述"七情"配伍虽然是七种配伍方法，但从配伍后的效应来看，除单行外，主要有以下四个方面。

① 增效作用：主要是相须、相使配伍，能增强疗效，在临床上应充分予以利用。

② 监制作用：主要是相畏、相杀配伍，能降低或消除药物的毒副反应，确保用药安全，在临床上对有明显毒性的药物运用时，应予以使用。

③ 减效作用：主要是相恶配伍，能降低、减弱甚至消除药物的某个或某些功效，降低治疗效应，在临床上应尽可能避免使用，但在必要时适当考虑使用。

④ 毒副作用：主要是相反配伍，能产生或加重毒性，影响用药安全，在临床上应避免、禁忌使用。

二、方剂的组成与变化

一个方剂的组成是否合理正确，既是辨证论治的具体体现，又是对辨证是否准确，治法是否妥当的检验，同时也体现了对药物的理解和应用的熟悉程度。

（一）组方原理

根据病情的需要，结合药物的性能和功用特点，通过合理配伍，以调其偏性，制其毒性，控制和调节多功用单味中药的作用方向，从而增强或改变药物原有功能，消除或缓解对人体的不良因素，发挥其相辅相成或相反相成的综合作用，使各具特性的药物组合成一个新的有机整体，达到辨证论治的要求和目的。

（二）基本结构

方剂的组成是在辨证立法的基础上，经过适当的配伍而成。在组织不同作用和地位的药物形成方剂时，应符合严密的组方基本结构，即"君、臣、佐、使"。

1. 君药

即方中针对主病或主证起主要治疗作用的药物。

2. 臣药

①辅助君药加强治疗主病或主证作用的药物；②针对重要的兼病或兼证起治疗作用的药物。

3. 佐药

①佐助药：配合君、臣药以加强治疗作用，或直接治疗次要兼证；②佐制药：消除或减弱君、臣药的毒性，或能制约君、臣药的毒副反应，或峻烈之性；③反佐药：性味与君、臣药相反，而治疗起相成作用，可防止药病格拒。

4. 使药

①引经药：引领方中诸药至特定病所；②调和药：调和方中诸药。

任何一首方剂组成中，其君药不可缺少或改变，如一首方剂的君药缺少或改变，则不称其为该方，或其功效、主治也应随之改变，而不是原方治疗范围。一般来说，君药的药味数占全方药味数比例较少。作为君药的药物其用量一般比臣、佐、使药的药量应大一些（也有特例）。如药味繁多的大方，或多个基础方组合而成的"复方"，分析其结构时也可以按其组成方药的功用归类，分清主次即可，不必一定拘泥于君臣佐使的结构形式。

（三）方剂的变化

1. 药味加减变化

指在主病、主证、主药（君药）不变的前提下，改变次要药物，以适应病情变化，即"随证加减"之意。

2. 药量增减的变化

指方剂组成不变，通过药物用量比例变化使其配伍关系改变，功用、主治亦随之变化。

3. 剂型更换变化

通过剂型的改变使功效和主治随病情的需要而发生变化。

上述三种方剂的变化形式，既可以单独使用，又可以相互结合应用，当视临床具体情况而选择。

第二节　方药应用禁忌

方药应用禁忌是指在用药治病时，对某些药物或食物应该禁止或谨慎使用。为了确保方药应用的有效性和安全性，必须注意方药的应用禁忌。包括病证方药禁忌、配伍用药禁忌、妊娠方药禁忌和服药食忌等。

一、病证方药禁忌

病证用药（方）禁忌，指药（方）不对证，即药物（方剂）的性能与病情不符，甚至有可能导致病情加重或恶化，属禁忌使用的范围。

二、配伍用药禁忌

凡是两药或多药配伍合用后使疗效降低，产生或加重毒副反应，影响用药安全者，属于配伍用药禁忌。具体内容历代记载的有"十八反"和"十九畏"。

《珍珠囊补遗药性赋》十八反歌："本草明言十八反，半蒌贝蔹芨攻乌，藻戟遂芫俱战草，诸参辛芍叛藜芦"。歌赋中所言十八反包括：甘草反甘遂、大戟、芫花、海藻；藜芦反人参、丹参、沙参、玄参、苦参、芍药（赤芍、白芍）、细辛；乌头反贝母、瓜蒌、半夏、白蔹、白及。

十九畏即：硫黄畏朴硝，水银畏砒霜，狼毒畏密陀僧；巴豆畏牵牛，丁香畏郁金，牙硝畏三棱；川乌草乌畏犀角，人参畏五灵脂，官桂畏石脂。

三、妊娠方药禁忌

妊娠方药禁忌是指妇女妊娠期间应禁止使用对母体、胎元有损害作用，甚至导致堕胎的方药。

1. 禁用的方药

药性峻猛，毒性较强的方药。如砒霜、水银、雄黄、轻粉、斑蝥、马钱子、蟾酥、川乌、草乌、藜芦、胆矾、瓜蒂、巴豆、甘遂、大戟、芫花、牵牛子、商陆、干漆、水蛭、三棱，莪术等；或十枣汤、三物备急丸等。

2. 慎用方药

药性较为峻急，可能影响胎儿，母体的方药。如牛膝、川芎、红花、桃仁、姜黄、丹皮、枳实、枳壳、大黄、番泻叶、芦荟、芒硝、附子等；或大承气汤、桃核承气汤、抵挡汤等。

四、服药食忌

是指在服药期间不能同时服用某些食物，因为某些药物的功效会被某些食物所抵消、减弱；或某些食物会诱发、加重某些病情。一般来讲，在服药期间，应避免饮食生

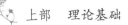

冷、油腻、腥臊以及有刺激性的食物。此外在服用某些药物时不能或谨慎同吃某些食物，否则会影响疗效，或产生毒副反应。如古人记载有：常山忌葱；地黄、首乌忌葱、蒜、萝卜；薄荷、柿子忌蟹肉；茯苓忌醋；鳖甲忌苋菜等。同时，某些疾病在治疗过程中，应该禁食或慎食某些食品。如热性病证，应忌食辛辣、油腻、煎炸类食物；寒性病证应忌食生冷、清凉性食物；胸痹患者应慎食肥肉、动物内脏以及烟酒；胃酸者忌米醋；失眠者忌浓茶；水肿者禁多盐；疮痛者忌虾、蟹等。

第三节　方药剂量与用法

一、剂量

剂量是指方药在临床治疗时应用的剂量。包括单味药的药量，方剂组成中各药物的用量（相对用量）以及整个方剂的剂量。

药物剂量的实质，是药物应用于机体后，能够产生特定生物效应的量。因此，方药的用量直接影响着临床治疗效果和用药安全。

1. 确定用量原则

以取得最佳疗效，最小不良反应为确定用量的原则。

2. 限定剂量范围

某些药物随着剂量的增加疗效也会相应提高。但如剂量过大，超过一定的限度，不但疗效不会提高，还会出现毒副反应、疗效下降、相反效果三种不良反应。

3. 处方中某些药物剂量改变，会影响其功效和适应证

方药剂量的确定涉及多方因素，包括药材本身的特性（如质量的好坏、质地的轻重、气味的厚薄、有无毒性及毒性的大小等）、患者的身体素质及疾病状况（如年龄、性别、体质的强弱、病程的长短、病情的轻重等）以及医生的应用（配伍、剂型、经验等），同时还关系到季节、气候、环境等因素，故应权衡多方因素制定合理剂量。

二、用法

指方药的应用方法，包括方药的煎煮法，服药方法以及应用形式、给药途径等。

（一）一般煎煮方法

煎煮方法的正确与否直接影响着药效，具体内容包括以下几方面。

1. 煎药用具

宜：砂锅、砂罐等陶瓷器具。其质地化学性质稳定，不易与药物成分发生化学反应，导热均匀，保暖性能好。

忌：铜、铁、铝等金属器具。其质地易与某些药物成分发生化学反应，使疗效降低，甚至产生毒副反应。

2. 煎药用水

无异味、洁净澄清的冷水，如自来水、井水、蒸馏水、纯净水等。

3. 煎药水量

用水量应视药量、药物质地、煎煮时间而定。一般第一煎淹没饮片约5cm；第二、三煎则淹没3cm即可。每次煎得药量以100～150ml为宜。

4. 浸泡时间

多数药物宜先用冷水浸泡20～30分，如果以种子，果实为主的药物，可浸泡至1小时左右。

5. 煎煮火候

一般药物宜先武火使药液煮沸后改文火煎煮，以免药汁溢出或药物煎干。

6. 煎药时间

药物不同煎药时间有别，一般药物煮沸后改文火再煎煮15～30分钟，但对一些有效成分不易煎出的药物，则煎煮时间宜长一些，煮沸后需用文火久煎（30～60分钟）。

7. 煎煮次数

每剂药一般煎煮2次，有的药可煎煮3次。

（二）特殊煎煮方法

1. 先煎

有效成分不易煎出的药物，如动物角、壳、甲壳、矿物类以及少数植物药（如苦楝根皮），或久煎能降低毒性的药物，如乌头、附子、雷公藤。先煎30～60分钟，部分药物可根据病情需要适当延长煎煮时间。

2. 后下

有效成分久煎易挥发散失的药物，如鱼腥草、肉桂；有效成分久煎易破坏的药物，如青蒿、大黄、番泻叶等。

3. 包煎

有绒毛的药物，煎煮时易漂浮在药液表面，对喉咙有刺激，如辛夷、旋覆花；药材呈粉末状，煎后易成糊状不便于服用的药物，如海金沙、五灵脂等；药材细小，且含淀粉、黏液质，使煎煮时易粘锅且不便滤汁的药物，如车前子、葶苈子等。

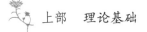

4. 另煎

指一些贵重药材，为了更好地煎出有效成分并充分应用，应单独另煎。煎出液可以单独服用，也可以与其他药物煎出液混匀同服。如人参、西洋参、灵芝等。

5. 烊化

又称熔化。指某些胶类药材及黏性大而易溶化的药物，为避免入煎剂粘锅或黏附着其他药物而影响煎煮。可单用水或黄酒将此类药物加热熔化（烊化）后，与其他煎好的药液混匀服用。如阿胶、鹿角胶、饴糖等。

6. 冲服

入水即化的药，如芒硝；汁液类药，如竹沥、蜂蜜、饴糖等；某些贵重且用量少的药物，为防止散失而研成细末粉状，如羚羊角粉、沉香粉等。

7. 以汤代水

为了防止某些药物与其他药物同煎煮时药液混浊，难以下咽，对这类药物预先置放大量水进行煎煮后取其煎液代水再煎煮其他药物，如灶心土。此外，某些药物质轻体积大，而用量又多，吸水性好，如玉米须、夏枯草等，也应以汤代水煎煮。

（三）服药方法

服药方法的正确与否也会影响疗效，包括服药时间，服药量，服药的温度等。

1. 服药次数

汤剂，一般每日一剂，每剂分 2～3 次服，每次量 100～150ml。病情急重者，可每日 2～3 剂，4～6 小时服用一次；病轻者则也可两日一剂。发汗药、泻下药，如药力过强，服药应以得汗出，泻下为度，中病即止，不必尽剂。呕吐患者则宜小量频服。

2. 服药时间

一般药以上、下午各一次，餐后 1～2 小时为宜。有些药物的服药时间当根据病情需要和药物特性确定。

攻下药：饭前服，因胃中空虚，不受食物所阻，可较快进入肠道发挥药效。

对胃肠道有刺激作用的药物：饭后服，因胃中有食物与药物混合，减轻刺激。

消导药：饭后服，以帮助消化。

安神药：睡前 30～60 分钟服。

补益药：多空腹服，以利于充分吸收。

3. 服药温度

一般汤药以温服为主，因为中药在煎煮过程中，许多药物成分可能发生化学反应，产生沉淀。而多数沉淀在消化道内，经消化液作用后又可被机体再分解吸收发挥疗效。但也有治寒证宜热服，热证宜凉服的方法。

第三章 临床用药要点

理法方药是中医临床治疗疾病的基本过程，包括了辨证分型、确立治法和选用药。因此，辨证用药是中医治病的原则。在强调辨证用药的同时，也须根据临床实际，当结合辨病用药与对症用药。因此，辨证用药、辨病用药与对症用药时临床用药的要点，缺一不可。

第一节 辨病用药

所谓辨病用药是指在明确疾病诊断的基础上，选用能针对疾病独特疗效的药物，专病专药、专病特效，贯穿于疾病治疗的整个过程。包括根据中医病名和西医病名用药。

一、中医病名选药

（一）常见中医病名与药物选用

1. 常用药物

常见中医病名与对应方药（见表5）。

表5 常见中医病名与方药

序号	中医病名	针对药物	序号	中医病名	针对药物
1	蛔厥	乌梅	7	夜盲	苍术
2	脾瘅	佩兰	8	鼻渊	细辛、白芷、辛夷花、苍耳
3	百合病	百合	9	梅核气	半夏、厚朴
4	梅毒	土茯苓	10	消渴	山药、葛根、天花粉、地黄、玄参、知母、黄芪、黄连
5	胸痹	瓜蒌、薤白	11	黄疸	茵陈、大黄、栀子、金钱草
6	膏淋、白浊	草薢	12	肠痈	败酱草、红藤、牡丹皮、薏苡仁、蒲公英、桃仁

（续表）

序号	中医病名	针对药物	序号	中医病名	针对药物
13	乳痈	蒲公英	23	疳积	银柴胡、秦艽、胡黄连
14	肺痈	芦根、鱼腥草、桃仁、薏苡仁	24	臌胀	甘遂、大戟、芫花、葶苈子
15	带下	白芷、薏苡仁、苍术、山药、芡实、莲子	25	阳痿	仙灵脾、桑螵蛸、蛤蚧
16	脚气	木瓜、薏苡仁、萆薢	26	淋证	海金沙
17	丹毒	牛膝、黄柏、板蓝根	27	石淋	滑石、金钱草
18	痄腮	牛蒡子、大青叶、板蓝根	28	倒经	郁金、牛膝
19	痔疮	马兜铃、槐花、地榆	29	腰带疮	雷公藤、蒲黄、土茯苓、土牛膝
20	疔疮	紫花地丁、黄连、野菊花	30	脏躁	淮小麦、红枣、甘草
21	疥癣	川楝子、苦楝皮、蕲蛇	31	五更泻	补骨脂、五味子、吴茱萸、肉豆蔻
22	惊风、破伤风	蕲蛇、蝉蜕、重楼、羚羊角、钩藤、天麻、牛黄	32	鸡眼、疣	鸦胆子

2. 部分疾病与药物

（1）蛔厥与乌梅

蛔厥：蛔虫在肠道、胆道等腹部钻动而引起剧烈腹痛，伴有四肢厥冷。

蛔虫特性：大肠寄生虫，得甜则动、则钻，得酸则伏、则安。

治疗：安蛔止痛。

乌梅：酸味重，归于大肠经，具有安蛔止痛的作用。

（2）脾瘅与佩兰

脾瘅：因感受湿热之邪，或饮食不节，过食肥甘厚腻，酿成湿热，内蕴脾经而致口中甜腻、脘腹胀满、泛吐厚浊涎沫。

治疗：化湿运脾。

佩兰：性质平和，具有化湿浊、祛陈腐的功效，能芳香醒脾。

（3）百合病与百合

百合病：精神恍惚不定，语言、行动、饮食、感觉失调，口苦、小便赤，脉微数。由于心肺阴虚，累及百脉，影响神明所致。

治疗：养阴润肺，清心安神。

百合：百合的功用十分明确，能养阴润肺、清心安神，常配伍地黄以治疗此病，如百合地黄汤。

（4）梅毒与土茯苓

梅毒：湿热毒下注，生殖器以及皮肤黏膜等出现疱疹、溃烂等。

治疗：清利湿热解毒。

土茯苓：利湿解毒，通利关节，是一味治疗梅毒的代表性药物。

（5）胸痹与瓜蒌、薤白、丹参、麝香、三七、半夏、桂枝

胸痹：胸前区的憋闷疼痛甚则刺痛，放射左肩背，多因阳虚寒凝痰阻或气结阳郁血滞而致心血瘀阻、气机不畅。

治疗：温阳散寒活血，化痰宽胸理气，化瘀通络止痛。

方药：瓜蒌薤白汤类方。以桂枝温通胸阳、促进血行、散寒止痛；以丹参活血化瘀止痛；以瓜蒌、薤白化痰宽胸理气、通阳散结；以半夏燥湿化痰散结；以麝香、三七活血化瘀止痛。

（6）夜盲与苍术

夜盲：眼目失养，入夜视物昏花甚则失盲，多因湿阻脾胃，清阳不升，目失所养而致。

治疗：燥湿健脾，升发清阳，充养眼目。

苍术：燥脾湿、健脾气，使脾胃健运，清阳上升，充养清窍而神清目明。

（7）消渴与山药、葛根、天花粉、地黄、玄参、知母、菟丝子、黄芪、黄连

消渴：相当于现代糖尿病。核心为阴虚，又有阴虚津亏、气阴两虚、阴虚内热、阴阳两虚以及阴虚湿阻等。

治疗：消渴治疗的核心是养阴，包括益气养阴、清热养阴、生津养阴、补阳益阴。

药物：山药、黄精、西洋参、黄芪益气养阴；天花粉、知母清热养阴；葛根、地黄、玄参生津养阴；菟丝子补阳益阴。

（8）黄疸与茵陈、大黄、栀子、金钱草

黄疸：湿邪阻遏胆道，胆汁外溢，面黄、目黄、身黄、尿黄。

治疗：利湿退黄、利胆退黄，通过利尿、通便以除湿退黄。

方药：茵陈蒿汤中茵陈既利胆退黄又除湿退黄，大黄既清利湿热又通便以除湿退黄，栀子既清利湿热又利尿以除湿退黄。

（9）梅核气与半夏、厚朴

梅核气：自觉咽中有物梗阻如梅核，吐之不出，咽之不下，多为痰阻气滞，气机不利。

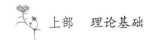

治疗：化痰行气消滞。

方药：半夏厚朴汤，其中以半夏燥湿化痰，厚朴行气燥湿。

（10）肠痈与败酱草、红藤、牡丹皮、薏苡仁、蒲公英、桃仁、大黄

肠痈：相当于阑尾炎，右下腹的转移性疼痛，伴有发热、便秘，压痛、反跳痛，因于热、毒、瘀、湿等结于大肠，化脓成痈。

治疗：既要针对病因以清热解毒，又要化瘀除湿排脓。

药物：败酱草、蒲公英、红藤清热解毒；牡丹皮、桃仁、大黄、薏苡仁化瘀除湿。特别是桃仁、大黄又能通便，通过大便将热毒、瘀血、湿邪排出体外。

（11）肺痈与芦根、鱼腥草、桃仁、薏苡仁

肺痈：相当于肺脓肿，以咳嗽、胸痛、高热、咳吐腥臭浓痰为主要表现，多因热毒壅肺所致。

治疗：以清泻肺热、解毒消痈排脓为治疗方法。

药物：芦根、鱼腥草清热解毒，桃仁活血消痈，薏苡仁祛湿排脓。

（12）带下与白芷、薏苡仁、苍术、山药、芡实、莲子、黄柏、龙胆草

带下：常见妇科病，主因为湿邪下注，与脾肾亏虚也有关。

治疗：对于湿邪下注者以燥湿止带为主，对于脾肾不足之虚性带下以补益脾肾、祛湿止带为主。

药物：寒湿白带用白芷、苍术，湿热带下用黄柏、龙胆草；脾肾不足之带下用莲子、芡实、山药。

（13）丹毒与牛膝、黄柏、苍术、大青叶、板蓝根

丹毒：中医外科常见病症，下肢局部的红肿热痛，多因热毒、湿毒下注、络脉不和所致。

治疗：既要清热解毒、除湿通络，又要选用针对下部病症的药物。

药物：黄柏善于清解下部火热、热毒病症并能清热燥湿，苍术长于燥湿，大青叶、板蓝根长于清热解毒，牛膝长于引火下行，并能活血，其中土牛膝又能清热解毒。

（14）痄腮与牛蒡子、升麻、大青叶、板蓝根、贯众、青黛

痄腮：相当于流行性腮腺炎，多因风热之毒侵犯头面部所致。

治疗：疏风清热，解毒消肿。

药物：牛蒡子、升麻、大青叶、板蓝根、贯众、青黛均可清热、解毒、消肿。

（15）五更泻与补骨脂、五味子、吴茱萸、肉豆蔻

五更泻：脾肾阳虚是五更泻最为常见的原因，表现为每日五更时腹痛腹泻，大便稀溏。

治疗：温补脾肾，温阳止泻。

方药：四神丸。补骨脂温补肾阳以止泻，五味子益肾涩肠止泻，吴茱萸温阳燥湿止泻，肉豆蔻涩肠止泻。

（二）西医病名

1.常见西医疾病与中药选用（见表6）

表6　西医病名与中药选用

序号	西医病名	针对药物
1	痛风	山慈姑、土茯苓、土牛膝、牵牛子、大戟
2	肿瘤	白花蛇舌草、半枝莲、石上柏、水线草、蜈蚣
3	气管炎、肺炎、哮喘	鱼腥草、平地木、黄芩、杏仁、紫菀、款冬、百部
4	心血管疾病	丹参、益母草、红花、三七、麦冬、五味子、酸枣仁、党参、红枣、茯苓
5	高血压	天麻、钩藤、菊花、车前子、罗布麻、珍珠母、石决明、羚羊角
6	慢性妇科炎症	败酱草、茜草、艾叶、蒲黄
7	强直性脊柱炎	狗脊
8	糖尿病	白蒺藜
9	白癜风	茵陈、垂盆草
10	肝炎	金钱草
11	胆结石、泌尿系结石	茵陈、大黄、栀子、金钱草
12	骨质疏松症	续断
13	前列腺疾病	肉桂、穿山甲、冬葵子

2.部分疾病用药介绍

（1）痛风的中药应用

痛风：嘌呤代谢混乱、尿酸沉积，有先天与后天两种。先天往往有家族遗传史，尿酸很高，往往伴随有肾功能损伤。后天主要由于饮食不节，摄入过多含有嘌呤类的物质所致。

治疗：主要因肾精不足、湿浊、湿毒瘀积所致，取决于痛风的类型。痛风性关节炎主要表现为湿浊、湿毒下注，脉络不通，在治疗上以利湿解毒、利尿泄浊、通络止痛为主；若是高尿酸血症，则当标本兼治，补益肾精、利湿解毒、化瘀泄浊。

常用中药：山慈菇、土茯苓、土牛膝、牵牛子、大戟、薏苡仁、蒲黄、大腹皮、茜草、败酱草、泽泻。

（2）肿瘤的中药应用

肿瘤：细胞的异常增生。包括各种肿瘤，如肺癌、胃癌、肝癌、乳腺癌、大肠癌等。

治疗：多因癌毒瘀滞所致，治疗上当以毒攻毒、以毒克毒、扶正祛邪、软坚散结。

常用中药：白花蛇舌草、七叶一枝花、山慈菇、半枝莲、石上柏、水线草、蜈蚣、旋覆花、鳖甲等。

（3）心血管疾病的中药应用

心血管疾病包括冠心病、心肌炎、心肌缺血、心脏传导阻滞等。

治疗：多属于中医中胸痹的范畴。活血养心是最重要的基本法则。

常用方药：如丹参、生脉饮、三七、酸枣仁、麝香保心丸等。

（4）高血压的中药应用

血压高于正常，出现眩晕、头胀、头痛、烦躁等症状。

治疗：70%以上的高血压患者属于医的肝阳上亢证型，因此宜平肝潜阳。

常用方药：天麻、钩藤、菊花、车前子、罗布麻、珍珠母、石决明、羚羊角等。

（5）慢性妇科炎症的中药应用

慢性妇科炎症包括附件炎、宫颈炎、子宫内膜异位症等。

治疗：中医认为这类疾病多由瘀血、热毒、寒凝、水湿、气滞等所致，常因饮食、疲劳、精神等因素所有发或加重。因此在治疗上当清热解毒、活血化瘀、理气通滞、利水渗湿、温阳散寒、补益气血等。

常用方药：败酱草、茜草、艾叶、蒲黄、土牛膝、土茯苓等。

（6）贫血的中药应用

贫血的主要指标是血红蛋白降低，表现为面色萎黄、神疲乏力、心悸失眠等。

治疗：属于中医的血虚、气血两虚，治疗当补血、补益气血。

常用方药：当归补血汤、归脾汤、八珍汤等，药物如当归、熟地、阿胶、黄芪、白芍等。

第二节 辨证用药

所谓的辨证用药就是根据疾病的证候类型选用相应的药物，既有针对证候的用药，又有针对证候变化的多个环节发挥作用的药物，主要体现为药物之间的相互配伍。

一、辨因用药

根据引起病症的不同病因针对性的选药。

1. 风邪与常用祛风药

风邪的病证特点与病证范围：风性升散、风胜则干、风胜则痒、风胜则泻、风性主动、善行数变。常见临床表现为表证、瘙痒性皮肤病、痹痛、抽搐、惊风、眩晕等。

风证的治疗：祛风解表、祛风止痒、祛风除痹、祛风止痉。

常用祛风药：防风、荆芥、蝉蜕、蕲蛇、白蒺藜、白僵蚕、徐长卿、天麻。

2. 寒邪与常用祛寒药

寒邪的病证特点与病证范围：寒伤阳气、寒主收引、寒性主痛。常见临床表现为畏寒、泄泻、痛证。

寒证的治疗：解表散寒、温里散寒、散寒止痛、温中止泻。

常用散寒药：表寒用羌活、生姜；里寒用附子、干姜、肉桂、吴茱萸；表里同寒用细辛、桂枝。

3. 热邪与常用除热药

热邪的病证特点与病证范围：热性炎热、耗气伤津、生风动血、扰乱神志、易致疮痈。常见临床表现为发热、阴虚津伤、多汗、出血、烦躁、失眠、狂乱、便秘、疮疡肿痛。

热证的治疗：清热泻火、清热解毒、清热凉血、清热除烦、清热生津、清热通便、清热息风。

常用清热药：大力子、石膏、栀子、蒲公英、金银花、连翘、鱼腥草、牡丹皮、赤芍、黄连、黄芩、黄柏、地黄、大黄、芦根、天花粉、青蒿、地骨皮、羚羊角、龙胆草。

4. 湿邪与常用祛湿药

湿邪的病证特点与病证范围：损伤阳气、阻滞气机、困阻脾胃、湿性黏腻、病程缠绵、湿性秽浊、湿性趋下。常见临床表现为风湿、水湿、湿热、寒湿、湿毒、湿浊、暑湿，见于风湿痹痛、水肿、湿疹、湿疮、泄痢、黄疸、湿温、带下等。

湿证的治疗：祛风除湿、利水渗湿、芳香化湿、散寒燥湿、解毒除湿、解暑化湿、清热燥湿、利湿退黄、祛湿止痒、燥湿止泻止痢、燥湿止带、祛湿消疮、燥湿健脾、化湿行气。

常用祛湿药：风湿用独活、桑寄生、威灵仙、秦艽；风寒湿用羌活、独活、苍术；风湿热用秦艽、防己；湿热用黄连、黄芩、黄柏；湿浊用藿香、佩兰；暑湿用扁豆、藿香、佩兰、滑石、香薷；水湿用猪茯苓、泽泻、车前子、薏苡仁、木通、草薢、玉米须；寒湿用苍术；湿毒用土茯苓；风湿、水湿用薏苡仁、防己、木瓜。

5. 燥邪与常用润燥药

燥邪的病证特点与病证范围：燥性干涩、损伤津液，燥邪伤肺。常见临床表现为阴虚津伤，见于干咳、顽固性咳嗽、毛发干枯、大便燥结。

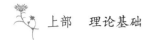

燥证的治疗：养阴生津，润肺止咳、润肠通便。

常用润燥药：百合、桑叶、花粉、沙参、麦冬、知母、玄参、地黄。

6. 暑邪与常用解暑药

暑邪的病证特点与病证范围：夏季、长夏主气，暑性炎热、暑性开泄，耗气伤阴，暑多夹湿。常见临床表现为湿温、暑湿、暑热，见于中暑、阴暑证、泄泻、高热等。

暑证的治疗：清热解暑、化湿解暑。

常用祛暑药：香薷、藿香、佩兰、滑石、扁豆。

7. 瘀血与常用活血药

瘀血的病证特点与病证范围：有形的病理产物，多因气虚、气滞、寒凝、阳虚、火热、外伤等因素所致，与心肝两脏的关系最为密切。致病多样，病位广泛；既出现瘀滞不通或不畅的病症，又有因瘀滞而引起机体组织失养的病症；常有疼痛（刺痛为主，固定不移）、肿块、青紫、出血（血色紫暗、伴有血块）、肌肤甲错、瘀点、瘀斑，脉涩。常见临床表现为痛证、胸痹、症瘕积聚、月经不调、外伤以及某些慢性病。

瘀血的治疗：活血化瘀、温经通脉（温阳化瘀、温经止痛）、活血止痛、活血调经、活血消症、活血疗伤、益气活血、行气活血、破血化瘀。

常用活血化瘀药：丹参、鸡血藤、川芎、三七、蒲黄、郁金、三棱、莪术、牛膝、泽兰、益母草、桃仁、红花。

8. 痰饮与常用化痰消饮药

痰饮的病证特点与病证范围：有形的病理产物，多因肺脾肾三脏功能失调，气虚阳亏，水湿潴留所致。病症复杂、病位广泛，尤与肺脾心脑关系密切；虚实兼夹，阳虚饮停、气虚痰阻；阻碍气机，痰阻气滞，饮停气滞；有形包块、肺系疾病、精神性疾病等。常见临床表现为咳喘、癫狂、肥胖、眩晕、郁证、瘰疬瘿瘤等。

痰饮的治疗：理肺健脾、行气化痰、温阳化饮、燥湿化痰、利水消饮、化痰止咳、化痰开窍。

常用化痰消饮药：半夏、陈皮、茯苓、瓜蒌、贝母、白术。

二、辨性用药

根据病证的性质合理选药。既坚持寒者热之、热者寒之、虚则补之、实则泻之的原则，又当注意以下几点。

1. 分清寒热错杂关系

寒热辨证本身并不复杂，但应用于临床，单纯的寒证和单纯的热证却又较为少见，更多的是寒热错杂。对于寒热错杂的病证既应辨清寒热的部位又应辨明寒热的主次。常常出现上热下寒、上寒下热、寒热互结、里寒外热、外寒里热等。在治疗上坚持寒热同施，而在具体寒热药物应用时有所侧重。

2. 分清虚实错杂关系

虚实辨证本身也不复杂，但临床上真正的单纯或实证也较为少见，更多的是虚实错杂。因此，对于虚实错杂的病证必须辨清虚实的因果关系是因虚致实还是因实致虚；明辨虚实的部位与内脏的关系；明辨虚实的多少，是虚多实少还是实多虚少或虚实相当。在治疗上灵活应用虚则补之、实则泻之的治则，通补结合，以通为补或以补促通。

常用通补一体药：牛膝、当归、鸡血藤、肉苁蓉、锁阳、续断、桑寄生、仙灵脾、巴戟天、仙茅、玄参、地黄、知母、天花粉、茯苓、薏苡仁。

三、辨位用药

根据病证所涉及的部位选药。

（一）心

1. 心的病证特点

心的病症主要与血的运行是否通畅、心血是否充足、心神是否调和等方面有关。因此，心的病证症类型主要有心血不足、心阳不振、心气不足、心脉不畅、心神不宁、心窍瘀阻、心阴不足、心火扰神以及由此形成的复合性疾病。

2. 心的主症

心的主要症状与其供血不足、供血不畅和心神不宁有关。主要有全身乏力、胸闷心悸、胸前区憋闷不适甚或刺痛、睡眠障碍、记忆力减退、注意力不集中等。

3. 心的病证的治疗和用药

益心气：心气不足用人参、党参、太子参、炙甘草、茯苓、红枣、浮小麦。

补心血：心血不足用龙眼、酸枣仁、阿胶、当归、龟板、紫河车。

养心阴：心阴不足用麦冬、五味子、山茱萸。

温心阳：心阳不振用附子、桂枝、肉桂、干姜、薤白。

安心神：心神不宁用百合、龙骨、远志、五味子、酸枣仁、柏子仁、合欢皮、夜交藤、朱砂、琥珀。

通心脉（活心血）：心脉瘀阻用丹参、三七、益母草、鸡血藤、川芎、当归尾、琥珀、五灵脂、蒲黄、红花、郁金、桃仁。

泻心火：心火扰神用黄连、竹叶、木通、连翘、栀子。

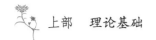

开心窍：心窍闭阻用石菖蒲、郁金、远志、麝香、冰片、牛黄、皂荚。

（二）肺

1. 肺的病证特点

肺的病症特点主要就是肺的宣降失调，这也是肺所有病证的核心病机，而引起宣降失调的原因则构成了肺的证候类型，包括寒热虚实，常见证型包括外邪袭肺、痰阻肺道、肺气不宣、肺气不降、肺阴不足、肺气不足。

2. 肺的主症

外感、咳嗽、胸闷、喘息、咯痰以及鼻疾和咽疾。

3. 肺的病证的治疗和用药

温肺：肺寒用细辛、干姜、生姜。

清肺：肺热用石膏、知母、芦根、鱼腥草、黄芩、天花粉。

宣肺：肺气不宣用麻黄、桔梗。

降肺：肺气不降用旋覆花、苏子、白芥子、莱菔子、白前、前胡、枇杷叶、代赭石。

泻肺：肺气壅滞——葶苈子、桑白皮。

润肺：百部、百合、沙参、川贝、瓜蒌、麦冬、甜杏仁。

敛肺：肺气耗散、肺阴耗伤用五味子、诃子肉、乌梅、白果。

补肺阴：肺阴不足用沙参、麦冬、山药、百合。

补肺气：肺气不足用黄芪、白术、甘草、人参。

化痰止咳平喘：杏仁、紫菀、款冬花、半夏、陈皮、茯苓、甘草。

（三）脾

1. 脾的病证特点

脾的病症主要与脾气是否充足，运化是否正常密切相关。尤其值得一提的是全身性的营养缺乏，气血不足和水湿痰饮等病理产物的产生都与脾的运化失调有关。因此，脾的病证以本虚标实为特点，包括脾气不足、脾阳不振、中气下陷、湿阻中焦、脾虚湿阻、脾胃气滞、气滞湿阻等，其中气虚湿阻最为重要。

2. 脾的主症

脘腹作胀，食欲不振、肢体困重、泄泻、水肿、内脏下垂、舌苔厚腻。

3. 脾的病证的治法和用药

脾的病症治疗关键在于使失运的脾重新健运，因此脾病症的治疗离不开健脾。

补益脾气：脾气不足用炙甘草、党参、太子参、山药。

益气升阳：中气下陷用黄芪、葛根、升麻、柴胡。

温中散寒：脾阳不足用附子、干姜、高良姜、桂枝。

行气健脾：脾胃气滞用木香、陈皮、紫苏叶。

消食健脾：脾虚食积用山楂、谷麦芽、鸡内金、神曲。

健脾化湿：脾虚湿阻用茯苓、薏苡仁、白术。

化湿醒脾：湿浊中阻用藿香、佩兰。

燥湿健脾：寒湿中阻用苍术。

渗湿健脾：湿邪困脾用薏苡仁、茯苓。

行气化湿：湿阻气滞用厚朴、砂仁、白豆蔻。

补养脾阴：脾阴不足用山药、黄精。

（四）肝

1. 肝的病证特点

肝的病证多与气血运行失和、精神情绪异常、饮食物的消化吸收紊乱等各项密切相关。常见证型可概括为肝气郁结、肝火上炎、肝阳上亢、肝经湿热、肝风内动、寒凝肝经、肝阴不足、肝血亏虚等。

2. 肝的主症

较为复杂，常见胁痛、黄疸、眩晕、目疾、烦躁暴怒、月经不调等。

3. 肝的病证的治法和用药

疏肝气：肝气郁结用柴胡、香附、郁金、佛手、麦芽、薄荷、白蒺藜。

清肝火：肝火上炎用夏枯草、决明子、羚羊角、菊花、石决明、珍珠母、钩藤、牛黄。

泻肝热：肝经实热用龙胆草、车前子、黄芩。

息肝风：肝风内动用牡蛎、天麻、钩藤、羚羊角、白僵蚕、蜈蚣、全蝎。

平肝阳：肝阳上亢用牡蛎、石决明、珍珠母、龙骨、代赭石、钩藤、菊花、桑叶。

养肝阴：肝阴不足用枸杞子、旱莲草、枫斗、女贞子。

补肝血：肝血不足用当归、白芍、阿胶、地黄、首乌、酸枣仁、龟板。

暖肝经：寒凝肝经用吴茱萸、小茴香。

伐肝积：肝经瘀滞用三棱、莪术、桃仁、红花、鳖甲。

柔肝体：肝体失和用白芍。

（五）肾

1. 肾的病证特点

肾的病症特点主要有两点：一是"肾无实证"，二是"久病入肾，久病伤肾"，这两者往往有联动性。肾的病症一是以虚证为主，其中肾精不足最为重要，其次是肾阴不

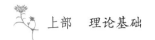

足、肾阳不足和肾精不固、肾不纳气；二是多呈现慢性、全身性；三是出现虚实兼夹的病症，如肾阳不足，水湿内停等。

2. 肾的主症

十分复杂，与体质虚弱、衰老、耳疾、生殖机能的下降和障碍、水肿、泄泻、哮喘、痴呆等病症关系密切。

3. 肾的病证治法和用药

滋肾阴：肾阴亏虚用龟板、鳖甲、枸杞子、旱莲草、熟地黄、山茱萸。

壮肾阳：肾阳不足用鹿茸、补骨脂、仙灵脾、巴戟天、益智仁。

填肾精：肾精虚衰用熟地黄、山茱萸、菟丝子、蒺藜、肉苁蓉、蛤蚧、紫河车。

固肾气：肾气不固用补骨脂、益智仁、覆盆子、芡实、金樱子。

第三节　对症用药

所谓的对症用药是指某个或某些药物对某个症状具有特殊的疗效。

1. 喘息与麻黄

咳喘的核心病机是肺失宣降，或肺气不宣，或肺气不降。在治疗上当理肺平喘，或宣肺或降肺。麻黄为咳喘专药，有"喘家圣药"之称，既宣肺平喘又降肺平喘，随不同配伍可用于多种类型的咳喘。

2. 呕吐与生姜、半夏

呕吐的核心病机为胃气上逆，因此治疗呕吐的关键当降逆胃气，半夏即为代表性的药物。生姜素有"呕家圣药"之称，具有显著的止呕作用，但其止呕主要适应于胃寒引起的呕吐，具有温中止呕的作用；同时生姜又善于解毒，包括食毒和药毒，因此对因饮食不节引起的呕吐或因药毒食毒引起的呕吐生姜也为常用之品。

3. 头痛与川芎

头痛是十分常见的症状，可见于多种病证。引起头痛的原因很多，因此治疗头痛当辨头痛的性质、部位等因素，而有针对性地选用相应的药物。但头痛时某些药物可以不辨性质、部位、病程直接使用，如川芎。

4. 水肿与茯苓

水肿既是病证又是不少疾病的症状。引起水肿的原因很多，涉及内外寒热虚实。水肿治疗总的原则当是利水消肿，如何利水消肿则应根据引起水肿的原因辨证选药。茯苓的特点在于性质平和，补泻同体，补而不腻，泻不伤正，能用于治疗一切的水肿，寒热虚实均可应用。

5. 失音与桔梗、蝉蜕、胖大海、诃子

咽疾的表现很多，最为常见的主要有咽喉肿痛，咽痒不适，声音嘶哑，失音。咽喉肿痛往往与热毒蕴结咽喉有关，治疗当清解咽喉热毒，可用药物较多，如大力子、板蓝根、射干等。咽痒不适关系到多种因素，风寒热等均可引起，但以风和寒为主，治疗当祛风散寒止痒，常用防风、白僵蚕、白蒺藜等。能用于治疗失音、声音嘶哑的药物不多，主要有桔梗、蝉蜕、胖大海、诃子，这四味药的特点在于既能利咽又能开音，可用于治疗一切咽疾。

6. 反酸与瓦楞子、煅牡蛎、乌贼骨

反酸主要见于胃病和胆病或胆胃同病，常常伴随胃脘痛、食欲改变等症状、对于反酸的治疗主要是对症制酸止痛，常用药物为瓦楞子、煅牡蛎、乌贼骨、海哈壳等。

7. 出血与三七、蒲黄、仙鹤草

出血是血证的主症之一，虽然起因很多，但在出血时止血为当务之急，尤其是急性、大量出血，止血更是刻不容缓。但止血药的应用往往留下后遗症，即止血留瘀。因此，如何选用既止血又不留瘀的药物成为治疗出血病症的关键，可选用化瘀止血药，常用的有三七、蒲黄、花蕊石、降香等。

8. 肺胃出血与白及、乌贼骨

肺胃出血常见于肺结核、支气管扩张、肺部肿瘤引起的咯血以及胃溃疡、胃肿瘤、食道癌、肝硬化等引起的吐血、便血，出血量往往较大，病情危急。白及、乌贼骨是常用的治疗肺胃出血的药物。

9. 眩晕与天麻

引起眩晕的原因很多，如肝阳上亢、气血不足、脑络瘀阻、清阳不升、心气不足、痰浊蒙窍、肾精亏虚等。因此，在治疗上当以平降肝阳、补益气血、活血通络、益气升阳、补益心气、化痰开窍、填补肾精。天麻历来被誉为是治疗眩晕的要药，素有定风草之称。其性甘平，既能平肝阳又能息肝风，可用于治疗一切眩晕。

10. 回乳与麦芽

麦芽为回乳专药，多为炒麦芽，主要用于两种情况：一是断乳，可大剂量（一般在50～100克）；二为乳汁排泄不畅而出现乳胀作痛。

11. 血尿与蒲黄、小蓟

蒲黄和小蓟可用于治疗多种原因引起的血尿，如淋证、结石、肿瘤等。特点在于既能利尿又能止血，其中蒲黄更能活血止痛，具有止血不留瘀，活血不出血，善于止痛的特点。

12. 期前收缩（心动悸、脉结代）与炙甘草

心动悸、脉结代的症状表现类似于期前收缩，见于多种心脏病症。炙甘草能养心复脉，为治疗心动悸、脉结代的专药，一般用量要大，多在 10 ～ 30 克，但不可一步到位。

13. 癥瘕积聚与牡蛎、鳖甲

癥瘕积聚既是症状又是中医病名，指的是一些有形的病症。引起有形病症的因素很多，如痰、瘀、水湿、火、毒、食积等，因此在治疗上当化痰、化瘀、利水除湿、泻火、解毒、消食等、牡蛎、鳖甲治疗癥瘕积聚的特点在于可用于一切类型、性质、部位的癥瘕积聚。

14. 其他（见表 7）

表 7　其他症状与中药选用

序号	症状	针对药物	序号	症状	针对药物
1	便秘	大黄、番泻叶	12	倒经	郁金、牛膝
2	腰痛	杜仲	13	发热	柴胡、青蒿
3	耳鸣	磁石、石菖蒲、骨碎补	14	呃逆	柿蒂、丁香、代赭石、旋覆花
4	巅顶头痛	藁本	15	多唾涎	益智仁
5	咳嗽	百部、紫苑、款冬、平地木	16	手足皲裂	白及
6	鼻塞流涕	细辛、白芷、辛夷花、苍耳子	17	失眠	酸枣仁
7	内脏下垂	黄芪、柴胡、升麻	18	痉挛抽搐	全蝎、蜈蚣
8	痹痛	秦艽、五加皮	19	阳痿	鹿茸、仙灵脾、桑螵蛸、蛤蚧、冬虫夏草
9	烫伤	大黄、虎杖、紫草、地榆	20	食积	鸡内金、山楂、谷芽、麦芽、神曲、焦三仙
10	骨鲠	威灵仙	21	遗尿	五倍子、覆盆子
11	吐泻转筋	木瓜	22	白发、脱发	侧柏叶、首乌、菊花、旱莲草

【说明】

① 辨病、辨证、对症用药存在联同性。虽然在用药方法上存在着辨病用药、辨证用药和对症用药，但这三种方法不是完全独立的，而是存在着联动性。联动性的一个方

面就是有的药物本身既是辨病用药也可能是辨证或对症用药，甚至三者兼而有之。如茵陈治疗黄疸，既可认为是辨病用药，也可认为是对症用药，如治疗湿热黄疸，又是辨证用药。

②应用中药必须以中医药的理论指导，避免中药西用，或以西医的理论指导中药的应用。

③应用中药必须紧密联系、结合基础理论，坚持理法方药的原则。

④重视药物功用多样性的联合使用。

第三篇　乡村常见病证腧穴选用

第一章　经络腧穴概论

一、经络概论

（一）经络系统的组成

经络是经脉和络脉的统称，是联系脏腑、体表和全身各部以及运行气血的通路。其中经脉是经络系统中的主干，包括十二经脉和奇经八脉。而络脉是分支，包括由十二经脉和任督二脉分出的十五络脉以及细小的孙络和浅表的浮络（见表8）。

表8　经络系统的组成

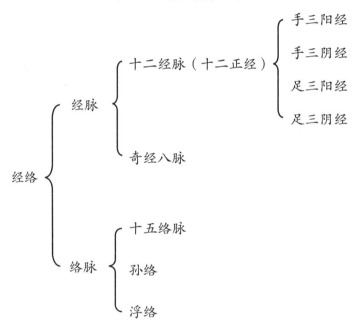

（二）十二经脉

1.十二经脉的名称

十二经脉为手足三阴经、手足三阳经的总称，亦称十二正经。具体每一条经脉的名称由手足、阴阳、脏腑三个部分组成（见表9）。

表 9 十二经脉的名称

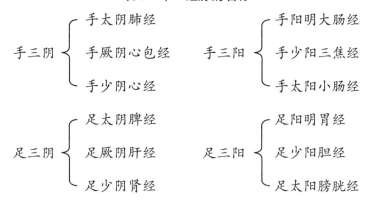

手三阴 { 手太阴肺经 手厥阴心包经 手少阴心经 }　　手三阳 { 手阳明大肠经 手少阳三焦经 手太阳小肠经 }

足三阴 { 足太阴脾经 足厥阴肝经 足少阴肾经 }　　足三阳 { 足阳明胃经 足少阳胆经 足太阳膀胱经 }

2.十二经脉的分布规律

（1）十二经脉在体表的分布规律

十二经脉在体表左右对称，纵贯全身。其在头部、躯干和四肢的分布各有特点（见表10、图6、表11、图7）

表 10 四肢部的分布规律

四肢 {
内侧（阴经） {
前：手（足）太阴
中：手（足）厥阴
后：手（足）少阴
}
外侧（阳经） {
前：手（足）阳明
中：手（足）少阳
后：手（足）太阳
}
}

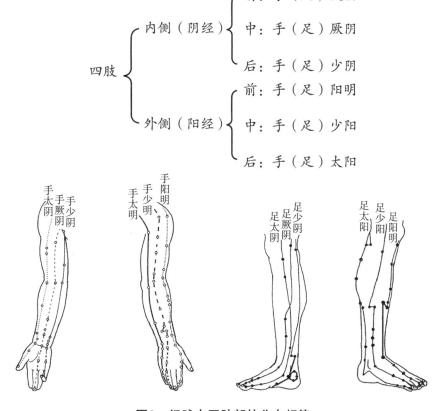

图6 经脉在四肢部的分布规律

表 11　经脉头面、躯干部的分布规律

	前面	阳明
头面部	侧面	少阳
	后面	太阳
	前面	足阳明及足三阴
躯干部	侧面	足少阳
	后面	足太阳

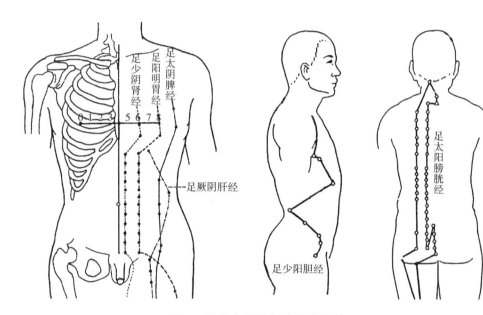

图7　经脉在躯干部的分布规律

（2）十二经脉在体内的分布规律

十二经脉在体内联系脏腑，阴经属脏络腑，阳经属腑络脏，因而每一条经脉在体内都有一属一络联系两个脏腑，而且这两个脏腑互为表里（见表 12）。

表 12　体内分布规律

属络	肺经	大肠经	胃经	脾经	心经	小肠经	膀胱经	肾经	心包经	三焦经	胆经	肝经
属	肺	大肠	胃	脾	心系	小肠	膀胱	肾	心包	三焦	胆	肝
络	大肠	肺	脾	胃	小肠	心	肾	膀胱	三焦	心包	肝	胆

3. 十二经脉的循行走向和交接

十二经脉的循行是有方向的。手三阴经从胸走手，手三阳经从手走头，足三阳经从头走足，足三阴经从足走腹到胸。其交接分别为阴经和阳经在手、足交接，阳经和阳经在头部交接，阴经和阴经在胸部交接（见图8）。

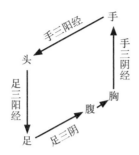

图8　十二经脉的循行走向和交接

（三）奇经八脉

奇经八脉是不同于十二经脉的、"别道而行"的八条经脉，为任脉、督脉、冲脉、带脉、阴维脉、阳维脉、阴跷脉、阳跷脉的总称。其作用主要有二：其一，沟通了十二经脉之间的联系，如督脉联系沟通了六条阳经之间的联系，为阳脉之海。其二，对十二经脉的气血有蓄积和渗灌调节的作用。

（四）十五络脉

十五络脉是十二经脉和任、督二脉各别出一络及脾之大络的总称。十二经络脉均从本经肘膝以下的络穴分出，走向其相表里的经脉。任脉的络脉从鸠尾穴分出后散布于腹部，督脉的络脉从长强穴分出后散布于头，脾之大络从大包分出后散布于胸胁。除任、督脉外无腧穴分布（见表13）。

表13　十五络脉的分布和作用

十五络脉	分　　布	作　　用
十二经脉络脉	从本经络穴分出，走向其相表里的经脉	沟通了表里经，加强表里经间的联系
督脉络脉	从长强穴分出后散布于头	沟通了躯干背部经气
任脉络脉	从鸠尾穴分出后散布于腹部	沟通了躯干前部经气
脾之大络	从大包分出后散布于胸胁	沟通了躯干侧部经气

二、腧穴概论

（一）腧穴的分类（见表14）

腧与"输"意音相通，有转输或输注之意，穴指空隙或聚集之意。所以腧穴就是人体脏腑经络之气输注在体表的特特殊部位。具体可分成三类。

1. 十四经穴

凡归属十二经脉与任脉、督脉的腧穴称"十四经穴",简称"经穴"。是腧穴的主要部分,共有 362 个。

2. 经外奇穴

"经外"即没有归属于经脉,"奇"即奇特的意思,所以经外奇穴就是没有归入十四经脉,对某些病症有奇特疗效的腧穴,简称"奇穴"。

3. 阿是穴

以病痛局部或与病痛有关的压痛点作为腧穴,即"以痛为腧"。也称为"天应穴""不定穴"。

表 14　腧穴的分类

分类	归经	固定位置	具体名称
十四经穴	有	有	有
经外奇穴	无	有	有
阿是穴	无	无	无

（二）腧穴的作用特点（见表 15）

1. 近治作用

"近"为附近、邻近之意。近治作用就是腧穴有治疗穴位所在部位及邻近部位组织器官、脏腑病变的作用。这是所有穴位所具有的共同特点。

2. 远治作用

"远"为远隔部位之意,远治作用就是腧穴有治疗远隔穴位所在部位组织、器官、脏腑病变作用。主要是十四经穴所具有的主治特点。

3. 特殊作用

（1）特异性:不同穴位之间的作用有差异,某些腧穴对某些病症有特异的作用,如大椎退热有特异性,至阴对胎位不正有特异的效果,而丰隆穴化痰有奇效,这些都表明了腧穴作用的特异性。

（2）双向性:腧穴具有双向的良性调节作用,同一穴位,当机体功能减弱时,用之可以增强机体功能,当机体功能亢进时,用之则可以降低亢进功能。如天枢穴,便秘时可以通便,腹泻时则可以止泻。

表 15　腧穴的主治特点

主治特点	近治作用	远治作用	特殊作用
十四经穴	有	有	有
经外奇穴	有	无	有
阿是穴	有	无	无

三、腧穴的定位方法

（一）骨度折量定位法

本法是以体表骨节为主要标志折量全身各部的长度和宽度，定出分寸用于腧穴定位的方法（见表 16、图 9）。

表 16　常用骨度表

部位	起　止　点	折量寸	度量法	说　　明
头面部	前发际正中至后发际正中	12	直寸	用于确定头部经穴的纵向距离
	眉间至前发际正中	3	直寸	
	第七颈椎棘突下至后发际正中	3	直寸	
	前两额发角之间	9	横寸	用于确定头前部经穴的横向距离
	耳后两乳突之间	9	横寸	用于确定头后部经穴的横向距离
胸腹胁肋部	胸骨上窝至胸剑联合中点	9	直寸	用于确定胸部经穴的纵向距离
	胸剑联合中点至脐中	8	直寸	用于确定上腹部经穴的纵向距离
	脐中至耻骨联合上缘	5	直寸	用于确定下腹部经穴的纵向距离
	两乳头之间	8	横寸	用于确定胸腹部经穴的横向距离
	腋窝顶点至第 11 肋游离端	12	直寸	用于确定胁肋部经穴的纵向距离
背腰部	大椎以下至尾骶	21	直寸	用于确定腰背部经穴的纵向距离
	肩胛骨内缘至后正中线	3	横寸	用于确定腰背部经穴的横向距离
	肩峰缘至后正中线	8	横寸	用于确定肩背部经穴的横向距离

（续表）

部位	起 止 点	折量寸	度量法	说 明
上肢部	腋前、后纹头至肘横纹	9	直寸	用于确定上臂部经穴的纵向距离
	肘横纹至腕横纹	12	直寸	用于确定前臂部经穴的纵向距离
下肢部	耻骨联合上缘至股骨内上髁上缘	18	直寸	用于确定下肢内侧经穴的纵向距离
	膝中至内踝尖	13	直寸	
	股骨大转子至腘横纹	19	直寸	用于确定下肢外、后侧经穴的纵向距离
	膝中至外踝尖	16	直寸	
	臀横纹至腘横纹	14	直寸	
	外踝尖至足底	3	直寸	

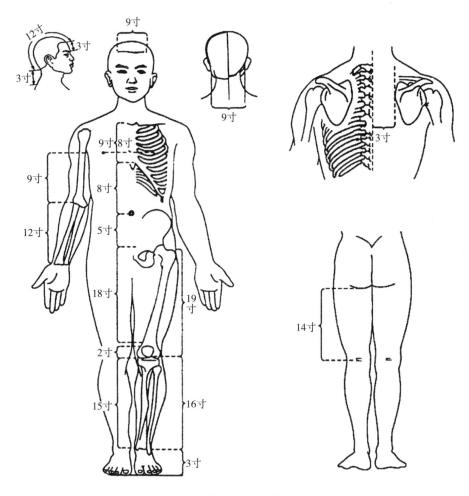

图9　骨度分寸示意图

（二）解剖标志定位法

也称为体表标志法或自然标志取穴法，是以人体自然标志如五官、毛发、关节、肌肉等定位取穴的方法。其又可分为固定标志法和活动标志法。如两眉头间取印堂穴，为固定标志取穴法，因眉毛为固定标志，而握拳掌远纹小指侧端纹头取后溪则为活动标志取穴法，因掌远纹小指侧端纹头只有做握拳动作时才出现（见图10）。

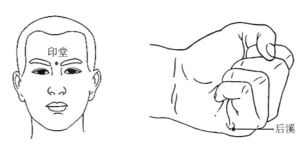

图10　印堂、后溪解剖标志取穴法

（三）手指比量法

以患者手指的某部折作一定分寸来定取穴位的方法，也称为手指同身寸法，常用的有拇指同身寸、二指同身寸、示指同身寸及四指同身寸（见图11）。

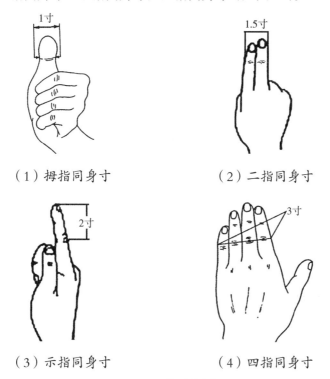

（1）拇指同身寸　　　　　（2）二指同身寸

（3）示指同身寸　　　　　（4）四指同身寸

图11　手指比量法

（四）简便定位法

从临床实践中总结出来的简便易行的取穴法。如两手虎口自然交叉，示指尖所指处取列缺穴，两手自然下垂，中指尖所指处取风市穴等，均为简便取穴法（见图12）。

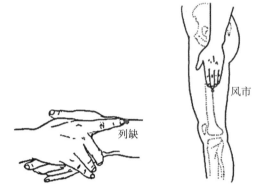

图12　列缺、风市简便取穴法

第二章　常用腧穴的定位和主治

一、头面部常用腧穴（见表17、图13）

表17　头面部常用腧穴

穴名	归经	定位	主治	备注
百会	督脉	两耳尖直上连线的中点处	①头痛、眩晕、失眠、健忘、焦虑等头脑部疾患；②脱肛、胃下垂等内脏下垂	脑部疾患要穴；内脏下垂，宜用灸法
四神聪	奇穴	百会穴前后左右各1寸处	头痛、眩晕、失眠、健忘等头脑部疾患	
率谷	胆经	耳尖直上，入发际1.5寸处	①偏头痛、眩晕；②耳鸣、耳聋	偏头痛要穴
角孙	三焦经	折耳郭向前，耳尖直上入发际处	①耳部肿痛、目赤肿痛、齿痛；②头痛；③腮腺炎	腮腺炎要穴
头维	胃经	头侧部，当额角发际上0.5寸	①头痛、眩晕；②流泪、眼睑瞤动	阳明头痛要穴
神庭	督脉	前发际正中直上0.5寸	①头痛、眩晕、失眠；②鼻塞、流涕等	
印堂	奇穴	两眉头连线的中点	①头痛、失眠；②鼻塞、流涕等鼻病	鼻病要穴
太阳	奇穴	眉梢与目外眦之间向后约1寸凹陷中	头痛、目疾	头痛要穴
阳白	胆经	眉毛中央有上1寸	①迎风流泪、目视不明等眼部病证；②三叉神经痛（第一支）	
睛明	膀胱经	目内眦旁0.1寸	①迎风流泪、目视不明等眼部病证；②急性腰扭伤	
攒竹	膀胱经	眉头凹陷中	①眉棱骨痛、目视不明、目赤肿痛、口眼㖞斜等眼部病证；②呃逆	目疾要穴
鱼腰	奇穴	眉毛中点处	眉棱骨痛、目视不明、目赤肿痛、口眼㖞斜等眼部病症	
丝竹空	三焦经	眉尾凹陷处	眉棱骨痛、目视不明、目赤肿痛、口眼㖞斜等眼部病证	
瞳子髎	胆经	目外眦旁，当眶外侧缘处	迎风流泪、目视不明、目赤肿痛、口眼㖞斜等眼部病证	

（续表）

穴名	归经	定位	主治	备注
四白	胃经	目中线上，当眶下孔凹陷处	①目赤痛痒、眼睑瞤动等眼部病证；②三叉神经痛（第二支）	三叉神经痛要穴
迎香	大肠经	鼻翼外缘中点旁，当鼻唇沟中	鼻塞、流涕等鼻病	鼻病要穴
上迎香	奇穴	鼻唇沟上端尽头处	鼻塞、流涕等鼻病	
颊车	大肠经	当咀嚼时咬肌隆起	面瘫、齿痛、腮腺炎	面瘫要穴
地仓	胃经	目中线上，平口角	面瘫	
素髎	督脉	鼻尖正中	①鼻塞、流涕等；②昏迷、惊厥等急救	—
人中	督脉	人中沟的上1/3与下2/3交点处	①昏厥、抽搐等急救；②急性腰扭伤	急救要穴
承浆	任脉	口下颏唇沟正中凹陷处	流涎、口歪、齿龈肿痛等局部病证	流涎要穴
下关	胃经	耳前方，当颧弓与下颌切迹所形成的凹陷中	①齿痛；②面瘫；③下颌关节炎	下颌关节炎要穴
上关	胆经	下关直上，当颧弓的上缘凹陷处	头痛、面痛、口眼㖞斜、耳鸣、齿痛	—
耳门	三焦经	耳屏上切迹前，下颌骨髁状突后缘，张口呈凹陷处	耳鸣、耳聋等耳病	耳病要穴
听宫	小肠经	耳屏正中与下颌骨髁状突之间的凹陷中，张口呈凹陷处	耳鸣、耳聋等耳病	
听会	胆经	耳屏间切迹前，下颌骨髁状突的后缘，张口呈凹陷处	耳鸣、耳聋等耳病	
翳风	三焦经	耳垂后方，当乳突与下颌角之间的凹陷处	①耳鸣、耳聋等耳病；②面瘫；③腮腺炎	耳病、面瘫要穴
哑门	督脉	后发际正中直上0.5寸	失音、失语等	失语要穴
风府	督脉	后发际正中直上1寸	头痛、眩晕、失眠等头脑部病证	—
风池	胆经	当枕骨之下，后发际上1寸，胸锁乳突肌与斜方肌上端之间的凹陷处	①头痛、目赤肿痛、鼻塞、耳鸣、口眼㖞斜等头面五官病证；②落枕、颈椎病等颈项部病证；③感冒	头面五官病证要穴，多与合谷配用
安眠	奇穴	翳风穴与风池穴连线的中点处	失眠	失眠要穴

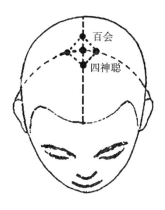

（1）头顶部穴位

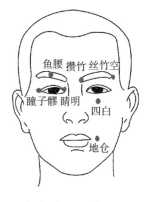

（2）部分面部穴位

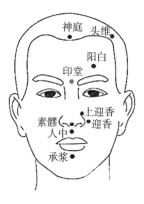

（3）部分面部穴位

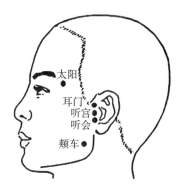

（4）部分头侧部穴位

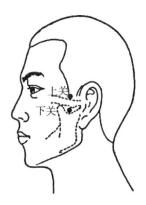

（5）部分头侧部穴位

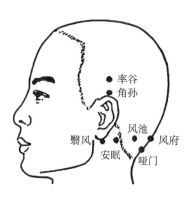

（6）部分侧后头部穴位

图13　头面部常用穴位

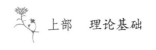

二、躯干部常用腧穴（见表18，图14）

表18　躯干部常用腧穴

穴名	归经	定　位	主　治	备注
大椎	督脉	第七颈椎棘突下凹陷中	①热病；②咳嗽、气喘；③荨麻疹、痤疮等皮肤病；④颈项强痛等颈椎疾病	退热、皮肤病要穴，多用于放血
身柱	督脉	第三胸椎棘突下凹陷中	①咳嗽、气喘；②胸背疼痛、脊强等局部病证	—
至阳	督脉	第七胸椎棘突下凹陷中	①黄疸、胸胁胀满等肝胆疾病；②咳嗽、气喘；③胸背疼痛、脊强等局部病证	—
命门	督脉	第二腰椎棘突下凹陷中	①遗尿、尿频、阳痿、月经不调等；②慢性泄泻；③腰脊强痛、手足厥冷	补阳要穴，多用灸法
腰阳关	督脉	第四腰椎棘突下凹陷中	①月经不调、遗精、阳痿；②腰骶痛，下肢痿痹等腰腿病证	—
长强	督脉	尾骨尖端下方的凹陷中	①便血、痔疮、脱肛、泄泻、便秘；②癫痫；③腰脊痛	脱肛要穴，用灸法
肩井	胆经	大椎穴与肩峰端连线的中点	①颈项、肩背痹痛；②乳腺炎、小叶增生等乳房病证；③难产	颈项、肩背病痛要穴
天宗	小肠经	肩胛骨冈下窝中央凹陷处	①颈、肩、上肢疼痛等；②乳腺炎、小叶增生等乳房病证	—
定喘	奇穴	第七颈椎棘突下旁开0.5寸	咳嗽、气喘	咳喘要穴
肩中俞	小肠经	第七颈椎棘突下旁开2寸	落枕、颈椎病等颈项肩背病痛	—
肩外俞	小肠经	第一胸椎棘突下旁开3寸	落枕、颈椎病等颈项肩背病痛	—
风门	膀胱经	第二胸椎棘突下，旁开1.5寸	①伤风，咳嗽；②项强，胸背痛	伤风要穴
肺俞	膀胱经	第三胸椎棘突下，旁开1.5寸	①伤风、鼻塞、咳嗽、气喘等呼吸系统病证；②荨麻疹、痤疮等皮肤病	呼吸系统病证要穴
厥阴俞	膀胱经	第四胸椎棘突下，旁开1.5寸	①心痛，心悸；②咳嗽，胸闷	心脑病证要穴
心俞	膀胱经	第五胸椎棘突下，旁开1.5寸	①心痛、心悸等心脏病证；②失眠、健忘、焦虑等情志病证；③盗汗	心脑病证要穴

（续表）

穴名	归经	定位	主治	备注
膈俞	膀胱经	第七胸椎棘突下，旁开1.5寸	①呃逆、噎膈；②咳嗽、气喘、咯血	血虚、血瘀要穴
肝俞	膀胱经	第九胸椎棘突下，旁开1.5寸	①胁痛、黄疸等肝胆病证；②视物不明、眼睛干涩等眼睛病证；③抑郁、烦躁、易怒等情志病证	肝胆病证要穴
胆俞	膀胱经	第十胸椎棘突下，旁开1.5寸	①胁痛、黄疸等肝胆病证；②盗汗、潮热	肝胆病证要穴
脾俞	膀胱经	第十一胸椎棘突下，旁开1.5寸	①腹胀、泄泻、食欲不振等消化系统病证；②水肿；③便血、子宫出血；④养生保健	健脾要穴，多用灸法
胃俞	膀胱经	第十二胸椎棘突下，旁开1.5寸	胃脘痛、呕吐、腹胀、肠鸣等胃肠道病证	脾胃病证要穴
三焦俞	膀胱经	第一腰椎棘突下，旁开1.5寸	①水肿；②肠鸣、腹泻；③腰背强痛	—
肾俞	膀胱经	第二腰椎棘突下，旁开1.5寸	①遗尿、水肿、阳痿等泌尿生殖系统病证；②耳聋、耳鸣；③慢性咳嗽、气喘；④腰痛、腰酸；⑤养生保健	补肾要穴，多用灸法
志室	膀胱经	第二腰椎棘突下，旁开3寸	①遗精、阳痿、小便不利等肾虚病证；②腰脊强痛	遗精要穴
大肠俞	膀胱经	第四腰椎棘突下，旁开1.5寸	①泄泻、便秘等肠道病证；②腰痛等局部病证	大肠病证要穴
关元俞	膀胱经	第五腰椎棘突下，旁开1.5寸	①腰痛；②腹胀、泄泻；③遗尿	—
小肠俞	膀胱经	后正中线旁1.5寸，平第一骶后孔	①泄泻、痢疾等肠道病证；②腰骶痛等局部病证；③遗尿、尿血、尿痛等	小肠病证要穴
膏肓	膀胱经	第四胸椎棘突下，旁开3寸	咳嗽、气喘、纳差、便溏、盗汗、消瘦乏力等虚劳病证	虚劳要穴，多用灸法
八髎	膀胱经	当第一、二、三、四骶后孔处。分别为上髎、次髎、中髎、下髎	①遗精、阳痿、月经不调、赤白带下、尿频等泌尿生殖系统病证；②腰骶酸痛等局部病证	—
秩边	膀胱经	平第四骶后孔，后正中线旁开3寸	①下肢疼痛、麻木、痿弱无力；②小便不利、小便频数；③阳痿	下肢病痛要穴

（续表）

穴名	归经	定 位	主 治	备注
腰眼	奇穴	第四腰椎棘突下，旁开 3～4 寸凹陷中	腰部酸痛、僵硬等局部病证	—
夹脊	奇穴	第一胸椎至第五腰椎，各椎棘突下旁开 0.5 寸	①上胸部夹脊穴主治心肺、上肢的疾病；②下胸部夹脊穴主治胃肠疾病；③腰部夹脊穴主治下腹、腰腿疾病	—
缺盆	胃经	锁骨上窝中央，距前正中线 4 寸	①咽喉肿痛、咳嗽、气喘等呼吸系统疾病；②缺盆中痛等局部病证	—
人迎	胃经	喉结旁，胸锁乳突肌的前缘，颈总动脉搏动处	①咽喉肿痛、气喘；②高血压	高血压要穴
水突	胃经	胸锁乳突肌前缘，人迎与锁骨上缘之间的中点	咽喉肿痛、咳嗽、气喘	—
云门	肺经	前正中线旁开 6 寸，锁骨下窝凹陷处	咳嗽、气喘、胸痛等胸肺病证	—
中府	肺经	前正中线旁开 6 寸，平第一肋间隙处	咳嗽、气喘、咯血、胸闷、咽喉痛、流涕等呼吸系统病证	呼吸系统病证要穴
天突	任脉	前正中线上，胸骨上窝中央凹陷处	①咳嗽、气喘；②咽喉肿痛、暴喑、梅核气等咽喉局部病证	咳嗽、气喘要穴
膻中	任脉	前正中线上，两乳头连线的中点	咳嗽、气喘、胸痛、心悸、心烦、产妇少乳等心肺、乳房病证	胸部病证要穴，常配内关
鸠尾	任脉	前正中线上，脐上 7 寸	①心悸、心痛、心烦；②呕吐、呃逆；③癫狂、癫痫	—
巨阙	任脉	前正中线上，脐上 6 寸	①胸痛、心痛、心烦等心脏病证；②惊悸、癫狂、痫证等情志病证；③腹胀、呕吐、呃逆、噎膈、吞酸等胃腑病证	心脏病证要穴
中脘	任脉	前正中线上，脐上 4 寸	胃痛、呕吐、吞酸、呃逆、腹胀、泄泻等胃肠病证	胃病要穴

（续表）

穴名	归经	定 位	主 治	备注
梁门	胃经	脐中上4寸，距前正中线2寸	胃痛、呕吐、吞酸、呃逆、腹胀、泄泻等胃肠病证	—
神阙（脐中）	任脉	脐中央	①腹痛、泄泻等肠道病证；②虚脱；③养生保健	保健要穴，灸法为主
天枢	胃经	脐中旁开2寸	腹胀肠鸣、绕脐痛、便秘、泄泻等肠道病证	肠道疾病要穴
大横	脾经	脐中旁开4寸	腹胀肠鸣、绕脐痛、便秘、泄泻等肠道病证	—
气海	任脉	前正中线上，脐下1.5寸	①遗尿、遗精、阳痿、月经不调、经闭等泌尿生殖系统病证；②虚脱、虚劳羸瘦；③养生保健	补气固元要穴
关元	任脉	前正中线上，脐下3寸	①遗尿、尿频、阳痿、痛经、月经不调、不孕等泌尿生殖系统病证；②腹痛，泄泻等肠道病证；③虚脱、虚劳羸瘦；④养生保健	泌尿生殖系统病证要穴
中极	任脉	前正中线上，脐下4寸	小便不利、遗尿、遗精、阳痿、月经不调不孕等泌尿生殖系统病证	膀胱病证要穴
归来	胃经	脐中下4寸，前正中线旁开2寸	疝气、月经不调、阴挺	阴挺要穴
乳中	胃经	乳头处	作为定位标志	不可针刺
乳根	胃经	乳头直下，第五肋间隙	乳汁不通、小叶增生等乳房病证	乳房病证要穴
期门	肝经	乳头直下，第六肋间隙	①胁肋胀痛、黄疸、呕吐、吞酸等肝胆病证；②乳汁不通、小叶增生等乳房病证；③抑郁、烦躁等情志病证	肝病要穴
日月	胆经	乳头直下，第七肋间隙	黄疸、胁肋胀痛	胆囊病要穴
章门	胆经	第十一肋游离端的下际，或合腋屈肘时，当肘尖处	①腹胀、泄泻；②胁痛、痞块	—
带脉	胆经	第十一肋游离端直下，与脐相平	①月经不调、赤白带下等妇科病证；②腰胁疼痛等局部病证	—

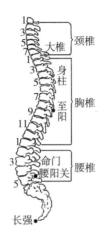

（1）部分督脉穴位

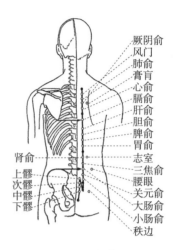

（2）背部俞穴

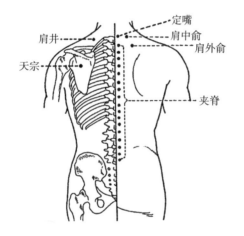

（3）背部部分穴位

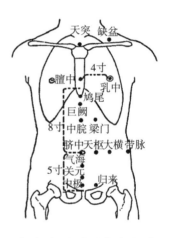

（4）躯干前面部分穴位

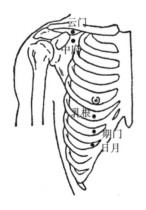

（5）肋骨处部分穴位

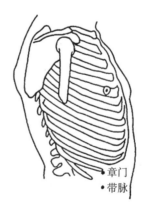

（6）躯干侧面部分穴位

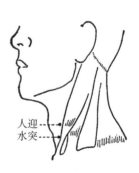

（7）部分颈部穴位

图14　躯干部常用穴位

三、上肢部常用腧穴（见表19，图15）

表19 上肢部常用腧穴

穴名	归经	定位	主治	备注
极泉	心经	腋窝正中凹陷处	①上肢不遂、肩臂痛；②瘰疬	—
肩髃	大肠经	肩部三角肌上，臂外展或向前平伸时，肩峰前下方凹陷中	肩臂痛、半身不遂	肩痛要穴
肩髎	三焦经	当臂外展时，于肩峰后下方呈现凹陷处，在肩髃穴后方	肩臂痛	
肩贞	小肠经	臂内收时，腋后纹头上1寸	肩部和上肢疼痛、麻木等局部病证	
肩内陵	奇穴	肩髃与腋前皱襞连线中点处	肩臂痛	
小海	小肠经	肘内侧，尺骨鹰嘴与肱骨内上髁之间凹陷处	肘臂疼痛、麻木	—
少海	心经	屈肘，当肘横纹尺侧端与肱骨内上髁连线的中点处	①肘臂疼痛、腋胁痛；②心痛；③瘰疬	心痛要穴
尺泽	肺经	肘横纹中，肱二头肌腱桡侧凹陷处	①伤风、咳嗽、气喘等呼吸系统病证；②肘臂无力、疼痛等局部病证	—
曲泽	心包经	肘横纹中，肱二头肌腱尺侧凹陷处	①心痛、心悸等心脏病证；②肘臂疼痛	—
曲池	大肠经	当尺泽与肱骨外上髁连线中点	①热病；②腹痛、吐泻；③高血压、高血脂；④瘾疹、湿疹等皮肤病；⑤上肢不遂、网球肘等局部病证	退热、皮肤病、高血压要穴
手五里	大肠经	曲池与肩髃连线上，曲池上3寸	上肢不遂，网球肘等局部病证	—
手三里	大肠经	阳溪与曲池连线上，曲池下2寸处	①齿痛、目痛、失音、颊肿、舌痛等头面部病证；②上肢不遂、网球肘等局部病证	—
孔最	肺经	尺泽与太渊连线上，腕横纹上7寸	①咳嗽、气喘、咯血、喉肿痛、失音等呼吸系统病证；②痔疮；③肘臂疼痛	咯血要穴
支沟	三焦经	腕背横纹上3寸，尺骨与桡骨之间	①耳聋、耳鸣；②胁肋痛；③便秘	便秘要穴

（续表）

穴名	归经	定　位	主　治	备注
外关	三焦经	腕背横纹上2寸，尺骨与桡骨之间	①伤风；②头痛、目痛、颊痛、耳鸣等头面部病证；③上肢疼痛麻木、手颤	伤风感冒要穴
内关	心包经	腕横纹上2寸，掌长肌腱与桡侧腕屈肌腱之间	①心悸、胸闷、心痛等心脏病证；②心烦，失眠等情志病证；③胃痛、呕吐、呃逆；④手腕疼痛、麻木等局部病证	心胸疾病和胃病要穴
养老	小肠经	尺骨茎突桡侧骨缝陷中	目视不明，肩背、肘臂酸痛	—
列缺	肺经	腕横纹上1.5寸，桡骨茎突上方	①伤风、咳嗽、气喘等呼吸系统病证；②头项强痛；③手腕无力、疼痛等局部病证	头项部病证要穴
通里	心经	尺侧腕屈肌腱桡侧缘，腕横纹上1寸	①心悸、心痛等心脏病证；②失语、失音	失语要穴
阳溪	大肠经	拇指上翘，腕背横纹桡侧，拇短伸肌腱与拇长伸肌腱之间的凹陷处	手腕痛等局部病证	—
合谷	大肠经	第一、二掌骨间，偏第二掌骨桡侧中点处	①头痛、目赤肿痛、鼻塞、牙痛、口眼㖞斜等头面部病证；②伤风；③多汗或无汗；④痛证；⑤上肢不遂	头面五官病证和痛症要穴
太渊	肺经	腕掌侧横纹桡侧，桡动脉搏动桡侧	①咳嗽、气喘等呼吸系统病证；②无脉证；③腕臂痛	补肺要穴
神门	心经	腕横纹尺侧端，尺侧腕屈肌腱桡侧凹陷处	①心悸、心痛等心脏病证；②健忘、失眠、烦躁、癫狂等精神情志病证	失眠要穴，多配三阴交
腰痛点	奇穴	手背，当第二、三掌骨及第四、五掌骨之间，当腕背横纹与掌指关节中点处，一手两穴	急性腰扭伤	急性腰痛要穴
后溪	小肠经	微握拳，第5指掌关节后尺侧的远端掌横纹头赤白肉际处	①急性腰扭伤、落枕；②癫狂、癔症	颈部、腰部疼痛要穴
劳宫	心包经	握拳时，中指针尖所指处	①心悸、心痛等心脏病证；②心烦、失眠等情志病证；③口舌生疮；④手心热	五心烦热要穴
落枕穴	奇穴	手背，第二、三掌指关节之间后方0.5寸	落枕	落枕要穴

（续表）

穴名	归经	定　位	主　治	备注
鱼际	肺经	第一掌骨中点桡侧，赤白肉际处	①咳嗽、气喘、咽干、咽喉肿痛、失音等呼吸系统病证；②小儿疳积	
中渚	三焦经	手背第四、五掌指关节之间后方的掌骨间凹陷处	①头痛、目痛、耳鸣等头面部病证；②肩背肘臂酸痛，手指屈伸不利	耳鸣要穴
八邪	奇穴	第一至第五掌指关节之间，指蹼缘后方赤白肉际处	①手背疼痛、手指麻木；②毒蛇咬伤。	手指麻木、疼痛要穴
四缝	奇穴	第二至第五掌指面，近端指关节横纹中点	小儿疳积、百日咳	多点刺后挤出黄白色液体
少泽	小肠经	小指尺侧指甲角旁开0.1寸	①乳腺炎、乳汁少；②昏迷、癫狂	催乳要穴
少商	肺经	拇指桡侧指甲角旁开0.1寸	①昏迷、中暑等急救；②咽喉肿痛	咽喉痛要穴
少冲	心经	小指桡侧指甲角旁开0.1寸	①心悸、心痛等心脏病证；②健忘、烦躁、癫狂等精神情志病证；③昏迷	
商阳	大肠经	示指桡侧指甲角旁开0.1寸	①咽喉肿痛、齿痛、目赤、耳鸣等头面部病证；②发热、昏迷；③手指麻木	急救要穴，多用放血疗法
关冲	三焦经	无名指尺侧指甲角旁开0.1寸	①头痛、咽喉痛、目痛、耳鸣、口干、口苦等头面部疾病；②发热、昏迷；③手指麻木	
中冲	心包经	中指指尖端	①心悸、心痛等心脏病证；②昏迷	
十宣	奇穴	双手十指尖端，距指甲0.1寸	昏迷、癫痫、高热	

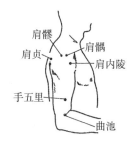

（1）上臂外侧穴位

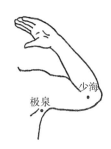

（2）上臂内侧穴位

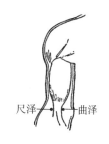

（3）肘部穴位

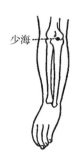

（4）小海穴

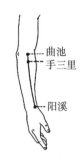

（5）前臂外侧穴位

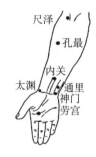

（6）前臂内侧面和手掌部穴位

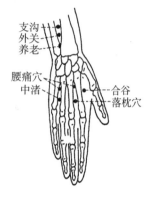

（7）前臂外侧面
和手背部穴位

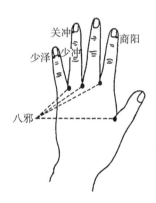

（8）手背部分穴位

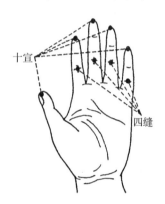

（9）手掌部分穴位

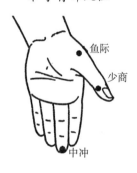

（10）手掌部分穴位

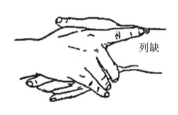

（11）列缺穴

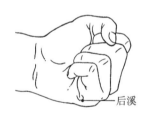

（12）后溪穴

图15　上肢部常用穴位

四、下肢部常用腧穴（见表20，图16）

表20　下肢部常用腧穴

穴名	归经	定　　位	主　　治	备注
环跳	胆经	股外侧部，当股骨大转子最凸点与骶管裂孔连线的外三分之一与内三分之二交点处	下肢疼痛、麻木、痿弱无力	下肢病痛要穴

（续表）

穴名	归经	定位	主治	备注
居髎	胆经	当髂前上棘与股骨大转子最凸点连线的中点处	腰腿疼痛、下肢瘫痪等	—
风市	胆经	大腿外侧部的中线上，腘横纹上7寸，或直立垂手时中指尖处	①下肢不遂，下肢痿痹、麻木；②遍身瘙痒等	—
髀关	胃经	髂前上棘与髌底外侧端的连线上，屈髋时平会阴	腰痛膝冷，下肢疼痛、瘫痪等	—
伏兔	胃经	髂前上棘与髌骨外侧端的连线上，髌骨上缘上6寸	下肢不遂、膝腿疼痛、屈伸不利等	—
梁丘	胃经	髂前上棘与髌骨外侧端的连线上，髌骨上缘上2寸	胃痛、腹泻、膝痛等	急性胃痛要穴
血海	脾经	髌骨内上缘上2寸。或患者屈膝，医者以左（右）手掌心按于患者右（左）膝髌骨上缘，二至五指向上伸直，拇指约呈45度斜置，拇指尖下是穴	①月经不调、痛经、经闭、崩漏等妇科病证；②风疹、湿疹等皮肤病	妇科、皮肤病要穴。皮肤病常配曲池、大椎
委中	膀胱经	腘横纹中点，当股二头肌腱与半腱肌腱的中间	①腰背疼痛，下肢痿弱无力、疼痛，腘筋挛急；②丹毒、皮疹、周身瘙痒、疔疮；③腹痛吐泻；④遗尿、小便不利	腰背病痛要穴；放血要穴
承山	膀胱经	小腿后面正中，委中直下8寸，当伸直小腿时，腓肠肌肌腹下出现尖角凹陷处	①痔疮、便秘；②小腿拘急疼痛；③脚气	腓肠肌痉挛要穴
鹤顶	奇穴	髌骨上缘正中凹陷处	膝关节疼痛、无力、屈伸不利	膝痛要穴
膝眼	奇穴	屈膝，髌韧带两侧凹陷中		
犊鼻	胃经	屈膝，髌韧带外侧凹陷中		
足三里	胃经	犊鼻下3寸，距胫骨前缘外侧中指一横指	①胃痛、呕吐、呃逆、腹胀、泄泻、痢疾、便秘等肠胃病证；②失眠、健忘、眩晕、心悸等气血不足病证；③下肢不遂；④虚劳赢瘦；⑤高血压	肠胃病证、高血压及滋补气血、保健要穴

（续表）

穴名	归经	定位	主治	备注
上巨虚	胃经	当犊鼻下6寸，距胫骨前缘外侧中指一横指	①肠鸣、腹痛、泄泻、便秘、痢疾；②下肢痿痹、脚气	大肠病证要穴
下巨虚	胃经	犊鼻下9寸，距胫骨前缘外侧中指一横指	①腹痛、泄泻；②下肢痿痹	小肠病症要穴
条口	胃经	犊鼻下8寸，距胫骨前缘外侧中指一横指	漏肩风、下肢痿痹	—
丰隆	胃经	犊鼻下8寸，距胫骨前缘外侧中指二横指	眩晕、咳嗽、癫狂、抑郁、梅核气、水肿、下肢痿痹等痰湿内盛病证	化痰要穴
阳陵泉	胆经	腓骨小头前下方凹陷处	①胁肋痛、口苦、呕吐、黄疸等肝胆病证；②半身不遂、下肢疼痛、麻木，膝肿痛，脚气；③小儿惊风	筋病要穴
胆囊	奇穴	阳陵泉穴下1~2寸处	胆囊炎、胆石症	—
阴陵泉	脾经	胫骨内侧髁下方凹陷处	①腹胀、腹泻；②水肿、小便不利；③膝痛	利水要穴
膝关	肝经	胫骨内上髁的后下方，阴陵泉后1寸	①遗精、阴痒、月经不调、赤白带下、痛经；②膝股内侧痛	—
地机	脾经	阴陵泉下3寸，胫骨内侧面后缘	痛经、崩漏、月经不调、经闭	经闭要穴
三阴交	脾经	内踝尖上3寸，胫骨内侧面后缘	①月经不调、痛经、经闭、不孕、遗精、阳痿、尿频、遗尿等泌尿生殖系统病证；②腹胀、腹泻；③失眠；④高血压	妇科要穴，失眠配神门
绝骨	胆经	小腿外侧，当外踝尖上3寸，腓骨前缘	颈项强痛、胁肋疼痛、下肢痿痹、膝腿痛、脚气	落枕要穴
昆仑	膀胱经	足外踝后方，外踝尖与跟腱之间的凹陷处	①头痛、颈项僵硬、目眩、鼻出血；②腰腿痛、足跟痛③难产；④小儿惊风	踝部疼痛要穴

（续表）

穴名	归经	定位	主治	备注
丘墟	胆经	足外踝前下方，趾长伸肌腱外侧凹陷中	①头痛、目赤肿痛；②颈项强痛、胁肋疼痛；③下肢疼痛、瘫痪、外踝肿痛	踝部疼痛要穴
解溪	胃经	足背踝关节横纹的中央，拇长伸肌腱与趾长伸肌腱之间	①头痛、眩晕、癫狂；②腹胀、便秘；③下肢瘫痪、足踝肿痛	
太溪	肾经	内踝后方，当内踝尖与跟腱之间的凹陷处	①尿频、月经不调、遗精、阳痿等泌尿生殖系统病证；②头痛眩晕、咽喉肿痛、齿痛、耳鸣等肾阴亏虚病证；③慢性咳嗽、气喘；④失眠、健忘；⑤消渴；⑥腰酸痛、内踝肿痛	补肾滋阴要穴
照海	肾经	在足内侧，内踝尖直下方凹陷处	①咽喉疼痛；②失眠、嗜卧、痫证；③小便频数、月经不调、痛经、赤白带下、阴痒等泌尿生殖系统病证	咽喉病痛要穴
太冲	肝经	在足背，第一、二跖骨结合部前方凹陷处	①胁痛、呃逆等肝胆病证；②头痛、眩晕、目赤肿痛、口眼㖞斜；③月经不调、崩漏、疝气；④癫痫、小儿惊风	疏肝理气要穴
行间	肝经	第一、二趾缝间，赤白肉际处	①胁痛、呃逆等肝胆病证；②头痛、眩晕、目赤肿痛；③月经不调、痛经、崩漏、带下；④癫痫、失眠	清泻肝胆之火要穴
侠溪	胆经	第四、五趾缝间，赤白肉际处	胸胁痛、头痛、眩晕、耳鸣、耳聋、目赤肿痛、颊肿等肝胆火旺病证	
内庭	胃经	第二、三趾缝间，赤白肉际处	胃痛、吐酸、便秘、消谷善饥、齿痛、咽喉肿病、鼻衄等肠胃火旺病症证	清泻胃火要穴

（续表）

穴名	归经	定 位	主 治	备注
八风	奇穴	第一至第五趾缝间赤白肉际处，一侧4穴	①足背疼痛、足趾麻木；②毒蛇咬伤	脚趾麻木疼痛要穴
隐白	脾经	足大趾内侧趾甲角旁0.1寸	①月经过多、崩漏、便血、尿血、吐血等慢性出血；②多梦、惊风、昏厥	出血要穴，多用灸法
大敦	肝经	足大趾外侧趾甲角旁开0.1寸	①头痛、目赤肿痛、迎风流泪；②尿频、遗尿、崩漏、经闭等泌尿生殖系统病证；③癫痫	—
厉兑	胃经	第二趾外侧趾甲角旁开0.1寸	①鼻衄、齿痛、咽喉肿痛；②多梦、癫狂	—
至阴	膀胱经	足小趾外侧趾甲角旁开0.1寸	①胎位不正、难产；②头痛、目痛、鼻塞、鼻出血	纠正胎位要穴
涌泉	肾经	足底部，卷足时足前部凹陷处，约当第二、三趾缝纹端与足跟连线的前三分之一与后三分之二交点处	①巅顶痛、眩晕、耳鸣、咽喉痛、舌干等虚火上炎病证；②小便不利、大便困难；③昏厥、小儿惊风、癫痫；④足心热	五心烦热要穴

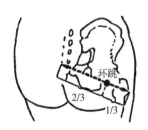

（1）环跳穴

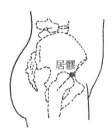

（2）居髎穴

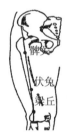

（3）大腿前侧部穴位

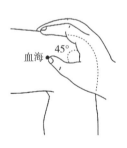

（4）血海穴

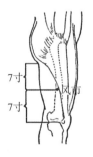

（5）风市穴

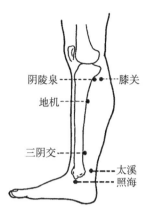

（6）小腿内侧部分穴位

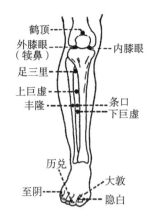

（7）小腿前外侧和
足部部分穴位

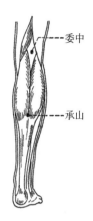

（8）小腿后侧部分穴位

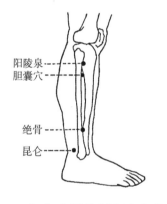

（9）小腿外侧部分穴位

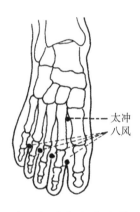

（10）足部部分穴位

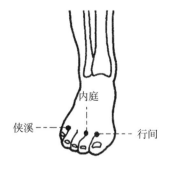

（11）足部部分穴位

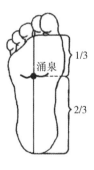

（12）涌泉穴

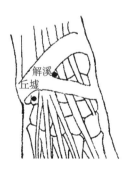

（13）解溪、丘墟穴

图16　下肢部常用穴位

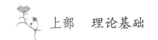

第四篇　乡村临床急诊工作概述

随着急救医学的迅猛发展，全国在各大中城市已建立起了功能完善的急救网络体系，多数农村目前仅是在县医院、县中医院设置了急诊科，但没有完善的急诊、转诊网络服务体系，各级医疗机构应对急诊急救事件是"单兵孤立作战"，由于各级医疗机构之间没有完善的急诊、转诊协议，甚至出现危重病患自行转诊的危险局面，因此，加强农村急救医疗体系的建设是我国医疗体制改革的当务之急。农村急救医疗体系的建设应当依托农村的三级卫生网络，不仅可满足农村急诊急救的需求，又可最大限度地利用农村的卫生资源，使有限的资源效益最优化。

然而，乡村医生在处置急诊、急症或急救上依然困难重重。根据一份农村急诊医疗卫生需求调查显示，在"假如你或你的家人突然发生严重病症或受伤，你会到那里去就诊"的问题调查中，选择乡镇卫生院的有879人（41.29%），选择县医院的有776人（36.45%），选择村卫生室的有474人（22.26%）。这说明村卫生室的急诊救治功能尚未达到农村合作医疗制度对其的职能要求，村卫生室的医疗服务水平在三级网中处于最弱的一环。

第一章　乡村急诊医疗的特殊性

一、全科的特性

乡村医生服务农村家庭，农村医疗植根于全科医学，因此乡村急诊接诊的范围广，涉猎的病种多，不强调严格的分科。内科、外科、妇科、儿科、五官科、皮肤科、传染科的病种都会涉及，是真正意义上的全科急诊。这就要求乡村医生除了掌握必需的全科知识外，更要在实战中巩固知识和积累经验，既能处置一般普通急症，也能尽早尽快辨识转诊危重患者。

二、强调院前急救

乡村卫生所的硬件特点决定了处理危重急症患者只能以急救、治标为主，以维护生命体征稳定、缓解痛苦为目标，为患者安全转院提供指导和保障。譬如心肌梗死早期的心前区压榨性疼痛会导致患者紧张、濒死感，从而加剧患者冠脉血管痉挛、瘀堵，导致梗死面积扩大，大大增加了患者的死亡率。如能就地快速止痛，安抚患者情绪，可有效改善冠状动脉的血供，提高患者生存率，为后续治疗赢得时间。在救治时，乡村医生除了根据"含服、加倍、重复"原则给予救心丸治疗外，正确地弹拨左侧极泉穴，针刺双侧内关穴，按揉背部的至阳穴，对缓解心区疼痛有很大的帮助。在抢救晕厥患者时，如果能娴熟地"开四关"，即对双侧合谷、太冲给予强刺激，有助于醒脑开窍，恢复患者的神志。在抢救溺水、触电患者时，现场给予心肺复苏，而非被动地等待救援，则能显著提高抢救成功率。抢救烧烫伤患者时，在送院治疗前，就地冷疗，冷水冲洗30分钟尤为重要。

三、掌握综合处置，提高急救成功率

急诊症情错杂，变化多端，为提高救治效果，势必综合处置，不能单一药物救治。综合处置指多途径、多剂型的给药方式，内治与外治结合，药物与非药物结合的治疗方法。譬如处置妇女崩漏，除对症给予止血药物外，还可艾灸隐白、大敦穴，以巩固疗效，减少复发。治疗胆绞痛发作，消炎、止痛药物起效慢，可针刺胆囊穴、阳陵泉。抢救中暑患者除给予降温、输液治疗外，三棱针点刺放血有助于清热泻火。遭遇毒虫蜇伤后，除服用解毒药物外，艾灸伤口有助于缓解肿痛。总之，综合处置是中医的特色和优势，在急诊中更能发挥其长。

四、能判断危证与逆证

乡村医生是农村医疗第一道防线，诊疗急症不仅要能辨识其"急"，更要能识别其"危"和"逆"，才能减少误判误诊。一般常见的危证表现有昏迷不语，烦躁不安，面色苍白，两目内陷，汗出如油，肢厥如冰，少息抬肩，二便失禁，爪甲紫暗，舌晦蜷缩，脉象微弱散乱等，提示有生命危险。常见的逆证表现有心病者发绀、短息，肝病者麻木、抽搐，脾病者暴泄、消瘦，肺病者喉鸣、喘逆，肾病者肿满、形寒，胃病者噎膈、呃逆，膀胱病者尿少、癃闭等，善于识别变证，及时采取措施，对于防止病变的恶化至关重要。知识源自学习，经验基于实践，乡村医生只有不断地学习并实践，自然能练就一副"火眼金睛"来。

五、重视慢病管理

急症重症发生都有原发疾病作为基础，如脑卒中多与冠心病、高血压、高血脂、高尿酸、糖尿病相关，故中医言"擅治脑者必先治心"。在急性发作期，重在正确辨识疾病，给予有效的应急处理，把伤害控制在最小范围，为患者转院保驾护航；在慢性期，重在积极调护，指导患者正确用药和锻炼，改正不良的生活习惯，从病因上防止复发。一切疾病的突然发作都是量变到质变的过程，前期都有一定的先兆表现，如果能做到及时有效的干预，就有可能阻止或减缓疾病的突发。"急则治标，缓则之本"是中医治病的精髓，作为医生，既要能够处理急症，也要能够预防调护。

第二章　能西会中完善乡村急诊工作

急诊急救在乡村日常医疗实践中占有极其重要的地位，既包含对急、慢性疾病突变的治疗，也包含对各种意外、灾害的救助，具有"争分夺秒""精准救治"的特性。乡村医疗的环境与设施相对落后，既缺乏必要的常规、生化检查，也没有 X 线、心电图、超声等辅助诊断设备，再加上乡村医生本身掌握的西医知识有限，易拘泥于"随症给药""专病专方"的固化思维，势必影响急诊急救工作的诊疗质量。如何解决"巧妇难为无米之炊"的问题？答案很简单，应积极鼓励在基层农村推广和运用中医中药和中医适宜技术治病救人，使乡村医生能西会中，以提高农村卫生技术的含金量，提高农村人口健康水平。

乡村医生如何运用中医知识进行急诊急救工作呢？

首先，要摆脱"中医治慢病，西医治急症"的观念，从古至今，中医并非仅仅是"慢郎中"，反而是许多急症的"急先锋"。从中医学术发展史来看，中医正是以治疗急症为突破口的。医圣张仲景的《伤寒杂病论》创建了外感热病的辨证论治体系，全书397 条，其中很多内容涉及危症；明清时期"卫气营血"辨证和"三焦"辨证体系的出现，充实了"温病学"的理论，也奠定了中医急症内科学的基础。张仲景对高热、昏迷、中风、心痛、厥逆、暴喘、暴吐、暴痢、急黄、急痛、血证、产后诸急等诸多急症，从辨证、立法到处方用药都提出了一套切实可行的救治方法，沿用至今。譬如对高热、昏迷创立了清热解毒的白虎汤类和通里攻下的承气汤类，至今仍有效地应用于许多急性传染病和急腹症；对暴痢辨治分虚实，邪热毒实者投白头翁汤，阳气内虚者用四逆汤，此二方仍是近代治疗菌痢的效方；对急性黄疸要辨别阴阳，采用栀子大黄汤攻下、茵陈五苓散利尿、抵挡汤逐瘀，这些方法用于急性黄疸肝萎缩的治疗，可以降低其病死率；对于厥脱，投承气类泄热、四逆汤类回阳、辅以灸法举陷，可抢救休克。

其次，乡村医生要提高治病救人的水准，应当重视《中医诊断学》中的四诊合参与八纲辨证。一切急症唯有诊断明确方可正确救治，否则便是南辕北辙。"视其外应，测知其内""有诸内者，必形诸外"中医诊病不借助外物，仅运用望、闻、问、切等手段，先收集外在的症状、体征、舌象、脉象等有关资料，再分析其内在脏腑病机及病邪的性质，后判断疾病的本质和证候类型，从而做出诊断。在前人不断的积累总结下，中医对于急症的诊断体系也日趋完善，通过观神色、望形态、审苗窍、验齿龈、察舌苔、闻声息、嗅气味和切脉象，可判断病情的轻重与预后，并分清主次，抓住主症给予治疗。扎实的诊断学功底是成功抢救急症患者的基础，乡村医生不应畏难，可以从最普通最常见的发热入手，通过在实际工作中不断的积累实践，分清表热、里热，实热、虚热；因何致病，风寒、风热、暑湿、气虚、阴虚、血虚？老人、儿童、经期妇女特殊人群的处置，分别有什么特征、舌象、脉象？时常积累沉淀，自然会由浅入深，渐入佳境。

第三，乡村医生要熟练掌握中成药的使用。与传统中药学、方剂学中的汤药相比，乡村医生更青睐使用中成药，中成药具有疗效可靠、毒副作用小、携带服用方便等特点。当下国家医保目录覆盖的中成药已有几百种之多，覆盖内、外、妇、儿、骨、眼、耳鼻喉和皮肤各科。许多中成药也是各科急诊的必备药物，如速效救心丸行气活血、祛瘀止痛，安宫牛黄丸清热解毒、镇惊开窍，云南白药活血散瘀、消肿止痛……随着国家对中医药的大力研发，中成药除了传统的丸散膏丹剂型之外，又增加了片剂、胶囊、冲剂、口服液、气雾剂、注射剂等，极大方便了临床，尤其是急诊抢救工作的开展。参附注射液回阳救逆，广泛用于阳气暴脱的各类休克，也适用于阳虚所致的心悸、怔忡、喘咳、胃痛、泄泻等；参麦注射液益气固脱，用于气阴两虚的休克；醒脑静注射液凉血开窍醒脑，用于抢救脑卒中、酒精中毒等；痰热清注射液清热化痰，用于各类热痰之证。在临床使用中成药时，不仅要重视其病，更要重视其证，譬如多种化痰的中成药，哪些针对寒痰？哪些针对热痰？切不可滥用混用，否则会加重病情。此外，乡村医生要学会应对过敏抢救流程，以应对某些中成药使用中可能会出现的不良反应，如药疹、呼吸困难等。

第四，要积极推广和使用中医适宜技术。针刺、灸法、推拿、外治、导引、气功等中医适合技术，具备"简、便、验、廉"的特点，尤其适合在农村基层医疗场所开展，对于保障广大农民的健康，缓解农民群众"看病难"具有重大意义。在急诊急救领域，

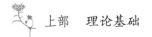
针刺、艾灸、指压、按摩、放血等常用于危重病患者的抢救，内关、郄门、至阳、膻中、极泉、合谷、印堂、曲池、足三里、太溪、大敦、涌泉、人中、百会、神门、十宣等穴位，都是常见的急救穴位。此外，例如推拿治疗小儿伤食泄泻，耳尖放血治疗高血压，委中穴放血治疗腰痛，少商刺血缓解咽痛等适宜技术都广泛运用于基层医疗机构，均能起到急则治标的功效。

中医急救源远流长，其理、法、方、药可谓药廉方简，法效理明。如今通过专业的中医药培训，使乡村医生"能西会中"。在急诊急救工作中，如果能正确运用四诊对病患做出正确诊断，确立救治法则，继而运用所掌握的中西医技能对患者开展治疗工作，正确选方用药、内外兼治，急则救命、缓则治病，必将高速、高效、优质地挽救病患。

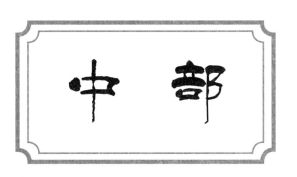

中 部

中医适宜技术

第一篇 针 灸

第一章 毫针法

一、毫针的构造和规格

1. 毫针构造

现今毫针的材料主要为不锈钢，其结构由五部分组成（见表21，图17）。其中针根是容易断针的地方，所以针刺时应留一部分针身在皮肤外，避免将针身全部刺入穴内，以免断针后难以取出。

表21 毫针构造

构造	释　义	作　用	要求
针尾	上端呈圆筒状部分	观察捻转角度的标志	端正不偏
针柄	金属丝缠绕呈螺旋状部分	持针、进针、运针着力的部位	牢固而不松动
针尖	下端尖锐部分	破皮的关键部位	尖中带圆，圆而不钝
针身	针尖和针柄之间的部分	刺入腧穴的主要部位	挺直光滑，圆正匀称
针根	针身和针柄衔接处	观察刺入深度和提插幅度的标志	无剥蚀、伤痕

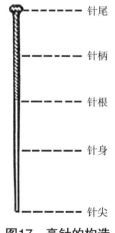

图17 毫针的构造

2. 毫针的规格

毫针的规格包括长短和粗细（见表22，表23），临床需根据患者的年龄、针刺的部位等来选择。

表22　毫针的长短规格表

长度（mm）	13	25*	40*	50	60	75*	100	115	125

*：常用规格。

表23　毫针的粗细规格表

直径（mm）	0.45	0.40	0.35*	0.30*	0.25*	0.22*	0.20	0.18	0.16

*：常用规格。

二、针刺前的准备

1. 体位选择

患者的体位必须舒适持久，同时方便医生的定位和操作，对于紧张、体弱等容易晕针的患者，须卧位治疗。临床常用的体位有五种（见表24，图18）。

表24　针灸治疗常用体位

常用体位	适用穴位
仰卧位	头、面、颈、胸、腹部和部分四肢部的腧穴
侧卧位	侧头、侧胸、侧腹和部分四肢部的腧穴
俯卧位	头、项、背、腰骶、臀部和部分四肢部的腧穴
仰靠坐位	前头、侧头、面、颈、上胸部和部分四肢部的腧穴
俯伏坐位	后头、项、肩、上背部和部分四肢部的腧穴

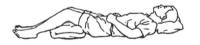

（1）仰卧位

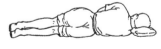

（2）侧卧位

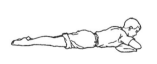

（3）俯卧位

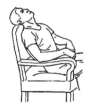

（4）仰靠坐位

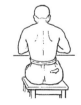

（5）俯伏坐位

图18　临床针刺治疗常用体位

2. 消毒

从针刺前到针刺结束，都要严格做好消毒工作，以免引起感染（见表 25 ）。

表 25　消毒项目和要求

项　目		要　　求
针具		使用一次性针具，并且避免在取出使用前被污染
手指		消毒液洗手后，用 75% 酒精棉球涂擦
穴位		用 75% 的酒精棉球，由中心点向外绕圈拭擦
医疗废弃物处理	损伤性废弃物	针灸针、针头等放于医用利器盒
	感染性废弃物	污棉球、一次性床单等放于专用垃圾桶

三、针刺方法

1. 持针姿势

右手拇、食二指指腹相对挟持针柄，中指无名指或中指抵住针身下端，针尖露出约 2mm（见图 19 ）。

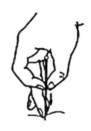

图19　持针姿势

2. 进针法

进针法就是针尖透过皮肤的方法，须遵循"针入贵速"的原则。常用的进针方法见下表（见表 26 ）。

表 26　常用进针法

进针方法	操作要点	适用情况
指切法	左手拇指或示指爪甲切按在穴旁，右手持针紧靠切按手指的指甲，针尖轻抵穴位皮肤，然后拇、示指持针快速下插，使针尖透皮	短针
夹持法	左手拇、示指挟住针身下端，露出针尖约 2mm，针尖轻抵穴位皮肤，右手持针，使针身垂直然后两手同时快速下插，使针尖透皮	短、长针
提捏法	左手拇、示指将穴位处皮肤捏起，右手持针从捏起部的上端将针尖快速刺入皮肤	皮肉浅薄处穴位

（续表）

进针方法	操作要点	适用情况
管针法	左手持针管，将针尖所在的一端置于穴位皮肤上，右手示指快速叩打针管另一端露出的针尾，使针尖刺入皮肤	短、长针

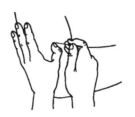 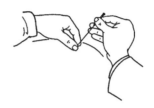

（1）指切进针法　　　　　　（2）夹持进针法

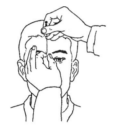 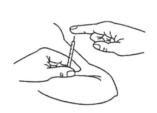

（3）提捏进针法　　　　　　（4）针管进针法

图20　进针法

3. 针刺的角度和深度

针刺的角度是指针身与皮肤之间的夹角，主要有三种（见表27，图21）。而针刺的深度是指针身在穴位皮肉内的深浅度，针刺的深度和体形、年龄、针刺部位等有关（见表28）。

表27　针刺的角度

角度	要　点	适用情况	举　例
直刺	针身与皮肤呈90°角左右	肌肉丰厚部位的腧穴	环跳、曲池
斜刺	针身与皮肤呈45°角左右	皮肉浅薄处的腧穴	印堂、太阳穴
		内有重要脏器不宜深刺的腧穴	肺俞、心俞
横刺	针身与皮肤呈15°角左右	骨骼边缘部位的腧穴	百会、膻中
		透穴刺法	大陵透间使，地仓透颊车

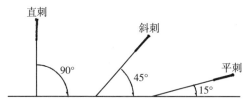

图21　针刺的角度

表28　影响针刺深度的因素

影响因素	浅　　刺	深　　刺
年龄	年老、幼儿	中青年
体质	体弱形瘦	体强形胖
病情	表证、阳证、新病	里证、阴证、久病
部位	皮薄肉少处	四肢、臀、腹
季节	春夏	秋冬

注：临床掌握针刺深度的原则为在不损伤脏腑器官的前提下，以得气为度。

四、得气

1. 得气的含义及表现

得气是指针刺入腧穴一定深度后出现的经气感应，也称针感。针刺过程中有无得气，除了患者的感觉外，医者针下也会有所感觉。

$$得气的表现\begin{cases} 患者：酸麻重胀。 \\ 医者：沉重紧涩。 \end{cases}$$

2. 得气的意义

得气在针刺治疗过程中扮演着非常重要的角色，是针刺取效的关键，如古代医家所言"刺之要，气至而有效""气速至而速效"。

$$得气的意义\begin{cases} 得气与否关系到治疗效果。 \\ 得气快慢关系到疗效快慢。 \end{cases}$$

3. 影响得气的因素及应对措施

针刺过程中，会遇见针刺不得气的情况，这就需要我们去寻找不得气的原因，究竟哪些因素导致了不得气，然后采取相应的举措（见表29，表30）

表29　影响得气的因素

患者	体质差异	阳气偏盛者易得气，阴气偏盛者不易得气
	病证	新病、实证易得气，久病、经气虚弱不宜得气
医者		取穴不准，针刺角度、方向和深度不当
环境		春夏、温暖易得气；秋冬、寒冷不易得气

表 30　不得气的应对措施

方法	应对措施
纠偏法	对定位及针刺角度、深度等不妥处进行调整
候气法	将针留在穴内，静待气至
催气法	采用提插、捻转及弹、循、刮等行针手法

五、行针法和补泻法

1.行针手法

行针手法是指在针刺到达一定深度后，为了得气而施行的各种手法。行针手法众多，但基本手法主要有提插和捻转两种（见表31）。

表 31　基本的行针手法

行针手法	操作要点	频率	幅度
提插法	拇、示指持针柄行上提下插动作	60 ～ 90 次 / 分	0.3 ～ 0.5 寸
	提和插的幅度、速度、力度要一致		
	中指端抵于穴旁，避免皮肤随针上下牵拉		
捻转法	拇、示指持针柄作前后来回转动	120 ～ 160 次 / 分	90 ～ 360°
	前、后转动的角度、速度、力度要一致		
	不可单向捻转，避免滞针		

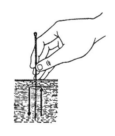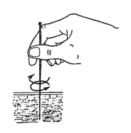

图22　提插法　　　　　　图23　捻转法

2.补泻法

（1）基本的补泻手法

根据虚则补之，实则泻之的原则，对正气不足、脏腑功能低下的患者，要采用补法，补益正气，使低下的功能恢复旺盛，对邪气旺盛，脏腑功能亢进的患者，要采用泻法，祛除邪气，使亢进的功能恢复正常，常用的基本补泻手法主要是提插补泻和捻转补泻（见表32，图24）。

表32　基本的补泻手法

基本补泻	补　　法	泻　　法
捻转补泻	顺时针转为主 （顺时针转快，逆时针转慢）	逆时针转为主 （顺时针转慢，逆时针转快）
提插补泻	重插轻提（下插快，上提慢）	重提轻插（上提快，下插慢）

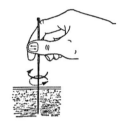 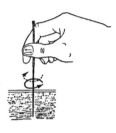 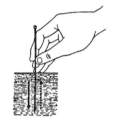 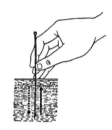

（1）捻转补法　　（2）　捻转泻法　　（3）提插补法　　（4）提插泻法

图24　补泻手法

（2）影响补泻效果的因素

针刺治疗时，最终产生的效应是补还是泻，并不单单取决于补泻手法，还有其他的影响因素（见表33）。

表33　影响补泻效果的因素

影响因素		举　　例
机体状态	机体呈虚证，针刺则产生补的效应	脾胃虚弱胃痛，针刺胃俞可健补脾胃，产生补的效应
	机体呈实证，针刺则产生泻的效应	寒邪犯胃胃痛，针刺胃俞可祛除胃寒，产生泻的效应
腧穴特性	针刺强壮作用明显的腧穴，易产生补的效应	针刺气海、关元等易产生补的效应
	针刺祛邪作用明显的腧穴，易产生泻的效应	针刺太冲、少商等易产生泻的效应
施术手法	施行补的手法，产生补的效应	行提插、捻转补法等产生补的效应
	施行泻的手法，产生泻的效应	行提插、捻转泻法等产生泻的效应

六、留针与出针

1. 留针法

针刺得气后，将针留置在穴位内一段时间，一般为 20 ~ 30 分钟。留针除了有侯气的作用外，还有延续和加强针刺对穴位的刺激作用。留针期间应随时观察患者的状况，以便可以及时发现晕针等意外的发生。

2. 出针法

留针结束，将针拔出的方法。一般左手持消毒干棉球轻压穴旁皮肤，右手持针缓慢退至皮下，然后迅速拔出，最后持消毒干棉球按压穴孔片刻（图25）。

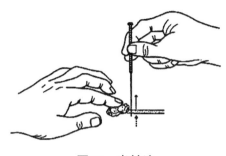

图25　出针法

七、针刺操作流程

选择针具—体位选择—腧穴定位—消毒—进针—调整角度、深度、方向—行针—得气—补泻—留针—出针—医疗废弃物处理。

八、针刺常见意外的处理与预防

针刺过程中，如果患者体质虚弱、精神紧张或医者操作不当，针刺的异常情况就会发生（见表34）。

表34　针刺常见意外的处理与预防

意外	表现	原因	处理	预防
晕针	头晕心慌、恶心欲吐，面色苍白，头出冷汗，甚或昏迷	精神紧张 体质虚弱 过饥过劳 手法过重	立即出针，使患平卧，头部放平（严重者配合急救措施）	初诊者做好解释；易晕针者选用卧位
滞针	针在体内难以捻转、提插和出针	肌肉紧张收缩	轻揉局部以缓解紧张肌肉	紧张者应放松后针刺；避免单向捻针
		单向捻针	反方向捻回	
血肿	出针后局部肿胀疼痛和青紫	刺伤血管	血肿较大，先冷敷止血，再热敷活血消肿	针刺避开血管；出针后棉球按压针孔

（续表）

意外	表 现	原 因	处 理	预 防
气胸	胸闷咳嗽、呼吸困难，甚者休克；胸透见肺受压	肺区穴位的针刺深度、角度不当，刺伤肺脏	卧位休息，给予镇咳、消炎等对症处理。重者组织抢救	内有肺脏处穴位，须控制好针刺角度、方向和深度

九、针刺注意事项

1. 忌刺部位

乳中和脐中穴不宜针刺；小儿囟门未闭时，头顶部的腧穴不宜针刺；孕妇或经期，腹部、腰骶部及调经活血的腧穴，不宜针刺；局部有感染、溃疡、瘢痕以及不明原因肿块的部位，不宜针刺。

2. 忌刺病体

有自发性出血，或损伤后出血不易止住的患者，不宜针刺。

3. 避免损伤延髓、脊髓和内脏

项部的风府、哑门应向下斜刺；背部督脉腧穴不宜深刺；脐下腹部穴位，宜排空膀胱后再针刺；脐周或脐上腹部穴位，入皮后下针应慢，避免伤及肠道；胸、胁、背部等五脏所居之处的腧穴，不宜直刺、深刺。

第二章 灸   法

一、概论

1. 灸法的含义

利用艾绒或其他易燃药材，点燃后烧灼或薰熨穴位，通过灸火的热力和药物的作用，以防治疾病的一种疗法。

2. 艾绒的特点

艾绒是灸法的主要材料，因艾叶为"纯阳之性，能回垂绝之阳，通十二经，走三阴，理气血，逐寒湿，暖子宫。"除此之外，以艾叶制成的艾绒还具有以下特点：①便于搓捏成大小、形状不同的艾柱；②易于燃烧，气味芳香；③热力温和，直达深部。

3. 灸法的作用和主治

灸法和针刺一样，都是最重要的外治疗法。《灵枢》："针所不为，灸之所宜。"说明了灸法具有与针刺所不同的作用特点（见表35）。

表35 灸法的作用和主治

灸法的作用	灸法的主治	举 例
温阳散寒，疏通经络	关节炎、坐骨神经痛、风寒感冒等	膝关节炎可取膝眼温针灸
回阳固脱，升阳举陷	胃下垂、子宫下垂、脱肛、虚脱等	脱肛可悬灸百会、长强
解毒消肿，化瘀散结	乳腺炎、腮腺炎、淋巴结结核等	乳腺炎初期可局部隔蒜灸
预防疾病，养生保健	亚健康、抗衰老、美容等	常灸足三里、气海、关元、膏肓俞

二、艾灸的种类

1. 艾炷灸

将艾绒制作成大小不同的圆锥形艾柱，放于穴位处点燃后施救。每燃烧完一个艾炷叫一壮。

（1）直接灸

将艾柱直接放于穴位皮肤上施灸，具体可分化脓灸和非化脓灸（见表36，见图28）。

表36 化脓灸和非化脓灸

直接灸	操作步骤	主 治
非化脓灸 （无瘢痕灸）	中等艾炷置于皮肤，从上端点燃 患者感到灼痛时，换炷再灸 灸3～5壮，皮肤呈红晕	脱肛、关节炎和皮肤疣等
化脓灸 （瘢痕灸）	施灸处涂以少量蒜汁，起黏附和刺激作用 放置小艾炷，从上端点燃， 艾炷燃尽后除去灰烬，易炷再灸3-5壮 5～7天左右灸疮出现 30～40天左右灸疮结痂脱落留下疤痕	哮喘、慢性支气管炎、慢性肠胃炎、慢性疲劳综合征等

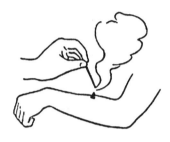

图26 直接灸

（2）间接灸

艾柱和穴位皮肤间隔一个药饼施灸，由于间隔的药饼不同，所以有各种间接灸，用于不同的病证（见表37）。

表37 常用间接灸

间接灸	操作步骤	作 用	主 治
隔姜灸	切取直径约2cm、厚0.5～0.8cm生姜片，中间穿刺数孔后置于穴位处 将艾炷置于姜片上，点燃施灸 燃尽后易炷再灸，连灸3壮左右	温中散寒、降逆止呕	受寒所致呕吐、胃痛、腹泻和关节痛等
隔蒜灸	取独头大蒜一枚，切成厚0.5～0.8cm薄片，中间穿刺数孔后置于穴上 将艾炷置于蒜片上，点燃施灸 燃尽后易炷再灸，连灸3壮左右	拔毒、消肿、散结	淋巴结结核、乳腺炎、未溃疮疡等
隔盐灸	用纯净干燥的食盐填满脐部 上置小艾炷点燃施灸 燃尽后易炷再灸，连灸3壮左右	回阳救逆、固脱	腹痛、痢疾、痛经、中风脱证等

（续表）

间接灸	操作步骤	作　用	主　治
隔附子饼灸	将附子研粉加黄酒调和，制成直径约3cm、厚约0.8cm的药饼，中间穿刺数孔置于穴上	温补肾阳、祛逐寒邪	阳痿、早泄、遗精、泄泻、腰痛等
	将艾炷置于附子饼上，点燃施灸		
	燃尽后易炷再灸，连灸3壮左右		

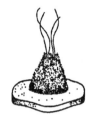

图27　隔姜灸

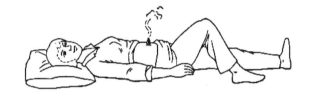

图28　隔盐灸

（3）操作流程

体位选择—腧穴定位—艾炷制作—施灸操作—艾灰以及施灸后的姜片、药饼等处理。

2. 艾条灸

（1）艾条灸操作

将艾条一端点燃，对准穴位或患处施灸，又称为艾卷灸。可分为悬起灸和实按灸（见表38）。

表38　悬起灸和实按灸

艾条灸		操作步骤	主治	注意事项
悬起灸	温和灸	点燃艾卷一端，对准腧穴	胃痛、慢性咳嗽及保健等	施灸过程须不时询问患者灸感，以有温热而无灼痛为宜，以防烫伤
		距皮肤2～3cm，与皮肤夹角45°～90°		
		施灸约15分钟，皮肤呈红晕即可		
	雀啄灸	点燃艾卷一端，对准腧穴	经量过多，胎位不正等	
		如鸟雀啄食一上一下移动点燃一端		
		施灸约10分钟，皮肤呈红晕即可		
	回旋灸	点燃艾卷一端，距患处皮肤2～3cm处	带状疱疹、冻疮等	
		左右往返移动或反复旋转施灸		
		施灸约15分钟，皮肤呈红晕即可		
实按灸		在应施灸处垫6～7层棉布	关节炎、瘫痪等	
		点燃艾卷一端，乘热按于棉布上，然后提起		
		反复点按、提起6～9次，皮肤呈红晕即可		

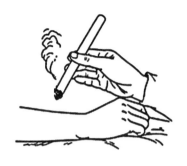

（1）温和灸

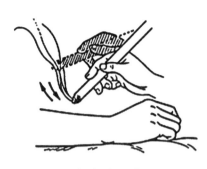

（2）雀啄灸

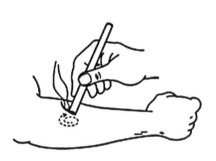

（3）回旋灸

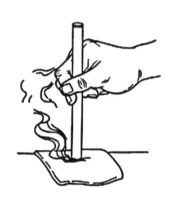

（4）实按灸

图29　艾条灸法

（2）操作流程

体位选择—腧穴定位—施灸操作—艾灰及未燃尽艾条的处理。

3. 温针灸

（1）温针灸操作

在针刺得气后，取适量艾绒在针尾搓捏制成一个橄榄形艾炷，或直接套置一段长约1.5cm 的艾卷，点燃施灸（见图30）。

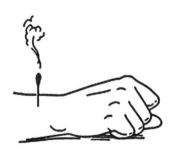

图30　温针灸

（2）操作流程

体位选择—腧穴定位—毫针针刺—施灸操作—去除艾灰—出针—医疗废弃物处理。

4. 温灸器灸

温灸器是专门用于施灸的器具，用温灸器施灸的方法称为温灸器灸。常用的温灸器很多，如温灸筒。操作时先在内胆中加入适量艾绒或艾炷，点燃约半分钟后再盖上顶盖，手执筒柄将灸筒底部置于穴位处固定施灸或于患处缓慢来回移动施灸，可用于胃痛、腰痛、网球肘等。

三、灸法的注意事项

1. 施灸顺序

先上后下，先头面躯干后四肢，先后背再胸腹。

2. 施灸补泻

补法则不吹艾火，泻法则吹旺艾火。

3. 慎灸病症

实热、阴虚发热病证。

4. 忌灸部位

颜面、大血管等处不宜瘢痕灸，孕妇和经期患者的腹腰骶部不宜施灸。

5. 灸后调摄

施灸后忌酒、忌怒，避免过度疲劳、吹风受凉。

6. 烫伤处理

小水泡任其自然吸收，大水泡用消毒针刺破排出水液，再涂以甲紫。

第三章　放　血　法

一、概论

1. 含义

放血疗法古称刺络法，是指采用放血针具刺破血络，放出适量血液以防治疾病的方法。

2. 针具

皮肤针、三棱针。现在临床上多用一次性采血针代替三棱针。

3. 治疗作用和适应范围

放血法具有开窍醒神，活血化瘀，消肿止痛，清热解毒的作用，临床多用于各种实证、热证、瘀证、痛症及急症等。如昏厥、高热、中暑、高血压、头痛、荨麻疹、神经性皮炎、急性咽喉炎、麦粒肿（睑腺炎）等。

二、操作方法

1. 消毒

针具使用前须消毒处理，或采用一次性针具。穴位局部用 75% 酒精棉球消毒。

2. 持针法

皮肤针用拇指指腹和示指第一节桡侧缘握住针柄后段，其余三指自然屈曲（见图30）。三棱针则用拇、示指持针柄，中指抵住针身下端，露出针尖 2 ～ 3mm（图31）。

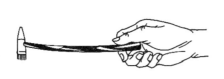　　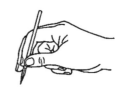

图30　梅花针持针法　　　　　　　　图31　三棱针持针法

3. 针刺法

根据针刺部位、病情等采取不同的针刺方法（见表39）。有时为了便于出血或加大出血的量，可以在针刺后配合拔罐。

表39　放血的操作方法

针刺法	针具	操作要点	常用穴位	主治
点刺法	三棱针采血针	穴位处推按，消毒后持针对准穴位，快速点刺，然后挤压针孔周围出血	十宣、少商、耳尖等	昏迷、咽喉肿痛、麦粒肿等
刺络法	三棱针采血针	橡皮管结扎在针刺部位上端，消毒后对准显现的静脉刺入，随即退出	肘窝、腘窝等处静脉	中暑、高血压、急性腰扭伤等
叩刺法	皮肤针	持针柄，运用腕部弹力，针尖与皮肤垂直接触，直上直下进行叩打	病变局部	扭伤局部瘀血肿胀、神经性皮炎

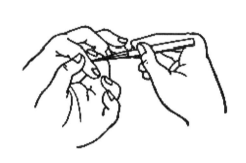
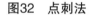
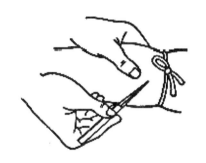

图32　点刺法　　　　　　　　图33　刺络法

4. 操作流程

体位选择—腧穴定位—消毒—针刺操作—放出适量血液—消毒干棉球檫去血迹或按压针孔—医疗废物处理。

三、注意事项

① 检查针尖有无钩毛，针面是否平齐，针头和针柄连接处是否牢固。

② 叩刺时避免斜、拉、钩、挑，刺络时不可伤及动脉。

③ 局部如有溃疡、炎症、损伤则不宜放血；凝血功能障碍患者不可使用放血法。

④ 放血法的间隔时间取决于每次放血量以及病情、年龄等。

第四章 拔 罐 法

一、概论

1. 含义

利用燃火、抽气等方法排出罐内空气，造成负压，使之吸附于应拔部位，以达到防治疾病目的的方法。

2. 罐具

古代最早的罐具为兽角，拔罐法在古代称为角法。现在常用的罐具有玻璃罐、竹罐以及抽气罐（图34）。

3. 治疗作用和适应范围

拔罐法具有祛风散寒、通经活络、行气活血、消肿止痛、拔毒排脓，临床可用于感冒、咳嗽、失眠、颈椎病、肩周炎、痛经、遗尿、荨麻疹等病证。

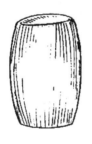 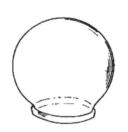 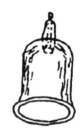

（1）竹罐　　　　（2）玻璃罐　　　　（3）抽气罐

图34　罐具

二、拔罐操作

1. 罐的吸拔方法

拔罐的方法可以利用火的燃烧，也可以直接采用抽气，目的是使罐内形成负压，吸拔于体表（见表40，图35）。

表40　罐的吸拔方法

吸拔方法		操作步骤	注意事项
燃火法	闪火法	持棉棒浸入95%的酒精	棉棒应深入罐内，避免烧热罐口，烫伤皮肤
		取出后挤去多余酒精	

（续表）

吸拔方法		操作步骤	注意事项
燃火法	闪火法	点燃后伸入罐内停留数秒	
		抽出棉棒后迅速将罐扣在应拔部位	
	投火法	取易燃纸片一张	宜侧面横拔，避免燃烧的纸片或棉球脱落，烫伤皮肤
		点燃后投入罐内	
		迅速将罐扣在应拔部位	
	贴棉法	用酒精棉花一小块	
		紧贴在罐具内壁	
		点燃后迅速扣在应拔部位	
抽气法		抽气罐扣在应拔部位	避免抽吸力过大
		用抽气筒抽出罐内空气	

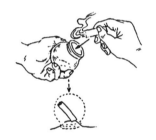 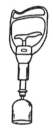 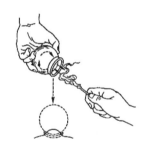

（1）闪火法　　　　（2）投火法　　　　（3）抽气法

图35　罐的吸拔方法

2. 拔罐的临床应用

拔罐法常根据不同的病证选择不同的临床操作（见表41）。

表41　拔罐的临床应用

临床应用	操作步骤	适用病证
走罐法	选皮肉丰厚平整部位涂润滑剂，将罐拔住	感冒、咳嗽、痛经、失眠等
	用手握住罐子，上下往返推移	
	来回5～7次，直至所拔皮肤潮红、充血	
闪罐法	用闪火法将罐拔住后，又立即取下	面瘫、中风后遗症等局部肌肤麻木
	再迅速拔住取下	
	如此反复操作7～9次，直至皮肤潮红	

（续表）

临床应用	操作步骤	适用病证
刺血拔罐法	用采血针点刺或用皮肤针叩打出血	神经性皮炎、扭伤、痤疮等
	在出血部位吸拔罐具	
	留罐约 10 分钟	
药罐法	将煎熬好的中药倒入罐具 2/5 左右	颈椎病、坐骨神经痛等
	侧面横拔后，再变换体位使药液覆盖穴位	
	留罐约 10 分钟	

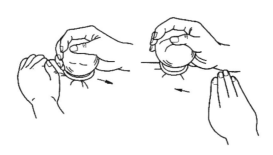

图36　走罐法

3. 留罐与起罐

将罐吸拔于体表后，一般留置 10～15 分钟，避免时间过长起泡。起罐时，不可强行上提拉拔，需左手握住罐底稍倾斜上提，右手示指下压罐口旁皮肤，使空气进入罐内，罐即脱落取下（见图 37）。

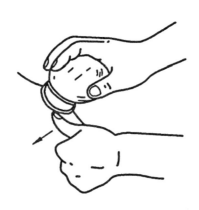

图37　起罐法

4. 操作流程

体位选择—腧穴定位—拔罐操作—留罐—起罐—罐具消毒。

三、拔罐法的注意事项

1. 罐具选择

根据吸拔部位的大小，选择大小适宜的罐具，走罐时，宜选择玻璃罐或塑料抽气罐。

2. 吸拔要领

火罐法时动作要稳而快，既要避免烫伤，又要吸附有力；多罐吸拔时，罐具与罐具不宜紧紧挨着，以免皮肤牵拉疼痛。

3. 忌拔罐部位

骨骼凸凹不平、毛发较多的部位不适宜拔罐，孕妇及经期患者的腹部、腰骶部不宜拔罐。

第五章 刮 痧 法

一、概论

1. 含义

以中医理论为指导，运用刮痧器具施术于体表一定部位，形成痧痕，从而防治疾病的一种外治方法。

2. 刮痧器具

（1）材质

刮痧板的常用材质有牛角、玉等，牛角可行气凉血、活血化瘀、清热解毒，而玉则有清润心肺、养神宁志的功效。

（2）形状

刮痧板的形状有鱼形、S形、月形、梳形、方形等，鱼形、S形、月形等适合脸、眼、颈、手臂等，梳形主要用于头部，方形适合肩背、腿等部位。

（3）结构

以长方形刮痧板为例，刮痧板一般有面、边、棱角、凹口（见图38）。薄边刺激较强，多用于治疗，厚边刺激较弱，可用于保健或小儿。棱角用于点按穴位或用于天突、膝眼等凹陷处穴位的刮拭。凹口则用于手指、鼻梁、脊柱等部分。

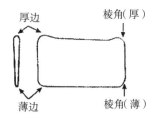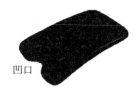

图38 刮痧板

3. 刮痧介质

主要为刮痧专用油或清水、白酒、植物油等润滑油，可以避免刮痧时的疼痛和皮肤损伤，或用来加强疗效。

4. 治疗作用和适应范围

刮痧具有疏通经络，活血化瘀，开窍泄热，排毒养颜等作用。多用于中暑、感冒、咳嗽、发热、头痛、失眠、颈项痛、腰腿痛、遗尿、痛经、月经不调等的治疗。

二、刮痧操作

1. 消毒

刮痧板使用前后以75%酒精擦拭，要求洁净光滑。

2. 持板方法

用手握住刮痧板，刮痧板底边横靠在掌心。一侧紧贴大鱼际根部及拇指指腹部，另一侧以示指、中指、环指三指扶持，要求掌虚指实。

3. 刮拭方法

（1）角度和频率

刮板与皮肤的角度以45°~90°为宜，刮拭频率可每分钟120~160次。

（2）方向和顺序

刮拭方向原则上为从上到下、由内而外。顺序则先上后下，先胸腹后背腰，先躯干后四肢。

（3）刮拭力度

刮拭时须沉肩、垂肘、运腕，根据不同的年龄、病情及刮拭部位而采用恰当均匀的力度，一般以患者能忍受为度。

4. 刮拭时间

每个部位约刮拭40次左右，每次刮痧共20分钟左右为宜。

5. 操作流程

体位选择—部位选择—刮痧操作—刮痧板消毒。

三、注意事项

① 勿在过饥、过饱和紧张情况下刮痧，以免在刮痧过程中出现头晕、恶心等不适。

② 不可强求出痧，以免用力过大或用时过长，损伤肌肤。

③ 局部有溃疡、疤痕、不明原因的皮下肿块、传染性皮肤病以及孕妇和经期患者的腹部、腰骶部不宜刮痧。

④ 有出血倾向的疾病或出血后不易止住的患者，不宜刮痧。

第六章 耳穴疗法

一、概述

耳针疗法是在耳郭上探查反应点（耳穴），并通过针刺等方法刺激这些反应点（穴位）以防治疾病的一种方法。其治疗范围较广，操作方便。耳郭的穴位不但对疾病的治疗有特殊效果，而且对疾病的诊断亦有一定的参考意义。

中医学中关于利用耳郭诊治疾病的记载已很悠久，古代医家认为，耳不单纯是一个听觉器官，其与脏腑、经脉有密切联系。20世纪90年代，经国家中医药管理局提出，由国家技术监督局发布了中华人民共和国国家标准"耳穴名称与部位"，使耳穴得以基本定型。

二、耳穴定位与主治

（一）耳郭表面解剖

耳郭正面的表面解剖（图39）。

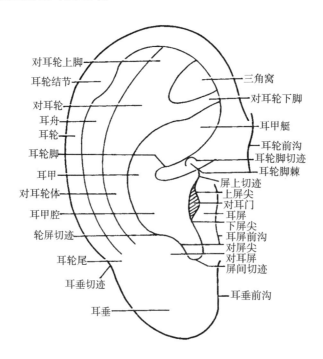

图39 耳郭前面解剖图

1. 耳垂

耳垂：耳郭下部无软骨的部分。

耳垂前沟：耳垂与面部之间的浅沟。

2. 耳轮

耳轮：耳郭卷曲的游离部分。

耳轮脚：耳轮深入耳甲的部分。

耳轮脚棘：耳轮脚和耳轮之间的软骨隆起。

耳轮脚切迹：耳轮脚棘前方的凹陷处。

耳轮结节：耳轮后上部的膨大部分。

耳轮尾：耳轮向下移行于耳垂的部分。

轮垂切迹：耳轮和耳垂后缘之间的凹陷处。

耳轮前沟：耳轮与面部之间的浅沟。

3. 对耳轮

对耳轮：与耳轮相对呈"Y"字形的隆起部，由对耳轮体、对耳轮上脚和对耳轮下脚三部分组成。

对耳轮体：对耳轮下部呈上下走向的主体部分。

对耳轮上脚：对耳轮向上分支的部分。

对耳轮下脚：对耳轮向前分支的部分。

轮屏切迹：对耳轮与对耳屏之间的凹陷处。

4. 耳舟

耳舟：耳轮与对耳轮之间的弯曲凹沟。

5. 三角窝

三角窝：对耳轮上、下脚与相应耳轮之间的三角形凹窝。

6. 耳甲

耳甲：部分耳轮和对耳轮、对耳屏、耳屏及外耳门之间的凹窝。由耳甲艇、耳甲腔两部分组成。

耳甲艇：耳轮脚以上的耳甲部。

耳甲腔：耳轮脚以下的耳甲部。

7. 耳屏

耳屏：耳郭前方呈瓣状的隆起。

屏上切迹：耳屏与耳轮之间的凹陷处。

上屏尖：耳屏游离缘上隆起部。

下屏尖：耳屏游离缘下隆起部。

耳屏前沟：耳屏与面部之间的浅沟。

8. 对耳屏

对耳屏：耳垂上方，与耳屏相对的瓣状隆起部。

对屏尖：对耳屏游离缘隆起部。

屏间切迹：耳屏和对耳屏之间的凹陷处。

9. 外耳门

外耳门：耳甲腔前方的孔窍。

（二）耳郭背面的表面解剖（图40）

1. 三个面

耳轮背面：耳轮背部的平坦部分。

耳轮尾背面：耳轮尾背部的平坦部分。

耳垂背面：耳垂背部的平坦部分。

2. 四个隆起

耳舟隆起：耳舟在耳背呈现的隆起。

三角窝隆起：三角窝在耳背呈现的隆起。

耳甲艇隆起：耳甲艇在耳背呈现的隆起。

耳甲腔隆起：耳甲腔在耳背呈现的隆起。

3. 五个沟

对耳轮上脚沟：对耳轮上脚在耳背呈现的凹沟。

对耳轮下脚沟：对耳轮下脚在耳背呈现的凹沟。

对耳轮沟：对耳轮体在耳背呈现的凹沟。

耳轮脚沟：耳轮脚在耳背呈现的凹沟。

对耳屏沟：对耳屏在耳背呈现的凹沟。

（三）耳根（图40）

上耳根：耳郭与头部相连的最上部。

下耳根：耳郭与头部相连的最下部。

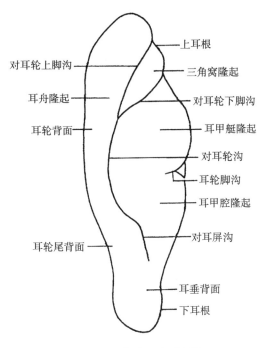

图40　耳郭背面解剖图

（四）耳穴的名称、部位与主治

　　耳穴在耳郭的分布犹如一个倒置在子宫内的胎儿，头部朝下、臀部朝上（图 41）。耳穴在耳郭的分布有一定规律，其分布的规律是：与头面相应的穴位在耳垂，与上肢相应的穴位在耳舟，与躯干相应的穴位在对耳轮体部，与下肢相应的穴位在对耳轮上、下脚，与腹腔相应的穴位在耳甲艇，与胸腔相应的穴位在耳甲腔，与消化管相应的穴位在耳轮脚周围等。为了便于取穴，将耳郭的不同部位进行分区（图 42）。具体耳穴的部位和主治分述如下。

　　耳轮穴位（图 42、图 43）

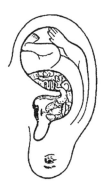

图41　耳穴的分布规律示意图

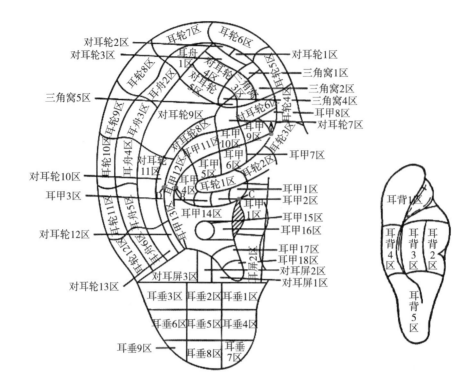

图42　耳郭分区示意图

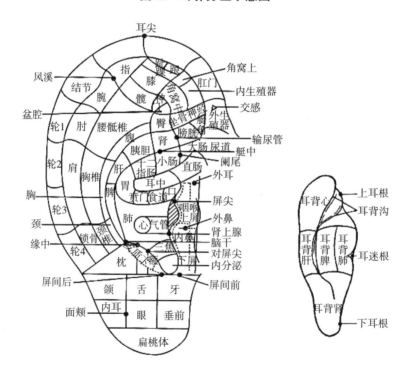

图43　耳郭定位意图

1. 耳轮分区（见表42）

表42　耳穴耳轮分区

部　位		名　称
耳轮脚		耳轮1区
耳轮脚切迹到对耳轮下脚上缘之间耳轮分为三等分	下1/3	耳轮2区
	中1/3	耳轮3区
	上1/3	耳轮4区
对耳轮下脚上缘到对耳轮上脚前缘之间的耳轮		耳轮5区
对耳轮上脚前缘到耳尖之间的耳轮		耳轮6区
耳尖到耳轮结节上缘		耳轮7区
耳轮结节上缘到耳轮结节下缘		耳轮8区
耳轮结节下缘到轮垂切迹之间的耳轮分为四等分，自上而下	1/4	耳轮9区
	1/4	耳轮10区
	1/4	耳轮11区
	1/4	耳轮12区

2. 耳轮穴位的定位和主治（见表43）

表43　耳轮穴位的定位和主治

名称	定　位	主　治
耳中（HX1）	在耳轮脚处，即耳轮1区	呃逆、荨麻疹、小儿遗尿
直肠（HX2）	耳轮2区	腹泻、便秘、脱肛、痔疮
尿道（HX3）	耳轮3区	尿路感染、遗尿、尿潴留
外生殖器（HX4）	对耳轮下脚前方耳轮处，即耳轮4区	阴道炎、睾丸炎、阴囊湿疹
肛门（HX5）	三角窝前方的耳轮处，即耳轮5区	脱肛、痔疮、肛裂
耳尖（HX6，7i）	耳郭向前对折尖端处，即耳轮6、7区交界处	发热、高血压、麦粒肿、急性结膜炎、牙痛
结节（HX8）	耳轮8区	头晕、头痛、高血压
轮1（HX9）	即耳轮9区	发热、扁桃体炎、上呼吸道感染
轮2（HX10）	耳轮10区	
轮3（HX11）	耳轮11区	
轮4（HX12）	即耳轮12区	

耳舟穴位（图 42，图 43）

1. 耳舟分区（见表 44）

表 44 耳穴耳舟分区

部 位		名 称
耳舟自上而下分为六等分	1/6	耳舟 1 区
	1/6	耳舟 2 区
	1/6	耳舟 3 区
	1/6	耳舟 4 区
	1/6	耳舟 5 区
	1/6	耳舟 6 区

2. 耳舟穴位的定位和主治（见表 45）

表 45 耳舟穴位的定位和主治

穴 名	定 位	主 治
指（SF1）	耳舟最上方，即耳舟 1 区	甲沟炎、手指麻木和疼痛
腕（SF2）	耳舟 2 区	腕关节扭伤、腕部疼痛
风溪（SF1，2i）	耳轮结节前方，耳舟 1 区、2 区交界处	荨麻疹、皮肤瘙痒症、过敏性鼻炎
肘（SF3）	耳舟 3 区	肱骨外上髁炎、肘部疼痛
肩（SF4、5）	耳舟 4 区、5 区	肩关节周围炎、肩部疼痛
锁骨（SF6）	耳舟最下方，即耳舟 6 区	肩关节周围炎

对耳轮穴位（图 42，图 43）

1. 对耳上脚穴位

（1）对耳轮上脚分区（见表 46）

表 46 耳穴对耳轮上脚分区

部 位					名 称
对耳轮上脚分为上、中、下 3 等分	下 1/3				对耳轮 5 区
	中 1/3				对耳轮 4 区
	上 1/3	分为上、下二等分	下 1/2		对耳轮 3 区
			上 1/2	分为前后两等分	后 1/2	对耳轮 2 区
				前 1/2	对耳轮 1 区

（2）对耳轮上脚穴位的定位和主治（见表47）

表47　对耳轮上脚穴位的定位和主治

名　称	定　位	主　治
跟（AH1）	对耳轮上脚前上部，即对耳轮1区	足跟痛
趾（AH2）	对耳轮上脚后上部，即对耳轮2区	甲沟炎、趾部疼痛
踝（AH3）	对耳轮3区	踝关节扭伤
膝（AH4）	耳轮上脚中1/3处，即对耳轮4区	膝关节炎、膝部疼痛
髋（AH5）	对耳轮上脚的下1/3处，即对耳轮5区	髋关节疼痛、坐骨神经痛、腰骶部疼痛

2.对耳轮下脚穴位

（1）对耳轮下脚分区（见表48）

表48　对耳轮下脚分区

部　位		名　称
对耳轮下脚分为前、中、后三等分	中、前2/3	对耳轮6区
	后1/3	对耳轮7区

（2）对耳轮下脚穴位的定位和主治（见表49）

表49　对耳轮下脚穴位的定位和主治

名　称	定　位	主　治
坐骨神经（AH6）	对耳轮下脚的前2/3处，即对耳轮6区	坐骨神经痛、下肢瘫痪
臀（AH7）	对耳轮下脚的后1/3处，即对耳轮7区	坐骨神经痛，臀筋膜炎
交感（AH6a）	对耳轮下脚末端与耳轮内缘相交处，即对耳轮6区前端	自主神经功能紊乱及胃肠痉挛、心律失常、胆绞痛等内脏疾病

3.对耳轮体穴位

（1）对耳轮体分区（见表50）

表50　对耳轮体分区

部　位		名　称
对耳轮体从对耳轮上、下脚分叉处至轮屏切迹分为五等分，再沿对耳轮耳甲缘将对耳轮体分为前1/4和后3/4两部分	前上2/5	对耳轮8区
	后上2/5	对耳轮9区
	前中2/5	对耳轮10区
	后中2/5	对耳轮11区
	前下1/5	对耳轮12区
	后下1/5	对耳轮13区

（2）对耳轮体穴位的定位和主治（见表51）

表51　对耳轮体穴位的定位和主治

名　称	定　位	主　治
腹（AH8）	对耳轮体前部上2/5处，即对耳轮8区	腹痛、腹胀、痛经等腹部疾病
腰骶（AH9）	对耳轮体后部上2/5处，即对耳轮9区	腰骶部疼痛
胸（AH10）	对耳轮体前部中2/5处，即对耳轮10区	胸痛、胸闷、乳腺炎等胸部疾病
胸椎（AH11）	对耳轮体后部中2/5处，即对耳轮11区	胸背部疼痛
颈（AH12）	对耳轮体前部下1/5处，即对耳轮12区	甲状腺疾病、咽喉炎、落枕
颈椎（AH13）	对耳轮体后部下1/5处，即对耳轮13区	落枕、颈项疼痛

三角窝穴位（图42、图43）

1. 三角窝分区（见表52）

表52　三角窝分区

部　位				名　称
三角窝由耳轮内缘至对耳轮上、下脚分叉处分为前、中、后三等分	中1/3			三角窝3区
	前1/3	分为上、中、下三等分	上1/3	三角窝1区
			中、下2/3	三角窝2区
	后1/3	分为上、下二等分	上1/2	三角窝4区
			下1/2	三角窝5区

2. 三角窝穴位的定位和主治（见表53）

表53　三角窝穴位的定位和主治

名　称	定　位	主　治
角窝上（TF1）	三角窝前1/3的上部，即三角窝1区	高血压
内生殖器（TF2）	三角窝前1/3的中、下部，即三角窝2区	功能性子宫出血、痛经、月经不调、不孕、阳痿、遗精、早泄
角窝中（TF3）	三角窝中1/3处，即三角窝3区	哮喘
神门（TF4）	三角窝后1/3的上部，即三角窝4区	痛症、失眠、焦虑、神经衰弱、高血压、戒断综合征
盆腔（TF5）	三角窝后1/3的下部，即三角窝5区	盆腔炎、附件炎

耳屏穴位（图 42，图 43）

1.**耳屏分区**（见表 54）

表 54　耳屏分区

部　位		名　称
耳屏外侧面分为上、下二等分	上 1/2	耳屏 1 区
	下 1/2	耳屏 2 区
耳屏内侧面分为上、下二等分	上 1/2	耳屏 3 区
	下 1/2	耳屏 4 区

2.**耳屏穴位的定位和主治**（见表 55）

表 55　耳屏穴位的定位和主治

名　称		定　位	主　治
外侧面	上屏（TG1）	耳屏外侧面上 1/2 处，即耳屏 1 区	咽炎、鼻炎
	下屏（TG2）	耳屏外侧面下 1/2 处，即耳屏 2 区	鼻炎
	外耳（TG1u）	耳屏 1 区上缘处	外耳道炎、中耳炎、耳鸣
	外鼻（TG1,2i）	耳屏外侧面中部，即耳屏 1、2 区之间	鼻炎
	屏间前（TG2b）	屏间切迹后方，即耳屏 2 区下缘处	眼病
内侧面	咽喉（TG3）	耳屏内侧面上 1/2 处，即耳屏 3 区	声音嘶哑、咽炎、扁桃体炎、
	内鼻（TG4）	耳屏内侧面下 1/2 处，即耳屏 4 区	鼻炎、上颌窦炎、鼻出血
游离缘	屏尖（TG1p）	耳屏游离缘上部尖端，即耳屏 1 区后缘处	牙痛、斜视
	肾上腺（TG2p）	耳屏游离缘下部尖端，即耳屏 2 区后缘处	低血压、风湿性关节炎、腮腺炎、眩晕、哮喘、休克

对耳屏穴位（图 42、图 43）

1.**对耳屏分区**（见表 56）

表 56　对耳屏分区

部　位	名　称	
对屏尖及对屏尖至轮屏切迹连线之中点，分别向耳垂上线作两条垂直线，将对耳屏外侧面及其后部分为前、中、后三部分	前部	对耳屏 1 区
	中部	对耳屏 2 区
	后部	对耳屏 3 区
耳屏内侧面	对耳屏 4 区	

2. 对耳屏穴位的定位和主治（见表57）

表57　对耳屏穴位的定位和主治

名　称		定　位	主　治
外侧面	额（AT1）	对耳屏外侧面的前部，即对耳屏1区	前头痛、头晕、失眠、多梦
	屏间后（AT1b）	屏间切迹后方，即对耳屏1区下缘处	眼病
	颞（AT2）	对耳屏外侧面的中部，即对耳屏2区	偏头痛、头晕
	枕（AT3）	对耳屏外侧面的后部，即对耳屏3区	后头痛、头晕、癫痫、哮喘、神经衰弱
内侧面	皮质下（AT4）	对耳屏内侧面，即对耳屏4区	痛症、失眠、神经衰弱、抑郁症、胃溃疡、假性近视
游离缘	对屏尖（AT1，2，4i）	对耳屏游离缘的尖端	哮喘、腮腺炎、睾丸炎、附睾炎、神经性皮炎
	缘中（AT2，3，4i）	对屏尖与轮屏切迹之中点处	遗尿、内耳性眩晕、尿崩症、功能性子宫出血
	脑干（AT3，4i）	轮屏切迹处	眩晕、后头痛、假性近视

耳甲穴位（图42、图43）

1. 耳甲分区

（1）点、线划分（见表58）

表58　耳甲点、线划分

部　位	名　称
耳轮脚切迹至对耳轮下脚间中、上1/3交界处	A点
耳轮脚消失处向后作一水平线与对耳轮耳甲缘相交	D点
耳轮脚消失处至D点连线的中、后1/3交界处	B点
外耳道口后缘上1/4与下3/4交界处	C点
A点向B点作一条与对耳轮耳甲艇缘弧度大体相仿的曲线	AB线段
B点向C点作一条与耳轮脚下缘弧度大体相仿的曲线	BC线段
B点与D点之间的连线	BD线段

（2）区域划分（见表 59）

表 59　耳甲区域划分

部　位			名　称
耳轮脚周围	BC 线前段与耳轮脚下缘间分成三等分	前 1/3	耳甲 1 区
		中 1/3	耳甲 2 区
		后 1/3	耳甲 3 区
	ABC 线前方，耳轮脚消失处		耳甲 4 区
	AB 线前段与耳轮脚上缘及部分耳轮内缘间分成三等分	后 1/3	耳甲 5 区
		中 1/3	耳甲 6 区
		前 1/3	耳甲 7 区
耳甲艇	对耳轮下脚下缘前、中 1/3 交点与 A 点连线，该线前方部分		耳甲 8 区
	AB 线前段与对耳轮下脚下缘间，耳甲 8 区以后的部分，分为前、后二等分	前 1/2	耳甲 9 区
		后 1/2	耳甲 10 区
	耳甲 10 区与 BD 线之间分成上、下二等分	上 1/2	耳甲 11 区
		下 1/2	耳甲 12 区
耳甲腔	轮屏切迹至 B 点做连线，该线后方、BD 线下方部分		耳甲 13 区
	耳甲腔中央为圆心，圆心与 BC 线间距离的 1/2 为半径作圆，该圆形区域部分		耳甲 15 区
	过 15 区最高点及最低点分别向外耳门后壁作两条切线，切线之间部分		耳甲 16 区
	15、16 区周围		耳甲 14 区
	外耳门最低点与对耳屏耳甲缘中点相连，该线以下的耳甲腔部分为上、下二等分	上 1/2	耳甲 17 区
		下 1/2	耳甲 18 区

2. 耳甲穴位的定位和主治（见表 60）

表 60　耳甲穴位的定位和主治

名　称		定　位	主　治
耳轮脚周围	口（CO1）	耳轮脚下方前 1/3 处，即耳甲 1 区	口腔炎、胆囊炎、胆石症、牙周炎、戒断综合征
	食道（CO2）	耳轮脚下方中 1/3 处，即耳甲 2 区	食道炎、食道痉挛
	贲门（CO3）	耳轮脚下方后 1/3 处，即耳甲 3 区	贲门痉挛、神经性呕吐
	胃（CO4）	耳轮脚消失处，即耳甲 4 区	胃病、消化不良、恶心呕吐、前额痛、牙痛、失眠
	十二指肠（CO5）	耳轮脚上方后 1/3 处，即耳甲 5 区	十二指肠溃疡、胆囊炎、胆石症、幽门痉挛

（续表）

名　称		定　位	主　治
耳轮脚周围	小肠（CO6）	耳轮脚上方中 1/3 处，即耳甲 6 区	消化不良、腹痛、腹胀、心动过速、心律不齐
	大肠（CO7）	耳轮脚上方前 1/3 处，即耳甲 7 区	腹泻、便秘、咳嗽、牙痛、痤疮
	阑尾（CO6, 7i）	小肠与大肠之间，即耳甲 6、7 区交界处	单纯性阑尾炎、腹痛、腹泻
耳甲艇	艇角（CO8）	对耳轮下脚下方前部，即耳甲 8 区	前列腺炎、尿道炎
	膀胱（CO9）	对耳轮下脚下方中部，即耳甲 9 区	膀胱炎、遗尿、尿潴留、腰痛、坐骨神经痛、后头痛
	肾（CO10）	对耳轮下脚下方后部，即耳甲 10 区	腰痛、耳鸣、失眠、哮喘、遗尿、遗精、阳痿、早泄、月经不调
	输尿管（CO9, 10i）	在肾与膀胱之间，即耳甲 9、10 区交界处	输尿管结石绞痛
	胰胆（CO11）	耳甲艇的后上部，即耳甲 11 区	胆囊炎、胆石症、偏头痛、带状疱疹、中耳炎、耳鸣
	肝（CO12）	耳甲艇的后下部，即耳甲 12 区	胁痛、眩晕、失眠、抑郁症、经前期紧张症、月经不调、更年期综合征、高血压、近视
	艇中（CO6, 10i）	小肠区与肾区之间，即耳甲 6、10 区交界处	腹痛、腹胀、胆道蛔虫症
耳甲腔	脾（CO13）	耳甲腔的后上部，即耳甲 13 区	腹胀、腹泻、便秘、食欲不振、功能性子宫出血、白带过多
	心（CO15）	耳甲腔正中凹陷处，即耳甲 15 区	心律不齐、心绞痛、失眠、神经衰弱、癔症、口舌生疮
	气管（CO16）	心区与外耳门之间，即耳甲 16 区	哮喘、支气管炎、戒烟
	肺（CO14）	在心、气管区周围处，即耳甲 14 区	感冒、咳嗽、哮喘、声音嘶哑、皮肤瘙痒症、荨麻疹、便秘、戒烟
	三焦（CO17）	外耳门后下，肺与内分泌区之间，即耳甲 17 区	便秘、腹胀、耳鸣、上肢外侧疼痛
	内分泌（CO18）	屏间切迹内，耳甲腔的前下部，即耳甲 18 区	痛经、月经不调、更年期综合征、痤疮、糖尿病、甲减或亢进症

耳垂穴位（图 42、图 43）

1.耳垂分区（见表 61）

表 61　耳垂分区

部　　位		名　　称
耳垂上线至耳垂下缘最低点之间划两条等距离平行线，于上平行线上引两条垂直等分线	前上	耳垂1区
	中上	耳垂2区
	后上	耳垂3区
	前中	耳垂4区
	中中	耳垂5区
	后中	耳垂6区
	前下	耳垂7区
	中下	耳垂8区
	后下	耳垂9区

2.耳垂穴位的定位和主治（见表 62）

表 62　耳垂穴位的定位和主治

名　　称	定　　位	主　　治
牙（LO1）	耳垂正面前上部，即耳垂1区	牙痛、牙周炎、低血压
舌（LO2）	耳垂正面中上部，即耳垂2区	舌炎、口腔炎
颌（LO3）	耳垂正面后上部，即耳垂3区	牙痛、下颌关节炎
垂前（LO4）	耳垂正面前中部，即耳垂4区	神经衰弱、牙痛
眼（LO5）	耳垂正面中央部，即耳垂5区	急性结膜炎、麦粒肿、假性近视
内耳（LO6）	耳垂正面后中部，即耳垂6区	内耳性眩晕、耳鸣、耳聋、中耳炎
面颊（LO5，6i）	耳垂正面眼区与内耳区之间，即耳垂5、6区交界处	面神经麻痹、三叉神经痛、痤疮、面肌痉挛、腮腺炎
扁桃体（LO7，8，9）	耳垂正面下部，即耳垂7、8、9区	扁桃体炎、咽炎

耳背穴位（图 42，图 43）

1.耳背分区（见表 63）

表63 耳背分区

部 位			名 称
分别过对耳轮上、下脚分叉处耳背对应点和轮屏切迹耳背对应点作两条水平线	上部		耳背1区
	下部		耳背5区
	中部 分为内、中、外三等分	内1/3	耳背2区
		中1/3	耳背3区
		外1/3	耳背4区

2.耳背穴位的定位和主治（见表64）

表64 耳背穴位的定位和主治

名 称	定 位	主 治
耳背心（P1）	耳背上部，即耳背1区	心悸、失眠、多梦
耳背肺（P2）	耳背中内部，即耳背2区	哮喘、皮肤瘙痒症
耳背脾（P3）	耳背中央部，即耳背3区	胃痛、消化不良、食欲不振、腹泻
耳背肝（P4）	耳背中外部，即耳背4区	胆囊炎、胆石症、胁痛
耳背肾（P5）	耳背下部，即耳背5区	头痛、头晕、神经衰弱
耳背沟（GPS）	对耳轮沟和对耳轮上、下脚沟处	高血压、皮肤瘙痒症
上耳根（R1）	耳根最上处	鼻出血
耳迷根（R3）	耳轮脚后沟的耳根处	胆囊炎、胆石症、腹痛、鼻塞、心动过速
下耳根（R2）	耳根最下处	低血压、下肢瘫痪、小儿麻痹后遗症

三、耳针的操作

（一）耳穴处方的原则

1.根据相应部位取穴

这是根据病变部位之所在，在耳郭上相应部位取穴。如膝关节病变在耳郭上取膝穴，胃病在耳郭上取胃穴，坐骨神经痛在耳郭上取坐骨神经穴等。

2.根据中医理论取穴

根据中医藏象学说、经络学说、病因病机学说等理论进行取穴的方法。如眼病，中医认为"肝开窍于目"，可在耳郭上取肝穴治疗；皮肤病，中医认为"肺主皮毛"，可在耳郭上取肺穴治疗；如上齿痛，按经络辨证属胃经，可在耳郭上取胃穴治疗等。

3.根据现代医学理论取穴

耳穴中有些穴位是根据现代医学理论命名的，如肾上腺、内分泌、交感等，这些穴位的功能与现代医学的理论一致，在临证时可结合生理病理学、解剖学等现代医学的理论来理解和运用。如月经不调可用内分泌穴来治疗、胃痛可取用交感穴等。

4.根据临床经验取穴

在长期的临床实践中发现某个穴位或某些穴位对治疗某病有效而取之。如痛症取神门穴，麦粒肿取耳尖穴放血，荨麻疹可取风溪穴等。

（二）耳穴探查方法

1.肉眼观察法

就是直接通过肉眼在自然光线下，对耳郭由上而下、由内至外仔细查找与疾病有关的阳性反应点。主要是观察耳郭上的变色、变形、丘疹、血管形状、脱屑等，以这些局部变化作为诊断或治疗的依据。

2.压痛点检查法

用弹簧探针或毫针针柄，以均匀的压力，在与疾病相应的耳郭部位，从周围逐渐向中心探压；或自上而下，自外而内对整个耳郭进行普查，探查出压痛最明显的穴位。

3.电测定法

采用一定的仪器，测定耳穴的电阻、电容和电位的变化，最大值即为敏感点，来确定刺激的部位，也可以用来作为诊断的依据。

（三）耳穴操作方法

1.毫针刺法

（1）选择针具

耳针常用针具为26～30号粗细的0.3～0.5寸毫针。

（2）选择体位

接受耳针治疗的患者一般采用坐位，如遇初诊患者精神紧张、畏针、怕痛、病重体弱或老年患者，则采用卧位为好。

（3）消毒

由于耳针比体针易引起感染，并且感染后易造成耳软骨膜炎，所以必须重视耳郭、针具和医者手指的消毒。穴位处消毒，用0.5%碘附或酒精棉球，要求由内向外进行消毒，防止感染。医者在操作前用消毒液将手和指甲洗干净，再用酒精棉球擦拭后即可进行针刺操作。

（4）针刺

进针时，医者左手固定耳郭，右手拇、示、中三指持针，将针尖对准穴位，迅速将针插入耳穴，针刺的角度取决于耳穴的位置，以及是否要进行透穴。针刺深度应视患者耳郭局部的厚薄灵活掌握，一般刺入 1 ～ 2mm 深，刺入后多采用慢而有力的捻转手法，针感多有热胀感或感到酸、重，甚至麻、凉等。

（5）留针、出针及疗程

针刺操作后一般留针 20 ～ 30 分钟，慢性病可留针 1 ～ 2 小时或更长时间。留针期间，可间隔捻针以加强刺激。起针时用消毒干棉球压迫针孔，防止出血。必要时再涂以乙醇或碘附，以防感染。一般每日或隔日一次，10 次为一疗程，休息 5 ～ 7 天再针第二疗程。

2. 埋针法

埋针前，先将耳郭严格消毒，再用消毒好的镊子夹住已消毒的揿钉式或颗粒式皮内针，在选定好的耳穴上将针刺入，然后把剪成小块的胶布贴在针环或针尾上，使针固定。每耳埋针 1 ～ 3 穴，每次埋针可保留 2 ～ 7 天，每日按压 3 ～ 4 次。若天气炎热、多汗，埋针时间不宜过长，一般可保留 2 ～ 3 天。埋针期间，切忌水湿浸泡耳郭，以防感染。

3. 压籽法

是指在耳穴表面贴压磁珠、王不留行籽或油菜籽、小米等，以代替埋针的一种简便治疗方法。医者用左手固定耳郭，右手用镊子取粘有磁珠或王不留行籽的小方块胶布，对准选取的耳穴贴敷，并用手按压使之固定。嘱患者每日用手指按摩 2 ～ 3 次，每次 2 ～ 3 分钟。一般贴敷 2 ～ 3 天后去掉，根据病情更换穴位再贴。贴敷期间，注意防止胶布蘸水潮湿，以免引起耳部皮肤炎症，夏季压籽因多汗，贴敷时间不宜过长。对胶布过敏或耳部有冻疮、炎症者不宜采用本法。

4. 放血法

耳穴局部采用 75% 酒精消毒后，一手固定穴位，一手持三棱针或采血针快速点刺所取耳穴，然后挤压出血数滴至十多滴，最后用消毒干棉球按压。

四、适应病证

耳针治疗的疾病很广泛，内、外、妇、儿、五官等各科的疾病都可用耳针治疗，尤其对各种原因引起不同性质的疼痛效果较为显著。一般来说，对急性疼痛的治疗效果较慢性疼痛好，对外伤疼痛的效果尤为显著。

五、注意事项

① 操作前必须对针具和耳郭等严格消毒，以防感染。

② 治疗扭伤及肢体活动障碍的患者，进针后耳郭充血发热时，应嘱患者适当活动患部。以助于疗效的提高。

③ 耳针治疗有时也可能发生晕针，必须注意预防和及时处理。

④ 埋针或埋籽时，时间不宜过长，尤其夏季，以免感染。

⑤ 耳郭有冻伤或有炎症的患者应禁针，以防炎症扩散，待冻伤及炎症痊愈后，再继续治疗。

第二篇 推拿与导引

第一章 成人推拿

一、概述

推拿，古称按摩、按跷、乔摩、挢引、案扤等，是指在人体一定的部位或穴位上，通过各种手法及特定的肢体活动来防治疾病的一种医疗方法，属于中医外治疗法范畴，是中医学的重要组成部分。

推拿作为人类最古老的医术之一，在其漫长的历史发展长河中，逐渐形成了自己鲜明的特点。首先，推拿治疗疾病包括手法治疗和功法训练，手法是以手、肢体其他部位或器械在患者体表所做的规范化的技巧性动作，以达到防治疾病的目的，是推拿治疗的核心手段。功法训练包括两方面内容，一方面医者通过练功可提高自我身心素质并增强手法操作的力量，另一方面可通过指导患者练功以巩固、延伸推拿的治疗效果，临床工作中两者均应得到重视，不可偏废。其次，理论内涵方面，推拿治疗以中医基础理论及现代科学理论为依据，中医基础理论包括阴阳五行、脏腑经络、气血津液等，其中尤以经络学说为重要理论基础。现代科学理论主要涉及现代解剖学、生理学、病理学、康复医学等。随着推拿学科的发展，临床应用的指导理论愈发多元化，充分掌握传统及现代科学理论，对于疾病的诊断、治疗及康复均具有重要意义。推拿具有广泛的适应证和严格的禁忌证，推拿治疗的常见疾病达百余种，涵盖了骨伤科、内科、妇科、儿科、神经科、康复科等多个临床医学分科，同时也可用于美容、减肥、日常保健等，广泛的适应证对于推拿的应用普及和推拿学科的发展起到了积极的作用。当然，有些病症及特殊人群不适合进行推拿治疗，在临床工作中应严格把握推拿的适应证和禁忌证。

推拿诞生数千年来，为中华民族的繁衍和健康做出了重要贡献。推拿作为人类最早利用物理原理防治疾病的方法之一，具有适应证广、应用方便、疗效显著、经济安全等中医特色优势，这使得推拿受到越来越广泛的重视。尤其能够满足基层医疗卫生机构及人员的需求，为居民提供更为优质、更为广泛的医疗保健服务，真正落实"预防为主"的理念，实现对居民全生命周期的帮助，尤其适宜为基层医疗卫生机构和农村医疗服务。

二、推拿操作的基本要求

推拿操作的基本要求，是针对学习推拿基本手法而提出的要求。主要包括五项基本内容。

1. 持久

是指手法在操作过程中，能够严格地按照规定的技术要求和操作规范持续地运用，在足够的时间内保持动作和力量的连贯性，不间断、不变形、不乏力，以保证手法对人体的刺激能够积累到临界点，起到调整脏腑功能、改变病理状态的作用。

2. 有力

即有力量，且这种力量不可以是蛮力和暴力，而是一种含有技巧的力量。

3. 均匀

是指手法操作时，其动作幅度、频率及手法压力等，都必须保持相对一致，幅度不可忽大忽小、频率不可忽快忽慢、用力不可时轻时重，应使手法操作既平稳而又有节奏。

4. 柔和

是指手法操作时，动作平稳缓和，手法变换自然、协调，轻而不浮，重而不滞。柔和并不是软弱无力，而是刚中带柔，柔中有刚，不可生硬粗暴，增加患者的痛苦。正如《医宗金鉴·正骨心法要旨》"手法总论"所云："法之所施，使患者不知其苦，方称为手法也。"

5. 渗透

是指手法具备了持久、有力、均匀、柔和这四项要求后，形成了一种渗透力。这种渗透力，可透皮入内，直接深达手法刺激的深层组织和内脏器官，或间接地通过各种途径使手法的生物效应到达目标脏腑器官，起到调整脏腑虚实的手法作用。渗透，主要是指力的渗透，但也同时包括了热的渗透。

对于运动关节类手法来说，其要求应概括为"稳、准、巧、快"四个字。即手法操作要平稳自然，因势利导，避免生硬粗暴；选择手法要有针对性，定位要准；手法施术时要用巧力，以柔克刚，以巧制胜，不可使用蛮力；手法操作时，用力要疾发疾收，用所谓的"寸劲"，发力不可过长，发力时间不可过久。

三、推拿适应证

推拿适应证广泛，涉及骨伤、内、妇、儿、五官、神经科常见疾病，同时也用于减肥、美容及保健医疗等。

1. 骨伤科疾病

如颈椎病、落枕、肩关节周围炎、胸胁迸伤、腰椎小关节紊乱、急性腰扭伤、慢性腰肌劳损、腰椎滑脱症(轻度)、第三腰椎横突综合征、骶髂关节半脱位、臀中肌损伤、梨状肌综合征、尾骨挫伤等。

对于各种常见扭挫伤以及急、慢性退行性改变,如退性行脊柱炎、类风湿性关节炎、肱二头肌长头腱鞘炎、肩峰下滑囊炎、肱骨外上髁炎、肱骨内上髁炎、桡骨茎突部狭窄性腱鞘炎、指部腱鞘炎(掌指关节腱鞘炎)等可起到较好的治疗作用。对于常见关节脱位,如下颌关节脱位、肩关节脱位、肘关节脱位、桡尺远端关节分离症、髋关节脱位等也可起到整复作用。另外,四肢关节扭伤的恢复期,如肩关节扭挫伤、肘关节扭挫伤、腕关节扭挫伤、半月板损伤、关节脂肪垫劳损、关节内外侧副韧带损伤、踝关节扭伤、跟腱损伤后关节肿胀、疼痛和功能障碍等也可以选择推拿治疗。

2. 内科疾病

可以选择推拿治疗的常见内科疾病有很多,如感冒、胃脘痛、呃逆、便秘、腹泻、哮喘、尿潴留、眩晕等。

3. 妇科疾病

推拿治疗妇科疾病也有一定优势,如急性乳腺炎、月经不调、痛经、闭经、产后缺乳等。

4. 儿科疾病

推拿治疗小儿疾病有其独特的理论依据和临床实践,目前多数推拿科已设独立的小儿推拿科室。常见的小儿疾病如咳嗽、发热、顿咳、泄泻、呕吐、疳积、夜啼、遗尿、脱肛、肌性斜颈、小儿麻痹后遗症、臂丛神经损伤、桡骨头半脱位等可以选择推拿治疗。

5. 其他系统疾病

如面瘫、失眠、神经性偏头痛、自主神经功能紊乱、臂丛神经损伤、坐骨神经痛、中风后遗症等。

四、推拿禁忌证

以下情况一般不适合选用推拿治疗。

① 各种急慢性传染病。

② 各种恶性肿瘤的局部、溃疡的局部、烧伤和烫伤的局部、皮肤病。

③ 各种感染性化脓性疾病和结核性关节炎。

④ 诊断不明确的急性脊柱损伤或伴有脊髓症状患者,手法可能加剧脊髓损伤。

⑤ 胃、十二指肠等急性穿孔、各种出血性疾病。

⑥ 严重的心脑血管疾病。

⑦醉酒者、严重的（不能合作、不能安静）精神病患者。

⑧经期、妊娠期妇女的腹部和腰骶部禁用推拿。

⑨年老体弱、经不起重手法刺激者。

⑩极度疲劳和空腹饥饿时，不宜推拿。

五、推拿的注意事项

①推拿医师应经过正规的培训，不仅要有熟练的推拿手法技能，还要掌握中医基础理论、经络腧穴，西医的解剖、生理、病理学等。治疗前应审症求因、辨证辨病，全面了解患者的病情，排除推拿禁忌证。

②推拿过程中，要随时观察和询问患者的反应，适时地调整手法与力度，做到均匀柔和、持久有力。对老人、儿童应掌握适宜的刺激量。急性软组织损伤，局部疼痛肿胀较甚，瘀血甚者，应选择远端穴位进行推拿操作，待病情缓解后，再行局部操作。

③推拿医师的手要保持清洁，指甲应勤修剪。冬季手要保持温暖，必要时应使用介质（如滑石粉等），防止损伤患者的皮肤。推拿中应全神贯注。对于饱餐后、大量饮酒后、暴怒后、大运动量后的患者，一般不予立即治疗。

④推拿医师在操作时必须选择适当的体位。在进行胸部、腹部、腰背部、四肢操作时均可自然站立位，两腿呈丁字步或呈弓步；在推拿治疗头面部、颈部、肩及上肢部、胸腹部、下肢部及小儿疾病时，可采取坐姿。

⑤患者须采取适当的体位以配合治疗。治疗头面部、胸腹部、下肢前侧部疾病时，患者取仰卧位，即面部向上，双上肢置于身体两侧，双下肢自然伸直；上肢置于面部下方或体侧；治疗胁部、髋部疾病时，患者取侧卧位，双下肢自然屈曲，或下面腿伸直，上面腿屈曲，下面上肢屈肘约90°，上面上肢自然伸直置于体侧或撑于体前床面；治疗头面部、颈部、肩及上背部、腰部，也可以指导患者取端坐位。

六、常用手法
（一）㨰法

以第五掌指关节背侧定于治疗部位，用小鱼际与手掌背侧在治疗部位上做来回滚动的手法，称为㨰法（图44）。㨰法是丁季峰先生于20世纪40年代始创的，它充分吸收了一指禅推拿流派中㨰法的操作技巧，并精妙地发挥了人手的生理结构和功能，是㨰法流派的代表性手法。

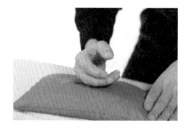

图44 㨰法

【动作要领】

医者手指自然弯曲，用手背第五掌指关节背侧定于操作部位，肩关节放松，以肘关节为支点，前臂作主动摆动，带动腕关节的伸屈以及前臂的旋转运动，使手掌背部（以第三、四、五掌指关节为轴，与手掌小鱼际为轴，两轴相交的手掌背三角区）在治疗部位做持续不断地来回滚动。

【动作要求】

① 医者肩关节处于放松的前屈、外展位，使肘部与胸壁相隔约一拃的距离。

② 肘关节屈曲，呈 130°～150°，角度过大不利于前臂的旋转运动，角度过小则不利于腕关节的屈伸运动，且不能有效地发挥㨰法的力量。

③ 㨰法操作时，腕关节要放松，腕关节伸屈的幅度要大，使手的滚动幅度控制在 120° 左右，即腕关节屈约 80°，伸约 40°。腕关节的伸屈运动可以增加㨰法的力量，前臂的旋转可以增加㨰法的柔软度。

④ 㨰法操作时，第五掌指关节背侧要吸定，小鱼际及手掌背侧要吸附于治疗部位。

⑤ 㨰法的压力、速度、摆动的幅度要相对一致，动作要协调而有节律性。

⑥ 㨰法操作时，手指要自然弯曲，指掌部均应放松，若指掌过于伸直、紧张，使掌背形成平面，影响手法的滚动；手指过度用力弯曲，则腕关节不能放松，限制了滚动的幅度。

⑦ 医者操作时，两脚自然分开，上身前倾约 30°。

⑧ 㨰法操作频率每分钟 120～160 次。

【应用】

㨰法接触面广、平和舒适，具有舒筋通络，活血祛瘀，滑利关节的作用，适用于颈项部、肩背部、腰臀部以及四肢等肌肉较丰满的部位。㨰法是防治颈椎病、肩关节周围炎、腰椎间盘突出症、各种运动损伤、运动后疲劳等病症的常用手法，也是中国保健按摩的主要手法。

（二）一指禅推法

用拇指的螺纹面或指端着力，运用前臂的摆动带动拇指关节做伸屈运动的手法，称为一指禅推法（图45）。

【动作要领】

医者手握空拳，拇指自然伸直并盖住拳眼，用拇指指端或螺纹面着力于治疗部位或穴位，以肘关节为支点，前臂做主动摆动，带动腕关节摆动以及拇指掌指关节或指骨间关节的伸屈运动，使所产生的力度轻重交替、持续不断地作用于人体治疗部位，本法也可双手同时进行操作。

一指禅推法临床操作时有屈伸拇指指间关节和不屈伸拇指指间关节两种。屈伸拇指的一指禅推法操作时，拇指指间关节须跟随腕关节的动作而作协调的伸屈活动。此种操作由于多了一个关节参与运动，使其刺激显得更为柔和。不屈伸拇指的一指禅推法操作时，

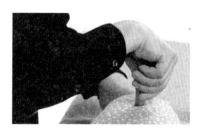

图45　一指禅推法

拇指自然伸直，指间关节不做屈伸活动。此种操作法具有着力稳、刺激强等特点。临床上应根据各人拇指生理条件及治疗要求而选择相宜的操作法。如拇指指间关节较柔软，或治疗时需要刺激强些，则宜选用不屈伸拇指指间关节的一指禅推法。若拇指指间关节较硬，或治疗时需要较柔和的刺激，则宜选择屈伸拇指指间关节的一指禅推法。作为推拿专业工作者，两种操作方法都应掌握，以便临床选择应用。

【动作要求】

1. 沉肩

肩关节放松，不要使肩部用力耸起。若肩部紧张，操作时不能持久，且上肢容易产生酸痛。

2. 垂肘

肘关节自然下垂，使肘部位置略低于腕部与肩部，同时注意腕部尺侧要略低于桡侧。

3. 悬腕

腕关节自然悬屈，但不可将腕关节用力勾紧，从而影响腕关节的灵活度。应在保持腕关节松弛的状态下，尽量使腕关节悬屈 90°。

4. 掌虚

手掌部与其余四指均应放松，自然弯曲，放松，不可用力，即除拇指着力外，其余都要放松。

5. 指实

拇指自然着力，使拇指的螺纹面着实吸定于一点，不要离开或来回摩擦。

6. 压力

自然压力，不可用蛮力下压。

7. 频率

每分钟 120 ~ 160 次。

8. 移动

移动时要紧推慢移，即推动时要快，移动时要慢。

【应用】

一指禅推法可应用于全身各个部位。临床上以头面部、颈项部、胸腹部及四肢关节处等部位常用，尤以经络穴位为佳，即所谓循经络，推穴道。一指禅推法的特点为接触面小，力量集中，渗透性强。它具有舒经活络，调和营卫，祛瘀消积，开窍醒脑，调节脏腑功能等作用。

临床上常用于治疗内科、妇科、儿科等各科疾病，尤以治疗头痛、失眠、面瘫、消化道疾病以及关节酸痛等常见病。

（三）揉法

术者用手指的螺纹面或手掌面着力于治疗部位或穴位，做轻柔缓和的环旋运动并带动该处的皮肤及皮下组织一起揉动的手法，称为揉法。

1. 指揉法

术者用手指的螺纹面着力于治疗部位或穴位，做轻柔缓和的环旋运动并带动该处的皮肤及皮下组织一起揉动的手法。

【动作要领】

（1）拇指揉法

用拇指的螺纹面，轻按于一定的治疗部位或穴位，腕关节放松，前臂做主动摆动，带动腕关节摆动，使拇指螺纹面在治疗部位上做小幅度轻柔的环旋运动。

（2）中指揉法

医者中指伸直，示指搭于中指远端指间关节背侧，腕关节微屈，用中指指腹着力于一定的治疗部位或穴位上，以肘关节为支点，前臂作主动摆动，带动腕关节的摆动，使中指指腹在治疗部位上做小幅度轻柔的环旋运动。

（3）双指揉法

医者示、中指伸直，腕关节微屈，用示、中指螺纹面着力于一定的治疗部位或穴位，以肘关节为支点，前臂作主动摆动，带动腕关节的摆动，使示、中指指腹在治疗部位上做小幅度轻柔的环旋运动。

（4）三指揉法

医者示、中、无名指伸直，腕关节微屈，用示、中、无名指螺纹面着力于一定的治疗部位或穴位，以肘关节为支点，前臂作主动摆动，带动腕关节的摆动，使三指的指腹在治疗部位上做小幅度轻柔的环旋运动。

【动作要求】

①着力点要吸附，不可有摩擦与移动。

②揉动时幅度要小，频率要慢。

③动作持久、均匀而有节奏性。

④中指揉时,指骨间关节、掌指关节均要伸直。

【应用】

指揉法,施力面积较小,动力集中,动作柔和而深沉,适用于全身各部位或穴位,其治疗作用取决于所取穴位的特异性。

双指揉法,临床上常用于同时分揉二穴,多用于小儿。

三指揉法,临床常用于同时分揉三穴,如三指揉神阙与两侧天枢,治疗脘腹胀痛、便秘等症,以及三指同时揉胸锁乳突肌治疗小儿斜颈。

2.掌揉法

用手掌掌根着力于治疗部位,作轻柔缓和的环旋转动,并带动该处的皮肤及皮下组织一起揉动的手法,称为掌揉法。

【动作要领】

医者用手掌根附着于治疗部位或穴位,稍用力下压,腕关节放松,运用前臂力量带动腕、掌、指在治疗部位做小幅度轻柔缓和的环旋运动,并带动该处的皮肤及皮下组织一起揉动。为加强刺激强度可以双掌相叠揉动(称为叠掌揉法)。

【动作要求】

①掌揉法操作时,腕关节放松,压力轻柔,动作灵活,吸定,既不能有体表的摩擦,也不能有向下按压的动作。

②动作均匀、持续、协调。

③频率为每分钟 120 ~ 160 次。

【应用】

掌揉法着力面积大,刺激柔和舒适,适用于面积大又较为平坦的部位,如腰背部、腹部以及四肢。

(四)摩法

用手掌或指腹轻放于体表治疗部位,做环形、有节律摩动的手法。用手指指面着力摩动的称为指摩法;用手掌面着力摩动的手法称为掌摩法。

【动作要领】

术者用手指指面或手掌面,轻放于体表一定治疗部位或穴位,做环形的、有节律的摩动。

1.指摩法

用手指着力做环形有节律的摩动。医者指掌部自然伸直,并拢,腕关节微屈,将食指、中指、无名指、小指的末节指面附着于治疗部位上,沉肩、垂肘,以肘关节为支点，前臂作主动摆动，带动四指在体表做环转摩动（顺时针或逆时针方向）。

2. **掌摩法**

用手掌着力作环形有节律的摩动。医者手掌自然伸直，腕关节微背伸，将手掌平放于体表治疗部位或穴位上，以掌心或掌根部作为着力点，腕关节放松，以肘关节为支点，前臂作主动摆动，带动手掌在体表做环转摩动（顺时针或逆时针方向）。

【动作要求】

① 摩法操作时，肘关节微屈在 120° ~ 150° 之间。

② 腕关节放松，指掌关节自然伸直，手指并拢。

③ 操作时指面或掌面要紧贴体表治疗部位，可做顺时针或逆时针方向摩动。

④ 摩动时压力要均匀，动作要轻柔。指摩法操作时宜轻快，频率约每分钟 120 次；掌摩法操作时宜稍重缓，频率约每分钟 100 次。

【应用】

摩法刺激柔和舒适，应用在全身各部位，以胸腹部以及胁肋部较常用。

（五）推法

术者用指、掌、肘着力于人体的治疗部位做单方向直线移动的手法称为推法。用拇指指面着力的称为拇指推法；用手掌或掌根着力的称为掌推法；用肘尖着力的称为肘推法。

【动作要领】

1. **拇指推法**

医者用拇指指面着力于一定的治疗部位或穴位上，其余四指分开助力，作拇指内收运动，使指面在治疗部位或穴位上做直线推进（按经络循行或肌纤维平行方向推进）。

2. **掌推法**

医者用手掌或掌根着力于一定的治疗部位或穴位上，以掌根为重点，运用前臂力量向一定方向推进。需要增大压力时，可用另一手掌重叠于掌背推进。

3. **肘推法**

医者屈曲肘关节，用尺骨鹰嘴突起处（肘尖）着力于一定的治疗部位，向一定方向推进。

【动作要求】

① 着力面要紧贴体表的治疗部位。

② 向下压力应均匀适中，过轻起不到治疗作用，过重易引起皮肤折叠而发生破损。

③ 用力深沉、平稳，呈直线移动，不可歪斜。

④ 推进的速度宜缓慢均匀，特别是肘推法。

⑤ 推法宜直接在体表操作，临床应用时，可在施治部位涂抹少许介质。

【应用】

推法具有温经活络、解郁除闷、活血止痛、健脾和胃、调和气血的功效，在全身各部位均可使用。

一般拇指推法适用于肩背部、胸腹部、腰臀部及四肢部；掌推法适用于面积较大的部位，如腰背部、胸腹部及大腿部等；肘推法是推法中刺激最强的一种，适用于脊柱两侧夹脊穴及大腿后侧，常用于体型壮实、肌肉丰厚以及脊柱强直或感觉迟钝的患者。

（六）擦法

用指、掌贴附于体表一定治疗部位，做直线来回摩擦运动的手法，称为擦法。

【动作要领】

医者腕关节伸直，使前臂与手掌近似相平。用小鱼际、大鱼际、全掌或手指面，贴附与体表的治疗部位，稍用力向下按压，以肩关节为支点，上臂做主动摆动，带动前臂以及手掌在体表做均匀的上下或左右往返摩擦移动，使治疗部位产生一定的热量。

【动作要求】

① 操作时，着力部位要紧贴皮肤，动作要稳，无论是上下摩擦，还是左右摩擦，均必须直线往返，不可歪斜。

② 摩擦时来回往返的距离要拉长，而且动作要连续不断，如拉锯状（推动来回的幅度要大）。

③ 压力要均匀适中，不可向掌下用太大的压力，运劲向前向后推动，一般以摩擦不使局部皮肤折叠为宜，若压力太大，表皮过热，既容易擦破皮肤，又使热量不能深透。如压力过轻，则又不易影响到组织深层。

④ 来回往返摩擦动作要有节奏性，频率一般为每分钟 100 次左右。

⑤ 擦法操作时直接接触皮肤，故操作时必须在施术部位涂适量润滑剂、麻油或介质，既可保护皮肤防止破皮，又可使擦的热量渗透，提高手法治疗的效应。

⑥ 擦法时要求暴露治疗部位，故室内保持温暖，以免患者着凉。

⑦ 擦法使用后，皮肤已经潮红，故不能再在该处使用其他手法，否则容易造成破皮。临床治疗时，擦法一般都在使用其他手法之后使用。但擦法常可配合湿热敷法，对提高疗效有一定的帮助。

⑧ 擦法操作时，术者要保持呼吸自然，切忌屏气。

【应用】

擦法是一种柔和温热的刺激，临床上应用相当广泛，适用于全身各部位。其中掌擦法接触面积大，适用于肩背部，胸腹部等面积较大，而又较平坦的部位；大鱼际擦法适用于四肢部位，尤以上肢部为多；侧擦法适用于督脉、颈项、肋间。指擦法是用拇指指面或示、中、无名指三指指面着力于治疗部位，作直线来回往返摩擦移动，适用于四肢小关节及胸骨、锁骨下窝等凹陷不平之处。擦法治疗作用与施治部位有密切有关，体表的摩擦可以使人体组织内部产生内摩擦，并可起到扶正祛邪的目的。

（七）搓法

用手掌面着力于治疗部位或夹住肢体做交替搓动的方法，称为搓法。

【动作要领】

患者肢体放松，术者用双手掌面夹住肢体的治疗部位，然后相对用力，做方向相反的快速搓揉、搓转或搓摩运动，并同时做上下往返移动。

【动作要求】

①操作时，双手用力要对称。

②搓揉、搓摩动作要快，但移动要慢。

③医者腕关节放松，动作要灵活，对治疗部位不宜夹得太紧。

④操作时动作要连贯。

【应用】

1.肩及上肢部应用

常用于治疗肩及上肢部酸痛，活动不利。具有调和气血、疏通经络，有较好的放松肌肉的功效。操作时患者取坐位，患侧上肢部放松，并自然下垂。医者站于患者侧方，上身略前倾，用双手分别夹住肩前后部，然后由上而下，按肩部—上臂—前臂—腕部的顺序治疗。在搓肩关节时，双手呈顺时针方向的环形搓揉法，然后顺势向下搓上臂、前臂部，双手呈一前一后的交替搓转动作，并向下移动至腕部，再由腕部向上搓至腋下，如此往返3～5遍。搓法常与抖法合用，作为治疗的结束手法，以缓解因刺激手法可能引起的不良反应。

2.腰背部应用

常用于治疗腰背部肌肉酸痛、板滞等症。具有行气活血，疏经通络的功效。操作时，患者取卧位或坐位（上身前倾），医者双掌夹扶住腰背部肌肉，然后双手同时用力做快速的搓摩运动，同时作上下来回往返移动。胁肋部应用，临床上常用于治疗胸闷、气喘腹胀以及因肝气郁结引起的头痛、头晕、失眠等症。具有疏肝理气、平喘降逆的功效。操作时，患者取坐位，术者站于患者身后，用双手夹住其腋下，然后，双手同时用力做快速的搓揉动作，沿胁肋部搓至平脐处。一般自上而下单方向移动，以免引起气机上逆。

3. 下肢部应用

用于治疗腰腿痛，下肢部肌肉痉挛。如腰椎间盘突出症，股内收肌综合征，小腿腓肠肌痉挛等病症。具有调和气血、疏经通络的功效。操作时，患者取仰卧位，下肢部自然放松，微屈膝屈髋。医者双手夹住下肢部，双手同时用力做快速的搓转动作，由髋部搓至踝部，往返数遍后，然后重点搓病变部位，并配合下肢抖法作为结束手法。

4. 膝部应用

常用于治疗膝关节酸痛，活动不利等症，如慢性骨关节炎，膝关节软组织损伤，软骨炎等。具有活血祛瘀、消肿止痛的功效。治疗时，患者侧卧，微屈膝屈髋。术者用双手夹住膝关节部，同时用力呈顺时针方向的环形快速搓揉或搓摩运动，常与擦膝关节，揉膝关节等方法配合应用。

（八）按法

用手指或手掌着力于治疗部位或穴位上，逐渐用力向下按压的方法，称为按法。其中以拇指或示、中、无名指指面着力的，称为指按法；以掌根、鱼际、全掌或双掌重叠着力的，称为掌按法。

【动作要领】

1. 指按法

医者拇指伸直，用拇指指面着力于治疗部位（经络或穴位），垂直用力，向下按压，使刺激充分达到肌肉组织的深层，使患者产生酸、麻、重、胀和走窜等感觉，持续数秒后，渐渐放松，如此反复操作。其余四指握拳或张开，起支持作用，以协同助力。

2. 掌按法

医者腕关节放松，用掌根、鱼际或全掌着力于治疗部位，而后做垂直用力向下按压。在按压时应稍停留 3 ~ 5 秒，松开后再重复按压。掌按法在操作时，根据疾病治疗的需要或者部位的不同，可采用单掌按法或双掌按法。

【动作要求】

① 按法操作时，按压的方向应垂直于治疗部位。

② 用力要由轻到重，平稳而持续，力量逐渐增加，使刺激充分透达机体组织深部。

③ 按而留之，不宜突然松手。

④ 忌粗暴施力。

⑤ 指按法时掌指关节以及指间关节均应伸直。

⑥ 若要增加按压力量，可用双指或双掌重叠按压（即叠指按法或叠掌按法），也可

上身前倾伸肘，以借助身体的重力增加按压力量。

【应用】

按是压抑的意思，指按法主要用于经穴及阿是穴，适用于全身各部位或穴位。具有较好的行气活血、开通闭塞、缓急止痛的功效。常用于治疗各种急、慢性疼痛。

掌按法有接触面积大，压力重而刺激缓和的特点。适用于面积大而又较为平坦的腰背部、腹部、下肢等部位。具有疏经通络、开通闭塞、温中散寒的功效。

（九）拿法

用拇指与其余四指螺纹面对称用力内收提起并捏揉的手法称为拿法。

【动作要领】

拇指螺纹面与其余四指螺纹面相对用力夹住治疗部位的肌筋逐渐用力内收提起，并做轻重交替而连续的一紧一松的捏提和捏揉动作。

【动作要求】

①操作时腕关节要放松，动作灵活而柔和。

②着力面为螺纹面，不可用指端、爪甲内抠。

③操作时捏揉动作要连贯而有节奏。

④拿法运劲要由轻到重，不可突然用力或使用暴力。

⑤拿法刺激较强，拿后常继以搓揉，以缓和刺激。

【应用】

拿法临床应用相当广泛，常用于颈项部、肩背部、四肢部。

（十）拍法

用手掌平稳而有节奏地拍打治疗部位的手法，称为拍法。

【动作要领】

医者手指自然并拢，掌指关节微屈，腕关节放松，运用前臂力量或腕力，使整个虚掌平稳而有节奏地拍打体表的治疗部位。

【动作要求】

①操作时动作要求平稳而有节奏，整个手掌同时接触治疗部位。

②腕关节放松，用力要均匀，忌施暴力，特别是施术于老人及小儿时。

③拍法可单手操作，也可双手同时操作。双手操作时动作要协调，使两手一上一下有节奏地交替进行。

【应用】

拍法具有促进气血运行、消除肌肉疲劳、解痉止痛等功效。其接触面积大，适用于肩背部、腰骶部以及下肢。可治疗急性扭伤、肌肉痉挛、慢性劳损、风湿痹痛、局部感觉迟钝、麻木不仁等病症。拍打背部，有助于痰液的排出。

（十一）抖法

用单手或双手握住患肢远端，做连续的、小幅度的、频率较高的上下抖动的手法称为抖法。

【动作要领】

1. 抖上肢法

医者用双手或单手握住患者的手腕部或手掌部，将其上肢慢慢地向前外侧抬起约60°左右，然后稍用力做连续的、小幅度的、频率较高的上下抖动，并将抖动波由腕关节逐渐传递到肩部，使肩关节和上肢产生舒适的感觉。

2. 抖下肢法

患者取仰卧位，下肢放松伸直，医者站于其脚后方，用单手或双手分别握患者的两踝部，使下肢呈内旋状，并提起离开床面，然后做连续的、小幅度的上下抖动，使髋部和大腿部有舒适放松的感觉。

【注意事项】

① 被抖动的肢体要自然伸直、放松，使患肢的肌肉处于最佳的松弛状态，否则抖动的力量不宜发挥。

② 操作时动作要连续。

③ 抖动幅度要小、频率要快。

④ 医者操作时呼吸自然，不可屏气。

【应用】

抖法是一种和缓、放松的手法，具有疏松经脉、通利关节、松解粘连、消除疲劳的功效，适用于四肢，以上肢为常用。

1. 上肢的应用

治疗时常配合搓法，作为上肢或者肩部治疗的结束手法。治疗肩关节周围炎、肩部伤筋以及肩肘关节酸痛、活动不利等病症。

2. 下肢的应用

治疗时常配合搓法、叩法以及牵引等方法，用于治疗腰部扭伤、腰椎间盘突出症和腰椎退行性病症。

（十二）摇法

以患肢关节为轴心，使肢体、关节做被动环转运动的手法称为摇法。

【动作要领】

医者用一手握住或扶住被摇关节的近端（固定肢体），另一手握住远端，然后作缓和的环转运动，使被摇的关节做顺时针及逆时针方向的摇动。

【动作要求】

① 摇转的幅度由小到大。

② 根据病情恰如其分地掌握摇转幅度的大小，做到因势利导，适可而止。

③ 摇转的幅度必须限制在正常关节生理许可范围之内，或在患者能忍受范围内进行。

④ 操作时，动作要缓和，用力要平稳，摇动速度宜缓慢。

【应用】

摇法具有舒筋活血、滑利关节、松解粘连和增强关节活动功能等作用，多应用于颈项部、腰部以及四肢关节。

1. **颈部摇法**

【动作要领】

患者取坐位，颈项部放松。医者站于其背后侧方，一手扶住其头顶稍后部，另一手托住其下颏部，双手做相反方向用力，使头部向左或向右缓缓转动。

【应用】

坐位颈部摇法主要应用于防治落枕、颈椎病、颈项部软组织劳损等引起的颈项部酸痛、活动不利等症。

2. **摇肩法**

医者用手臂托住患者肘部做肩关节环转摇动的手法，称为摇肩法。

【动作要领】

患者取坐位，肩部放松，患肢自然屈肘，医者站于其患侧，上身略前倾，一手扶住患者肩关节上部（用拇指按于结节间沟处），同时用另一手托起患者肘部（使患肢前臂搭于医者的前臂部），然后做缓慢的顺时针及逆时针方向的转动。

【动作要求】

摇肩法操作时，医者须站于患者侧方，医者、患者皆屈肘 90°，动作缓和平稳。

【应用】

摇肩法常用于肩关节周围炎、肩关节粘连、骨折后遗症、中风后遗症所引起的肩关节酸痛、运动不利、功能障碍等症的防治。其中，运肩法、扶肘摇肩法幅度最大，托肘摇肩法中等，握手摇肩法最小，临床应根据患者肩关节具体情况或疾病病程来选用适当的方法。

（十三）扫散法

用拇指桡侧面，以较快速度自头颞部向脑后做单向推动的手法，称为扫散法。

【动作要领】

患者取坐位或仰卧位。取坐位时，医者面对患者而立；取仰卧位时，术者立于患者体侧。一手扶住患者头部一侧，另一手拇指伸直，其余四指并拢、微屈，将拇指桡侧面紧贴头侧部，其余四指置于耳后高骨，使示指与耳上缘平齐，而后以率谷穴为中心，稍用力在头颞部做由前上向后下的快速单向推动，即使拇指在额角发际至耳上范围内移动，其余四指在枕骨两侧的上下范围内移动，左右交替进行，每侧 50 ~ 200 次。

【动作要求】

① 操作时医者腕关节放松，以前臂主动的屈伸运动带动腕关节来回摆动，完成整个扫散动作。

② 手法操作过程中，应保持患者头部固定，勿来回摇动，以免引起头晕等不适。

③ 手法力量不宜太轻或太重，推出时以拇指桡面接触到皮肤为度，勿过分加力或浮于头发之上；收回时微微离开皮肤。

④ 操作时，紧贴皮肤之拇指应顺发而动，发量较多者，可将拇指伸入发间进行操作，避免牵拉发根而致疼痛。

⑤ 注意动作连贯，快慢适宜，轻重有致，一气呵成。

【应用】

① 祛风散寒，活络止痛。用于外感头痛，或头重如裹、项强背痛等症。

② 疏经通络，醒脑提神。适用于失眠少寐，头目昏沉，倦怠神疲之症。

（十四）踩跷法

踩跷法是用足尖、足掌或足跟在人体体表的不同部位、穴位及经络，用点、揉、推、搓等不同的脚法技巧，以使机体恢复正常生理状态的一种治疗方法。

【动作要领】

患者仰卧、侧卧或俯卧于踩床上，医者两手握杠，以单侧或双侧的脚跟、脚掌或拇指着力于治疗部位做脚揉法、脚压法、脚点法、脚推法、脚颤法、脚摩法或脚搓法等脚法。

【动作要求】

① 踩跷法主要适用于慢性疾病和功能性疾病的治疗，对某些疾病的急性期也有良好疗效，操作时注意力度要适中，以患者能耐受为度，忌用蛮力。

② 急性传染病、脓毒血症、出血性疾病、各种皮肤病、骨结核、肿瘤、骨折及肌腱断裂、孕妇等均列为踩跷法之禁忌证，对年老体弱、骨质疏松严重者应慎用。

③ 临证时，首先应该详查病情、明确诊断，从而判断是否为踩跷法适应证，做到心中有数，治疗有方。切忌不辨病证、不问病情。

④ 踩踏部位以腰、骶、臀、大腿、上臂为主。在胸背踩踏时，应注意脚的力度、位置、角度等，以免损伤胸廓。

⑤ 踩跷法治疗前 1 小时内患者不得进食或过多饮水。

⑥ 踩跷医师平时应注意基本功的练习，加强踩跷功法的训练。

【应用】

1. 腰背部

补肾助阳、疏经活络、调整脊柱与关节，可用于腰背部保健及治疗腰椎间盘突出、椎骨错缝、急性腰扭伤、慢性腰肌劳损、退行性脊柱炎、坐骨神经痛等病证。

2. 下肢部

疏经活络、强筋壮骨、蠲痹止痛，可用于下肢部保健及治疗痿痹、退行性膝关节炎、小腿肌肉疲劳等证。

3. 脘腹部

健脾和胃、理气止痛、消食化积、通腹排浊，广泛用于积滞、便秘、肥胖、癃闭、胃痛、腹痛等病症的治疗。

第二章　小儿推拿

一、概述

小儿推拿又称小儿按摩，历史悠久，源远流长。经过历代医家的传承和发扬，小儿推拿逐渐成为一门理论研究与临床实践相结合的系统学科，是中医推拿中独具特色的重要组成部分。小儿推拿简便易行、安全可靠、疗效显著，是自然疗法的一部分，历来被儿科临床医师所重视，并且深受广大群众欢迎，近年来医疗行业对绿色物理疗法的回顾受到越来越多的关注。

小儿推拿手法操作基本要求如下。

① 均匀。是指动作要有节律性，用力轻重得当；

② 柔和。是指手法用力要灵活、缓和，中病即止；

③ 平稳。是指手法要轻而不浮，重而不滞。

小儿推拿时间应根据病情、体质而定，因病、因人而异。一般来说，以推法、揉法次数为多，摩法时间较长，掐法则重、准、少，掐后常继用揉法，按法和揉法也常配合使用。

小儿推拿非常重视补泻，基本原则遵循"虚者补之，实者泻之"。一般分方向补泻、快慢补泻、轻重补泻、经络补泻、次数补泻等。即轻刺激为补，重则为泻；急摩为泻，缓则为补；向心为补、离心则泻；时间长为补、短则泻；顺经为补，逆经则泻。治疗时，虚则补，实则泻，虚中夹实先补后泻，实中夹需先泻后补，随证施用。

小儿推拿的顺序一般遵循先头面，次上肢、胸腹、腰背、下肢；也可先重点后一般；先推主穴，后推配穴；先推配穴，后推主穴（如捏背等）。强刺激手法除急救外，一般放在最后操作，以免引起小儿哭闹，影响治疗的进行。

小儿推拿疗法应用范围较广，比如发烧、咳嗽、痰喘、腹泻、呕吐、少食、厌食、积食、腹痛、夜啼、惊风、盗汗、遗尿、感冒、肥胖、脱肛、湿疹等病症，但其中以消化、呼吸以及神经系统的功能性疾病疗效最为显著，对泌尿、运动系统疾病也有较好的治疗效果。

【禁忌证】

① 急性传染病，如猩红热、水痘、病毒性肝炎、肺结核、梅毒等。

② 各种皮肤病患处。

③ 烧烫伤、擦伤、撕裂伤等所致皮肤破损处、皮肤炎症局部等。

④ 出血性疾病以及正在出血和内出血的部位。

⑤ 骨和关节结核或化脓性关节炎局部。

⑥ 极度虚弱的危重症患儿和严重的心肺肝肾疾病。

⑦ 有严重症状而诊断不明确者。

⑧ 骨折早期和截瘫初期。

【注意事项】

① 诊室要求避风、避光、安静，清洁卫生、温度适宜。

② 推拿者态度和蔼，认真操作，耐心仔细，随时观察小儿的反应，保持双手温暖、清洁、指甲圆滑，双手不可佩戴饰物。

③ 小儿体位以其舒适为宜，时间以饭后 1 小时为佳。

④ 推拿时间一般不超过 20 分钟，每日治疗 1 次，具体情况可根据患儿年龄、病情、体质以及手法特性而定。

⑤ 推拿小儿上肢部穴位时，一般只推一侧，无男女之分，其他部位可双侧推拿。

⑥ 惊厥患儿，推拿后如症状仍不缓解，应使其保持侧卧位，保持呼吸道通畅，以防发生窒息。

⑦ 小儿推拿时应配合使用滑石粉、凡士林、生姜汁、麻油等介质，以润滑皮肤，防止擦伤，同时提高疗效。

二、小儿生理特点

小儿处于生长发育的过程中，无论在形体、生理等方面，都与成人不同，因此，绝不能简单地将小儿看成是成人的缩影。小儿有其生理方面的特点，了解这些生理特点，对于掌握小儿生长发育规律，指导儿童保健、疾病防治，有着重要的意义。

（一）生机蓬勃，发育迅速

小儿充满生机，在生长发育过程中，无论在机体的形态结构方面，还是各种生理功能活动方面，都是在不断地、迅速地向着成熟、完善的方向发展。这种生机蓬勃、发育迅速的生理特点，在年龄越是幼小的儿童，表现越是突出，体格生长和智能发育的速度越快。

（二）脏腑娇嫩，形气未充

脏腑即五脏六腑。娇指娇弱，不耐攻伐；嫩是指柔嫩。形是指形体结构，即四肢百骸、肌肤筋骨、精血津液等。气指各种生理功能活动，如肺气、脾气等。充即充实。脏腑娇嫩，形气未充，是说小儿时期机体各系统和器官的形态发育都未曾成熟，生理功能都是不完善的。

小儿初生之时，五脏六腑，成而未全，全而未壮，需赖先天元阴元阳之气生发、后天水谷精微之气充养，才能逐步生长发育，直至女子二七十四岁左右，男子二八十六岁左右，方能基本发育成熟。因此，在整个小儿时期，都是处于脏腑娇嫩，形气未充状态。而且，脏腑娇嫩，形气未充的生理特点在年龄越是幼小的儿童，表现越是突出。

从脏腑娇嫩的具体内容看，五脏六腑的形和气皆属不足，但其中又以肺、脾、肾三脏不足表现尤为突出。肺主一身之气，小儿肺脏未充，主气功能未健，但小儿生长发育对肺气需求较成人更为迫切，因而称肺脏娇嫩。小儿初生，脾禀未充，胃气未动，运化力弱，但小儿除了正常生理活动之外，还要不断生长发育，因而对脾胃运化输布水谷精微之气的要求则更为迫切，故显示脾常不足。肾为先天之本，主藏精，内寓元阴元阳，甫生之时，先天禀受肾气未充，需赖后天脾胃不断充养，才能逐渐充盛，这又与儿童时期迅速长养的需求显得不敷所求，故称肾常虚。

三、小儿病理特点

小儿的病理特点主要表现在两个方面：一是发病容易，传变迅速；二是脏器清灵，易于康复。发病容易是指小儿容易感染病邪而发病。由于小儿稚阴稚阳的生理特点决定了他们体质嫩弱，御邪能力不强，加之小儿寒暖不能自调。传变迅速是指小儿在疾病过程中容易发生转化，主要表现为寒热虚实的迅速转化。与成人相比，小儿虽然易发病，病后又容易传变，但由于小儿为纯阳之体，生机蓬勃，虽为邪气所伤，但是修复能力很强，故恢复也很快，病因单纯，多为外感六淫或内伤饮食，少为七情六欲所伤。

脏器清灵对药物的反应敏捷，只要辨证正确、治疗及时、医疗得当、良好护理，病情的好转要比成人快。即使出现危重症候只要及时治疗，预后往往比较良好。

四、常用手法

（一）推法

以拇指或示、中两指的螺纹面着力，附着在患儿体表一定的穴位或部位上，做直线或环旋移动，称为推法。临床上根据操作方向的不同，可分为直推法、旋推法、分推法、合推法。

【操作】

1. 直推法

以一手握持患儿肢体，使被操作的部位或穴位向上，另一手拇指自然伸直，以螺纹面或其桡侧缘着力，做直线性推动，或示、中两指伸直，以螺纹面着力做直线性推动。频率每分钟约250次。

2. 旋推法

以拇指螺纹面着力于一定的穴位上，拇指主动运动，带动着力部分做顺时针方向的环旋移动，频率每分钟约200次。

3. 分推法

以双手拇指螺纹面或其桡侧缘，或用双掌着力，稍用力附着在患儿所需治疗的穴位或部位上，用腕部或前臂发力，带动着力部分自穴位或部位的中间向两旁做直线或弧线推动。一般可连续分推20～50次。

4. 合推法

合推法是与分推法相对而言。以双手拇指螺纹面或双掌着力，稍用力附着在患儿所需治疗的穴位或部位的两旁，用腕部或前臂发力，带同着力部分自两旁向中间做相对方向的直线或弧线推动。

【动作要领】

1. 直推法

用拇指着力做直推法时，主要依靠腕部带动拇指做主动的内收和外展活动；用示、中指着力做直推法时，主要依靠肘部做适当的屈伸活动。操作时，动作要轻快连续，一拂而过，以推后皮肤不发红为佳。操作时必须直线进行，不可歪斜。

2. 旋推法

医者肩、肘、腕、掌指关节均要放松，仅依靠拇指做小幅度的旋转推动。动作要轻快连续，犹如用拇指做摩法，仅在皮肤表面推动，不得带动皮下组织。要求动作协调，均匀柔和，速度较直推法稍缓慢。

3. 分推法

操作时主要依靠肘关节的屈伸活动带动指、掌着力部分做横向直线分推，依靠腕部和拇指掌指关节的内收、外展活动带动拇指着力部分做弧线分推。双手用力要均匀，动作要柔和而协调，节奏要轻快而平稳。

4. 合推法

其动作和要求与分推法基本相同，但推动方向相反，主要是做直线合推，动作幅度小，不要使皮肤向中间起皱。

【注意事项】

① 不可推破皮肤，一般需要辅以介质。

② 根据病情、部位和穴位的需要，注意掌握手法的方向、轻重、快慢，以求手法的补泻作用，达到预期的疗效。

③ 推法是从摩法演变而来，但比摩法、运法为重，而较指揉法为轻，所以旋推法与指摩法极为相似，操作时需准确掌握运用。

④ 操作时手法要流畅。

【适用部位】直推法适用于小儿推拿特定穴中的线状穴位和五经穴，多用于头面部、四肢部、脊柱部；旋推法主要用于手部五经穴及面状穴位；分推法适用于头面部、胸腹部、腕掌部及肩胛部等；合推法适用于头面部、胸腹部、腕掌部。

（二）揉法

以手指的指端或螺纹面、手掌大鱼际、掌根着力，吸定于一定的治疗部位或穴位上，做轻柔和缓的顺时针或逆时针方向的环旋运动，并带动该处的皮下组织一起揉动，称为揉法。揉法是小儿推拿的常用手法之一，根据着力部分的不同，可分为指揉法、鱼际揉法、掌根揉法三种。

【操作】

1. 指揉法

以拇指或中指的指面或指端，或示、中、无名指指面着力，吸定于治疗部位或穴位上，做轻柔和缓的、小幅度、顺时针或逆时针方向的环旋揉动，使该处的皮下组织一起揉动。根据着力部分的不同，可分为拇指揉法、中指揉法、食中两指揉法和食中无名三指揉法。

2. 鱼际揉法

以大鱼际部着力于施术部位，稍用力下压，腕部放松，前臂主动运动，通过腕关节带动着力部分在治疗部位上做轻柔和缓、小幅度、顺时针或逆时针方向的环旋揉动，使该处的皮下组织一起揉动。

3. 掌根揉法

以掌根部分着力，吸定在治疗部位上，稍用力下压，腕部放松，以肘关节为支点，前臂做主动摆动，带动腕部及着力部分连同前臂做轻柔和缓的、小幅度的、顺时针或逆时针方向的环旋揉动，使该处的皮下组织一起揉动。

【动作要领】

腕部放松，紧贴体表，带动皮下肌肉组织，但动作宜轻柔。

【注意事项】

① 揉法在操作时，着力部分不能与患儿皮肤发生摩擦运动，也不能用力下压。

② 揉法的动作与摩法颇为相似，需注意区别。揉法着力相对较重，操作时要吸定治疗部位或穴位，并带动该处的皮下组织一起揉动；而摩法着力相对较轻，操作时仅在体表做抚摩，不带动该处的皮下组织。

【适用部位】

拇指与中指揉法适用于全身各部位或穴位，示、中双指揉法适用于肺俞、脾俞、胃俞、肾俞、天枢等穴位，三指揉法适用于胸锁乳突肌及脐、双侧天枢穴处，鱼际揉法适用于头面部、胸腹部、胁肋部、四肢部，掌根揉法适用于腰背部、腹部及四肢部。

（三）按法

以拇指或中指的指端或螺纹面、掌面（掌根）着力，附着在一定的穴位或部位上，逐渐用力向下按压，按而留之或一压一放地持续进行，称为按法。根据着力部位不同分为指按法和掌按法。

【操作】

1. 指按法

分为拇指按法和中指按法。

（1）拇指按法

拇指伸直，其余四指握空拳，示指中节桡侧轻贴拇指指间关节掌侧，起支持作用，以协同助力。用拇指螺纹面或指端着力，固定在患儿治疗穴位上，垂直用力，向下按压，持续一定的时间，按而留之，然后放松，再逐渐用力向下按压，如此一压一放反复操作。

（2）中指按法

中指指间关节、掌指关节略屈，稍悬腕，用中指指端或螺纹面着力，固定在患儿需要治疗的穴位上，垂直用力，向下按压。余同拇指按法。

2. 掌按法

腕关节背伸，五指放松伸直，用掌面或掌根着力，附着在患儿需要治疗的部位上，垂直用力，向下按压，并持续一定的时间，按而留之。

【动作要领】

① 操作时，按压的方向，要垂直向下用力。

② 按压的力量要由轻到重，逐渐增加，平稳而持续。

③ 按压时着力部分要紧贴患儿体表的部位或穴位上，不能移动。

（四）摩法

以示、中、无名、小指的指面或掌面着力，附着在患儿体表一定的部位或穴位上，做环形而有节律的抚摩运动，不带动皮下组织，称为摩法。分为指摩法与掌摩法两种。

【操作】

1. 指摩法

示、中无名、小指四指并拢，指掌关节自然伸直，腕部微悬屈，以指面着力，附着在患儿体表一定的部位或穴位上，前臂主动运动，通过腕关节做顺时针或逆时针方向的环形摩动。

2. 掌摩法

指掌自然伸直，腕关节微背伸，用掌面着力，附着在患儿体表一定部位上，腕关节放松，前臂主动运动，通过腕关节连同着力部分做顺时针或逆时针方向的环形摩动。

【动作要领】

① 肩、肘、腕均要放松。

② 操作时，前臂要主动运动，通过放松的腕关节使着力部分形成摩动。

③ 动作要和缓协调，用力要轻柔、均匀。

（五）掐法

以拇指爪甲切掐患儿的穴位或治疗部位，称为掐法，又称"切法""爪法""指针法"。

【操作】

医者手握空拳，拇指伸直，指腹紧贴在示指中节桡侧缘，以拇指指甲着力，固定在患儿需要治疗的穴位或部位上，逐渐用力进行切掐。

【动作要领】

操作时，应垂直用力切掐，可持续用力，也可间歇性用力，以增强刺激。取穴要准确。

（六）运法

以拇指螺纹面或示、中指的螺纹面在患儿体表做环形或弧形移动，称为运法。

【操作】

以一手托握住患儿手臂，使被操作的部位或穴位平坦向上，另一手以拇指或示指、中指的螺纹面着力，轻附着在治疗部位或穴位上，做由此穴向彼穴的弧形运动；或在穴周做周而复始的环形运动，每分钟操作 60 ~ 120 次。

【动作要领】

① 操作时，医者着力部分要轻贴体表。

② 用力宜轻不宜重，作用力仅达皮表，只在皮肤表面运动，不带动皮下组织。运法的操作较推法和摩法轻而缓慢，幅度较旋推法为大。运法的方向常与补泻有关，操作时应视病情需要而选用。

③操作频率宜缓不宜急。

（七）捣法

以中指指端，或示、中指屈曲的指间关节着力，做有节奏的叩击穴位的方法，称为捣法。实为"指击法"或"叩点法"。

【操作】

患儿取坐位，以一手握持住患儿示、中、无名、小指四指，使手掌向上，用另一手的中指指端，或示指、中指屈曲后的第一指间关节突起部着力，其他手指屈曲相握，以腕关节做主动屈伸运动来发力，有节奏的叩击穴位 5～20 次。

【动作要领】

①前臂为动力源，腕关节放松。

②捣击时取穴要准确，发力要稳，而且要有弹性。

（八）捏法

以单手或双手的拇指与示、中两指或拇指与四指的指面做对称性着力，夹持住患儿的肌肤或肢体，相对用力挤压并一紧一松逐渐移动者，称为捏法。小儿推拿主要用于脊柱，故又称捏脊法。

【操作】

①患儿取俯卧位，被捏部位裸露，医者双手呈半握拳状，拳心向下，拳眼相对，用两拇指指面的前 1/3 处或指面的桡侧缘着力，顶住患儿龟尾穴旁的肌肤，示、中两指的指面前按，拇、示、中三指同时用力将该处的皮肤夹持住并稍提起，然后双手交替用力，自下而上，一紧一松挤压向前移动至大椎穴处。

②患儿取俯坐位或俯卧位，被捏部位裸露，医者双手呈半握拳状，拳心相对，拳眼向上，示指半屈曲，用其中节的桡侧缘及背侧着力，顶住患儿龟尾穴处的肌肤，拇指端前按，拇、示两指同时用力将该处的皮肤夹持住并稍提起，然后双手交替用力，自下而上，一紧一松挤压向前移动至大椎穴处。

【动作要领】

①肩、肘关节要放松，腕指关节的活动要灵活、协调。

②操作时既要有节律性，又要有连贯性。

③操作时间的长短和手法强度的轻重及挤捏面积的大小要适中，用力要均匀。

五、常用穴位

（一）头面颈项部穴位

本部分以经穴为主，介绍百会、前顶门等 16 个穴位。

1. 百会

【定位】两耳尖连线与头顶正中线的交点处；或前发际正中直上 5 寸。

【操作】医者用拇指端按或揉，按 30 ~ 50 次，揉 100 ~ 200 次，称按百会或揉百会。

【功效】安神镇惊，升阳举陷。

【临床应用】常用于治疗惊风、惊痫、烦躁等症，多与清肝经、清心经、掐揉小天心等合用；用于遗尿、脱肛等症，常与补脾经、补肾经、推三关、揉丹田等合用。

2. 前顶门

【定位】头正中线，入前发际 3.5 寸；或于百会前 1.5 寸取穴。

【操作】医者用拇指甲掐 3 ~ 5 次，揉 20 ~ 30 次，称掐揉前顶门。

【功效】镇惊、安神、通窍。

【临床应用】常用于头痛，惊风，鼻塞等症。

3. 高骨（耳后高骨）

【定位】耳后入发际，乳突后缘高骨下凹陷中。

【操作】医者用拇指或中指端揉 30 ~ 50 次，称揉高骨；或用两拇指运推，运 30 ~ 50 次，称运高骨。

【功效】疏风解表，安神除烦。

【临床应用】常用于感冒头痛，多与推攒竹、推坎宫、揉太阳等合用。亦能治神昏烦躁等症。

4. 天门（攒竹）

【定位】两眉中间至前发际呈一直线。

【操作】医者两拇指自下而上交替直推 30 ~ 50 次，称推攒竹，亦称开天门。若自眉心推至囟门处，推 30 ~ 50 次，则称为"大开天门"。

【功效】疏风解表，开窍醒脑，通鼻窍。

【临床应用】常用于外感发热、头痛等症，多与推坎宫、推太阳等合用；若惊惕不安、烦躁不宁，多与清肝经、按揉百会等同用。

【按】对体质虚弱出汗较多，佝偻病患儿慎用。

5. 坎宫

【定位】自眉心起至眉梢成一横线。

【操作】医者用两拇指自眉心向两侧眉梢做分推 30 ~ 50 次，称推坎宫，亦称"分推阴阳"。

【功效】疏风解表，醒脑明目，止头痛。

【临床应用】常用于外感发热、头痛，多与推攒竹、揉太阳等合用；若用于治疗目赤痛，多和清肝经、掐揉小天心、清天河水等同用。

6. 天庭（神庭）

【定位】头正中线，入前发际0.5寸。

【操作】医者用掐法或捣法自天庭掐（捣）至承浆；或揉约30次，称掐捣天庭或揉天庭。

【功效】祛风通络，镇惊安神。

【临床应用】常用于治疗口眼歪斜，常与揉瞳子髎合用；治疗头痛、癫痫，常与掐眉心、山根、人中、承浆等法合用。

7. 天心

【定位】前额中部，天庭与眉心连线中点处。

【操作】医者用拇指甲掐天心30次；或用螺纹面揉天心30次，称掐天心或揉天心。

【功效】醒脑安神。

【临床应用】常用于治疗惊风，多与掐人中、承浆等合用；治疗头痛、鼻塞伤风，常用掐揉天心，与掐眉心、山根等同用。

8. 眉心（印堂）

【定位】两眉内侧端连线中点处。

【操作】医者用拇指甲在眉心处掐3～5次，称掐眉心；或用拇指端揉20～30次，称揉眉心。

【功效】祛风通窍，明目醒神。

【临床应用】治疗惊风，常与掐十王、人中、承浆等法合用；治疗感冒、头痛，常与推攒竹、推坎宫、揉太阳等相配合。

9. 山根

【定位】两目内眦中间，鼻梁上低凹处。

【操作】医者用拇指甲掐3～5次，称掐山根。

【功效】开关窍，醒目定神。

【临床应用】治疗惊风、昏迷、抽搐等症，多与掐人中、掐老龙等合用。

10. 准头（鼻准）

【定位】鼻尖端。

【操作】医者用拇指甲掐3～5次，称掐准头。

【功效】祛风镇惊。

【临床应用】治疗惊风，与掐天庭、承浆同用；治鼻出血，与掐上星、迎香合用；治昏厥，与按揉内关、足三里合用。

11. 太阳

【定位】眉后凹陷处。

【操作】医者两拇指桡侧自前向后直推 30 ～ 50 次，称推太阳；或用中指端揉该穴，30 ～ 50 次，称揉太阳或运太阳。向眼方向运为补，向耳方向运为泻。

【功效】疏风解表，清热，明目止头痛。

【临床应用】推太阳主要用于外感发热。若外感表实头痛，用泻法；若外感表虚、内伤头痛，用补法。

12. 迎香

【定位】鼻翼旁开 0.5 寸，鼻唇沟中。

【操作】医者用示、中二指按揉 20 ～ 30 次，称揉迎香。

【功效】宣肺气，通鼻窍。

【临床应用】治疗感冒或慢性鼻炎等引起的鼻塞流涕、呼吸不畅，多与清肺经、拿风池等合用。

13. 人中

【定位】人中沟正中线上 1/3 与下 2/3 交界处。

【操作】医者用拇指甲或示指甲掐之，掐 5 ～ 10 次或醒后即止，称掐人中。

【功效】醒神开窍。

【临床应用】常用于急救，对于昏迷、窒息、惊厥或抽搐，多与掐十宣、掐老龙等合用。

14. 牙关（颊车）

【定位】下颌角前上方一横指，用力咀嚼时，咬肌隆起处。

【操作】医者用拇指按或中指揉，按 5 ～ 10 次，揉 30 ～ 50 次，称按牙关或揉牙关。

【功效】开窍醒神，疏风止痛。

【临床应用】按牙关主要用于牙关紧闭，揉牙关多用于口眼歪斜。

15. 天柱

【定位】项后发际正中至大椎穴呈一直线。

【操作】医者用拇指或示、中指指面自上向下直推 100 ～ 300 次，称推天柱；或用汤匙边蘸水自上向下刮，刮至皮下轻度瘀血即可，称刮天柱。

【功效】降逆止呕，祛风散寒。

【临床应用】治疗呕恶，多与横纹推向板门、揉中脘等合用；治疗外感发热、颈项强痛等症，多与拿风池、掐揉二扇门等同用；治疗暑热发痧等症，多用刮法（以汤匙边蘸姜汁或凉水自上向下刮至局部皮下有轻度瘀血）。

16. 桥弓

【定位】在颈部两侧，耳后乳突沿胸锁乳突肌至缺盆呈一直线。

【操作】医者在两侧胸锁乳突肌处揉、拿、轻推，揉 30 次，轻推 50 次，拿 3 ~ 5 次。

【功效】活血化瘀消肿。

【临床应用】用于治疗小儿肌性斜颈，常与摇颈法同用。

（二）上肢部穴位

本部分以特定穴为主，介绍脾经、胃经等 44 个穴位。

1. 脾经

【定位】拇指末节螺纹面或拇指桡侧缘，由指尖至指根呈一直线。

【操作】本法有补脾经与清脾经、清补脾经之分。

（1）补脾经

医者一手持小儿拇指以固定，另一手以拇指螺纹面旋推小儿拇指螺纹面；或将小儿拇指屈曲，以拇指端循小儿拇指桡侧缘由指尖向指根方向直推 100 ~ 500 次。

（2）清脾经

医一手持小儿拇指以固定，另一手以拇指从指尖向指根方向直推小儿拇指螺纹面；或一手持小儿拇指伸直以固定，另一手以拇指指端自小儿拇指桡侧缘由指根向指尖方向直推 100 ~ 500 次；往返推为平补平泻，称清补脾经。补脾经和清脾经、清补脾经统称为推脾经。

【功效】补脾经：健脾胃，补气血。清脾经：清热利湿，化痰止呕。清补脾经：和胃消食、增进食欲。

【临床应用】补脾经常用于脾胃虚弱、气血不足所致的食欲不振、肌肉消瘦、消化不良等，常与补胃经、揉中脘、摩腹、按揉足三里等合用。清脾经常用于湿热熏蒸、皮肤发黄、恶心呕吐、腹泻痢疾、食积等实证，多与清胃经、揉板门、清大肠、揉中脘、揉天枢等合用。清补脾经常用于治疗饮食停滞、脾胃不和而引起的胃脘痞闷、吞酸、纳呆、腹泻、呕吐等病症，多与运内八卦、揉板门、分腹阴阳等相配合。

【按】小儿脾胃薄弱，不宜攻伐太甚，一般多用补法，体壮邪实者方能用清法。

2. 胃经

【定位】拇指掌面近掌端第一节或大鱼际桡侧缘赤白肉际由掌根至拇指根呈一直线。

【操作】有补胃经与清胃经之分。

（1）补胃经

医者一手持小儿拇指以固定，另一手以拇指螺纹面旋推小儿拇指掌面近掌端第一节；或以拇指端自小儿大鱼际桡侧缘从指根向掌根方向直推100～500次。

（2）清胃经

医者一手持小儿拇指以固定，另一手以拇指螺纹面沿小儿近掌端第一节从指间关节向指根方向直推；或另一手以拇指端自小儿大鱼际桡侧缘从掌根向拇指根方向直推100～500次。补胃经和清胃经统称推胃经。

【功效】补胃经：健脾胃，助运化。清胃经：清热化湿，和胃降逆，除烦止渴。

【临床应用】补胃经常用于脾胃虚弱、消化不良、腹胀纳呆等症，常与补脾经、揉中脘、摩腹、按揉足三里等合用；清胃经常用于呕恶、脘腹胀满、发热烦渴、便秘纳呆、衄血等实证，多与清脾经、清大肠、推天柱骨、退六腑、揉天枢、推下七节骨等同用。

3. 少商

【定位】拇指桡侧指甲角旁约0.1寸。属手太阴肺经。

【操作】医者一手持小儿拇指以固定，另一手以拇指甲掐穴位处，掐3～5次，称掐少商。

【功效】清热利咽、开窍。

【临床应用】治疗发热，咽喉肿痛，心烦，疟疾，痢疾，感冒，昏迷等症。

4. 肝经

【定位】示指末节螺纹面或示指掌面，由指尖至指根呈一直线。

【操作】有补肝经和清肝经之分。

（1）补肝经

医者一手持小儿示指以固定，另一手以拇指螺纹面旋推小儿示指螺纹面；或沿整个示指掌面自指尖推向指根100～500次。

（2）清肝经

医者一手持小儿食指以固定，另一手以拇指端自示指尖向指根方向直推示指螺纹面；或沿整个示指掌面自指根推向指尖100～500次。补肝经和清肝经统称为推肝经。

【功效】平肝泻火，息风镇惊，解郁除烦。

【临床应用】清肝经常用于惊风、抽搐、烦躁不安、五心烦热等实证，多与掐人中、掐老龙、掐十宣、揉小天心等合用。

【按】肝经宜清不易补，若肝虚应补时则需补后加清，或以补肾经代之，称为滋肾养肝法。

5. 心经

【定位】中指末节螺纹面或中指掌面，由指尖至指根呈一直线。

【操作】有补心经与清心经之分。

（1）补心经

医者一手持小儿中指以固定，另一手以拇指螺纹面旋推小儿中指螺纹面；或沿整个中指掌面自指尖推向指根 100 ~ 500 次。

（2）清心经

医者一手持小儿中指以固定，另一手以拇指指端自中指尖向指根方向直推中指螺纹面；或沿整个中指掌面自指根推向指尖 100 ~ 500 次。补心经和清心经统称为推心经。

【功效】清热退心火。

【临床应用】常用于心火亢盛所致高热神昏、面赤口疮、小便短赤等，多与清天河水、清小肠等同用。

【按】本穴宜用清法，不宜用补法，恐动心火之故。若气血不足而见心烦不安、睡卧露睛等症，需用补法时，可补后加清，或以补脾经代之。

6. 肺经

【定位】无名指末节螺纹面或无名指掌面，由指尖至指根呈一直线。

【操作】有补肺经和清肺经之分。

（1）补肺经

医者一手持小儿无名指以固定，另一手以拇指螺纹面旋推小儿无名指末节螺纹面；或沿整个无名指掌面自指尖推向指根 100 ~ 500 次。

（2）清肺经

医者一手持小儿无名指以固定，另一手以拇指指端自无名指尖向指根方向直推无名指螺纹面；或沿整个无名指掌面自指根推向指尖 100 ~ 500 次。补肺经和清肺经统称为推肺经。

【功效】补肺经：补肺气。清肺经：宣肺清热，疏风解表，止咳化痰。

【临床应用】补肺经常用于虚性咳喘、遗尿、自汗、盗汗等，常与补脾经、揉二马、推三关等合用；清肺经常用于脏热喘咳、感冒发热、便秘等实证，多与清天河水、退六腑、推揉膻中、运内八卦等同用。

7. 肾经

【定位】小指末节螺纹面或小指掌面稍偏尺侧，由指尖至指根呈一直线。

【操作】有补肾经和清肾经之分。

（1）补肾经

医者一手持小儿小指以固定，呈另一手以拇指螺纹面旋推小儿小指末节螺纹面；或沿整个小指掌面自指根直推向指尖 100 ～ 500 次。

（2）清肾经

医者一手持小儿小指以固定，另一手以拇指指端自小指指尖向指根方向直推小指螺纹面；或沿整个小指掌面自指尖直推向指根 100 ～ 500 次。补肾经和清肾经统称为推肾经。

【功效】补肾经：补肾益脑，温养下元。清肾经：清利下焦湿热。

【临床应用】补肾经常用于先天不足、久病体虚、肾虚的久泻、多尿、遗尿、虚汗、喘息等症，多与补脾经、补肺经、揉肾俞、擦命门、捏脊等合用；清肾经常用于治疗膀胱蕴热、小便赤涩、腹泻等病症，多与掐揉小天心、清小肠、推箕门等相配合。

【按】肾经穴临床上多用补法，需用清法时，多以清小肠代之。

8. 五经

【定位】拇、示、中、无名、小指末节螺纹面，即脾、肝、心、肺、肾经。

【操作】医者一手夹持小儿五指以固定，另一手以拇指或中指端由小儿拇指尖至小指尖做运法，或用拇指甲逐一掐揉，运 50 ～ 100 次，掐揉各 3 ～ 5 次，称运五经和掐揉五经；医者一手持小儿手掌，另一手拇指置小儿掌背，余下四指在小儿掌面，同时向指端方向直推，推 50 ～ 100 次，称推五经。

【功效】健脾，疏肝，宁心，润肺，温肾。

【临床应用】治疗相应脏腑病症。

【按】推五经治疗 6 个月之内的婴儿发热。

9. 四横纹

【定位】掌面示、中、无名、小指近侧指间关节横纹处。

【操作】有掐四横纹与推四横纹之分。医者一手持小儿四指固定，另一手拇指甲自示指横纹至小指横纹依次掐 3 ～ 5 次，称掐四横纹；或一手将患儿四指并拢用另一手拇指螺纹面从小儿示指横纹处推向小指横纹处，推 100 ～ 300 次，称推四横纹。

【功效】掐四横纹：退热除烦，散瘀结。推四横纹：调中行气，和气血，清胀满。

【临床应用】用治胸闷痰喘，多与运八卦、推肺经、推膻中等合用；治疗疳积、腹胀、气血不和、消化不良等症，常与补脾经、揉中脘等合用。

【按】亦可毫针或三棱针点刺出血治疗疳积，为治疳要穴。

10. 小横纹

【定位】掌面示、中、无名、小指掌指关节横纹处。

【操作】有掐小横纹和推小横纹之分。医者一手持小儿四指固定，另一手拇指甲自示指横纹至小指横纹依次掐 3～5 次，称掐小横纹；或一手将患儿四指并拢用另一手拇指桡侧从示指横纹处推向小指横纹处，推 100～150 次，称推小横纹。

【功效】掐小横纹：退热，消胀散结。推小横纹：治疗肺部干性啰音。

【临床应用】用于治疗脾胃热结，口唇破烂及腹胀等症。因脾虚腹胀者，兼补脾经；因食损者，兼揉脐、清补脾经、运八卦；口唇破裂、口舌生疮者，常与清脾经、清胃经、清天河水合用。

11. 大肠

【定位】示指桡侧缘，自示指尖至虎口呈一直线。

【操作】有补大肠与清大肠之分。

（1）补大肠

医者一手持小儿示指以固定，另一手以拇指螺纹面由小儿示指尖直推向虎口 100～500 次，称补大肠。

（2）清大肠

医者一手持小儿示指以固定，另一手以拇指螺纹面由小儿虎口推向示指尖 100～500 次，称清大肠。补大肠和清大肠统称为推大肠。

【功效】补大肠：涩肠固脱，温中止泄。清大肠：清利肠腑，除湿热，导积滞。

【临床应用】补大肠常用于虚寒腹泻、脱肛等病症，常与补脾经、推三关、补肾经、揉脐、分腹阴阳、推上七节骨合用；清大肠常用于湿热、积食滞留肠道所致的身热腹痛、痢下赤白、大便秘结等症，常与清天河水、退六腑、分腹阴阳、清脾经、清肺经、推下七节骨、揉龟尾等同用。

【按】大肠亦称指三关，可用于小儿望诊。

12. 小肠

【定位】小指尺侧边缘，自指尖至指根呈一直线。

【操作】有补小肠和清小肠之分。

（1）补小肠

医者一手持小儿小指以固定，另一手以拇指螺纹面由小儿指尖推向指根 100～500 次。

（2）清小肠

医者一手持小儿小指以固定，另一手以拇指螺纹面由小儿指根推向指尖 100～500 次。补小肠和清小肠统称为推小肠。

【功效】补小肠：温补下焦。清小肠：清利下焦湿热，泌别清浊。

【临床应用】补小肠常用于下焦虚寒的多尿、遗尿，常与补脾经、补肺经、补肾经、揉丹田、揉肾俞、擦腰骶部合用；清小肠多用于小便短赤不利、尿闭、水泻等症；若心经有热，移热于小肠，配合清天河水，可加强清热利尿的作用。

13. 肾顶

【定位】小指顶端。

【操作】医者一手持小儿小指以固定，另一手中指或拇指端按揉小儿小指顶端100～500次，称揉肾顶。

【功效】收敛元气，固表止汗。

【临床应用】常用于自汗、盗汗或大汗淋漓不止等症。阴虚盗汗，多与揉肾经、揉二人上马、补肺经等同用；阳虚自汗配补脾经。

14. 肾纹

【定位】手掌面，小指远侧指间关节横纹处。

【操作】医者一手持小儿小指以固定，另一手中指或拇指端按揉小儿小指远侧指间关节横纹处，揉100～500次，称揉肾纹。

【功效】祛风明目，散瘀结。

【临床应用】治疗目赤肿痛，常与清心经、清肝经合用；治疗口舌生疮、弄舌，常与清胃经、清心经、清天河水同用；治疗高热、呼吸气凉、手足逆冷等症，常与清肝经、清心经、清肺经、揉小天心、退六腑、清天河水、推脊同用。

15. 掌小横纹

【定位】掌面小指根下，尺侧掌纹头。

【操作】医者一手持小儿手掌，另一手中指或拇指端按揉小儿小指根下尺侧掌纹头，揉100～500次，称揉掌小横纹。

【功效】清热散结，宽胸宣肺，止咳化痰。

【临床应用】揉掌小横纹常用于喘咳，口舌生疮等。治喘咳常与清肺经、推六腑、开璇玑同用；治疗口舌生疮常与清心经、清胃经、清天河水同用。

【按】此穴是治百日咳、肺炎的要穴，可治疗肺部湿性啰音。

16. 板门

【定位】手掌大鱼际平面。

【操作】有揉板门、板门推向横纹和横纹推向板门之分。医者以一手持小儿手部以固定，另一手拇指端揉小儿大鱼际平面，揉50～100次，称揉板门或运板门；用推法自指根推向腕横纹100～300次，称板门推向横纹；反向推100～300次，称横纹推向板门。

【**功效**】揉板门可健脾和胃、消食化滞。板门推向横纹可健脾止泻。横纹推向板门可和胃降逆。

【**临床应用**】揉板门常用于治疗乳食停积、食欲不振或嗳气、腹胀、腹泻、呕吐等症，常与推小横纹合用；板门推向横纹止泻，常与推脾经、推大肠、推上七节骨合用；横纹推板门止呕吐，常与清胃经同用。

17. 内劳宫

【**定位**】掌心中，屈指时中指端与无名指端之间中点。

【**操作**】有揉内劳宫与运内劳宫之分。医者一手持小儿手部以固定，另一手以拇指端或中指端揉 100 ~ 300 次，称揉内劳宫；用拇指指腹自小指根运推，经掌小横纹，小天心至内劳宫止，运 10 ~ 30 次，称运内劳宫（水底捞明月）。

【**功效**】揉内劳宫：清热除烦。运内劳宫：清心肾两经虚热。

【**临床应用**】揉内劳宫常用于治疗心经有热所致口舌生疮、发热、烦渴等症，常与清小肠、清心经、清天河水、揉小天心等同用。

18. 内八卦

【**定位**】手掌面，以掌心为圆心，从圆心至中指根横纹的 2/3 处为半径，所作圆周，八卦穴即在此圆周上（对小天心者为坎，对中指者为离，在拇指侧离至坎半圆的中心为震，在小指侧半圆的中心为兑）。共八个方位，即乾、坎、艮、震、巽、离、坤、兑。

【**操作**】运八卦有顺运、逆运和分运之分。医者一手持小儿四指以固定，掌心向上，拇指按定离卦，另一手示、中二指夹持小儿拇指，拇指自离卦运至兑卦，运 100 ~ 500 次，称顺运内八卦；若从兑卦运至离卦，运 100 ~ 500 次，称逆运内八卦（运至离宫时，应从拇指上运过，否则恐动心火）。根据症状，可按方位分运，运 100 ~ 200 次，称分运八卦。

【**功效**】顺运内八卦：宽胸理气，止咳化痰。逆运内八卦：降气平喘，行滞消食。

【**临床应用**】顺运内八卦主要用于痰结喘嗽、胸闷气短等症，多与推脾经、推肺经、揉板门、揉中脘等合用；逆运内八卦主要用于乳食内伤、痰喘咳嗽、腹胀、呕吐及纳呆等症，多与补脾经、补肺经、推三关、推天柱骨、推膻中等同用。

19. 小天心

【**定位**】大小鱼际交接处凹陷中。

【**操作**】有揉、掐、捣小天心之分。医者一手持小儿四指以固定，掌心向上，另一手中指端揉 100 ~ 150 次，称揉小天心；以拇指甲掐 3 ~ 5 次，称掐小天心；用中指尖或屈曲的指间关节捣 10 ~ 30 次，称捣小天心。

【**功效**】揉小天心：清热、镇惊、利尿、明目。掐、捣小天心：镇惊安神。

【临床应用】揉小天心主要用于心经有热而致的目赤肿痛、口舌生疮、惊惕不安或心经有热移于小肠而见小便短赤等症，常与清心经、清天河水、清肝经、按揉精宁等同用；揉小天心还可用于新生儿硬皮病、黄疸、遗尿、水肿、痘疹欲出不透等。掐捣小天心常用于惊风抽搐、夜啼、惊惕不安等症；若惊风眼翻、斜视；与掐老龙、掐人中、清肝经等合用，眼上翻者则向下掐、捣，右斜视则向左掐、捣，左斜视则向右掐、捣。

20. **大横纹**

【定位】仰掌，掌后横纹。近拇指端称阳池，近小指端称阴池。

【操作】有分阴阳与合阴阳之分。医者两手相对挟持小儿手部，两拇指置小儿掌后横纹中央。由总筋向两旁分推，推30～50次，称分推大横纹，亦称分阴阳；自两侧向总筋合推，推30～50次，称合阴阳。

【功效】分阴阳：平衡阴阳，调和气血，行滞消食。合阴阳：行痰散结。

【临床应用】分阴阳多用于阴阳不调、气血不和所致的寒热往来、烦躁不安以及乳食停滞、腹胀、腹泻、呕吐等症，多与开天门、分推坎宫、揉太阳、掐总筋合用，如实热证重分阴池，虚寒证重分阳池；合阴阳多用于痰结喘嗽、胸闷等症，与揉肾纹、清天河水同用。

21. **总筋**

【定位】掌后腕横纹中点。

【操作】有揉总筋和掐总筋之分。医者一手持小儿四指以固定，另一手拇指端按揉掌后腕横纹中点100～300次，称揉总筋；用拇指甲掐3～5次，称掐总筋。

【功效】揉总筋：清心经热，散结止痉，通调周身气机。掐总筋：镇惊止痉。

【临床应用】揉总筋治疗口舌生疮、潮热、夜啼等实热证，常与清天河水、清心经合用；掐总筋治疗惊风抽搐，常与掐人中、拿合谷、掐老龙等同用。

22. **列缺**

【定位】在桡骨茎突上方，腕横纹上1.5寸。属手太阴肺经。

【操作】医者一手持小儿手部，掌背向上，另一手用拇指甲掐穴处；或拇、示指拿穴处，掐3～5次，拿5～10次，称掐列缺、拿列缺。

【功效】宣肺散邪，醒脑开窍。

【临床应用】治疗感冒、无汗，常与开天门、推坎宫、揉太阳等合用；治疗惊风、昏厥，常与掐人中、掐老龙、掐十王等同用。

23. **三关**

【定位】前臂桡侧缘，自阳池至曲池呈一直线。

【操作】医者一手握持小儿手部，另一手以拇指桡侧缘或示、中指面自腕横纹推向肘横纹，推100～500次，称推三关；屈小儿拇指，自拇指外侧端推向肘横纹称为大推三关。

【功效】温阳散寒，补气行气，发汗解表。

【临床应用】主治一切虚寒病证。常用于治疗气血虚弱、命门火衰、下元虚冷、阳气不足引起的四肢厥冷、面色无华、食欲不振、疳积、吐泻等症，多与补脾经、补肾经、揉丹田、捏脊、摩腹等合用；治疗感冒风寒、怕冷无汗或疹出不透等症，多与清肺经、推攒竹、掐揉二扇门等合用。

24. 天河水

【定位】前臂正中，自总筋至洪池呈一直线。

【操作】医者一手持小儿手部，另一手示、中指面自腕横纹推向肘横纹100～500次，称清（推）天河水。

【功效】清热解表，泻火除烦。

【临床应用】本法性微凉，清热力平和，善清卫、气分热，清热而不伤阴，治一切热证。多用于五心烦热、口燥咽干、唇舌生疮、夜啼等症，常与清心经、退六腑同用；用于外感风热所致的感冒发热、头痛、恶风、汗微出、咽痛等症，则多与推攒竹、推坎宫、揉太阳等同用。

25. 六腑

【定位】前臂尺侧，自阴池至肘呈一直线。

【操作】医者一手持小儿腕部以固定，另一手拇指或示、中指面自肘横纹推向腕横纹，推100～500次，称退六腑或推六腑。

【功效】清热凉血解毒。

【临床应用】退六腑性寒凉，适用于一切实热病症。治疗温病邪入营血、脏腑郁热积滞、壮热烦渴、腮腺炎及肿毒等实热证，与补脾经合用止汗，脾虚腹泻者慎用。常与推三关同用，能平衡阴阳，防止大凉大热，清热而不伤正气。若寒热夹杂，以热为主，则可以退六腑三数，推三关一数之比推之；若以寒为重，则可以推三关三数，退六腑一数之比推之。

26. 洪池（曲泽）

【定位】仰掌，肘部微屈，当肱二头肌腱内侧。属手厥阴心包经。

【操作】医者一手拇指按穴位上，一手拿小儿四指摇之，摇5～10次，称按摇洪池。

【功效】调和气血，通调经络。

【临床应用】主要用于关节疼痛、气血不和，多与按、揉、拿局部和邻近穴位配合应用。因穴属心包经，按之能泄血热，可与清河水同用，清心热。

27. 曲池

【定位】屈肘成直角，肘横纹外侧纹头与肱骨外上髁连线的中点。属手阳明大肠经。

【操作】先使小儿屈肘，医者一手托住其腕部不动，另一手握住小儿之肘部，以拇指甲掐之，继以揉之，掐揉 30 ~ 50 次，称掐揉曲池。

【功效】解表退热，利咽。

【临床应用】主治风热感冒、咽喉肿痛、上肢痿软、抽掣、咳喘、嗳气、腹痛、呕吐、泄泻等症，常与开天门、推坎宫、推太阳、清天河水等同用。

28. 十王（十宣）

【定位】十指尖指甲内赤白肉际处。

【操作】医者一手握小儿手部，使手掌向外，手指向上，以另一手拇指甲先掐小儿中指，然后逐指掐之，各掐 3 ~ 5 次；或醒后即止，称掐十王。

【功效】清热，醒神，开窍。

【临床应用】主治高热惊风、抽搐、昏厥、两目上视、烦躁不安、神呆等症，多与掐人中、掐老龙、掐小天心等合用。

29. 老龙

【定位】中指甲根后 0.1 寸处。

【操作】医者一手握持小儿手部，另一手以拇指甲掐小儿中指甲根后 0.1 寸处，掐 3 ~ 5 次；或醒后即止，称掐老龙。

【功效】醒神开窍。

【临床应用】用于急救。主治急惊风，高热抽搐，不省人事。若急惊暴死，掐之知痛有声者易治，不知痛而无声者，一般较为难治。

30. 端正

【定位】中指甲根两侧赤白肉际处，桡侧称左端正，尺侧称右端正。

【操作】医者一手握持小儿手部，另一手以拇指甲掐或用拇指螺纹面揉，掐 5 次，揉 50 次，称掐揉端正。

【功效】揉右端正：降逆止呕。揉左端正：升提中气，止泻。掐端正：醒神开窍，止血。

【临床应用】揉右端正常用于胃气上逆而引起的恶心呕吐等症，常与清胃经、横纹推向板门合用；揉左端正用治水泻、痢疾等症，多与推脾经、推大肠合用；掐端正常用于治疗小儿惊风，常与掐老龙、清肝经等同用。

31. 五指节

【定位】掌背五指近侧指间关节。

【操作】有掐五指节和揉五指节之分。医者手握小儿手部，使掌面向下，另一手拇指甲由小指或从拇指依次掐之，继以揉之，各掐 3 ～ 5 次，揉 30 ～ 50 次，称掐揉五指节；以拇、示指揉搓 30 ～ 50 次，称揉五指节。

【功效】安神镇惊，祛风痰，通关窍。

【临床应用】掐五指节主要用于惊惕不安、惊风等症，多与清肝经、掐老龙等合用；揉五指节主要用于胸闷、痰喘、咳嗽等症，多与运内八卦、推揉膻中等合用。

【按】经常搓捻五指节有利于小儿智力发育，可用于小儿保健。

32. 后溪

【定位】轻握拳，第五掌指关节尺侧后方横纹头凹陷中，赤白肉际处取穴。属手太阳小肠经。

【操作】有掐揉后溪和推后溪之分。医者一手持小儿手部，握拳，另一手拇指甲掐揉穴处，掐 3 ～ 5 次，揉 20 ～ 50 次，称掐揉后溪；或上、下直推穴处，推 50 次，称推后溪。

【功效】清热，利小便。上推清热，下推补肾虚。

【临床应用】掐揉、上推后溪治疗小便赤涩不利；下推后溪治疗肾虚遗尿。

33. 二扇门

【定位】掌背中指根本节两侧凹陷处。

【操作】有掐、揉二扇门之分。医者一手持小儿手部，另一手示、中指端揉穴处，揉 100 ～ 500 次，称揉二扇门；医者两手示、中二指固定小儿腕部，令手掌向下，无名指托其手掌，然后用两拇指甲掐之，继而揉之，掐 3 ～ 5 次，称掐二扇门。

【功效】发汗透表，退热平喘。

【临床应用】治疗体虚外感常与揉肾顶、补脾经、补肾经等合用。揉两扇门要稍用力，速度宜快，多用于风寒外感。

【按】掐揉二扇门是发汗要法。

34. 二人上马（二马、上马）

【定位】手背无名指与小指掌指关节后凹陷中。

【操作】有掐上马与揉上马之分。医者一手握持小儿手部，使手心向下，另一手拇指甲掐穴处，掐 3 ～ 5 次，称掐上马；以拇指端揉之，揉 100 ～ 500 次，称揉上马。

【功效】滋阴补肾，顺气散结，利水通淋。

【临床应用】临床上用揉法为多，主要用于阴虚阳亢、潮热烦躁、牙痛、小便赤涩淋漓等，揉上马常与揉小横纹合用，治疗肺部感染有干性啰音久不消失者。湿性啰音配揉掌小横纹，多揉亦有效。

【按】揉上马为补肾滋阴的要法。

35. 威灵

【定位】手背第二、三掌骨歧缝间。

【操作】医者一手持小儿四指，令掌背向上，另一手拇指甲掐穴处，继以揉之，掐5次；或醒后即止，称掐威灵。

【功效】开窍醒神。

【临床应用】多用于急惊风、昏迷不醒时的急救，常与掐精宁同用，加强开窍醒神作用。

36. 精宁

【定位】手背第四、第五掌骨歧缝间。

【操作】医者一手持小儿四指，令掌背向上，另一手拇指甲掐穴处，继以揉之，掐5次，称掐精宁。

【功效】行气，破结，化痰。

【临床应用】多用于痰食积聚，气吼痰喘，干呕，疳积等症。体虚者慎用，若应用则多与补脾经、推三关、捏脊等同用。

37. 外劳宫

【定位】掌背中，与内劳宫相对处。

【操作】有掐外劳宫与揉外劳宫之分。医者一手持小儿四指令掌背向上，另一手中指端揉穴处，揉100～300次，称揉外劳宫；以拇指甲掐之，掐3～5次，称掐外劳宫。

【功效】温阳散寒，升阳举陷，兼能发汗解表。

【临床应用】治疗外感风寒、鼻塞流涕、脏腑积寒、完谷不化、肠鸣腹泻、寒痢腹痛、疝气等症，多揉；治疗脱肛、遗尿，常与补脾经、补肾经、推三关、揉丹田等合用。

【按】本穴性温，用于一切寒证。临床上以揉法多用。

38. 虎口（合谷）

【定位】手背第一、二掌骨之间，近第二掌骨中点的桡侧。属手阳明大肠经。

【操作】医者一手持小儿手部，令其手掌侧置，桡侧在上，另一手示、中二指固定小儿腕部，用拇指甲掐穴处，继而揉之，掐揉5～20次，称掐揉虎口。

【功效】清热，通络，止痛。

【临床应用】治疗发热无汗、头痛、项强、面瘫、口噤、便秘、呕吐、嗳气呃逆、鼻衄等，常与推大肠、推脾经、拿肚角等同用。

39. 外八卦

【定位】掌背外劳宫周围，与内八卦相对处。

【操作】医者一手持小儿四指令掌背向上，另一手拇指做顺时针方向运，运 100 ~ 300 次，称运外八卦。

【功效】宽胸理气，通滞散结。

【临床应用】治疗胸闷、腹胀、便结等症，多与摩腹、推揉膻中等合用。

40. 一窝风（乙窝风）

【定位】手背腕横纹正中凹陷处。

【操作】医者一手握持小儿手部，另一手以中指或拇指端按揉穴处，揉 100 ~ 300 次，称揉一窝风。

【功效】温中行气，止痹痛，利关节。

【临床应用】常用于受寒、食积等原因引起的腹痛等症，多与拿肚角、推三关、揉中脘等合用。多揉治疗寒滞经络引起的痹痛。

41. 螺蛳骨

【定位】屈肘，掌心向胸，尺骨小头桡侧缘骨缝中。

【操作】医者拇指、示指捏提该处皮肤 10 ~ 20 次。

【功效】健脾，镇惊。

【临床应用】主要治疗消化不良，潮热，惊悸。

42. 肘

【定位】在肘关节尺骨鹰嘴突处。

【操作】有掐、揉肘和摇肘之分。医者一手固定小儿臂肘，另一手拇、食二指叉入虎口，同时用中指按小鱼际中心，屈儿之手，上下摇之，摇 20 ~ 30 次，称摇肘；或用拇指端掐、揉穴位处，掐 3 ~ 5 次，揉 20 ~ 30 次，称掐、揉肘。

【功效】通经活血，顺气生血，化痰。

【临床应用】治疗上肢痿痹与揉曲池同用；治疗痞积时与补脾经、运四横纹同用。

【按】本穴一般不单用。

43. 外关

【定位】腕背横纹上两寸，尺桡骨之间。属手少阳三焦经。

【操作】医者用拇指甲掐或揉，掐 3 ~ 5 次，揉 100 ~ 200 次，称掐揉外关；还可用拇指或中指端向上直推 50 ~ 100 次，称推外关。

【功效】解表清热，通络止痛。

【临床应用】治疗小儿腹泻、感冒、腰背疼痛。

44. 膊阳池（外间使、支沟）

【定位】腕背横纹上三寸，尺桡骨之间。属手少阳三焦经。

【操作】医者一手持小儿腕部，另一手拇指甲掐穴处，掐 3 ~ 5 次，继而揉之，称掐膊阳池；用拇指端或中指端揉 100 ~ 500 次，称揉膊阳池。

【功效】解表清热，通降二便。

【临床应用】治疗小儿感冒头痛、大便秘结、腹痛、小便赤涩。

（三）胸腹部穴位

本部分以经穴和面状特定穴为主，介绍天突、膻中等 11 个穴位。

1. 天突

【定位】胸骨上窝正中，正坐仰头取穴。

【操作】有按揉天突、点天突、捏挤天突之分。医者一手扶小儿头侧部，另一手中指端按或揉该穴 10 ~ 30 次，称按天突或揉天突；以示指或中指端微屈，向下用力点 3 ~ 5 次，称点天突；若用两手拇、示指相对捏挤天突穴，至皮下瘀血呈红紫色为度，称捏挤天突。

【功效】理气化痰，降逆平喘，止呕。

【临床应用】常用于治疗气机不利、痰涎壅盛或胃气上逆所致之痰喘，呕吐，多与推揉膻中、揉中脘、运内八卦等合用。若中指端微屈向下，向里按，动作要快，可催吐。若由中暑引起的恶心、呕吐、头晕等症，捏挤天突，再配合捏挤大椎、膻中、曲池等穴，亦有良效。

2. 膻中

【定位】两乳头连线中点，胸骨中线上，平第四肋间隙。

【操作】有揉膻中与分推膻中、推膻中之分。小儿仰卧，医者以中指端揉该穴 50 ~ 100 次，称揉膻中；医者以两拇指指端自穴中向两侧分推至乳头 50 ~ 100 次，称为分推膻中；用示、中指自胸骨切迹向下推至剑突 50 ~ 100 次，名推膻中。

【功效】宽胸理气，止咳化痰。

【临床应用】治疗呕吐、呃逆、嗳气，常与运内八卦、横纹推向板门、分腹阴阳等合用；治疗喘咳，常与推肺经、揉肺俞等合用；治疗吐痰不利，常与揉天突、按弦走搓摩、按揉丰隆等同用。

3. 乳根

【定位】乳头直下 0.2 寸，平第五肋间隙。

【操作】医者以两手四指扶小儿两胁，再以两拇指于穴位处揉 30 ~ 50 次，称揉乳根。

【功效】宣肺理气，止咳化痰。

【临床应用】治疗咳嗽、胸闷、痰鸣等症，临床上常与揉乳旁、推揉膻中合用。

4. 乳旁

【定位】乳头外旁开 0.2 寸。

【操作】医者以两手四指扶小儿两胁，再以两拇指于穴位处揉 30 ~ 50 次，称揉乳旁。

【功效】宽胸理气，止咳化痰。

【临床应用】治疗胸闷、咳嗽、痰鸣、呕吐等症。以示、中二指同时按揉乳根、乳旁两穴，称揉乳根、乳旁。

5. 胁肋

【定位】从腋下两胁至天枢穴水平处。

【操作】小儿正坐，医者两手掌自小儿两胁腋下搓摩至天枢穴水平处，称搓摩胁肋，又称按弦走搓摩。搓摩 50 ~ 100 次。

【功效】顺气化痰，除胸闷，开积聚。

【临床应用】用于治疗小儿食积、痰壅、气逆所致的胸闷、腹胀等症。治疗肝脾肿大，久久搓摩。中气下陷，肾不纳气者慎用本穴。

6. 中脘

【定位】前正中线，脐上 4 寸处。

【操作】有揉、摩、推中脘之分。患儿仰卧，医者用指端或掌根按揉中脘 100 ~ 300 次，称揉中脘；医者用掌心或四指摩中脘 5 分钟，称摩中脘；医者用示、中指端自中脘向上直推至喉下，或自喉向下推至中脘 100 ~ 300 次，称推中脘，又称推胃脘。

【功效】健脾和胃，消食和中。

【临床应用】用于治疗泄泻，呕吐、腹胀、腹痛、食欲不振等症，多与按揉足三里、推脾经等合用。推中脘自上而下操作，有降胃气的作用，主治呕吐、恶心；自下而上操作，有涌吐的作用。

7. 腹

【定位】腹部

【操作】有摩腹与分推腹阴阳之分。患儿仰卧，医者用两拇指指端沿肋弓角边缘或自中脘至脐，向两旁分推 100 ~ 200 次，称分推腹阴阳；医者用掌面或四指摩腹 5 分钟，称摩腹，逆时针摩为补，顺时针摩为泻，往返摩之为平补平泻。

【功效】摩腹：消食、理气、降气。分推腹阴阳：健脾和胃，理气消食。

【临床应用】分腹阴阳常用于治疗乳食停滞、胃气上逆引起之恶心、呕吐、腹胀等症，临床上多与运内八卦、推脾经、按揉足三里等相配合；治小儿厌食症，多与揉板门、运内八卦、摩腹、捏脊等相配合。摩腹补法能健脾止泻，用于脾虚、寒湿型的腹泻；泻法能消食导滞、通便，用于治疗便秘、胀腹、厌食、伤乳食泻等，多与分腹阴阳同用；平补平泻则能和胃，久摩之有消食、强壮身体的作用，常与补脾经、捏脊、按揉足三里合用，为小儿保健常法。

8. 脐

【定位】肚脐中。

【操作】有揉脐与摩脐之分。患儿仰卧，医者用中指端或掌根揉 100～300 次，用拇指和食、中两指抓住肚脐抖揉 100～300 次，均称为揉脐；医者用掌或指摩，称摩脐。

【功效】温阳散寒，补益气血，健脾和胃，消食导滞。

【临床应用】常用于治疗小儿腹泻、便秘、腹痛、疳积等症，多与摩腹、推上七节骨、揉龟尾同用，简称"龟尾七节，摩腹揉脐"。

9. 天枢

【定位】脐旁 2 寸。

【操作】患儿取仰卧位，术者用食、中指端按揉左右二穴各 50～100 次，称揉天枢。

【功效】疏调大肠，理气消滞。

【临床应用】用于治疗急慢性胃肠炎及消化功能紊乱引起的腹泻、呕吐、食积、腹胀、大便秘结等症，常与摩腹、揉脐、推上七节、揉龟尾等同用。可用中指按脐，示指与无名指各按两侧天枢穴三指同时揉动。

10. 丹田

【定位】小腹部，脐下 2～3 寸之间。

【操作】有摩丹田与揉丹田之分。患儿仰卧，以掌摩该处 2～3 分钟，称摩丹田；用拇指或中指端揉 100～300 次，称揉丹田。

【功效】培肾固本，温补下元，分清别浊。

【临床应用】用于治疗小儿先天不足、寒凝少腹之腹痛、疝气、遗尿、脱肛等症，常与补肾经、推三关、揉外劳宫等合用；用治尿潴留常与推箕门、清小肠等同用。

11. 肚角

【定位】脐下 2 寸（石门）旁开 2 寸之大筋。

【操作】有拿肚角与按肚角之分。患儿仰卧，术者用拇、示、中三指深拿 3 ~ 5 次，称拿肚角；术者用中指端按 3 ~ 5 次，称按肚角。

【功效】健脾和胃，理气消滞。

【临床应用】可用于治疗各种原因所致腹痛，以寒痛、伤食痛为佳。因本法刺激强度较大，一般拿 3 ~ 5 次即可，不可多拿，拿后向内上做一推一拉一紧一松的轻微动作 1 次。拿肚角一般在诸手法完成后进行，以防小儿哭闹影响治疗。

按：拿肚角为止腹痛的要法。

（四）背腰骶部穴位

本部分以经穴和线状特定穴为主，介绍肩井、大椎等 10 个穴位。

1. 肩井（膊井）

【定位】在肩上，督脉大椎穴与肩峰连线中点的筋肉处。属足少阳胆经。

【操作】有拿肩井、按肩井和揉肩井之分。患儿取坐位，以双手拇指与示、中两指相对着力，稍用力做一紧一松交替提拿该处筋肉 3 ~ 5 次，称为拿肩井；以拇指指端或中指指端着力，稍用力按压该处 10 ~ 30 次，称按肩井；以拇指螺纹面或中指螺纹面着力，揉动 10 ~ 30 次，称揉肩井。若一边揉肩井，一边屈伸其上肢，即为复式操作手法中的总收法。

【功效】宣通气血，解表发汗，通窍行气。

【临床应用】常用于治疗感冒、惊厥、上肢抬举不利、肩背痛、项强等病症，常与推攒竹、分推坎宫、运太阳、揉耳后高骨等相配合。多用于治疗外感发热无汗、肩臂疼痛、颈项强直、肌性斜颈等病症。还可作为治疗的结束手法。

2. 大椎（百劳）

【定位】在后正中线，当第七颈椎棘突与第一胸椎棘突之间凹陷处。属督脉。

【操作】有按大椎、揉大椎、捏挤大椎、刮大椎之分。用拇指或中指指端按压大椎 30 ~ 50 次，称按大椎；用拇指、中指指端或螺纹面，或掌根着力，揉动大椎 30 ~ 50 次，称揉大椎；用双手拇指与示指对称着力，用力将大椎穴周围的皮肤捏起，进行挤捏，至局部皮肤出现紫红瘀斑为度，称捏挤大椎；用汤匙或钱币之光滑边缘蘸水或油，在大椎穴上下刮之，至局部皮肤出现紫红瘀斑为度，称刮大椎。

【功效】清热解表，通经活络。

【临床应用】按揉大椎常用于治疗感冒发热、项强等病症。捏挤、提拧大椎对百日咳有一定的疗效。刮大椎用于中暑发热。

3. 风门（热府）

【定位】在第二胸椎棘突下，督脉旁开 1.5 寸处，属足太阳膀胱经。

【操作】用拇指端或螺纹面，或示、中两指的指端与螺纹面着力，在一侧或两侧风门穴上做按法或揉法 20 ~ 50 次，称按风门、揉风门。

【功效】解表通络。

【临床应用】用于治疗外感风寒，咳嗽气喘等病症，多与清肺经、揉肺俞、推揉膻中等相配合；用于治疗骨蒸潮热、盗汗等病症，与揉二马、揉肾顶、分推阴阳等相配合；用于治疗背腰肌肉疼痛等病症，与拿委中、拿承山、拿昆仑等相配合。

4. 肺俞

【定位】在第三胸椎棘突下，督脉旁开 1.5 寸处。属足太阳膀胱经，系肺之背俞穴。

【操作】有揉肺俞、推肺俞和擦肺俞之分。以两手拇指或一手之示、中两指的指端或螺纹面着力，同时在两侧肺俞穴上揉动 50 ~ 100 次，称揉肺俞；以两手拇指螺纹面着力，同时从两侧肩胛骨内上缘自上而下推动 100 ~ 300 次，称推肺俞或称分推肩胛骨；以示、中、无名指三指指面着力，擦肺俞部至局部发热，称擦肺俞。

【功效】益气补肺，止咳化。

【临床应用】常用于治疗呼吸系统疾病，如外感发热、咳嗽、痰鸣等病症，多与推攒竹、分推坎宫、运太阳、揉耳后高骨等相配合。久咳不愈时可加推脾经以培土生金，或揉肺俞时可加少许盐粉，以增强效果。风寒咳嗽、寒喘用揉肺俞或擦肺俞；风热咳嗽、热喘用分推肺俞。

5. 脾俞

【定位】在第十一胸椎棘突下，督脉旁开 1.5 寸处。属足太阳膀胱经，系脾之背俞穴。

【操作】以拇指螺纹面着力，在一侧或两侧脾俞穴上揉动 50 ~ 100 次，称揉脾俞。

【功效】健脾和胃，消食祛湿。

【临床应用】常用于治疗脾胃虚弱、乳食内伤、消化不良等引起的呕吐、腹泻、疳积、食欲不振、黄疸、水肿、慢惊风、四肢乏力等病症，常与推脾经、揉足三里等相配合；并能治疗脾虚所引起的气虚、血虚、津液不足等。

6. 肾俞

【定位】在第二腰椎棘突下，督脉旁开 1.5 寸处。属足太阳膀胱经，系肾之背俞穴。

【操作】以拇指螺纹面着力，在肾俞穴上揉动 50 ~ 100 次，称揉肾俞。

【功效】滋阴壮阳，补益肾元。

【临床应用】常用于治疗腹泻、便秘、哮喘、少腹痛、下肢痿软乏力等病症。治疗肾虚腹泻、阴虚便秘，与揉二马、补脾经或推三关等相配合；治疗肾虚气喘，与揉肺俞、揉脾俞等相配合；治疗下肢痿软乏力、慢性腰痛痛等病症，与揉腰俞、拿委中、按揉足三里等相配合。

7. 腰俞（腰眼）

【定位】在第三、四腰椎棘突间旁开 3 ~ 3.5 寸凹陷处；又说在第四腰椎棘突下旁开 3.5 ~ 4 寸凹陷处。属经外奇穴。

【操作】以双手拇指端或螺纹面着力，按揉两侧腰俞穴 15 ~ 30 次，称按腰俞或揉腰俞。

【功效】通经活络。

【临床应用】多用于治疗腰痛、下肢瘫痪、泄泻等病症。

8. 七节骨

【定位】从第四腰椎至尾椎骨端呈一直线；又说自第二腰椎至尾椎骨端呈一直线。

【操作】有推上七节骨与推下七节骨之分。以拇指螺纹面桡侧或示、中两指螺纹面着力，自下向上做直推法 100 ~ 300 次，称推上七节骨；若自上向下做直推法 100 ~ 300 次，称推下七节骨。

【功效】温阳止泻，泻热通便。

【临床应用】推上七节骨多用于治疗虚寒腹泻或久痢等病症，临床上与按揉百会、揉丹田等相配合；还可用于治疗气虚下陷、遗尿等病症。若属实热证，则不宜用本法，用后多令儿腹胀或出现其他变症。推下七节骨多用于治疗实热便秘或痢疾等病症，若腹泻属虚寒者，不可用本法，以免滑脱。

9. 龟尾（长强）

【定位】在尾椎骨端，又说在尾椎骨端与肛门连线之中点处，属督脉。但小儿推拿应用中习惯取尾骨端。

【操作】有揉龟尾与掐龟尾之分。以拇指端或中指端着力，在龟尾穴上揉动 100 ~ 300 次，称揉龟尾；用拇指爪甲掐 3 ~ 5 次，称掐龟尾。

【功效】通调督脉，调理大肠。

【临床应用】治疗泄泻，便秘，脱肛，遗尿等病症。龟尾穴性平和，既能止泻又能通便，多与揉脐、推七节骨等相配合，用于治疗腹泻、便秘等症。

【按】龟尾穴一般不单独使用，常与七节骨配合应用。

10. 脊柱（脊）

【定位】在后正中线上，自第一胸椎至尾椎端呈一直线。穴呈线状。

【操作】有推脊、捏脊、按脊之分。以示、中两指螺纹面着力，自上而下在脊柱穴上做直推 100 ~ 300 次，称推脊；以拇指与食中两指呈对称着力，自龟尾开始，双手一紧一松交替向上挤捏推进至第一胸椎处，反复操作 3 ~ 7 遍，称捏脊；以拇指螺纹面着力，自第一胸椎向下依次按揉脊柱骨至尾椎端 3 ~ 5 遍，称按脊。

【功效】调阴阳，和脏腑，理气血，通经络。

【临床应用】常用于治疗发热、惊风、夜啼、疳积、腹泻、腹痛、呕吐、便秘等病症。脊柱穴属督脉循行路线，督脉贯脊属脑络肾，督率阳气，统率真元。临床上捏脊多与补脾经、补肾经、推三关、摩腹、按揉足三里等相配合，对治疗先天和后天不足的一些慢性病症均有一定的效果。捏脊法单用称捏脊疗法，不仅可用于治疗小儿腹泻、疳积等病症，还可用于治疗成人的失眠、肠胃病、月经不调等病症。捏脊法操作时亦旁及足太阳膀胱经脉，临床应用时可根据不同病情，重提或按揉相应的背部俞穴，能加强疗效。因此，捏脊法具有强健身体的功能，是小儿保健推拿常用的主要手法之一。推脊自上而下，有清热的作用，多与清天河水、退六腑、推涌泉等相配合，用于治疗发热、惊风等病症。按脊法多与揉肾俞、按揉腰俞、拿委中、拿承山等相配合，用于治疗腰背强痛、角弓反张、下焦阳气虚弱等病症。

（五）下肢部穴位

本节以经穴为主，介绍箕门、百虫等 13 个穴位。

1. 箕门（足膀胱）

【定位】在大腿内侧，膝盖上缘至腹股沟呈一直线。足膀胱属小儿推拿的特定穴，呈线状。有左为膀胱，右为命门之说。

【操作】有推足膀胱与拿足膀胱之分。以示、中两指螺纹面着力，自膝盖内侧上缘向上直推至腹股沟处 100 ～ 300 次，称推足膀胱或称推箕门；以拇指与示、中两指相对着力，提拿该处肌筋 3 ～ 5 次，称拿足膀胱或称拿箕门。

【功效】利尿，清热。

【临床应用】常用于治疗癃闭，小便赤涩不利，尿闭，水泻及该处痿软无力等病症。推箕门性平和，有较好的利尿作用，多与揉丹田、按揉三阴交等相配合，用于治疗尿潴留等病症；与清小肠等相配合，用于治疗心经有热的小便赤涩不利等病症；治疗尿闭则自上往下推或拿；治疗水泻无尿，则自下向上推，有利小便、实大便的作用；治疗股内痛或该处痉软无力，则轻拿足膀胱穴处的肌筋。

2. 百虫（血海）

【定位】在膝上内侧肌肉丰厚处，当髌骨内上缘 2.5 寸处。属足太阴脾经。

【操作】有按揉百虫与拿百虫之分。以拇指指端或螺纹面的前 1/3 处着力，稍用力按揉百虫 10 ～ 30 次，称按揉百虫；用拇指与示、中两指指端着力，提拿百虫 3 ～ 5 次，称拿百虫。

【功效】通经活络，平肝息风。

【临床应用】常用于治疗四肢抽搐，下肢痿躄不用。多与拿委中、按揉足三里等相配合，以治疗下肢瘫痪、痹痛等病症；若用于惊风抽搐，则手法刺激宜重。

3. 膝眼（鬼眼）

【定位】在髌骨下缘，髌韧带内外侧凹陷中。外侧凹陷称外膝眼，又称犊鼻，属足阳明胃经；内侧凹陷称内膝眼，又名膝目，属经外奇穴。

【操作】有按膝眼、揉膝眼与掐膝眼之分。以拇指端着力，或用拇、食两指端同时着力，稍用力按压一侧或内外两侧膝眼穴 10 ~ 20 次，称按膝眼；以一手或两手拇指螺纹面着力，揉动一侧或两侧膝眼穴 50 ~ 100 次，称揉膝眼；若用拇指爪甲掐一侧或两侧膝眼穴 3 ~ 5 次，称掐膝眼。

【功效】通经活络，息风止搐。

【临床应用】常用于治疗下肢痿软无力，惊风抽搐，膝痛等病症。临床上按、掐膝眼，多用于治疗惊风抽搐；揉膝眼配合拿委中，多用于治疗下肢痿软无力，并能治疗膝关节软组织扭挫伤及膝部证。

4. 足三里（三里）

【定位】在外膝眼下 3 寸，距胫骨前嵴约一横指处，当胫骨前肌上。属足阳明胃经。

【操作】以拇指端或螺纹面着力，稍用力按揉 20 ~ 100 次，称按揉足三里。

【功效】健脾和胃，调中理气，导滞通络，强壮身体。

【临床应用】常用于治疗腹胀，腹痛，呕吐，泄泻等消化系统疾病及下肢痿软乏力等病症。多与推天柱骨、分推腹阴阳等相配合，治疗呕吐；与推上七节骨、补大肠等相配合，治疗脾虚泄泻；常与捏脊、摩腹等相配合，用作小儿保健。

5. 前承山（条口）

【定位】在小腿胫骨旁，与后承山相对处，约当膝下 8 寸。在足阳明胃经的循行线上，系小儿推拿的特定穴位。

【操作】有掐前承山与揉前承山之分。以拇指爪甲掐该穴 3 ~ 5 次，称掐前承山；用拇指螺纹面揉该穴 30 次左右，称揉前承山。

【功效】息风定惊，行气通络。

【临床应用】常用于治疗惊风，下肢抽搐，下肢痿软无力等病症。但掐、揉本穴主要治疗惊风抽搐，多与拿委中、按百虫、掐解溪等相配合，以治疗角弓反张、下肢抽搐；揉前承山能通经络、行气血、纠正畸形，与揉解溪等相配合，用于治疗下肢痿软无力、肌肉萎缩、足下垂等病症。

6. 三阴交

【定位】在内踝高点直上 3 寸，当胫骨内侧面后缘处。属足太阴脾经。

【操作】有按三阴交和推三阴交之分。以拇指或示指、中指的螺纹面着力，稍用力按揉 20 ~ 50 次，称按揉三阴交；用拇指螺纹面着力，做自上而下或自下而上的直推法 100 ~ 200 次，称推三阴交。

【功效】通血脉，活经络，疏下焦，利湿热，通调水道，亦能健脾胃，助运化。

【临床应用】主要用于治疗泌尿系统疾病。多与揉丹田、推箕门等相配合，以治疗遗尿、癃闭等病症；亦常用于治疗下肢痹痛、瘫痪、惊风、消化不良等病症。

7. 丰隆

【定位】在外踝尖上 8 寸（当外膝眼与外踝尖连线之中点），胫骨前缘外侧（距胫骨前嵴约二横指，即 1.5 寸），胫腓骨之间。属足阳明胃经。

【操作】以拇指或中指端着力，稍用力在丰隆穴上揉动 50 ~ 100 次，称揉丰隆。

【功效】和胃气，化痰湿。

【临床应用】临床上多与揉膻中、运内八卦等相配合，用以治疗痰涎壅盛、咳嗽气喘等病症。

8. 太冲

【定位】在足背第 1 ~ 2 跖骨结合部之前方凹陷处（趾缝间上 1.5 寸），当拇长伸肌腱外缘处。属足厥阴肝经。

【操作】以拇指爪甲着力，稍用力在太冲穴上掐 3 ~ 5 次，称掐太冲。

【功效】平肝息风。

【临床应用】主要用于治疗惊风。

9. 委中

【定位】在腘窝正中央，横纹中点，股二头肌腱与半腱肌腱的中间。属足太阳膀胱经。

【操作】以示、中指的指端着力，稍用力在委中穴拿该处的筋腱 3 ~ 5 次，称拿委中。

【功效】疏通经络，息风止痉。

【临床应用】多用于治疗惊风抽搐。若与揉膝眼、揉阳陵泉等相配合，以治疗下肢痿软无力；若用挤捏法至局部出现痧痕瘀斑，则多用于治疗中暑痧症等。

10. 后承山（承山）

【定位】在委中穴直下八寸，即委中穴与平昆仑穴处跟腱连线之中点，当腓肠肌交界之尖端，人字形凹陷处。属足太阳膀胱经。

【操作】以示、中指指端着力，稍用力在后承山穴按拨该处的筋腱 3 ~ 5 次，称拿承山。

【功效】通经活络，止痉息风。

【临床应用】拿后承山常与拿委中等相配合，有止抽搐、通经络之作用，可治疗惊风抽搐、下肢痿软、腿痛转筋等病症。

11. 仆参

【定位】在昆仑穴下，外踝后下方，跟骨外侧下赤白肉际凹陷中。属足太阴膀胱经。

【操作】有拿仆参和掐仆参之分。以拇指与示、中两指相对着力，稍用力在仆参穴上拿捏 3 ~ 5 次，称拿仆参；以拇指爪甲着力，稍用力在仆参穴上掐压 3 ~ 5 次，称掐仆参。

【功效】益肾健骨，舒筋活络，安神定志。

【临床应用】主要用于治疗腰痛、足跟痛、晕厥、惊风、足痿不收等病症。拿仆参有益肾、舒筋之功，常与拿委中等相配合，治疗腰痛；与按揉或拿后承山等相配合，治疗霍乱转筋、足痿不收；掐仆参，用于晕厥、惊风。

12. 昆仑（上昆仑）

【定位】在跟腱与外踝尖中点之凹陷处。属足太阳膀胱经。

【操作】以拇指爪甲着力，稍用力在昆仑穴上掐 3 ~ 5 次，称掐昆仑。

【功效】解肌通络，强腰补肾。

【临床应用】掐昆仑主要治疗头痛、惊风，多与拿委中、拿承山等相配合，用以治疗腰痛、下肢痉挛、跟腱挛缩等病症；与拿仆参相配合，用以治疗足跟痛、足内翻等病症。

13. 涌泉

【定位】在足掌心前 1/3 与后 2/3 交界处的凹陷中。属足少阴肾经。

【操作】有推涌泉、揉涌泉和掐涌泉之分。以拇指螺纹面着力，向足趾方向做直推法 100 ~ 400 次，称推涌泉；以拇指螺纹面着力，稍用力在涌泉穴上揉 30 ~ 50 次，称揉涌泉；以拇指爪甲着力，稍用力在涌泉穴上掐 3 ~ 5 次，称掐涌泉。

【功效】滋阴，退热。

【临床应用】推涌泉能引火归元，退虚热。多与揉上马、运内劳宫等相配合，以治疗五心烦热、烦躁不安、夜啼等病症；与退六腑、清天河水等相配合，可用于退实热。揉涌泉能治吐泻，左揉止吐，右揉止泻。掐涌泉能治惊风。

第三章　导引功法

中医学是一门研究人体和生命的学科，"天人合一""生命整体观""以人为本""辨证施治"等经典理论皆出于此。中医学研究的对象始终是"人"而不是"物"。

《后汉书·郭玉传》："医之为言意也。又曰：医者，易也。""意"是指意识；"易"是指方法。只有理解了患者之"意"，才能用上正确的"易"。上工可知未患之患，对症用方，辨证施治，帮助人们规避疾病风险。故曰："上工治未病"。

《素问·异法方宜论》曰："中央者，其地平以湿，天地所以生万物也众。其民食杂而不劳，故其病多痿厥寒热，其治宜导引按跷。故导引按跷者，亦从中央出也。"导引是中华医学最古老的体系之一，伴随中医药学的发展，《内经》将中华医学归纳为"六艺"，即针、灸、砭、药、导引、按跷。导引是自救、自疗、自养的内应之法。其他诸法则是外援之法，两相和合，可起里应外合，事半功倍之效。

中医导引学是一门研究"活人"的学问，秉承中医学的生命观、疾病观和诊疗观，其独到之处在于将自身也融入整个生命养护系统之中，需要身体力行地内求、内证，学习践行。通常医疗的思维是外求，即求助于外援法以扶正祛邪，而导引法则是内求，是人人都应该学习掌握的自我诊疗之法。中医导引法是以中医整体观、经络学说、气血理论及现代医学的理论为指导，综合了环境、形体、呼吸、心理等多种干预手段，在临床医学中发挥了重要作用。晋代葛洪的《抱朴子》中指出："导引，疗未患之疾，通不和之气。动之则百关气畅，闭之则三宫血凝，实养生之大律，祛疾之玄术矣。"可见导引在中医治疗和养生中均占有极其重要的地位。

导引，又作道引、引。导，清代段玉裁在《说文解字注》中注解为："引也。经传多假道为导。义本通也。从寸。引之必以法度。道声。"可见"导"有指明方向之意，遵循一定的规矩、法度之方法。

引，《说文解字注》曰："开弓也。开下曰张也。是门可曰张。弓可曰开。相为转注也。施弦于弓曰张。钩弦使满，以竟矢之长亦曰张。是谓之引。凡延长之称，开导之称皆引申于此。小雅楚茨，大雅召星毛传皆曰。引，长也。从弓丨。此引而上行之丨也。为会意。丨亦象矢形。余忍切。十二部。"可见"引"包含了两层意思：一是将弦搭在弓上的动作；二是将弦拉开使弓撑满的状态。而《辞源》则对该字解释为："开弓也。延长也。《易经》引而伸之。"根据《说文解字注》和《辞源》的说法，"引"字当解为"引伸，延长"之意。

"导引"一词，最早见于先秦的《庄子·外篇·刻意》曰："吹呴呼吸，吐故纳新，熊经鸟伸，为寿而已矣。此导引之士，养形之人，彭祖寿考者之所好也。"庄子认为经过刻意的吐故纳新和舒展筋骨的"导引行气"，人们也可以像彭祖那样健康长寿的。

晋代李颐为《庄子·刻意》作注时所提炼的八个字："导气令和，引体令柔。"高度概括了导引法的本质特点，得到广泛认可，将"导引"定义为调整呼吸，使脏腑经络之气和顺条达，引伸肢体，使身体灵活柔和的运动。明确其两个基本要素：其一，疏通宣导气机，即调整呼吸；其二，拉伸舒展身体，即引伸肢体。

唐代释慧琳在《一切经音义》中是这样定义导引按摩的，曰："凡人自摩自捏，伸缩手足，除劳去烦，名为导引。若使别人握撤肢体，或摩或捏，即名按摩也。"在此清晰地区分了"导引"与"按摩"的不同概念，"导引"的特点是自身主动的牵伸肢体与按跷，而按摩、推拿则要求助于别人。

导引行气对于环境、方位和时间有要求，如《素问·刺法论》曰："肾有久病者，可以寅时面向南，净神不乱思，闭气不息七遍，以引颈咽气顺之，如咽甚硬物，如此七遍后，饵舌下津令无数。"作为一种中医治疗方法，也应遵循天人合一、以人为本和因人而异的原则，设计导引行气的处方。

中医导引并不复杂，而是针对性极强的疗法，东晋葛洪在《抱朴子·别旨》曰："夫导引不在于立名，象物粉绘，表形著图，但无名状也，或屈伸，或俯仰，或行卧，或倚立，或踟蹰，或徐步，或吟，或息，皆导引也。不必每晨为之，但觉身有不理则行之，皆当闭气。闭气，节其气冲以通也。亦不待立息数，待气似义极，则先以鼻少引入，然后口吐出也。缘气闭既久则冲喉，若不更引而便以口吐，则气不一，羸而伤肺矣。如此但疾愈则已，不可使身汗，有汗则受风，以摇动故也。凡人导引，官（通'关'）节有声，如不引则声大，小引则声小，则筋缓气通也。"由此可见，导引按跷是为了行气，这也进一步证明了现存最古老的文物《行气玉佩铭》养生治病的价值。对于导引势没有特别的要求，只要能理气、顺气，做完导引后，疼痛胀麻得以缓解，疲劳得到消除，气和体柔即可，最佳的导引方式是融入日常生活之中，这在《诸病源候论》里有详细的记载，真可谓行走、坐卧、呼吸吐纳和观想等皆为"导引"，因此，导引行气是中医治未病和治已病的主要方法。

导引的主要目的是"行气"，行气的目的是为了"和气"，故曰：导气令和，引体令柔，气和体柔，健康可求。如《素问·阴阳应象大论》："血实宜决之，气虚宜掣引之。对于气虚者，治以导引是炼精化气，以补气虚。"又如《素问·奇病论》："病名曰息积，此不妨于食，不可灸刺，积为导引服药，药不能独治也。"可见息积之疾，须用导引之法宣导气血，结合药物慢慢调治方为良策。

导引的另一个目的是"升阳"。人体之阳气对健康来说十分重要，人的精神靠它的温煦养护，筋骨、气血靠它温煦营养，才能柔韧灵活。如果阳气虚，不能掌管汗孔的启闭，使汗孔开合失当，寒邪就可以乘虚而入，若寒邪留滞在筋膜之中，则使人体伛偻不能直立。《素问·生气通天论》曰："故阳气者，一日而主外，平旦人气生，日中而阳气隆，日西而阳气已虚，气门乃闭。是故暮而收拒，无扰筋骨，无见雾露，反此三时，形乃困薄。"

人身之阴阳与自然相应，早晨阳生而上；日中阳极而阴生；日落阳气已虚弱，因此晚上宜静不宜动，以免扰动筋骨，外邪入侵，有伤形体。而现代城市中屡见不鲜的夜跑、夜练，晨不能起，恰恰违背了阴阳的原则，使阴阳颠倒，如此何言健康。"无损为养"是养生之大律。明代医学家万全也提出"慎动"之嘱。

对于导引综合归纳为：第一，导引的本质属性是主动性的祛病手段和养生方法；第二，导引的形式有动和静两类，针对具体的对象和疾病需从肢体导引入手，配合呼吸和意念；第三，导引的功能价值是通过伸展形骸、宣导气血，从而祛病健体、益寿延年。

在传统医学里导引作为一种重要医疗保健措施，导引行气必须在特定的环境下做升降开合、吐故纳新，使气息调和，要有相应的法度，不断的重温，使身体的觉知程度提高，导引行气使脏腑经络之气和顺条达。明确其四个基本要素：其一，安静、舒适和空气清新的环境；其二，吐故纳新，疏通宣导气机，即调和气息；其三，牵伸舒展肢体，放松筋骨，使筋强骨壮；其四，心静体松，心平气和，达到自我修复，实现防治疾病、养生保健。

导引有着悠久的历史、丰富的史料和完备的理论、方法体系，与神农汤液醪醴、扁鹊仓公的脉诊奠定了古代中医药学的基础。"以人为本"的中医导引能充分调动人的主观能动性，发挥中医在疾病治疗、康复中的优势。

古本易筋经十二势导引法

一、学习中医导引，实现自主健康

古本易筋经十二势导引法是中医导引学经典。以《易》为哲学基础，中医经络学说、气血理论为指导，通过伸筋拔骨、吐故纳新、守中和合，达到强筋壮骨，固摄精气，濡养脏腑，涵养心性的效果。

2014 年 11 月 11 日，中华人民共和国国务院公布了第四批国家级非物质文化遗产代表性项目名录，由上海传承导引医学研究所申报的"古本易筋经十二势导引法"被列在传统医药中医诊疗法（Ⅸ-2）。成为中国首个中医导引法的非物质文化遗产代表性项目。

古本易筋经十二势导引法每一势针对性的疏导人体一条经筋，濡养相应的经络和脏腑。加之不受练习场地和时间限制，可及时消除身心疲劳，非常适合现代人学习使用。青少年习练易筋导引可强筋壮骨，促进体格发育。成人习练易筋导引有助于缓解身心疲劳，防止慢性疲劳综合征的产生。

古本易筋经十二势导引法以分筋疏导为入门。初习导引势，通过"伸筋拔骨"，使筋归槽，骨对缝，恢复经筋活力。次习吐纳法，通过"吐故纳新"，排浊留清，改善脏腑功能。

古本易筋经十二势导引法除防治未病外，还可应用于慢病康复领域。慢病患者由于自身正气亏虚，由劳损或感受外邪而致气血不通、痰瘀内结，经脉闭阻影响脏腑而患病。易筋经十二势导引法特别强调通过对人体经筋的调摄，由经筋影响经络、脏腑，从而逐渐恢复和提高人体的自组织能力和康复能力。因此导引是巩固疗效、缓减甚至消除不良症状以及改善身心健康状态的重要手段。临床上已用于帕金森病等中老年慢病，慢性疲劳综合征，智残、肢残的康复干预。

二、导引要点与注意事项

（一）准备与热身

在练习易筋经十二势导引法前，先排空大、小便，着宽松透气的服装，然后在腰上扎一根腰带，腰部的带脉将身体一分为二，在带脉以上为阳，带脉以下为阴，带脉约束着人体经脉，能使清气上升，浊气下降。清浊分离，人的气色就会好，精力也会充沛。

古本易筋经十二势各势开始时，均有咬牙，舌抵上腭，双目平视，调匀鼻息的要求。其中"咬牙"是练筋骨的开始。中医学认为：肾主骨，齿为骨之余。"咬牙、叩齿"可固齿和壮骨。《养生十六宜》曰："齿宜常叩"。无论坐、卧、站、行，均可叩齿。"舌抵上腭"，注意是抵，而不是舐。中医学认为：舌为心之苗。舌尖上抵则津液生。《养生十六宜》曰："舌宜常柱"。舌抵上腭形成任脉与督脉的环流，道医称为：小周天。

"双目平视"，我们传承的易筋经十二势导引法要求双眼平视前方，注意力集中。"调匀鼻息"，初习导引者，可鼻吸口呼，待呼吸调匀后再鼻吸鼻呼，《养生十六宜》曰："鼻息宜调匀"。初习调息宜刻意为之，久练自成习惯。

以上是行易筋经十二势导引法前的准备功课，习练者不可不知。

（二）预备势导引法

预备势（图46）导引法疏导任、督二脉。督脉督一身之阳，导引督脉使阳气升；任脉任一身之阴，导引任脉使阴气降。预备势导引法通过蜷曲和伸展，可让筋归槽、骨对缝，使习练者形正、气和、体柔。另外，预备势导引法可促进周身气血循行，使之达到末梢（手指、脚趾）起到热身活血的作用。故预备势又名热身法。

【分解演示】

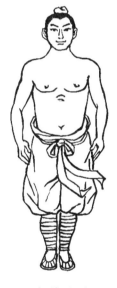

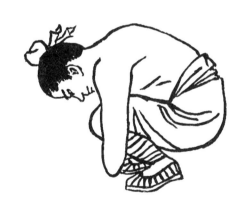

预备势（1）　　　　　　　　　　　预备势（2）

动作要领

松静站立。咬牙，舌抵上腭，双目平视，调匀鼻息。屈膝下蹲，低头成团状。重心依次向前移动，重心还原，向后移动，重心还原，向左移动，重心还原，向右移动，重心还原。

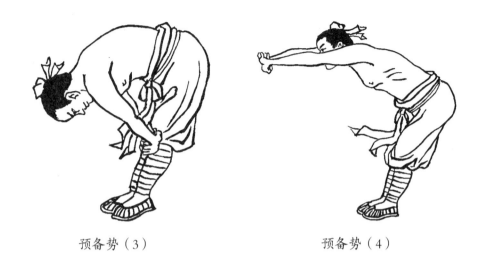

预备势（3）　　　　　　　　　预备势（4）

动作要领

两手扶膝，膝盖挺直。十指交叉翻掌心向下，起身，上托。

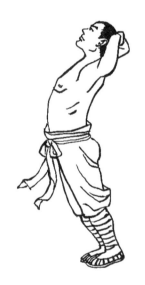

预备势（5）

动作要领

两手抱后脑，抬头、挺胸、挺腹、挺小腹、挺腹股沟。身体还原同时吐气。

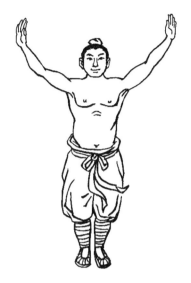

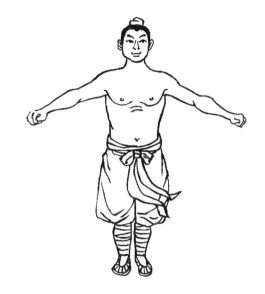

预备势（6）　　　　　　　　预备势（7）

动作要领

十指交叉，上托。左右分开，至水平位握拳。

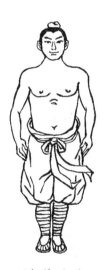

预备势（8）

动作要领

下落时，依次放松肩、肘、腕、手指，恢复松静站立。

图46　预备势

【要点解析】

练习预备势的目的，是为了放松全身筋骨，起到热身作用。导引动作有"松—紧—松"的交替。通过紧张收缩、弯曲和轻微的反关节运动来达到伸筋拔骨的功效。

整个导引过程是下蹲时低头，将腰、背、颈部收紧，同时以呼气为主（初学者呼完可以换气，不要憋气）。向上伸展时注意两手十指交叉，翻掌上托，同时抬头、挺胸、挺腹、挺小腹、挺腹股沟，上伸时以吸气为主（初学者可以换气，不要憋气）。放松时向下导引，依次放松肩、肘、腕、手指和脊柱下肢各关节，垂手站立时体会"松、静"的感觉。

【导引时机】

① 清晨起床，在空气清新处导引预备势 3 次，可排浊纳清。

② 在做剧烈或对抗性运动前，导引预备势 3 次，可起热身之功效。

③ 秋冬天气寒冷，无论在学校、办公室或家中，导引预备势 3 次，可活血暖身。

（三）韦陀献杵第一势导引法

韦陀献杵第一势疏导手太阴经筋，与此相应的是手太阴肺经（图47，图48）。

手太阴之筋，起于手大指上，沿指上行，结于鱼际后，经寸口外侧，沿前臂结于肘中，向上经上臂内侧，进入腋部，出缺盆（锁骨上窝），结于肩髃部前方，再上结于缺盆，下行结于胸里，散布贯穿胃的上贲门部。再会合下行，到达季胁部。

手太阴肺经失调常表现为胸部满闷，咳嗽，气喘，锁骨上窝痛，心胸烦满，小便频数，肩背、上肢前边外侧发冷，麻木酸痛等。

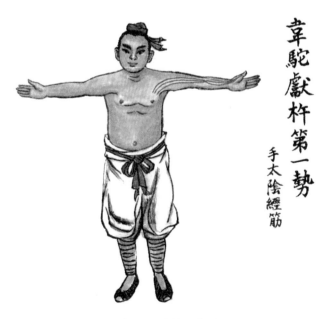

图47　韦陀献杵第一势古图谱

【分解演示】

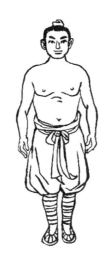

韦陀献杵第一势（1）

动作要领

两脚开立，与肩同宽，自上而下放松。

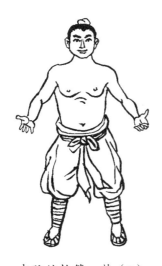

韦陀献杵第一势（2）

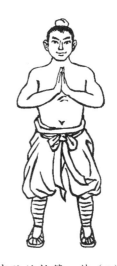

韦陀献杵第一势（3）

动作要领

两手转掌心向前，在体前慢慢捧起，在胸前合掌。

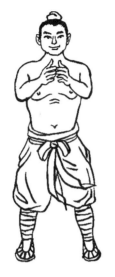

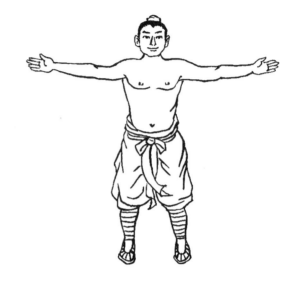

韦陀献杵第一势（4）　　　　　　　　韦陀献杵第一势（5）

动作要领

向前推出，左右打开。

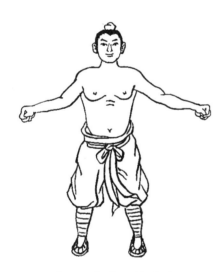

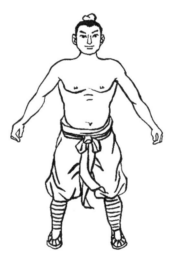

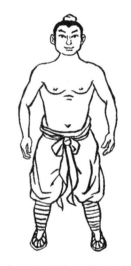

韦陀献杵第一势（6）　　　　韦陀献杵第一势（7）　　　　韦陀献杵第一势（8）

动作要领

转掌心向下，握拳。依次放松肩、肘、腕、手指。重复7次后，恢复松静站立。

图48　韦陀献杵第一势分解演示

【要点解析】

① 韦陀献杵势导引法其要领一曰：中正；一曰：平和。中正者，形正而心无外驰。平和者，专心调息勿使气滞。

② 此势导引法动作精简、呼吸平和，容易使习练者感受"动中求静"。初学者可多加习练。

③ 韦陀献杵第一势疏导手太阴经筋，与此经筋相应的是手太阴肺经。中医导引学非常重视对肺经的调摄。肺朝百脉，主气、主治节。

④ 导引此势对胸部满闷，气喘，心胸烦满，肩背、上肢麻木酸痛，两手不能使劲，拘紧掣痛，胁肋拘急等有缓急之功效。

（四）韦陀献杵第二势导引法

韦陀献杵第二势疏导手少阳经筋，与此相应的是手少阳三焦经（图49，图50）。

手少阳经筋起于无名指端，结于腕背，沿臂上行后结于肘尖部位，又经上臂外侧上肩、颈，与手太阳的经筋相合；其分支从下颌角部进入，沿耳前，属目外眦，上过额，结于头角。

手少阳三焦经失调常表现为胃脘痛、腹胀、呕恶、嗳气、食不下、黄疸、小便不利、心烦、心痛、失眠，股膝内肿、足大趾失用等。

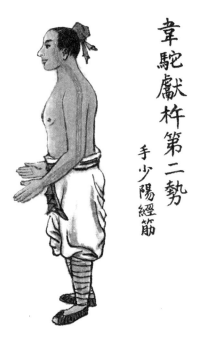

图49　韦陀献杵第二势古图谱

【分解演示】

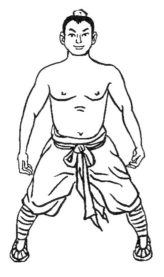

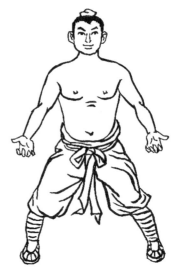

韦陀献杵第二势（1）　　　　　　　韦陀献杵第二势（2）

动作要领

两脚开立，略宽于肩，屈膝下蹲成大马步。

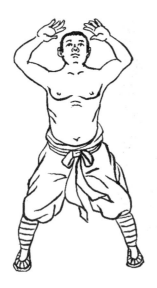

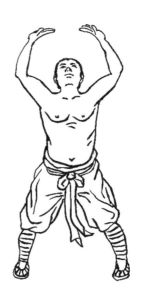

韦陀献杵第二势（3）　　　　　　　韦陀献杵第二势（4）

动作要领

两手在体前捧起，胸前翻掌，用劲慢慢上托。

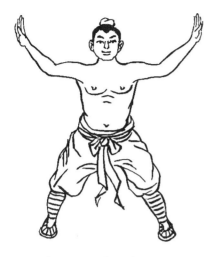
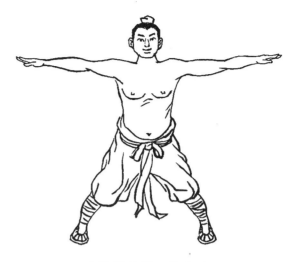

韦陀献杵第二势（5）   韦陀献杵第二势（6）

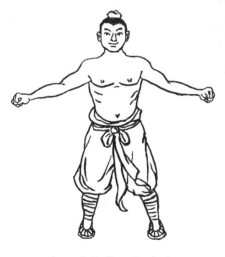
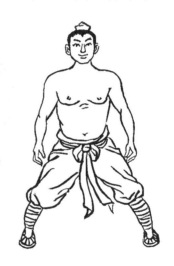

韦陀献杵第二势（7）   韦陀献杵第二势（8）

动作要领

左右打开，至水平位握拳。依次放松肩、肘、腕、手指的同时慢慢起身。重复导引7次后，恢复松静站立。

图50　韦陀献杵第二势分解演示

【要点解析】

①传统医药炮制中也会用到药杵。杵的特点是重。所以在两手翻掌上托时，要徐徐向上用劲，感受三焦区域的开合。中医导引诀曰：两手托天理三焦，即是谓此。

②经云：上焦如雾，中焦如沤，下焦如渎。经常导引此势可提高上、中、下三焦气

化功能，消除疲劳。

（五）摘星换斗势导引法

摘星换斗势疏导手少阴经筋，与此相应的是手少阴心经（图51，图52）。

手少阴经筋起于手小指内侧，结于腕后，向上结于肘内侧，上入腋内，交手太阴经筋，伏行于乳里，结于胸中，沿膈向下，联系于脐部。

手少阴心经失调常表现为咽干，渴而欲饮，胁痛，手臂内侧疼痛，掌中热痛，心痛，心悸，失眠，神志失常等。

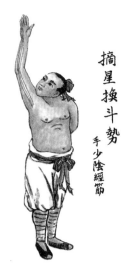

图51　摘星换斗势古图谱

【分解演示】

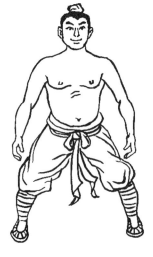 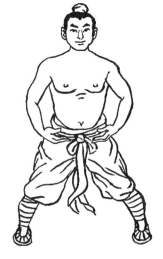

摘星换斗势（1）　　　　　　　　摘星换斗势（2）

动作要领

屈膝下蹲成大马步，身体保持正直。两手在身前捧起。

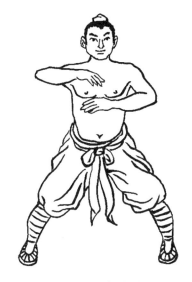

摘星换斗势（3）

动作要领

右手在上，左手在下。两手同时转掌心向下。

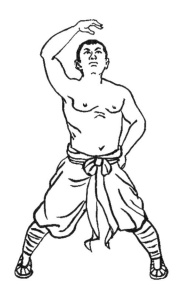 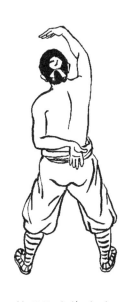 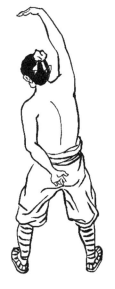

摘星换斗势（4）　　　　摘星换斗势（5）　　　　摘星换斗势（6）

动作要领

右手上顶，左手下探。眼睛看上掌。

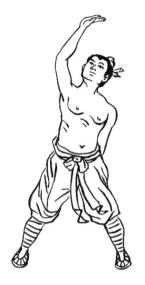

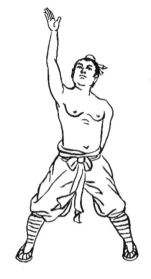

摘星换斗势（7）　　　　　　　　摘星换斗势（8）

动作要领

两手同时外旋、摘星，成右摘星势。

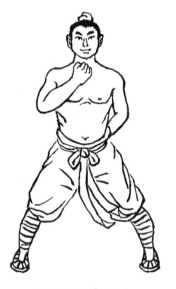

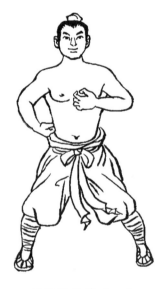

摘星换斗势（9）　　　　　　　　摘星换斗势（10）

动作要领

两手握拳，向下导引，至胸前交叉换手。

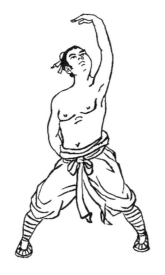

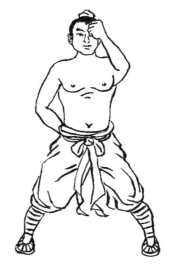

摘星换斗势（11）　　　　　　摘星换斗势（12）

动作要领

左手上顶，右手下探。两手同时外旋、摘星，成左摘星势。

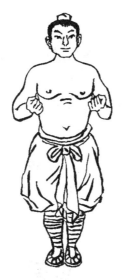

摘星换斗势（13）

动作要领

左势与右势合为 1 次，做 7 次后，两手握拳收于肋间。依次放松肩、肘、腕、手指。恢复松静站立。

图52　摘星换斗势分解演示

【要点解析】

①摘星换斗势导引法疏导手少阴心经。心主神明，心失所养则心神不宁，容易导致心悸，失眠等症。心神散乱易扰，则无法专注。故导引此势有专注凝神之效。

②对于长期伏案的工作者而言，导引此势可舒展筋骨，缓解颈椎、肩、肘、腕、指关节的疲劳，远离慢性疲劳综合征。

③长期坚持可消心下之积，亦可散腹腔之聚，对痔病亦有效果。

（六）出爪亮翅势导引法

出爪亮翅势导引法是鸟类的仿生导引法，脱胎于经典的导引势"鸟申"。出爪亮翅势导引法疏导手阳明经筋，与此相应的是手阳明大肠经（图53，图54）。

手阳明经筋起于大拇指、示指，上行至头面。其常见病候主要表现在头、面、耳、鼻、喉等部位。如口干，鼻塞，齿痛，颈肿，喉痹、面痒、面瘫、眼珠发黄，肩前、臂及示指痛等。大肠经失调会引致与大肠功能有关的病症如腹痛、肠鸣、泄泻、便秘、痢疾等。

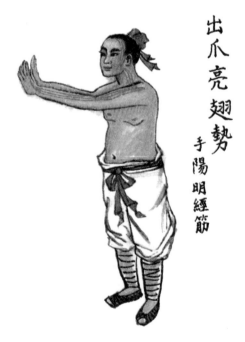

图53　出爪亮翅势古图谱

【分解演示】

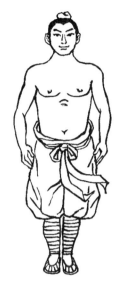

出爪亮翅势（1）

动作要领

两脚并拢，自上而下放松。

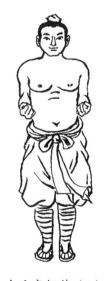

出爪亮翅势（2）

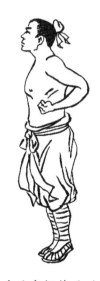

出爪亮翅势（3）

动作要领

两手握拳、提起，置于两肋。同时咬牙、舌抵。

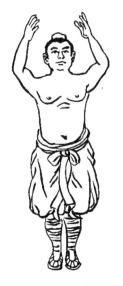
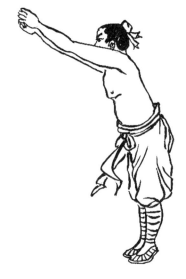

出爪亮翅势（4）　　　　　　　　出爪亮翅势（5）

动作要领

抬头、挺胸、收腹。脚跟提起，人体重心移至脚掌。同时两手呈爪状，向前上方探出（出爪）。

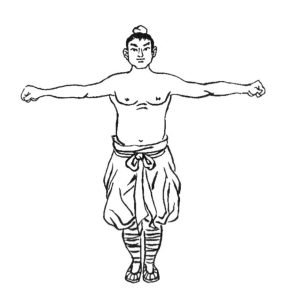
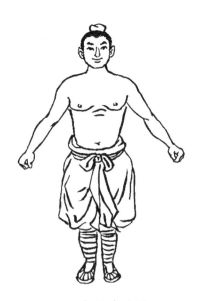

出爪亮翅势（6）　　　　　　　　出爪亮翅势（7）

动作要领

两臂外展，向后方划圆弧（亮翅）。两臂从体后侧慢慢收回 握拳于肋下。

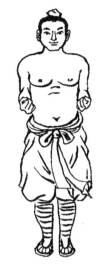
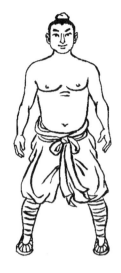

出爪亮翅势（8）　　　　　　出爪亮翅势（9）

动作要领

依次放松肩、肘、腕、手指。重复 7 次后，恢复松静站立。

图54　出爪亮翅势分解演示

【要点解析】

① 出爪亮翅势导引法是模仿鸟类形态的仿生导引法。《庄子·刻意》曰：吹呴呼吸，吐故纳新，熊经鸟申，为寿而已矣。此导引之士，养形之人。彭祖寿考者之所好也。

② 出爪亮翅势导引法，通过咬牙、舌抵、抬头、挺胸、收腹、提肛助阳气上升，可聚精、养气、凝神。长期坚持可身轻如燕。

③ 导引此势对口干、鼻塞、齿痛、腹痛、肠鸣、泄泻、便秘等症有调理作用。

（七）倒拽九牛尾势导引法

倒拽九牛尾势疏导足阳明经筋，与此经筋相应的是足阳明胃经（图55，图56）。

足阳明经筋起始于足次趾、中趾及无名趾，结于中背；斜向外行加附于腓骨，上结于膝外侧；直行的上结于大转子部；向上沿胁部联系脊柱。直行的上沿胫骨，结于膝部；分支结于腓骨部，合于足少阳经筋。直行的沿伏兔上行，结于大腿部而聚会于阴器。上向腹部而分布开，至缺盆处结集。上向颈部，夹口旁，会合于鼻旁颧部，向下结于鼻部，上方合于足太阳经筋。太阳经筋成为"目上纲"（上睑），阳明经筋成为"目下纲"（下睑）。另一支，从面颊结于耳前部。

足阳明胃经失调常表现为肠鸣腹胀，腹痛，胃痛，腹水，呕吐或消谷善饥，口渴，咽喉肿痛，鼻衄，胸部及膝髌等本经循行部位疼痛，热病，发狂等证。

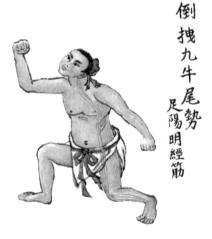

图55 倒拽九牛尾势古图谱

【分解演示】

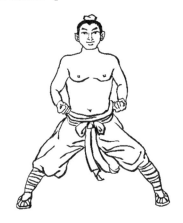

倒拽九牛尾势（1）

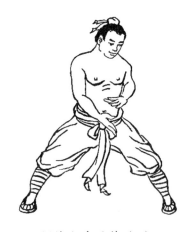

倒拽九牛尾势（2）

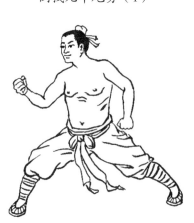

倒拽九牛尾势（3）

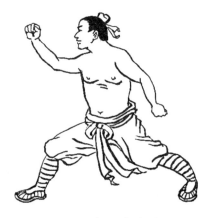

倒拽九牛尾势（4）

动作要领

右脚向右方跨一大步，屈膝下蹲呈马步。两掌心相对在小腹部呈拧物状，右手在下，左手在上。两手握拳，左右用劲分开。同时右转成弓步，后腿绷直。右手攒拳，目注拳眼，成右倒拽牛尾势。

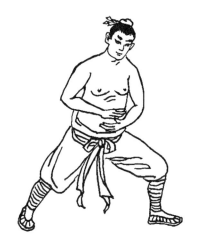

倒拽九牛尾势（5）

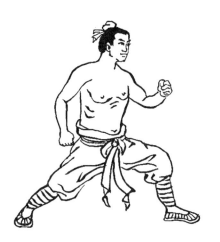

倒拽九牛尾势（6）

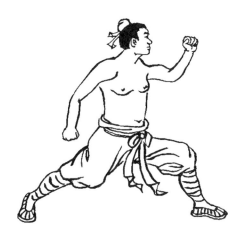

倒拽九牛尾势（7）

动作要领

转身，还原成大马步。两掌心相对在小腹部呈拧物状，左手在下，右手在上。两手握拳，左右用劲分开。同时左转成弓步，后腿绷直。左手攒拳，目注拳眼，成左倒拽牛尾势。

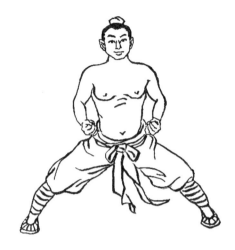

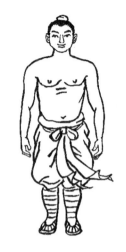

倒拽九牛尾势（8）　　　　　　　倒拽九牛尾势（9）

动作要领

左势与右势合为一次，导引 2 次后还原成大马步。两手握拳收于肋下。起身的同时依次放松肩、肘、腕、手指。恢复松静站立。

图56　倒拽九牛尾势分解演示

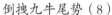

【要点解析】

① 倒拽九牛尾势疏导足阳明经筋，该筋起于足中三趾，结于膝。《医经》云：膝为筋之府。易筋经十二势导引法所用的是劲而不是力，劲来源于筋，故亦名"筋劲"。

③ 经常导引此势可运用筋劲，使气与劲相合，消除有气无力的生理现象，同时还能提高胃的功能。

③ 胃与脾相表里。脾胃是后天之本，至为重要。

（八）九鬼拔马刀势导引法

九鬼拔马刀势疏导足太阳经筋，与此相应的是足太阳膀胱经（图57，图58）。

足太阳经筋起始于足小趾，上结于外踝；斜上结于膝部；下方沿足外侧结于足跟，向上沿跟腱结于腘部；其分支结于小腿肚（腨内），上向腘内侧，与腘部一支并行上结于臀部；向上夹脊旁，上后项；分支入结于舌根。直行者结于枕骨，上向头项，由头的前方下行到颜面，结于鼻部。分支形成"目上纲"，下边结于鼻旁。背部的分支，从腋后外侧结于肩髃部位；一支进入腋下，向上出缺盆，上方结于完骨（耳后乳突）；再有分支从缺盆出来，斜上结于鼻旁部。

足太阳膀胱经失调常表现为头项疼痛，眼痛多泪，鼻塞流涕，背腰及大腿后侧疼痛，足小趾不能运用，小便淋沥，短赤，尿失禁等。

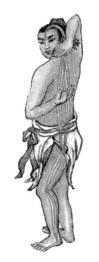

图57 九鬼拔马刀势古图谱

【分解演示】

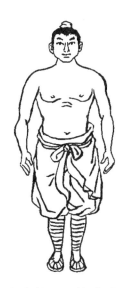

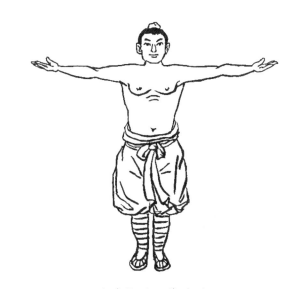

九鬼拔马刀势（1）   九鬼拔马刀势（2）

动作要领

两脚并拢，自上而下放松，舌抵上腭，两目平视。两臂从体侧慢慢抬起，掌心向上与肩平。

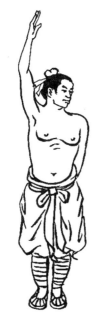

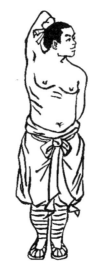

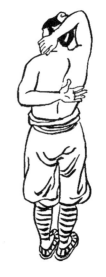

九鬼拔马刀势（3）　　　　九鬼拔马刀势（4）　　　　九鬼拔马刀势（5）

动作要领

右手臂上举，夹抱头部。左掌大拇指向上抵住后心。

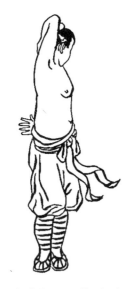

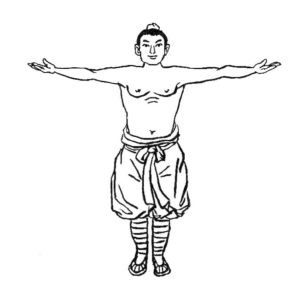

九鬼拔马刀势（6）　　　　　　　九鬼拔马刀势（7）

动作要领

手指带住嘴角，左掌大拇指抵住后心，同时向左转 180 度。慢慢恢复至正身位，两手侧平举，掌心向上。

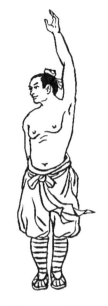 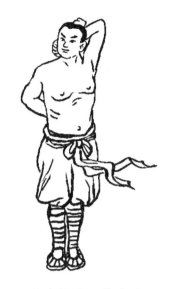 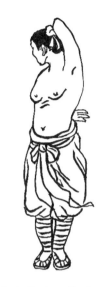

九鬼拔马刀势（8）　　　　九鬼拔马刀势（9）　　　　九鬼拔马刀势（10）

动作要领

左手臂上举，夹抱头部。右掌大拇指向上抵住后心。手指带住嘴角，同时向右转180度。

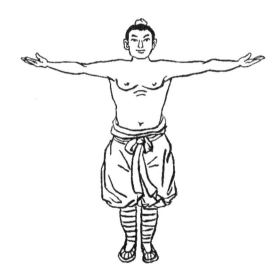 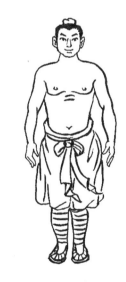

九鬼拔马刀势（11）　　　　　　九鬼拔马刀势（12）

动作要领

左势与右势合为一次，做7次后，还原成正身位。两手侧平举，转掌心向下，握拳。依次放松肩、肘、腕、手指，恢复松静站立。

图58　九鬼拔马刀势分解演示

【要点解析】

① 九鬼拔马刀势导引法释名："九"是指上，即头及躯干上部，上部平时不容易锻炼到的耳后、腋下等处，通过模仿骑兵拔马刀的形态，使这些部位在阴、阳之间交替，继而得到锻炼、濡养。

② 导引此势对下焦气化功能弱，以及下肢关节不灵活，胁部作痛，胸椎、颈椎痛等有缓解作用。

③ 长期坚持对小脚趾痛、脚后跟肿痛、颈项筋急，臂不能上举等有调理功效。

（九）三盘落地势导引法

三盘落地势导引法疏导手厥阴经筋，与此相应的是手厥阴心包经（图59，图60）。

手厥阴经筋，起始于中指，与手太阴经筋并行，结于肘部内侧，上经上臂的内侧。结于腋下，分支进入腋内，散布于胸中，结于膈部。

手厥阴心包经失调常表现为手心热，肘臂屈伸困难，腋下肿，胸胁胀闷，心痛，心烦，面红，目黄，嬉笑无常等。

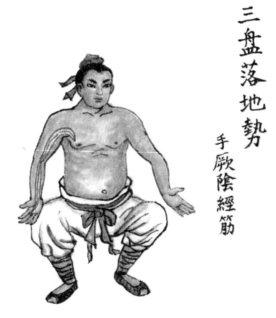

图59　三盘落地势古图谱

【分解演示】

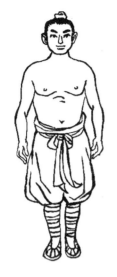
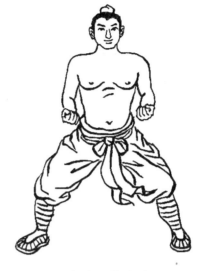

三盘落地势（1）　　　　　　三盘落地势（2）

动作要领

两脚开立，自上而下放松，舌抵上腭，双目平视。右脚向右跨一大步，屈膝下蹲成大马步。两手握拳提至肋下。

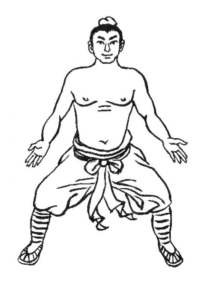

三盘落地势（3）

动作要领

两手由拳变掌，透过指尖以暗劲下插。

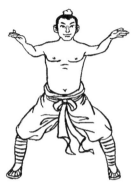

三盘落地势（4）

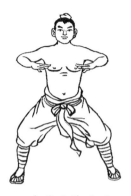

三盘落地势（5）

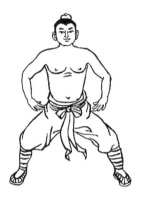

三盘落地势（6）

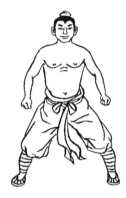

三盘落地势（7）

动作要领

两掌心以掌根用劲，向前慢慢推出，至水平位。向内收于腋下。转掌下压至腰间。两掌虎口相对，旋腕、握拳。

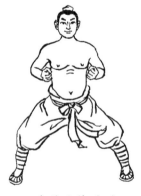

三盘落地势（8）

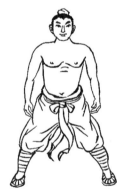

三盘落地势（9）

动作要领

两手握拳上提至肋下。慢慢放下，依次放松肩、肘、腕、手指，同时起身。重复7次为一组，做一组。

图60 三盘落地势分解演示

【要点解析】

① 三盘落地势导引法是起势、下插、前推、内收、转掌下压、旋腕握拳、提起、收势等八段小导引集合而成，其主要作用是锻炼筋劲、提高免疫力。

② 心包与三焦相表里，经常导引此势可缓解胸闷、胀痛等，对心胸乃至整个胸腹部都有保护作用。

（十）青龙探爪势导引法

青龙探爪势疏导足少阳经筋，与此经筋相应的是足少阳胆经（图61，图62）。

足少阳经筋起于第四趾，上结于外踝；再向上沿胫外侧结于膝外侧。其分支另起于腓骨部，上走大腿外侧，前边结于伏兔（股四头肌部），后边结于骶部。直行的经侧腹季胁，上走腋前方，联系于胸侧和乳部，结于缺盆。直行的上出腋部，通过缺盆，走向太阳经的前方，沿耳后上绕到额角，交会于头顶，向下走向下颌，上方结于鼻旁，分支结于外眦成"外维"。

足少阳胆经失调常表现为寒热，口苦，胁痛，偏头痛，外眼角痛，颈及锁骨上窝肿痛，腋下淋巴结肿大，股、膝、小腿外侧疼痛及第四足趾运动障碍。

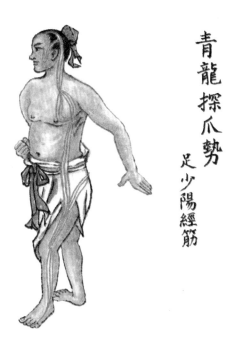

图61　青龙探爪势古图谱

【分解演示】

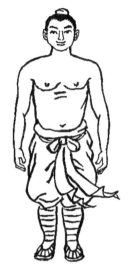

青龙探爪势（1）

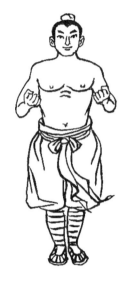

青龙探爪势（2）

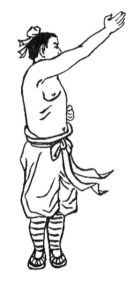

青龙探爪势（3）

动作要领

两脚并拢，自上而下放松，舌抵上腭，双目平视。两手握拳提起，置于肋下。右手成爪状，向左上方探出。

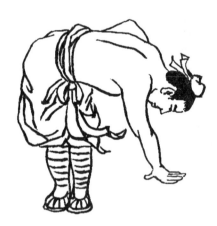

青龙探爪势（4）

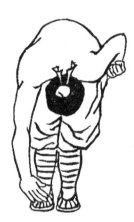

青龙探爪势（5）

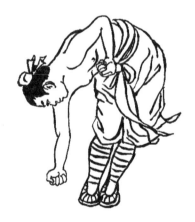

青龙探爪势（6）

动作要领

右手从上垂直下落至左脚踝外侧。翻掌下压，以腰带动手臂，从左向右转180°。至左脚踝外侧时旋腕、握拳。

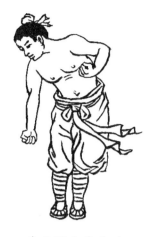

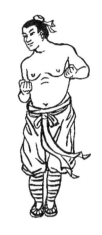

青龙探爪势（7）　　　　　　　　青龙探爪势（8）

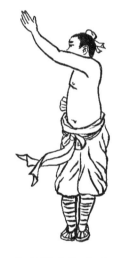

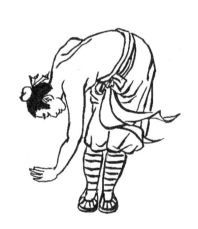

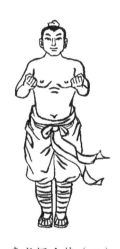

青龙探爪势（9）　　　　青龙探爪势（10）　　　　青龙探爪势（11）

动作要领

右手握拳上提至肋下。左手成爪状，向右上方探出。左势与右势动作相同，唯方向相反。左、右势合为 1 次，做 7 次后，两手握拳收置肋下。依次放松肩、肘、腕、手指。恢复松静站立。

图62　青龙探爪势分解演示

【要点解析】

①青龙探爪势是模仿"龙探爪"的仿生导引法，其动作要求舒展、平缓。手要从头面处慢慢向下导引，牵动肩胛后垂直向下至脚踝外侧，再旋体180°后上引。导引此势对腰腿、肩背、颈项拘紧都有缓解功能，有利于全身气血运行。

② 肝与胆相表里，导引此势有舒肝利胆的功效。配合卧虎扑食势效果更佳。长期坚持导引此势对焦虑、抑郁等症状有调节作用。

（十一）卧虎扑食势导引法

卧虎扑食势导引法是模仿老虎的仿生导引法，与之相近的是东汉末年华佗所创五禽戏中的"虎戏"。卧虎扑食势导引法疏导足厥阴经筋，与此相应的是足厥阴肝经（图63，图64）。春季养肝，肝经的疏导尤为重要。

足厥阴经筋，起于大指之上，上结于内踝之前，上循胫，结内辅骨之下，上循阴股，结于阴器，络诸筋。

足厥阴肝经失调常表现为有遗尿，小便不利，疝气及妇科等证。若其脉受邪，经气不利，则胸胁胀满，小腹疼痛。其脉上行者循喉咙，连目系，经气不利则巅顶痛，咽干，眩晕。又因肝主疏泄，肝气郁结则情志抑郁，肝火旺则易怒。

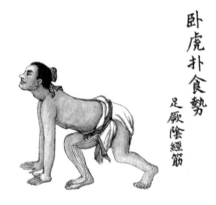

图63　卧虎扑食势古图谱

【分解演示】

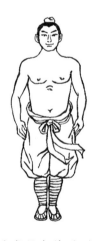

卧虎扑食势（1）

动作要领

松静站立。咬牙，舌抵上腭，双目平视，调匀鼻息。

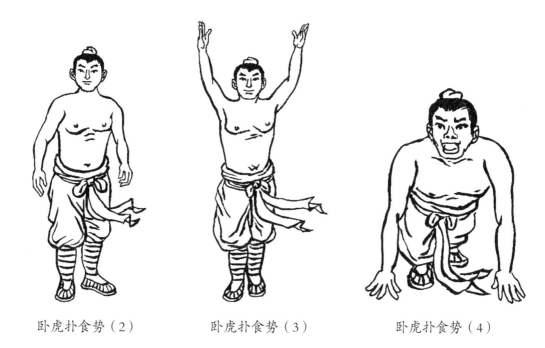

卧虎扑食势（2）　　　　卧虎扑食势（3）　　　　卧虎扑食势（4）

动作要领

右脚向前跨一大步。两手成虎爪状，向前扑出。两手十指挂地，重心前移至手指和脚趾。肩背平直，抬头，张口，怒目。

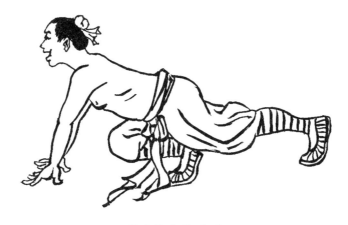

卧虎扑食势（5）

动作要领

重心前后移动，向后时吸气蓄力、向前时吐气开声，虎啸7次。呈卧虎扑食右势。

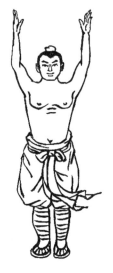

卧虎扑食势（6）

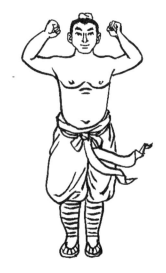

卧虎扑食势（7）

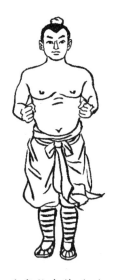

卧虎扑食势（8）

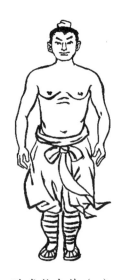

卧虎扑食势（9）

动作要领

　　右脚收回，慢慢起身，两手掌心相对向上导引。举过头顶后，握拳。慢慢向下导引至肋间。依次放松肩、肘、腕、手指。恢复松静站立。左势与右势相同，唯动作相反。左右各7次为一组。

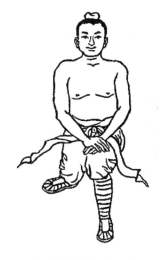

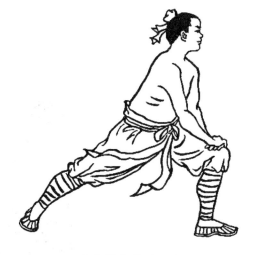

卧虎扑食势（10）　　　　　　　　　　卧虎扑食势（11）

动作要领

成弓步、两手扶膝，重心移至前腿。抬头、张口、怒目，呈卧虎扑食势。重心前后移动 7 次。

［小贴士］卧虎扑食势老年人锻炼法。老年人在锻炼此势时，如存在下腰困难，可采取以上方法进行锻炼。

图64　卧虎扑食势分解演示

【要点解析】

① 卧虎扑食势导引法由两部分要点需要掌握。a.头面部导引：通过龇牙咧嘴，活化面部神经。b.躯干部导引：抬头，肩背平直，以脚趾为动力，向前导引成扑食势，通过虎吼，平和肝气。

② 肝主筋，人体最大的筋是宗筋（生殖器）。《素问·痿论》曰：入房太甚，宗筋弛纵。坚持导引卧虎扑食，对房事过多，性功能减退有调摄作用。

【导引时机】

① 每天上午、下午导引卧虎扑食势 7 次，对虚火上炎有调理作用。

② 当焦虑、烦躁时，可导引卧虎扑食势七次，有平和肝气、纾解肝郁之效。

③ 中老年人长期坚持导引卧虎扑食势，可舒解面部神经，有效防止面具脸。

（十二）打躬势导引法

打躬势疏导足少阴经筋，与此经筋相应的是足少阴肾经（图 65，图 66）。

足少阴经筋起于足小趾下边，入足心部，同足太阴经筋斜走内踝下方，结于足跟；与足太阳经筋会合；向上结于胫骨内踝下，同足太阴经筋一起向上行，沿大腿内侧，结于阴部，沿膂（脊旁肌肉）里夹脊，上后项结于枕骨，与足太阳经筋会合。

足少阴肾经失调常表现为目昏，心跳快，口热舌干，咽肿，喉间干痛，心烦，黄疸，痢疾，脊股内侧后缘痛，萎废不振，厥冷，嗜睡及生育方面问题等。

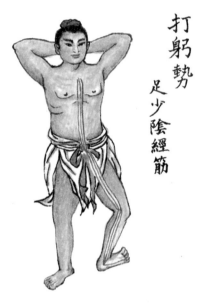

图65　打躬势古图谱

【分解演示】

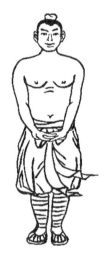

打躬势（1）

动作要领

松静站立，咬牙，舌抵上腭，双目平视，调匀鼻息。两手在小腹前十指交叉，翻掌心向下。

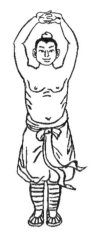

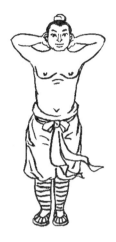

打躬势（2）　　　　　打躬势（3）

动作要领

两臂上抬，上举过头顶。两手十指交叉抱后脑。

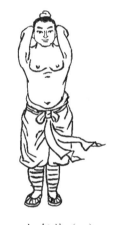

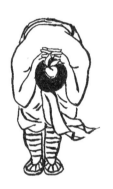

打躬势（4）　　　　　打躬势（5）

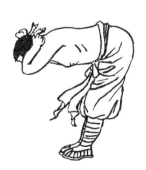

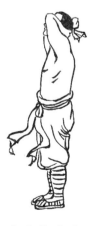

打躬势（6）　　　　　打躬势（7）

动作要领

躬身下探，尾闾上抬。同时两臂以内关掩住双耳。起身时头先抬起，以头带动肩、背、腰，慢慢起身。同时两臂逐渐打开。

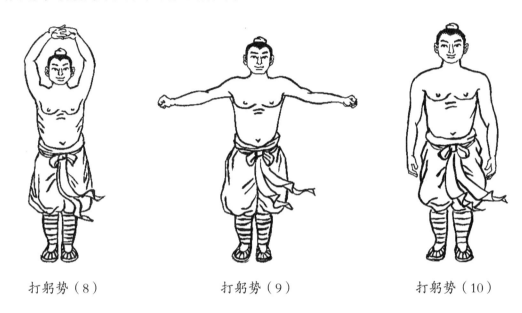

打躬势（8）　　　　　　　打躬势（9）　　　　　　　打躬势（10）

动作要领

重复导引 7 次后，十指交叉上托。左右打开与肩平，握拳。依次放松肩、肘、腕、手指。恢复松静站立。

图66　打躬势分解演示

【要点解析】

①肾与膀胱相表里，肾开窍于耳，导引此势时，需用两手内关掩紧两耳使之"闭"，并向下打躬。起身时再逐渐放松使之"开"。

②形体的开合在于打躬和起身。躬身下探时保持肩背平直，起身后抬头、挺胸、挺腹，确保身体的舒展，以疏导肾经。

③冬季需养肾，经常导引此势有固肾壮腰，防止耳鸣的功效。

（十三）掉尾势导引法

掉尾势，古谱亦作工尾势。掉者，摆动也。掉尾势导引法疏导手太阳经筋，与此相应的是手太阳小肠经（图67，图68）。小肠受盛胃中水谷，主转输清浊，与心相表里。

手太阳经筋起于小指上，结于耳后完骨。其常见病候主要表现为耳聋，目黄，咽喉肿痛，颈项转侧不利，少腹胀痛，尿频，泄泻或便秘。

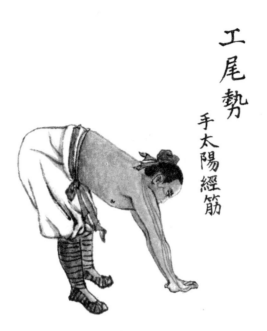

图67 掉尾势古图谱

【分解演示】

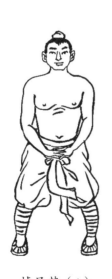

掉尾势（1）

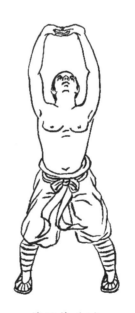

掉尾势（2）

动作要领

松静站立。咬牙，舌抵上腭，双目平视，调匀鼻息。两手在小腹前十指交叉，翻掌心向下。下颌内扣，百会上顶。两臂上举过头顶，抬头，眼睛看上掌。

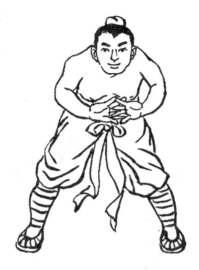

掉尾势（3）

动作要领

两手保持十指交叉，慢慢下腰，下腰时保持昂首。

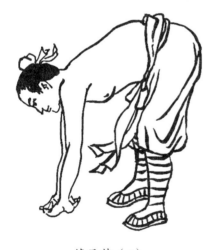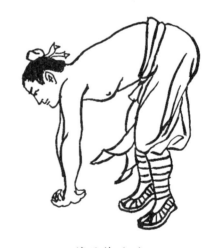

掉尾势（4）　　　　　　　　　掉尾势（5）

动作要领

两手叉掌拄地，保持抬头，目视前方（约一米处）。踮重心前移至脚掌。脚跟踮起、顿地21次。感受尾椎的震动。

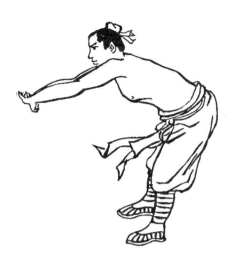

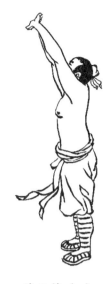

掉尾势（6）　　　　　　　　掉尾势（7）

动作要领

顿地完毕，以手推地慢慢起身。两手交叉上举过头顶

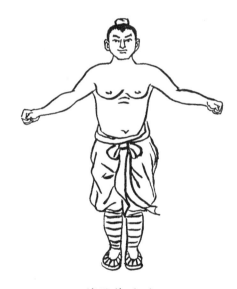

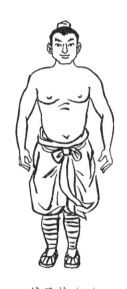

掉尾势（8）　　　　　　　　掉尾势（9）

动作要领

两手从体侧分开与肩平，握拳。依次放松肩、肘、腕、手指。恢复松静站立。

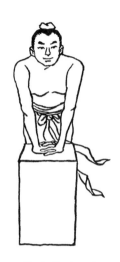

掉尾势（10）

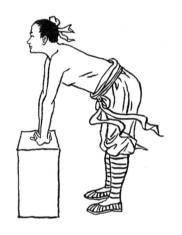

掉尾势（11）

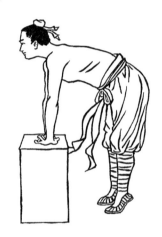

掉尾势（12）

动作要领

两手十指交叉，下腰置于矮凳或矮几上，保持抬头，目视前方。重心前移至脚掌。脚跟提起、顿地，21 次后以手推凳慢慢起身。

［小贴士］掉尾势老年人锻炼法。老年人在锻炼掉尾势时，如存在下腰困难，可以此法进行锻炼。

图68　掉尾势分解演示

【要点解析】

①掉尾势导引法摆动的是尾椎而非臀部。其幅度宜小而柔，不宜大而猛。

②掉尾势导引法需要一定的强度来保证，故要求顿地 21 次。

③行掉尾势导引法时应始终保持抬头姿态。

④ 长期坚持导引此势对耳痛，颈椎、肩关节酸痛，少腹胀痛，尿频，便秘等症有调理作用。

（十四）收势导引法

收势疏导足太阴经筋，与此相应的是足太阴脾经（图69，图70）。

足太阴经筋起于起于足大趾内侧端，上行结于内踝，直行向上结于膝内辅骨，沿股内侧上行结于髀部，会聚于阴器；再上行至腹部，结聚于脐，沿腹内上行结于肋骨，散布到胸中，其行于内的经筋则附于脊旁。

脾主运化，为后天之本。足太阴脾经失调常表现为腹胀、便溏、下痢、胃脘痛、嗳气、身重无力、下肢内侧肿胀等。

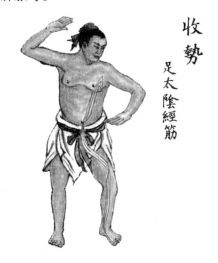

图69　收势古图谱

【分解演示】

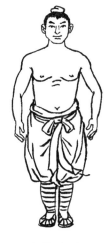
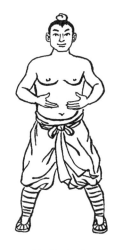

收势（1）　　　　　　　　　　收势（2）

303

动作要领

松静站立，自上而下放松。两手在体前捧起，在胸前分掌。

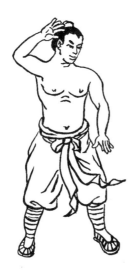

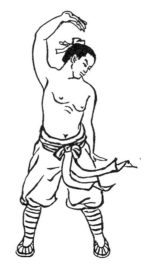

收势（3）　　　　　　　　　收势（4）

动作要领

右手掌心上托过头顶，左手掌心下按至股外侧。双目透过下掌的虎口看左脚跟。

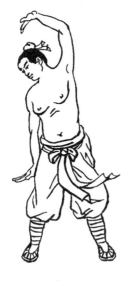

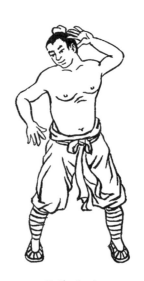

收势（5）　　　　　　　　　收势（6）

动作要领

两手在胸前交替。左手掌上托过头顶，右手掌下按至环跳外侧。双目透过下掌的虎口看右脚跟。

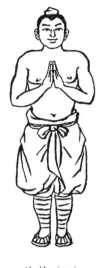
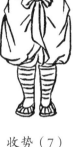
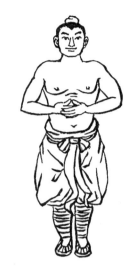

收势（7）　　　　　　　　　　收势（8）

动作要领

左右膀伸各 7 次后，两手在体前合掌、调息。气息调匀后恢复至松静站立。

图70　收势分解演示

【要点解析】

收势疏导足太阴脾经，脾与胃相表里。调理脾胃须单举，脾胃是后天之本，常做左右单举有醒脾养胃之功效，可预防脾胃相关疾病。

三、导引科普，九问九答

（一）《易筋经》记载的是神秘内功吗？

《易筋经》是中医导引学经典。"易"者，"改变"也。"筋"者，指人体的"经筋"系统。"经"者，"常"也。恒定不变之理，亦指"经典"。其中记载的导引方法主要由"肢体规范"和"仿生运动"二大部分组成，其作用机理源于导引学"聚精、养气、存神"三要素。具有"调整呼吸，提高人体代谢功能和免疫功能；调整体形，一张一弛，消除人体生理障碍；调整意念，消除人体心理障碍"三大功效。

《易筋经》是一部旨在通过系统化锻炼人体经筋系统，促进气血循行，增强脏腑机能，改变我们自身身心状态的导引养生学经典，由于其不受锻炼时间和场地限制，非常适合现代人学习。

（二）易筋经十二势与《易筋经》有什么区别？

易筋经十二势是《易筋经》书中记载的十二势导引法，从古至今，《易筋经》有很多版本，由于传承人群的不同，其内容也各有侧重，但主旨和而不同，其核心内容都是《总论》《膜论》《内壮论》三论为理论支撑，易筋经十二势为实践抓手。其独创的理论、技法和辅助方法，是一部完备的导引养生经典。

（三）《易筋经》的导引方法为什么是十二势？

中医导引学历来重视"天人合一""整体观"，中医导引学经典《易筋经》更是充分体现了这一点。十二个时辰气血循行十二条经脉，得以濡养相应脏腑，故十二经络舒畅则身体内强外壮。通过锻炼"易筋经十二势"有助于伸展十二经筋，疏导十二经络，从而达到内强外壮的效果。

（四）古本易筋经十二势除了十二势导引动作外，为什么还有预备势？

流行的《易筋经》只有十二势动作，本书中预备势则是国家级非物质文化遗产易筋经十二势导引法特有。预备势具有牵伸全身筋骨之功效，舒筋活血作用特别明显，也有排浊留清的效果，在练习易筋十二势以前，锻炼此势可事半功倍。另外，此势单独练习有热身的效果，亦可作为其他运动的热身之法。

（五）锻炼古本易筋经十二势有什么用处？

古本易筋经十二势通过分筋逐步导引来调节人体十二经筋，上举、下蹲、伸展、开合、屈伸呼吸，其基本作用是伸筋拔骨、吐故纳新，以达到舒筋活络的功效。

"伸筋拔骨"可使肌肉、骨骼、关节、经筋在松紧交替的导引中得到拉伸、收缩、缓解和调节，有强筋壮骨之功能。

"吐故纳新"是排浊留清的过程，通过此法迅速将体内废气排出，同时吸入新鲜的空气。如此则气血和畅，精神充沛，对环境的适应力增强。

（六）古本易筋经十二势的理论依据是什么？

《易筋经·总论》认为：人的日常行为和身心健康都与人体的经筋息息相关。筋弛则病，筋挛则瘦，筋靡则痿，筋弱则懈，筋缩则亡，筋壮则强，筋舒则长，筋劲则刚，筋和则康。因此，古本易筋经十二势就是以疏导人体的经筋为抓手，使肢体舒展柔和，脏腑气血调和，精力充沛，从而提高自身免疫机能。这也是《易筋经》中特有的易筋理论。

（七）古本易筋经十二势日常锻炼对场地和时间有要求吗？

古本易筋经十二势对练习场地和每次练习时间长短没有严格限制。无论室外、室内均可以锻炼。不过为了保证练习效果，建议室内练习时开窗通风，以确保室内空气清新。

（八）练习古本造词易筋经十二势时饮食有什么要求？

人身的精、气主要是由一日三餐的饮食转化而来，锻炼易筋经十二势可帮助提高人体的气化功能。

另外，由于完整的练习易筋经十二势导引有一定强度，尤其是天气炎热时，要注意及时补充水分。

（九）年老体弱者是否适合锻炼易筋经十二势？

古本易筋经十二势导引符合人体生理机能，人体各大关节都是经筋循行经过的部位，如髋、膝、踝，肩、肘、腕等十二个大关节有规律的导引，脊柱的导引都与筋有关联，易筋没有高难度的动作要求，只要求顺关节做导引到极致即可，待导引动作熟练后再配合呼吸就会有事半功倍的效果，先舒筋活络，筋骨活络后，身体也会随之好起来。

练习易筋经十二势是一个循序渐进的过程，不需要刻意追求动作标准，每个人都应根据自身的身体状况，将各势的要点做到位即可。在锻炼初期如有困难，可在专业人士的指导下针对性地选择几势锻炼。

下部

乡村常见
疾病治疗

第一篇 内科疾病

第一章 感 冒

【概念】

感冒是机体感受外邪，邪犯肌表而导致的最为常见的外感表证。临床以恶寒、发热、头身痛、鼻塞流涕、喷嚏、脉浮为主要表现，俗称"伤风"，具有传染性和流行性的感冒，称作时行感冒。现代医学中的上呼吸道感染属于感冒的范畴，而流行性感冒则属于时行感冒的范围。

【病因病机】

感冒是机体防御外邪能力下降而感受风邪等外邪，作用于肺卫肌表而邪正相争的一种最为常见的外感病证（见表65）。

表65 感冒病因病机表

病因	病 机	病机转归
外感风邪邪正相争	风寒束表，卫阳相争，营血凝滞，营卫不和，肺气不宣	1. 治疗及时得当，病邪从表而解，感冒痊愈 2. 治疗延误不当，病邪由表入里，变生他病 3. 时行疫毒，治疗适当延误，进展迅捷，由表入里，气血两燔，遍及全身 4. 风寒风热各不相同，但可相互转化，或呈寒热错杂之证
	风热犯表，上袭头面，肺卫相争，营卫失和，肺失宣降	
	时行疫毒，首犯肺卫，邪郁肌表，营卫失调，肺失宣降	
	体质虚弱，卫外不固，感受外邪，阳虚体质，感邪寒化；阴虚体质，感邪热化	
	暑湿，或犯肌表，卫阳郁闭，肺气不宣；或直中胃肠，气机失调	

【诊断、辨证要点】

在明确感冒诊断的基础上，进一步辨别感冒的类型。

1. 诊断要点

较为明显的感受外邪病史（季节交替、气候突变、接触感冒患者），以恶寒、发热、鼻塞、喷嚏、头身痛、脉浮为主要临床表现；时行感冒具有传染性和流行性。

2. 辨证要点

（1）辨普通感冒与时行感冒

辨别的要点在于感冒是否具有传染性。普通感冒无明显的传染性，一年四季均发，但好发于季节气候异常或季节交替之际，程度相对较轻；时行感冒具有明显的传染性，短时内可在一定范围内广泛传播，无明显季节性，程度较重，可发生传变。

（2）辨季节性感冒与非季节性感冒

普通感冒中的暑湿外感具有明显的季节性，只发生于夏季。

（3）辨风寒感冒与风热感冒

风寒感冒有较为明显的受寒史，恶寒重发热轻，明显的头身痛，无汗，鼻塞流清涕，伴有咳嗽，舌淡红苔薄白，脉浮或浮紧；风热感冒无明显的受寒史，恶寒轻发热重，咽喉肿痛，头痛，口干，汗出，鼻塞流黄涕，舌红，苔薄黄，脉浮或浮数。

【辨证论治】

一、方药选用（见表66）

表66 感冒方药选用

感冒证型	症状表现	治疗法则	代表方药	使用注意
风寒感冒	恶寒发热，鼻塞流清涕，喷嚏时作，头身痛，咽痒咳嗽，咯痰色白清稀。舌苔薄白，脉浮紧（如发热则脉浮数）	辛温解表，发散风寒	葱豉汤，荆防败毒散，九味羌活丸	保暖避风寒，必要时热饮盖衣被
风热感冒	发热、微恶风寒，鼻塞流浊涕，头身痛，咽喉肿痛，咳嗽，咯痰不畅，色黄质黏，口干。舌红苔薄黄，脉浮数	辛凉解表，疏散风热	银翘散，桑菊饮	多饮水，少或避辛辣
暑湿外感	时值夏季，身热不扬，微恶风寒，肢体困重，头痛如裹，汗出不畅，口中黏腻，食欲不振，大便不调。舌苔白腻秽浊，脉浮滑	解暑化湿，解表散寒	藿香正气散	避风寒（包括冷空调）、少冷饮、少甜腻，饮食清淡
时行感冒	好发冬春季节，明显的感冒患者接触史，高热不退，头身痛，咽喉红肿热痛，口干喜饮，咳嗽，咯痰不畅，色黄质黏，口干。舌红苔薄黄，脉浮数	清热解毒，疏散透表	莲花清瘟颗粒，板蓝根冲剂	多休息、多喝水，不去人群聚集之处

（续表）

感冒证型	症状表现	治疗法则	代表方药	使用注意
气虚感冒	体虚易感，形寒怕冷，畏风自汗，热度不高，缠绵难解，鼻塞流涕，周身不适，伴有头痛，咳嗽，咯痰色白稀薄，神疲乏力。舌淡体胖，舌苔薄白，脉沉细	益气解表，调和营卫	玉屏风散，桂枝汤，参苏饮	如出现明显的畏寒怕冷，多为阳虚感冒，可用麻黄附子细辛汤

二、外治法

（一）毫针法

1. 处方

合谷、列缺、外关、风池。咽喉痛加少商，发热加大椎，鼻塞加迎香，咳嗽加天突，痰多加丰隆。

2. 操作

选用 0.30×40mm 毫针刺入得气后留针 30 分钟左右，出针后可不按针孔。少商采用点刺放血 15～20 滴。每日 1 次，6 次为一疗程。

（二）拔罐法

1. 处方

风门、肺俞、大椎。

2. 操作

先第一胸椎至第七胸椎两侧来回走罐至皮肤潮红，然后在风门、肺俞、大椎留罐 10～15 分钟。

（三）刮痧法

1. 处方

风池、大椎、尺泽、鱼际。

2. 操作

项部风池至肩井、风府至大椎以及前臂尺泽至鱼际用刮痧板刮拭。每个部位刮拭约 30～40 下。

（四）耳针法

1. 处方

肺、气管、内鼻、外鼻。咽喉疼痛加咽喉，发热加耳尖。

2. 操作

选用 0.25mm×13mm 毫针刺入得气后留针 30 分钟左右，耳尖则采用点刺挤压出血 10 ~ 15 滴。每日 1 次，5 次为一疗程。

（五）推拿疗法

① 患者取仰卧位，医者先以一指禅推法施术于风池、大椎、肺俞穴，每穴约 1 分钟，以酸胀得气为度。患者坐位，医者立于患者身后，由上而下拿颈项部，反复 5 ~ 6 遍；拿肩井，反复 3 ~ 5 遍。

② 患者坐位，医者立于患者侧面，点按曲池、尺泽、列缺、合谷、外关，每穴 1 分钟。

③ 患者仰卧位，医者坐于患者头顶方向，用双手拇指分抹前额及双侧眼眶，反复 5 ~ 8 次。点揉印堂和太阳穴各 1 分钟。

第二章　外感发热

【概念】

发热是机体全身或局部体温高于正常的一种自觉症状，有高热、低热、定时发热、局部发热等不同的表现，包括外感发热与内伤发热，本章重点介绍外感发热。

外感发热是机体感受外邪而出现高热、烦渴、脉数为主要临床表现的一种急症，是机体感受外邪后人体的正气与外邪相争的反应，既是许多外感疾病的重要症状，又是机体正气强弱的反映，发热的高低反映了正邪相争的程度。

外感发热多见于现代医学中的一些急性感染性、传染性疾病以及慢性疾病急性发作，如上呼吸道感染、肺部感染、泌尿系感染、胆道感染等。

【病因病机】

外感发热仅是发热的类型而非表证的代名词。根据外邪的作用强度和所作用的病位，外感发热包括以下几个类型：表证之恶寒发热、半表半里之寒热往来以及里证之但热不寒（见表 67）。

表 67　外感发热病因病机表

病因	病　机	病机转归
外感六淫时行疫毒	外感暑热温燥、时行疫毒袭表，卫阳相争，肌表不和，阴阳失调，恶寒发热；或外感风寒湿邪袭表，郁而化热，肌表不和，阴阳失调，恶寒发热	1. 治疗及时得当，正胜邪却，邪从表解，高热消退 2. 治疗延误或治疗不当，病邪有而化热，由表入里，由卫入气甚则热入营血，变生他病 3. 热易耗气伤阴，后期多出现余热未尽，气阴两虚
	外邪袭表，由表入里尚未入里，邪在半表半里，邪正相争，阴阳失和，寒热往来	
	外邪直中于里，气分热盛，邪正相争，伤津耗液，但热不寒	

【辨证要点】

外感发热的辨证，重点要辨别外感与内伤、时行疫毒与外感六淫、热型和寒热真假。

1. 辨外感与内伤

这是中医对发热认识最为重要的两种类型，无论是病因还是临床表现都有显著的不同（见表 68）。

表 68　辨外感发热与内伤发热

发热类型	外感史	发病特点	伴随症状	病性	预后
外感发热	明确的外感史	起病急、病程短、变化快、热势高	恶寒、口渴、咽痛	急症、实证	治疗易
内伤发热	无明显外感史	起病缓，病程长，热不高或呈间歇性	神疲乏力、面色无华	慢性、虚证	治疗难

2. 辨六淫与疫毒

针对引起外感发热的病因进行辨别，核心是是否具有传染性或传染性的强弱（见表 69）。

表 69　辨疫毒发热与六淫发热

发热病因	发热特点	传染性	伴随症状	预后
外感六淫	明显的气候异常，起病急病程短变化快、热势高	传染性不强或无传染性	恶寒、口渴、咽痛、咳嗽	治疗易
时行疫毒	明显气候异常感冒接触史，起病急病程短，进展快，热势更高	传染性强	明显的头、身痛，烦躁、口干	治疗较为困难

3. 辨热型

根据发热的症状特点与伴随症状，辨别其主要病位与病机（见表 70）。

表 70　辨热型

热型	病位病机	主要症状
表证发热	病在肌表，邪正相争	恶寒发热、热重寒轻，伴头身痛，咳嗽，鼻塞
半表半里发热	病在少阳，邪正相持	寒热往来，伴干呕，晕眩，心烦，口苦，胁痛
里证发热	病在气分营血，病邪内陷	但热不寒，高热不退，伴口干喜饮，烦躁不已，汗出不止，或身发斑疹、心烦不安，甚则神昏、出血

4. 辨真假

在疾病的发生发展过程中，会出现真寒假热与真热假寒证，要特别予以辨别（见表 71）。

表 71　辨真假

寒热真假	发病特点	症状表现
真寒假热证	慢性病或急性重病中	自觉身热但欲盖衣被，口渴不欲饮，脉数之力或细微欲绝，舌苔发黑而滑润
真热假寒证	起病急、进展快	热势高而手足厥冷，身寒而不欲近衣被，口渴喜冷饮，胸腹灼热，舌红苔起芒刺，脉滑数

【辨证论治】

一、方药选用（见表72）

表72 发热方药选用

发热证型	症状表现	治疗法则	代表方药	使用注意
热在卫分	高热、微恶风寒，伴鼻塞，头身痛，咽喉肿痛，咳嗽，口干。舌红苔薄黄，脉浮数	辛凉宣透，疏散退热	银翘散	多饮水，少或避辛辣
热在气分	但热不寒，高热不退，伴口干喜饮，烦躁不已，汗出不止。舌红苔黄，脉洪大而数	清热泻火，生津止渴	白虎汤，小柴胡汤	配合物理降温，多饮水，饮食清淡
热在营血	高热不退，傍晚热甚，伴身发斑疹、心烦不安甚则神昏、抽搐、鼻衄、齿衄等出血。舌质绛红少苔，脉细数	清热透营，凉血解毒	清营汤，莲花清瘟颗粒	密切关注病情变化，全程记录生命体征；保持空气流通，避免交叉感染；多饮水，饮食清淡

二、外治法

（一）毫针法

1. 处方

大椎、曲池、合谷、外关。

2. 操作

选用0.3mm×40mm毫针刺入得气后留针30分钟左右，每天1次，3次为一疗程。

（二）放血法

1. 处方

大椎、少商。

2. 操作

大椎采用皮肤针叩刺至局部出血，然后拔罐10分钟，少商用采血针点刺 挤压出血20～30滴，每日1次，3次为一疗程。

（三）耳针法

1. 处方

耳尖、神门、耳背静脉、肾上腺。

2. 操作

耳尖、耳背静脉用采血针点刺出血，余穴选用0.25mm×13mm毫针强刺激，留针20～30分钟。每日1次，3次为一疗程。

第三章　咳　嗽

【概念】

　　咳嗽既是肺系的一个主要病证又是肺系许多疾病的主要症状之一。有声无痰谓之咳，有痰无声谓之嗽，一般都为咳嗽并见。

　　咳嗽是机体对外界刺激的正常反应，也是机体排除外邪的必要途径。咳嗽程度的轻重、时间的长短、治疗的难易，反映了肺系疾病的种类与性质。

【病因病机】

　　《素问·宣明五气篇》曰："五气所病……肺为咳。"《素问·咳论》认为咳嗽是由于"皮毛先受邪气"；《素问·咳论篇》更是明确提出了"五脏六腑皆令人咳，非独肺也"的著名论断，提出了肺在咳嗽发病中的特殊地位与引起咳嗽病因的复杂性。《景岳全书·咳嗽》："咳嗽之要，只唯二证，何为二证？一曰外感，一曰内伤而尽之矣。"突出了治疗咳嗽时的辨证要点。

　　作为临床十分常见的病证和肺系疾病的症状，引起咳嗽的原因十分复杂多样，对其证型分类也非常繁杂，根据实用性、可操作性的原则，将咳嗽分为外感与内伤两个主型。其病因病机如下（见表73，图71）。

表 73　咳嗽病因病机

咳嗽类型	病　　因	病　　机
外感咳嗽	淋雨受寒，吹冷空调，饮食冰冷或辛辣，秋燥或伤津耗液，感受热邪	外邪侵袭，肌表郁闭，肺气不宣
内伤咳嗽	脏腑功能失调，或脾虚生痰，或肝火犯肺，或肾气虚衰，或心血瘀阻	痰湿犯肺或木火刑金，或肾不纳气，或瘀阻气滞，气机逆乱，肺失宣降

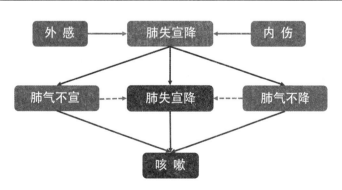

图71　咳嗽病因病机

【辨证要点】

咳嗽是肺系疾病的主要症状，原因众多，辨证复杂，在除外占位性病变和肺痨的基础上，重点从病程、发病特点、痰的性状、咳嗽的特点等方面辨别外感与内伤，寒性与热性。

1. 辨外感咳嗽与内伤咳嗽（见表 74）

表 74　辨咳嗽的外感与内伤

咳嗽类型	辨别要点	相关疾病
外感咳嗽	多因感受外邪，有外感史。起病急，病程短。咳嗽急促，咽喉作痒，痰少，咯吐不畅。伴鼻塞流涕，头身痛，咽痛，恶寒发热	多见于感冒、咽喉炎、急性气管炎、肺炎等
内伤咳嗽	多为慢性，反复发作，应气候变化、季节交替，或饮食、情绪等因素而发作。咳嗽重着，多痰，伴神疲乏力，不耐劳作，胸闷不舒，食欲不振以及其他脏器的疾病表现	慢性支气管炎、慢性阻塞性肺病、肺气肿、肺心病、慢性肺部感染等

2. 辨咳嗽的寒热燥

这是咳嗽治疗中最为重要的辨别要点，无论是外感咳嗽还是内伤咳嗽，都须分辨咳嗽的性质（见表 75）。

表 75　辨咳嗽的性质

咳嗽性质	辨别要点	相关疾病
寒咳	多因感寒而发，咳嗽沉闷急促，咯痰量多，色白质稀，伴咽喉作痒，鼻塞流涕，畏寒怕冷特别是背部发冷。舌质淡或淡紫，苔白滑，脉沉细	多见于风寒感冒、慢性支气管炎、慢阻肺、肺心病等感寒后急性发作
热咳	多因受热或寒邪郁而化热而发，咳嗽急促，咽痒咽痛，咯痰不畅，色黄质黏，伴有咽喉肿痛，部分患者出现发热胸痛，口干喜饮或出现口苦，食欲尚可，大便干结，小便黄赤。舌红苔薄降红薄黄，脉浮弦	多见于风热感冒或流感、急性咽喉炎以及肺痈（肺脓肿）、肺炎
燥咳	好发于秋季，或有明显的伤阴耗津史。咳嗽多呈阵发性呛咳，干咳无痰或少痰，咽干不适，口干喜饮，大便干结，小便短赤。舌红少苔，脉细	秋季感冒，慢性气管炎，慢性肺部感染

【辨证论治】

一、方药选用（见表76，表77）

表76 外感咳嗽常用方药选用

咳嗽证型	症状表现	治疗法则	代表方药	使用注意
风寒咳嗽	感受风寒史，咳嗽，多痰，痰色白质稀，伴咽喉作痒，鼻塞流清涕，喷嚏时作，头身痛。舌苔薄白，脉浮	发散风寒，宣肺止咳	三拗汤，止嗽散	保暖，避风寒
风热咳嗽	咳嗽，咯痰不畅，痰色黄质黏，伴口干，咽痛，发热汗出，头身痛。舌红苔薄，脉浮数	发散风热，宣肺止咳	桑菊饮，急支糖浆	饮食清淡，少辛辣，多饮水
温燥咳嗽	初秋咳嗽，干咳为主，或痰少咯吐不畅，伴咽干口燥，饮不解渴，小便短赤，大便干结。舌红少苔，脉浮	疏风清热，润燥止咳	桑杏汤，蛇胆川贝枇杷膏	忌辛辣，多饮水
凉燥咳嗽	深秋咳嗽，干咳为主，少痰或无痰，咯吐不畅，咽干口燥，畏寒怕冷，受寒后咳嗽加重。舌苔薄白，脉浮	疏散风寒，润肺止咳	杏苏散	避风寒
肺热咳嗽	干咳少痰或无痰，伴烦躁口渴，胸胁疼痛，小便短赤，大便干结。舌红苔黄，脉弦数	清肺止咳	麻杏石甘汤，凉膈散	忌辛辣，多饮水

表77 内伤咳嗽常用方药选用

咳嗽类型	症状表现	治疗法则	代表方药	使用注意
痰湿咳嗽	感受风寒史，咳嗽，多痰，痰色白质稀，伴咽喉作痒，鼻塞流清涕，喷嚏时作，畏寒，头身痛。舌苔薄白，脉浮	发散风寒，宣肺止咳	二陈汤合三子养亲汤	保暖，避风寒
痰热壅肺	咳嗽，咯痰不畅，色黄质黏，伴胸闷胸痛，发热口干，烦躁不安，尿赤便干。舌红苔黄腻，脉弦数	清热化痰，理肺止咳	清金化痰汤	饮食清淡，少甜腻辛辣
寒饮伏肺	感寒发作，咳嗽多痰，色白质稀，呈泡沫状，伴形寒肢冷，手足不温，精神不振，纳差便溏，小便清长。舌淡苔白滑，脉沉细	温肺化饮，散寒止咳	小青龙汤	保暖，避风寒，忌生冷

（续表）

咳嗽类型	症状表现	治疗法则	代表方药	使用注意
肝火犯肺	阵发性呛咳、伴气急，甚则咳吐鲜血或痰中带血，胸胁窜痛，性急易怒，烦热口苦，面红目赤。舌红苔薄少津，脉弦数	清肝泻肺，泻火止咳	黛蛤散合黄芩泻白散	忌食辛辣，避免暴怒
肺肾阴虚	干咳无痰，或咯痰不爽，口干舌燥，大便干结，腰膝酸软，五心烦热，夜寐盗汗。舌红少苔，脉细数	益肺补肾，养阴止咳	百合固金丸	忌食辛辣、温热之品
肺脾气虚	咳嗽无力，声音低沉，气短胸闷，咯痰量多，色白清晰，神疲乏力，精神不振，四肢倦怠。舌淡苔薄，脉沉细	益肺健脾，益气止咳	参苓白术散合补肺汤	不宜劳作过度，避风寒，忌油腻

二、外治法

（一）毫针法

1. 处方

列缺、尺泽、天突、肺俞、定喘。发热加大椎、曲池；咽喉干痒加照海；痰中带血加孔最；痰多加丰隆、阴陵泉。

2. 操作

选用 0.30×40mm 毫针刺入得气后留针 30 分钟左右。外感咳嗽者每日 1 次，内伤咳嗽者隔日 1 次。

（二）灸法

1. 处方

大椎、肺俞、膏肓。

2. 操作

麦粒灸 3～5 天 1 次，每次 3～5 壮或艾条温灸每天 1 次，每穴 15 分钟左右。适用慢性支气管炎，可冬病夏治。

（三）拔罐法

1. 处方

天突、膻中，胸背部两侧膀胱经。

2. 操作

先第一胸椎至第七胸椎两侧膀胱经来回走罐至皮肤潮红，然后在天突、膻中拔罐后留罐 10 ～ 15 分钟。

（四）放血法

1. 处方

取项后、背部第 1 胸椎至第 2 腰椎两侧足太阳膀胱经、颈前喉结两侧足阳明胃经。

2. 操作

采用皮肤针叩至皮肤隐隐出血，隔日 1 次。适用外感咳嗽。

（五）耳针法

1. 处方

肺、气管、肾上腺、交感。干咳加肝，痰多加脾。

2. 操作

选用 0.25mm × 13mm 毫针，刺入得气后留针 30 分钟左右；或皮内针、磁珠穴位埋压 2 ～ 3 天。每周 2 ～ 3 次，10 次为一疗程。

（六）推拿疗法

① 患者坐位或卧位，医师指按大椎、风门、肺俞、尺泽、曲池、太渊、合谷等穴，每穴 1 分钟，得气为度。拿风池、肩井，以疏散表邪。

② 患者仰卧位，医师双手在胸部用分推法，沿任脉天突穴经膻中穴至鸠尾穴，分别向两侧分推到胁肋，反复 3 ～ 5 遍；再以点法或揉法施术于膻中、缺盆、章门、内关等穴，以宽胸理气。

③ 患者坐位或卧位，医师先以指揉法施术于中府、云门、膻中、肺俞、风门等穴，每穴 1 分钟，以酸胀得气为度，达到宣肺止咳的作用。

第四章　不　寐

【概念】

不寐即失眠，是指睡眠潜伏期延长，睡眠质量低下，睡眠时间不足并影响日间正常生活的一种主观体验，在中医中又名"不得眠""不得寐"，既是心系疾病的一个重要症状又是导致或加重心系疾病的一个重要原因。长期失眠会对人造成很大的影响，不但干扰人的日常生活功能，而且会使人的抵抗力下降，可诱发、加重各种疾病，如高血压、心脑血管疾病等，并伴发神经衰弱、焦虑、抑郁症等。

【病因病机】

睡眠是人体顺应自然界昼夜交替变化所出现的"昼精夜寐"的一种生理现象，是体内的阴阳之气定期、有规律转化的结果，中医谓之"阳入于阴"或"阳交于阴"。与之相对应，不寐就是"阳不入阴"或"阳不交阴"。对此，《灵枢·邪客》有精辟的论述："卫气独卫其外，行于阳，不得入于阴。行于阳则阳气盛，阳气盛则阳跷满，不得入于阴，阴虚，故目不瞑。"不寐的病因病机如下（见表78）。

表78　不寐的病因病机

不寐类型	病　因	病　机
火扰心神	外感火热或痰火内扰，或脏腑功能紊乱，肝火上炎，或心胃火盛，或阴虚火旺	火热内扰，心神失宁，心肾不交，阳不入阴
心神失养	痰瘀阻滞，气机不利，血行不畅，心脉瘀阻；或气血两亏，或阴血不足	心血不足或心血瘀阻，心无所主，心神失养，阳不入阴

【诊断、辨证要点】

（一）诊断要点

根据世界卫生组织（WHO）标准和2012年中华医学会神经病学分会睡眠障碍学组组织专家制定的《中国成人失眠诊断与治疗指南》。

（1）入睡困难：连续一个月每周至少有3天出现上床30分钟无法入睡。

（2）睡眠维持障碍（整夜觉醒次数≥2次），醒后难于入睡。

（3）早醒。

（4）睡眠质量下降和总睡眠时间减少（通常少于6小时），或多梦，噩梦。

（5）日间功能障碍：患者主诉至少下述一种与睡眠相关的日间功能损害。

① 疲劳或全身不适；

② 注意力、注意维持能力或记忆力减退；

③ 学习、工作和（或）社交能力下降；

④ 情绪波动或易激惹；

⑤ 日间思睡；

⑥ 兴趣、精力减退；

⑦ 工作或驾驶过程中错误倾向增加；

⑧ 紧张、头痛、头晕或与睡眠缺失有关的其他躯体症状。

出现上述一项或几项同时存在时，即可判定为失眠。

（二）辨证要点

在明确不寐的基础上，必须明辨病因和病位（见表79）。

表79　不寐的辨证要点

病因	症状特点	伴随症状	病位
火热内扰	入睡困难，易醒难寐，醒后焦躁，注意力不集中	心烦不安，口干口苦，口舌生疮，小便短赤，大便干结	心、肝、胃
血不养神	入睡尚可，多梦易醒，尚能再次入睡，醒后乏力，注意力不集中	神疲乏力，记忆力减退，眩晕，食欲不振	心、脾
心肾不交	入睡困难，易醒难寐，醒后焦躁，注意力不集中	心烦不安，口干夜甚，盗汗、腰酸、耳鸣	心、肾
瘀血阻滞	入睡尚可，噩梦易醒，尚能再次入睡，醒后乏力，注意力不集中	胸闷不舒，甚则胸前区刺痛，心悸	心

【辨证论治】

一、方药选用（见表80）

表80　不寐常用方药选用

不寐证型	症状表现	治疗法则	代表方药	备注
火扰心神	入睡困难、烦躁不安、口干口苦。舌红苔薄，脉弦细	清心降火安神	导赤散，朱砂安神丸	包括心火亢盛、痰火扰心、肝火上炎；此类方药不宜长期使用
心肾不交	入睡困难，易醒难寐，醒后焦躁，注意力不集中，口干夜甚，盗汗、腰酸、耳鸣。舌红少苔，脉弦细	交通心肾安神	交泰丸，黄连阿胶汤	可配合六味地黄丸同用

（续表）

不寐证型	症状表现	治疗法则	代表方药	备注
心脉瘀阻	入睡尚可，噩梦易醒，能再入睡，醒后乏力，注意力不集中，胸闷不舒，甚则胸前区刺痛，心悸。舌质暗红，舌尖有瘀点，脉细涩	活血通脉安神	血府逐瘀汤	可配合丹参注射液
心脾两虚	夜寐不安，多梦易醒，神疲乏力，记忆力减退，眩晕，食欲不振。舌淡苔白，脉沉细	养心健脾安神	归脾丸	需要长期服用，可配合生脉饮
阴血不足	入睡困难，多梦易醒，醒则难寐，心悸健忘，心烦口干，盗汗乏力。舌红苔薄，脉弦细	养阴补血安神	天王补心丹，酸枣仁汤	需要长期服用

二、外治法

（一）毫针法

1. 处方

神门、三阴交、印堂、百会、安眠穴。神疲乏力加气海；五心烦热加太溪、劳宫；急躁易怒加期门、太冲；胸闷脘痞加内关；易惊善恐加胆俞。

2. 操作

选用 0.30×40mm 毫针刺入得气后留针 30 分钟左右。隔日 1 次，15 次为一疗程。

（二）灸法

1. 处方

百会、足三里、涌泉。

2. 操作

采用艾条温灸，每穴 10～15 分钟。肝火上扰或肝阳上亢失眠患者不宜。隔日 1 次，10 次为一个疗程。

（三）刮痧法

1. 处方

头部督脉、足太阳、足少阳，前臂内侧心经和心包经。

2. 操作

先采用刮痧板从前发际至后发际沿经脉刮拭，再沿前臂内侧心经和心包经进行刮

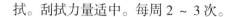

拭。刮拭力量适中。每周 2 ~ 3 次。

（四）拔罐法

1. 处方

背部第 1 胸椎至第 5 腰椎膀胱经。

2. 操作

沿背部膀胱经来回走罐，至皮肤潮红。每周 2 ~ 3 次。

（五）耳针法

1. 处方

心、皮质下、神门、内分泌、脾、肾、肝。

2. 操作

每次选用 3 ~ 5 穴，采用 0.25mm × 13mm 毫针，刺入得气后留针 30 分钟左右；或皮内针、磁珠穴位埋压 2 ~ 3 天。每周 2 ~ 3 次，15 次为一疗程。

（六）推拿疗法

① 患者取仰卧位，医者用一指禅推法从印堂穴向上推至神庭穴，往返 5 ~ 6 遍；再从印堂向两侧沿眉弓推至太阳穴，往返 5 ~ 6 遍；然后从印堂穴开始沿眼眶周围治疗，往返 3 ~ 4 遍。沿上述部位用双手抹法治疗 5 ~ 6 遍。指按揉印堂、攒竹、睛明、鱼腰、太阳、神庭、角孙、百会、安眠穴，每穴 1 ~ 2 分钟。用拇指分推法分推前额约 3 分钟，掌振百会、指振印堂，侧击头部，以得气为度、调达气血、安神定志。

② 用掌摩法摩腹部约 5 分钟；用一指禅推法推中脘、气海、关元各 1 分钟，双手自肋下至耻骨联合从中间向两边平推 3 ~ 5 次，掌振腹部 1 ~ 3 分钟，调畅气机、健脾胃、助运化、交心肾。

③ 患者俯卧位，医者用㨰法在患者背部、腰部施术，重点在心俞、肝俞、脾俞、胃俞、肾俞、命门等部位，时间约 5 分钟。拿肩井 1 分钟，用拇指按揉肝俞、脾俞、胃俞、肾俞、命门各 1 分钟左右，以酸胀为度，用掌推法从背部沿脊柱自上而下推至腰骶部，反复操作了 3 ~ 4 遍。可调畅气机、养心血、安神志。

第五章　泄　泻

【概述】

　　泄泻是以大便次数增多，粪质稀薄，甚至泻出如水样为临床特征的一种病证。多由感受外邪，饮食所伤，情志失调，脾胃虚弱，命门火衰等引发。其基本病机是脾虚湿盛，大小肠传化失常，升降失调，清浊不分。治疗应以运脾祛湿为原则，根据不同证候，采取相应治法。

【病因病机】（表81）

表81　泄泻的病因病机

病　因	病　机	病机关键
感受外邪	湿困脾土，升降失调，清浊不分，水谷杂下而发生泄泻	1. 泄泻的病位在脾胃。脾虚湿盛是导致本病发生的关键因素 2. 外湿与内湿之间常密不可分，外湿最易伤脾，脾虚又生内湿
饮食所伤	饮食过量，停滞肠胃；或恣食肥甘，湿热内生；或过食生冷，寒邪伤中；或误食腐馊不洁，食伤脾胃，致运化失职，升降失调，清浊不分	
情志失调	烦恼郁怒，肝气不舒，横逆克脾，脾失健运，升降失调；或忧郁思虑，脾气不运，土虚木乘，升降失职	
素体不足	素体脾胃虚弱，致脾胃升降失司，清浊不分，混杂而下	
	年老体弱，肾气不足；或久病之后，肾阳受损；或房室无度，命门火衰，致脾失温煦，运化失职，水谷不化，升降失调，清浊不分	

【诊断、辨证要点】

1. 诊断要点

　　① 具有大便次数增多，粪质稀薄，甚至泻出如水样的临床特征。其中以粪质清稀为必备条件。

　　② 常兼有脘腹不适，腹胀、腹痛、肠鸣，食少纳呆，小便不利等症状。

　　③ 起病或缓或急，常有反复发作史。常因外感寒热湿邪，内伤饮食情志劳倦，脏腑功能失调等诱发或加重。

　　④ 大便常规、大便细菌培养、结肠X线及内窥镜等检查有助于诊断和鉴别诊断。

2. 辨证要点

（1）辨寒热虚实

粪质清稀如水，或稀薄清冷，完谷不化，腹中冷痛，肠鸣，畏寒喜温，常因饮食生冷而诱发者，多属寒证。粪便黄褐，臭味较重，泻下急迫，肛门灼热，常因进食辛辣燥热食物而诱发者，多属热证。病程较长，腹痛不甚且喜按，小便利，口不渴，稍进油腻或饮食稍多即泻者，多属虚证。起病急，病程短，脘腹胀满，腹痛拒按，泻后痛减，泻下物臭秽者，多属实证。

（2）辨泻下物

大便清稀，或如水样，泻物腥秽者，多属寒湿之证。大便稀溏，其色黄褐，泻物臭秽者，多系湿热之证。大便溏垢，完谷不化，臭如败卵，多为伤食之证。

（3）辨轻重缓急

泄泻而饮食如常为轻证；泄泻而不能食，消瘦，或暴泻无度，或久泄滑脱不禁为重证。急性起病，病程短为急性泄泻；病程长，病势缓为慢性泄泻。

【辨证论治】

一、方药选用（见表82）

表82 泄泻常用方药选用

主要证型		症状表现	治疗法则	代表方药	使用注意
急性泄泻	寒湿证	泄泻清稀，甚则如水样，腹痛肠鸣，脘闷食少，可伴恶寒发热头痛，肢体酸痛。舌苔白腻，脉濡缓	芳香化湿，解表散寒	藿香正气散	多有感受寒湿或饮食不当病史
	湿热证	泄泻腹痛，泻下急迫，或泻而不爽，粪色黄褐，气味臭秽，肛门灼热，或身热口渴，小便短黄。舌苔黄腻，脉滑数或濡数。	清肠利湿	葛根黄芩黄连汤	饮食宜清淡，忌食辛辣、生冷、油腻食物
	伤食证	泻下稀便，臭如败卵，伴有不消化食物，脘腹胀满，腹痛肠鸣，泻后痛减，嗳腐酸臭，不思饮食。舌苔垢浊或厚腻，脉滑。	消食导滞	保和丸	多有暴饮暴食病史

（续表）

主要证型		症状表现	治疗法则	代表方药	使用注意
慢性泄泻	脾虚证	稍进油腻食物或饮食稍多，大便次数即明显增多而发生泄泻，伴有不消化食物，大便时泻时溏，饮食减少，食后脘闷不舒，面色萎黄，神疲倦怠。舌淡苔白，脉细弱	健脾益气，和胃渗湿	参苓白术散	应注意避免过度劳累、过食生冷
	肾虚证	黎明之前脐腹作痛，肠鸣即泻，泻下完谷，泻后即安，小腹冷痛，腰膝酸软，形寒肢冷。舌淡苔白，脉细弱	温补脾肾，固涩止泻	四神丸	多见于年高久病之人
	肝郁证	每逢抑郁恼怒，或情绪紧张之时，即发生腹痛泄泻，腹中雷鸣，攻窜作痛，腹痛即泻，泻后痛减，矢气频作，胸胁胀闷，嗳气食少。舌淡，脉弦。	抑肝扶脾，调中止泻	痛泻要方	多有情志不遂病史

二、外治法

（一）毫针法

1. 处方

天枢、大肠俞、上巨虚、足三里。神疲乏力加气海，急躁易怒加期门、太冲，五更泄泻加关元、命门。

2. 操作

选用 0.30×40mm 毫针刺入得气后留针 30 分钟左右。关元、命门可先针后灸，以隔附子饼灸为佳。隔日 1 次，15 次为一疗程。

（二）灸法

1. 处方

神阙。

2. 操作

食盐填满穴位，上置姜片，艾炷灸 3～5 壮。隔日 1 次，10 次为一个疗程。

（三）拔罐法

1. 处方

天枢、关元、大肠俞、小肠俞。

2. 操作

天枢、关元吸拔后留罐 10 分钟左右，大肠俞、小肠俞先闪罐，再留罐约 10 分钟。每周 2 ~ 3 次。

（四）耳针法

1. 处方

大肠、小肠、脾、交感、神门。五更泄泻加肾。

2. 操作

选用 0.25mm×13mm 毫针，刺入得气后留针 30 分钟左右；或皮内针、磁珠穴位埋压 2 ~ 3 天。每周 2 ~ 3 次，10 次为一疗程。

（五）推拿疗法

① 患者仰卧位，医师用一指禅推法沉着缓慢的由中脘开始缓慢向下移至气海、关元，往返操作 5 ~ 6 遍，以健脾和胃；用掌摩法逆时针方向摩腹，时间约 8 分钟，以疏肝理气。

② 患者俯卧位，医师用拨法沿脊柱两旁从脾俞到大肠俞治疗，每穴约 1 分钟；按揉脾俞、胃俞、大肠俞、长强，每穴 1 ~ 2 分钟；再在左侧背部用擦法治疗，透热为度，温肾壮阳、健脾和胃。

第六章　胃　　痛

【概述】

胃痛，又称胃脘痛，是指以上腹胃脘部近心窝处疼痛为主症的病证。多由外感寒邪、饮食所伤、情志不畅和脾胃虚弱等因素引发。胃是主要病变脏腑，常与肝脾等脏有密切关系。胃气郁滞、失于和降是胃痛的主要病机。治疗以理气和胃为大法，根据不同证候，采取相应治法。

【病因病机】

胃痛是感受外邪、饮食失调、情志内伤及脾胃虚弱等引起的胃和降功能失常的一类病证（见表83）。

表83　胃痛的病因病机

病因	病机	病机转归
外感寒湿热邪	外淫侵袭，直犯脾土，胃气郁滞，胃失和降，不通则痛	1.胃痛的病位在胃，与肝脾关系密切 2.病变早期多为实证，后期常为脾胃虚弱，但往往虚实夹杂
情志内伤	情志不遂，郁怒伤肝，肝气横逆，胃失和降，不通则痛	
饮食不节	饮食不节，食积胃脘；或过食生冷，胃阳被遏；或肥甘辛辣，湿热中阻，胃气郁滞，不通则痛	
	饮食不节，胃燥太过，损伤胃阴，胃失濡养，不荣则痛	
素体脾虚	先天不足，久病失养，饥饱失常，劳倦久思，脾胃气虚，气虚日久可出现阳虚	

【诊断、辨证要点】

1. 诊断要点

① 上腹胃脘部近心窝处疼痛，其疼痛有胀痛、刺痛、隐痛、灼痛等不同性质。

② 常伴食欲不振，恶心呕吐，嘈杂泛酸，嗳气呃逆等胃肠道症状。

③ 发病以中青年居多，有反复发作病史，发病前多有明显的诱因，如天气变化、恼怒、劳累、暴饮暴食、饥饿、饮食生冷干硬、辛辣烟酒或服用有损脾胃的药物等。

2. 辨证要点

应辨虚实寒热、在气在血。

（1）辨虚实

实者多痛剧，固定不移，拒按，脉盛；虚者多痛势徐缓，痛处不定，喜按，脉虚。

（2）辨寒热

遇寒则痛甚，得温则痛减，为寒证；胃脘灼痛，痛势急迫，遇热则痛甚，得寒则痛减，为热证。

（3）辨气血

一般初病在气，久病在血。

【辨证论治】

一、方药选用（见表 84）

表 84　胃痛常用方药选用

主要证型	症状表现	治疗法则	代表方药	使用注意
寒邪客胃	胃痛暴作，恶寒喜暖，得温痛减，遇寒加重，口淡不渴，或喜热饮。舌淡苔薄白，脉弦紧	温胃散寒，行气止痛	良附丸合吴茱萸汤	如寒邪郁久化热，寒热夹杂，用半夏泻心汤苦降，寒热并调
饮食伤胃	胃脘疼痛，胀满拒按，嗳腐吞酸，或呕吐不消化食物，其味腐臭，吐后痛减，不思饮食，大便不爽，得矢气及便后稍舒。舌苔厚腻，脉滑	消食导滞，和胃止痛	保和丸	患者要注意有规律的饮食习惯，忌暴饮暴食、饥饱不匀
肝气犯胃	胃脘胀痛，痛连两胁，遇烦恼则痛作或痛甚，嗳气、矢气则痛舒，胸闷嗳气，喜长叹息，大便不畅。舌苔薄白，脉弦	疏肝解郁，理气止痛	逍遥散或柴胡疏肝散	注意精神情志调摄
湿热中阻	胃脘疼痛，痛势急迫，脘闷灼热，口干口苦，口渴而不欲饮，身重疲倦，纳呆恶心，小便色黄，大便不畅。舌苔黄腻，脉滑数	清化湿热，理气和胃	黄连温胆汤	本型临床较为常见
瘀血停胃	胃脘疼痛，如针刺、似刀割，痛有定处，按之痛甚，痛时持久，食后加剧，入夜尤甚，或见吐血黑便。舌质紫黯或有瘀斑，脉涩	化瘀通络，理气和胃	丹参饮合失笑散	可适当服用三七、藏红花等茶饮

（续表）

主要证型	症状表现	治疗法则	代表方药	使用注意
胃阴亏耗	胃脘隐痛，似饥而不欲食，口燥咽干，五心烦热，消瘦乏力，口渴思饮，大便干结。舌红少津，脉细数	养阴益胃，和中止痛	芍药甘草汤合一贯煎	此型患者忌辛辣、忌熬夜
脾胃虚寒	胃痛隐隐，绵绵不休，喜温喜按，空腹痛甚，得食则缓，劳累或受凉后发作或加重，泛吐清水，神疲纳呆，四肢倦怠，手足不温，大便溏薄。舌淡苔白，脉虚弱或迟缓	温中健脾，和胃止痛	黄芪建中汤	饮食宜清淡，避免过度劳累

二、外治法

（一）毫针法

1. 处方

足三里、中脘、内关。急躁易怒加期门、太冲，恶心呕吐加足三里。

2. 操作

选用 0.30×40mm 毫针刺入得气后留针 30 分钟左右。隔日 1 次，15 次为一疗程。

（二）灸法

1. 处方

中脘、脾俞、胃俞。

2. 操作

采用隔姜灸，每穴 3 壮。适用于寒型胃痛。隔日 1 次，10 次为一个疗程。

（三）拔罐法

1. 处方

中脘、梁门、胃俞。

2. 操作

中脘、梁门将罐吸拔后留罐 10～15 分钟，胃俞采用闪罐法后，再留罐 10 分钟。适用于胃痛实证。每周 2～3 次。

（四）耳针法

1. 处方

胃、肝、交感、神门。

2. 操作

选用 0.25mm×13mm 毫针，刺入得气后留针 30 分钟左右，或皮内针、磁珠穴位埋压 2～3 天。每周 2～3 次，15 次为一疗程。

（五）推拿治疗

① 患者取仰卧位，医者坐于患者右侧，先用轻快的一指禅推法、摩法在胃脘部治疗，使热量渗透于胃腑，然后按揉中脘、气海、天枢等穴，同时配合按揉足三里。时间约 10 分钟。

② 患者取俯卧位，医者位于患者身侧，用一指禅推法或擦法，从背部脊柱两旁沿膀胱经自上而下至三焦俞，往返 4～5 次，然后用较重的按揉法于膈俞、肝俞、脾俞、胃俞、三焦俞，时间约 5 分钟。在背部沿膀胱经循行施擦法，以透热为度。

第七章 便 秘

【概述】

便秘是指由于大肠传导功能失常导致的以大便排出困难，排便时间或排便间隔时间延长为临床特征的一种病症。多由肠胃积热、气机郁滞、阴寒积滞、气虚阳衰、阴亏血少等引发。

【病因病机】

大肠是主要病变脏腑，常与肺肝脾肾等脏有密切关系。其基本病机是邪滞大肠，腑气闭塞不通或肠失温润，大肠传导失常。治疗以导滞通便为大法，根据不同证候，采取相应治法（见表85）。

表85 便秘的病因病机

病因	病机	病机转归
外感热邪过食辛辣	热邪或过食辛辣，肺热移肠，肠胃积热，耗伤津液，肠道干涩失润	1. 本病病位在大肠，并与脾、胃、肺、肝、肾密切相关 2. 虚实之间可以转化，可由虚转实，可因虚致实，或虚实并见
外感寒邪过食生冷	外感寒邪，或过服寒凉，均可导致阴寒内盛，凝滞胃肠，传导失常，糟粕不行	
情志内伤	忧愁思虑，脾伤气结；或抑郁恼怒，肝郁气滞；或久坐少动，气机不利，均可导致腑气郁滞，糟粕内停，或欲便不出，或出而不畅，或大便干结而成气秘	
素体虚弱	素体虚弱，阳气不足；或年老体弱；或久病产后，正气未复等，气虚阳衰，便下无力	
	素体阴虚，津亏血少；或病后产后，阴血虚少；或失血夺汗，伤津亡血；或年高体弱，阴血亏虚	

【诊断、辨证要点】

1. 诊断要点

① 大便排出困难，排便时间、排便间隔时间延长，粪质干硬。起病缓慢，多属慢性病变过程。

② 常伴有腹胀腹痛，头晕头胀，嗳气食少，心烦失眠，肛裂、出血、痔疮，以及汗出，气短乏力，心悸头晕等症状。

③ 发病常与外感寒热，内伤饮食情志，脏腑失调，坐卧少动，年老体弱等因素有关。

④ 纤维结肠镜等有关检查，常有助于便秘的诊断和鉴别诊断。

2. 辨证要点

便秘重在辨寒热虚实。

（1）辨寒热

粪质干结，排出艰难，舌淡苔白滑，多属寒；粪质干燥坚硬，便下困难，肛门灼热，舌苔黄燥或垢腻，则属热。

（2）辨虚实

年高体弱，久病新产，粪质不干，欲便不出，便下无力，心悸气短，腰膝酸软，四肢不温，舌淡苔白，或大便干结，潮热盗汗，舌红无苔，脉细数，多属虚；腹胀腹痛，嗳气频作，面赤口臭，舌苔厚，多属实。

【辨证论治】

一、方药选用（见表86）

表86　便秘常用方药选用

主要证型		症状表现	治疗法则	代表方药	使用注意
实秘	肠胃积热	大便干结，腹胀腹痛，面红身热，口干口臭，心烦不安，小便短赤。舌红苔黄燥，脉滑数	泻热导滞，润肠通便	麻子仁丸	避免辛辣燥火之食
	阴寒积滞	大便艰涩，腹痛拘急，胀满拒按，胁下痛，手足不温，呃逆呕吐。舌苔白腻，脉弦紧	温里散寒，通便导滞	大黄附子汤	避免使用苦寒之品，如大黄、番泻叶等
	气机郁滞	大便干结，或不甚干结，欲便不得出，或便而不畅，肠鸣矢气，腹中胀痛，胸胁满闷，嗳气频作，饮食减少。舌苔薄腻，脉弦	顺气导滞	六磨汤	应保持心情舒畅，戒忧思恼怒
虚秘	气虚	粪质并不干硬，有便意但临厕排便困难，需努挣方出，汗出短气，便后乏力，体质虚弱，面白神疲。舌淡苔白，脉弱	补气润肠，健脾升阳	黄芪汤	增加体力活动，加强腹肌锻炼，避免久坐少动
	血虚	大便干结，排出困难，面色无华，心悸气短，健忘，口唇色淡。脉细	养血润肠	润肠丸	可适当服用富含油脂的仁类药物或食物，如核桃仁、杏仁

（续表）

主要证型	症状表现	治疗法则	代表方药	使用注意
阴虚	大便干结，如羊屎状，形体消瘦，头晕耳鸣，心烦失眠，潮热盗汗，腰酸膝软。舌红少苔，脉细数	滋阴润肠，通便	增液汤	避免熬夜，忌饮食辛辣
阳虚	大便或干或不干，皆排出困难，小便清长，面色㿠白，四肢不温，腹中冷痛，得热痛减，腰膝冷痛。㿠舌淡苔白，脉沉迟	温阳润肠	济川煎	注意保暖，可酌加温阳通便之品，如肉苁蓉

二、外治法

（一）毫针法

1. 处方

天枢、大肠俞、上巨虚、支沟。大便干结加曲池；排便无力加气海；急躁易怒加太冲。

2. 操作

选用 0.30×40mm 毫针刺入得气后留针 30 分钟左右。隔日 1 次，15 次为一疗程。

（二）拔罐法

1. 处方

背部督脉及膀胱经。

2. 操作

沿背部督脉及膀胱经走罐，至皮肤红润或充血为止。隔天 1 次，10 天为一疗程。

（三）放血法

1. 处方

大肠俞、小肠俞。

2. 操作

采用皮肤针沿腰骶部膀胱经叩打，重点刺激大肠俞、小肠俞，皮肤隐隐见血，然后在大肠俞、小肠俞拔罐 10 分钟。适用于便秘实证。隔日 1 次，10 次为一个疗程。

（四）耳针法

1. 处方

大肠、直肠、交感。如大便干结加肝、胃，排便无力加脾、肾。

2. 操作

选用 0.25mm × 13mm 毫针，刺入得气后留针 30 分钟左右；或皮内针、磁珠穴位埋压 2 ~ 3 天。每周 2 ~ 3 次，15 次为一疗程。

（五）推拿治疗

① 患者仰卧位，医师以轻快的一指禅推法施于中脘、天枢、大横，每穴约 1 分钟，以和肠通便；用掌摩法以顺时针方向摩腹约 8 分钟，以调理气机。

② 患者俯卧位，医师用轻快的一指禅推法或按法沿脊柱两侧从肝俞、脾俞到八髎穴往返施术，时间约 5 分钟；用轻柔的按揉法在肾俞、大肠俞、八髎、长强穴施术，每穴约 1 分钟，以润肠通便。

第八章　心　悸

【概述】

心悸是指以心中急剧跳动，惊惶不安，甚则不能自主为主要临床表现的一种心脏常见病证。常兼有胸闷气短、神疲乏力、头晕喘促，不能平卧，以至晕厥。本病属中医"胸痹""心痛""真心痛""心悸""厥脱"等范畴。

【病因病机】（见表87）

表87　心悸的病因病机

病因	病机	病机转归
体质素虚	禀赋不足，素质虚弱，或久病失养，耗伤心之气阴，气血阴阳亏乏，脏腑功能失调，致心神失养，发为心悸	1.心悸的发生为心神失养，心主不安 2.每因体质虚弱、饮食劳倦、七情所伤、感受外邪及药食不当等病因，以致气血阴阳亏损、心神失养；或痰、饮、火、瘀阻滞心脉，扰乱心神
饮食劳倦	嗜食膏粱厚味、煎炸炙煿，蕴热化火生痰，痰火上扰心神，或劳倦太过伤脾，脾虚生化之源不足，致心血虚少，心失所养，神不潜藏，均引发心悸	
七情所伤	平素心虚胆怯，突遇惊恐，触犯心神。心神动摇，不能自主而心悸	
感受外邪	风寒湿三气杂至，合而为痹，痹证日久，复感外邪，内舍于心，痹阻心脉，心血运行受阻，发为心悸	

【诊断、辨证要点】

1. 诊断要点

① 上腹胃脘部近心窝处发生疼痛，其疼痛有胀痛、刺痛、隐痛、灼痛等。

② 常伴食欲不振，恶心呕吐，嘈杂泛酸，嗳气呃逆等胃肠道症状。

③ 发病以中青年居多，有反复发作病史，发病前多有明显的诱因，如天气变化、恼怒、劳累、暴饮暴食、饥饿、饮食生冷干硬、辛辣烟酒或服用有损脾胃的药物等。

2. 辨证要点

① 心悸证候特点多为虚实相兼，虚者系指脏腑气血阴阳亏虚，实者多指痰饮、瘀血、火邪之类。因此辨证时，不仅要注意正虚一面，亦应重视邪实一面，并分清虚实之

程度。

②心悸的病位在心，心脏病变可以导致其他脏腑功能失调或亏损，"心动则五脏六腑皆摇"（《灵枢·口问》）；同样，其他脏腑病变亦可以直接或间接影响于心。故临床应分清心脏与他脏的病变情况，有利于决定治疗的先后缓急，避免心悸病证而单纯治心之弊。

③心悸的辨证还应辨病，以提高辨证准确性。如功能性心律失常所引起的心悸，常表现为心率快速型心悸，多属心虚胆怯，心神动摇；冠心病引起的心悸，多为气虚血瘀，或痰瘀交阻而致；病毒性心肌炎引起的心悸，多由邪毒内侵，内舍于心，常呈气阴两虚，瘀阻络脉证。

【辨证论治】

一、方药选用（见表88）

表88　心悸常用方药选用

主要证型	症状表现	治疗法则	代表方药	使用注意
心虚胆怯	心悸不宁，善惊易恐，坐卧不安，不寐多梦而易惊醒，恶闻声响，食少纳呆。舌苔薄白，脉细略数或细弦	镇惊定志，养心安神	平补镇心丹加减	若气短乏力，头晕目眩，动则为甚，静则悸缓，为心气虚损明显，宜重用人参，加黄芪以加强益气之功
心血不足	心悸气短，头晕目眩，失眠健忘，面色无华，倦怠乏力，纳呆食少。舌淡红，脉细弱	补血养心，益气安神	归脾汤	重在益气生血，适用于患者伴有心悸怔忡，健忘失眠，头晕目眩之证
阴虚火旺	心悸易惊，心烦失眠，五心烦热，口干，盗汗，思虑劳心则症状加重，伴耳鸣腰酸，头晕目眩，急躁易怒。舌红少津，苔少或无，脉象细数	滋阴清火，养心安神	天王补心丹合朱砂安神丸	若阴虚而火热不明显者，可单用天王补心丹；若肾阴亏虚，虚火妄动，遗精腰酸者，加龟板、熟地、知母、黄柏
心阳不振	心悸不安，胸闷气短，动则尤甚，面色苍白，形寒肢冷。舌淡苔白，脉象虚弱或沉细无力	温补心阳，安神定悸	桂枝甘草龙骨牡蛎汤合参附汤	若心阳不振，以致心动过缓者，酌加炙麻黄、补骨脂、附子，重用桂枝以温通心阳；兼见阴伤者，加麦冬、甘枸杞、玉竹、五味子

（续表）

主要证型	症状表现	治疗法则	代表方药	使用注意
水饮凌心	心悸眩晕，胸闷痞满，渴不欲饮，小便短少，或下肢浮肿，形寒肢冷，伴恶心、欲吐、流涎。舌淡胖，苔白滑，脉象弦滑或沉细而滑	振奋心阳，化气行水，宁心安神	苓桂术甘汤	若见因心功能不全而致浮肿、尿少、阵发性夜间咳喘或端坐呼吸者，当重用温阳利水之药
瘀阻心脉	心悸不安，胸闷不舒，心痛时作，痛如针刺，唇甲青紫。舌质紫暗或有瘀斑，脉涩或结或代	活血化瘀，理气通络	桃仁红花煎合桂枝甘草龙骨牡蛎汤	前方适用心悸伴阵发性心痛、胸闷不舒，舌质紫暗等症状；后方用于胸闷不舒，少寐多梦等症状
痰火扰心	心悸时发时止，受惊易作，胸闷烦躁，失眠多梦，口干苦，大便秘结，小便短赤。舌红苔黄腻，脉弦滑	清热化痰，宁心安神	黄连温胆汤	保持心情愉快，精神乐观，情绪稳定

二、外治法

（一）毫针法

1. 处方

神门、内关、心俞、巨阙、膻中。急躁易怒加太冲、行间，头重恶心加内关、丰隆；神疲乏力加足三里、气海，腰酸耳鸣加太溪、三阴交。

2. 操作

选用 0.30mm×40mm 毫针刺入得气后留针 30 分钟左右，每周 2～3 次，15 次为一疗程。

（二）灸法

1. 处方

心俞、脾俞、足三里、气海。

2. 操作

艾条悬灸，每穴 10 分钟左右，局部皮肤潮红温热。每周 2～3 次，12 次为一疗程。适用心脾两虚患者。

（三）放血法

1. 处方

内关、膻中、心俞。

2. 操作

采用皮肤针叩刺至局部有出血点为度，每周 2 ~ 3 次。发作时可每日 2 次。

（四）拔罐法

1. 处方

胸背部旁开正中线 1.5 寸膀胱经。

2. 操作

胸背部膀胱经涂油后，来回走罐至皮肤潮红，然后留罐心俞穴 10 分钟。

（五）耳针法

1. 处方

心、神门、交感、胸、皮质下。

2. 操作

选用 0.25 mm×13 mm 毫针，刺入得气后留针 30 分钟左右；或皮内针、磁珠穴位埋压 2 ~ 3 天。每周 2 ~ 3 次，15 次为一疗程。

（六）推拿治疗

① 患者仰卧位。推印堂、眉弓一线 5 ~ 10 遍。自上而下推桥弓，左右交替，每侧 1 分钟，然后按揉百会、风池，每穴 1 分钟；揉膻中、中府、云门，每穴 1 分钟。按揉双内关、神门，拿双上肢，共 5 分钟。

② 患者俯卧位。一指禅推心俞、肺俞、膈俞，每穴 1 分钟。

第九章　眩　晕

【概述】

　　眩晕是自觉头晕目眩、视物旋转为主要表现的一种自觉症状。轻者发作短暂，平卧闭目片刻即安；重者如乘坐舟车，旋转起伏不定，以致站立不稳。本病在现代医学中，包括内耳性眩晕、脑动脉硬化、高血压、贫血、神经衰弱、脑震荡后遗症以及某些脑部疾患等。

【病因病机】（见表89）

表89　眩晕的病因病机

病因	病　机	病机转归
肝阳上亢	平素阳盛之体，肝阳上亢，发为眩晕。或因情志不舒，长期忧郁恼怒，气郁化火，使肝阳暗耗，风阳升动，上扰清空，发为眩晕。或肾阴不足，不能养肝，水不涵木，阴不维阳，肝阳上亢，发为眩晕	1. 眩晕的病位在肝、肾、脾、胃及心脑。阴虚阳亢是导致本病发生的关键因素 2. 素体虚弱与痰瘀常密不可分
痰浊中阻	恣食肥甘，伤于脾胃，健运失司，以致水谷不化精微，聚湿生痰，痰湿交阻，则清阳不升，浊阴不降，发为眩晕	
肾精不足	先天不足，或劳伤过度，均能导致肾精亏耗，生髓不足，不能上充于脑。脑为髓之海，因髓海不足而发生眩晕	
气血亏虚	久病不愈，耗损气血，或失血之后，虚而不复，或脾胃虚弱，不能健运水谷而生化气血，以致气血两虚，气虚则清阳不展，血虚则脑失所养，皆能发生眩晕	
瘀血内阻	跌仆坠损，头脑部外伤，瘀血内留，阻于经脉，以致气血不能荣于头目；或瘀停胸中，迷闭心窍，心神飘摇不定，或妇人产时感寒，恶露不下，血瘀气逆，并走于上，迫乱心神，干扰清空，皆可发为眩晕	

【诊断、辨证要点】

1. 诊断要点

（1）肝阳上亢

眩晕耳鸣，头痛且胀，每因烦劳或恼怒而头晕、头痛增剧，面色潮红，急躁易怒，少寐多梦，口苦，舌红苔薄黄，脉弦。

（2）痰浊中阻

眩晕，头重，胸脘痞闷，泛泛欲呕，少食多寐，舌苔白腻，脉濡滑。

（3）肾精不足

神疲健忘，腰膝酸软，遗精耳鸣，失眠多梦；或四肢不温，舌质淡，脉沉细或五心烦热，舌质红，脉弦细。

（4）气血亏虚

头晕眼花，动则加剧，面色苍白，唇甲不华，心悸失眠，神疲懒言，饮食减少，舌质淡，脉细弱。

（5）瘀血内阻

眩晕、头痛，或兼见健忘，失眠，心悸，精神不振，面或唇色紫黯，舌有紫斑或瘀点，脉弦涩或细弦。

2. 辨证要点

（1）辨脏腑

眩晕病位虽在清窍，但与肝、脾、肾三脏功能失常关系密切。肝阴不足，肝郁化火，均可导致肝阳上亢，其眩晕兼见头胀痛，面潮红等症状；脾虚气血生化乏源，眩晕兼有纳呆，乏力，面色㿠白等；脾失健运，痰湿中阻，眩晕兼见纳呆，呕恶，头重，耳鸣等；肾精不足之眩晕，多兼腰酸腿软，耳鸣如蝉等。

（2）辨虚实

眩晕以虚证居多，挟痰挟火亦兼有之。一般新病多实，久病多虚，体壮者多实，体弱者多虚，呕恶、面赤、头胀痛者多实，体倦乏力、耳鸣如蝉者多虚；发作期多实，缓解期多虚；病久常虚中夹实，虚实夹杂。

（3）辨体质

面白而肥多为气虚多痰，面黑而瘦多为血虚有火。

（4）辨在本标

眩晕以肝肾阴虚、气血不足为本，风、火、痰、瘀为标。其中阴虚多见咽干口燥，五心烦热，潮热盗汗，舌红少苔，脉弦细数；气血不足则见神疲倦怠，面色不华，爪甲不荣，纳差食少，舌淡嫩，脉细弱；标实又有风性主动，火性上炎，痰性黏滞，瘀性留着之不同，要注意辨别。

【·辨证论治】

一、方药选用（见表90）

表90　眩晕常用方药选用

主要证型	症状表现	治疗法则	代表方药	使用注意
肝阳上亢	眩晕耳鸣，头痛且胀，每因烦劳或恼怒而头晕，头痛增剧，面时潮红，急躁易怒，少寐多梦，口苦。舌红苔薄黄，脉弦	平肝潜阳，滋养肝肾	天麻钩藤饮	注意测量血压
痰浊中阻	眩晕，头重，胸脘痞闷，泛泛欲呕，少食多寐。舌苔白腻，脉濡滑	燥湿祛痰，健脾和胃	半夏白术天麻汤	饮食宜清淡，忌食辛辣、油腻食物
肾精不足	神疲健忘，腰膝酸软，遗精耳鸣，失眠多梦；或四肢不温，舌质淡，脉沉细或五心烦热。舌质红，脉弦细	滋养肝肾，养阴填精	左归丸	节制房事
气血亏虚	头晕眼花，动则加剧，面色苍白，唇甲不华，心悸失眠，神疲懒言，饮食减少。舌质淡，脉细弱	补养气血，健运脾胃	归脾汤	应注意避免过度劳累、注意饮食营养
瘀血内阻	眩晕、头痛，或兼见健忘，失眠，心悸，精神不振，面或唇色紫黯。舌有紫斑或瘀点，脉弦涩或细弦	活血化瘀，通窍活络	通窍活血汤	多见于久病之人

二、外治法

（一）毫针法

1. 处方

百会、风池、太阳、绝骨。急躁易怒加太冲、行间；头重恶心加内关、丰隆；神疲乏力加足三里、气海；腰酸耳鸣加太溪、三阴交。

2. 操作

选用0.30mm×40mm毫针刺入得气后留针30分钟左右，每周2~3次，15次为一疗程。

（二）灸法

1. 处方

百会、肾俞、足三里、气海。

2. 操作

艾条悬灸，每穴 10 分钟左右，局部皮肤潮红温热。每周 2 ~ 3 次，12 次为一疗程。适用眩晕虚证。

（三）放血法

1. 处方

太阳穴

2. 操作

取采血针在太阳穴快速点刺出血 15 ~ 20 滴，或小罐吸拔约 10 分钟。适用眩晕实证。

（四）刮痧法

1. 处方

头部督脉、足太阳膀胱经、足少阳胆经。

2. 操作

用刮痧板由前发际至后发际沿头部经脉刮拭，力量以患者舒适或耐受为宜。每次约 10 ~ 15 分钟。隔日 1 次。

（五）耳针法

1. 处方

肝、肾、枕、内耳。

2. 操作

选用 0.25mm × 13mm 毫针刺入得气后留针 30 分钟左右，或皮内针、磁珠穴位埋压 2 ~ 3 天，每周 2 ~ 3 次，15 次为一疗程。

（六）推拿治疗

① 患者仰卧位，医师站于患者一侧，以一指禅推法从印堂至神庭，再至太阳，往返 3 ~ 4 遍；一指禅偏峰推法，沿眼眶周围行"∞"字推法，反复 3 ~ 4 遍。

② 按揉印堂、神庭、百会、率谷、角孙穴，每穴 30 秒。

③ 患者坐位，医师于患者头部拿五经，扫散少阳经，时间约 5 分钟。

④ 拿风池、颈项部，时间约 3 分钟。

第十章　中　风

【概念】

中风又称"卒中""半身不遂"，是以猝然昏仆，不省人事，伴口角歪斜，言语不利，半身不遂；或仅以口眼㖞斜，言语不利，半身不遂为主症的一种疾病。前者为中脏腑，后者为中经络。本病相当于现代医学的脑出血、脑血栓形成、脑栓塞等。

【病因病机】

中风多在内伤积损的基础上，复因情志不遂、烦劳过度、饮食不节、外邪侵袭等因素，导致脏腑阴阳失调，气血逆乱，血瘀于上，瘀阻脑脉，或血不循脑脉，血溢于脑，脑失濡养（见表91）。

表91　中风的病因病机

病因	病机	病机转归
肝肾阴虚为致病之本，风、火、痰、瘀为致病之标	年老体衰，肝肾阴虚，化风内动，气血逆乱，上蒙元神	1. 中脏腑治疗及时得当，神志恢复，可转为中经络，病势为顺 2. 中经络若出现神志昏迷，则转为中脏腑，病势为逆
	五志过极，心火暴盛，肝阳暴动，风火相煽，气血上逆	
	膏粱厚味，生湿成痰，阻滞经络，蒙蔽清窍	
	气候骤变，外风入中，气血不畅，脑脉痹阻	

【诊断、辨证要点】

1. 诊断要点

临床表现以突然意识障碍或无意识障碍、半身不遂、口眼㖞斜为主要特征。发病前多有头晕头痛、肢体麻木等先兆。

2. 辨证要点

（1）辨分期

急性期为发病后2周内，中脏腑可至1月内；恢复期指发病后2周后或1个月至半年以内；后遗症期指发病半年以上者。

（2）辨中经络和中脏腑

神志不清而病重为中脏腑，无神志改变而病轻为中经络。

（3）辨闭证和脱证

闭证、脱证是在中脏腑的基础上进一步分类的。闭证患者牙关紧闭，口噤不开，两手握固，二便秘结，多为实证。脱证患者目合口张，鼻鼾息微，手撒遗尿，二便失禁，多为虚证。

【辨证论治】

一、方药选用（见表92）

表92　中风常用方药选用

中风证型	症状表现	治疗法则	代表方药	使用注意
风火闭窍（闭证）	突然昏仆，不省人事，半身不遂，口眼㖞斜，面红目赤，口噤，项强，两手握固拘急，甚至抽搐。舌红苔黄燥，脉弦数	清热息风，醒神开窍	天麻钩藤饮加减	1.定时为患者翻身拍背，避免褥疮和坠积性肺炎的发生 2.生命体征稳定后，医护先对患者患肢施以被动运动，然后鼓励患者主动运动
痰火闭窍（闭证）	突然昏仆，不省人事，半身不遂，口眼㖞斜，鼻鼾痰鸣，身热，面红目赤，两目直视，或见抽搐，躁扰不宁。舌红苔黄燥，脉滑数有力	清热涤痰，醒神开窍	羚羊角汤加减	
痰湿蒙窍（闭证）	突然昏仆，不省人事，半身不遂，口眼㖞斜，痰涎涌盛，面色晦暗，四肢逆冷。舌质暗淡苔白腻，脉沉滑	燥湿化痰，醒神开窍	涤痰汤加减，配以苏合香丸鼻饲	
元气衰败（脱证）	突然昏仆，不省人事，汗多手撒肢冷，目合口张，肢体瘫软，气息微弱，面色苍白，二便失禁。舌质淡紫苔白腻，脉微欲绝	回阳救阴，益气固脱	参附汤加减	
肝阳暴亢（中经络）	半身不遂，偏身麻木，口眼㖞斜，言语不利，眩晕头痛，面红目赤。心烦易怒口苦咽干，便秘尿黄，舌红、苔黄，脉弦数	平肝潜阳，泻火息风	天麻钩藤饮加减	
风痰阻络（中经络）	半身不遂，肢体拘急、麻木，口眼㖞斜，言语不利，头晕目眩。舌质暗红苔腻，脉弦滑	化痰息风，通络	化痰通络汤加减	
痰热腑实（中经络）	半身不遂，口眼㖞斜，言语不利，腹胀便秘，口黏痰多，午后面红烦热。舌红苔黄燥，脉弦滑大	通腑泄热，化痰	星蒌承气汤加减	

（续表）

中风证型	症状表现	治疗法则	代表方药	使用注意
气虚血瘀（中经络）	半身不遂，偏身麻木，口眼㖞斜，言语不利，面色苍白，气短乏力，心悸自汗，便溏，手足肿胀。舌质暗淡苔薄白，脉细缓	益气活血，通络	补阳还五汤加减	
痰瘀阻络	半身不遂，偏身麻木，口眼㖞斜，言语不利。舌紫暗或有瘀斑苔滑腻，脉弦滑	化痰祛瘀，活血通络	温胆汤合四物汤加减	
阴虚风动（中经络）	半身不遂，肢体麻木，口眼㖞斜，言语不利，心烦失眠，眩晕耳鸣，手足拘挛或蠕动。舌红苔少，脉细弦或细弦数	滋阴潜阳，镇肝息风	镇肝熄风汤加减	

二、外治法

（一）毫针法

1. 处方

地仓、颊车、承浆、肩髃、曲池、外关、合谷、环跳、阳陵泉、足三里、太冲。言语不利加哑门、通里。

2. 操作

秩边、环跳选用 0.30mm×75mm 毫针，余穴选用 0.30mm×40mm 毫针，刺入得气后留针 30 分钟左右。隔日 1 次，15 次为一疗程。用于中风半身不遂。

（二）灸法

1. 处方

心俞、肺俞、肝俞、脾俞、肾俞。

2. 操作

采用隔姜灸，每穴 2～3 壮，隔日 1 次，10 次一疗程，连续 3 个疗程，疗程间隔 5 天。用于中风半身不遂。

（三）放血法

1. 处方

十宣。

2. 操作

取采血针快速点刺出血，用于中风急救。

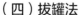

（四）拔罐法

1. 处方

肩髃、曲池、秩边、环跳、风市、阳陵泉。

2. 操作

根据不同穴位，采用不同口径罐具，吸拔后留罐 10～15 分钟，每次 10～15 分钟，隔日 1 次。用于中风半身不遂。

（五）耳针法

1. 处方

肝、皮质下、枕、心等相应部位。

2. 操作

选用 0.25mm×13mm 毫针刺入得气后，在耳穴相应部位接通电针仪，采用疏波，留针 30 分钟左右，每周 3 次，15 次为一疗程。用于中风半身不遂。

（六）推拿治疗

① 患者取俯卧位，在腰骶部同时配合腰后伸被动运动；然后按揉大椎、膈俞、肾俞、命门、大肠俞、环跳、委中、承山诸穴，以酸为度，擦腰骶部以透热为度。

② 患者取侧卧位，医师施㨰法于居髎、风市、阳陵泉，每穴 3 分钟，并按揉上述穴位以酸胀为度。

③ 患者取仰卧位，医师施㨰法于大腿前侧、小腿前外侧至足背部，并使患侧膝关节做极度屈曲，背伸踝关节，然后按揉伏兔、梁丘、两膝眼、足三里、丘墟、解溪、太冲诸穴位，以酸胀为度，拿委中、承山、昆仑、太溪穴位，以有酸、胀、麻的感觉为佳。

④ 患者取坐位，医师施㨰法于肩井和肩关节周围到上肢掌指部 5 分钟，在肩前缘时结合肩关节上举、外展的被动运动，在腕部时结合腕关节屈伸被动运动，按揉肩内陵穴以酸胀为度，拿曲池、合谷穴以酸胀为度，摇掌指关节，捻指关节，最后搓肩部及上肢。

⑤ 患者取坐位或仰卧位，医师施一指禅推法于下关、颊车、地仓、人中、承浆穴 5～8 分钟，点按两侧风池、肩井，每穴 1 分钟，结束治疗。

第十一章　面　瘫

【概念】

面瘫是以口角歪向一侧，眼睛闭合不良为主要症状的一种疾病。春、秋两季发病较多，可发生于任何年龄，多数患者为 20～40 岁，男性略多，中医又称"口眼㖞斜"，相当于现代医学的周围性面神经麻痹。

【病因病机】

面瘫多因正气不足，脉络空虚，风邪乘虚而入，导致气血不畅，面部筋肉弛缓而发病（见表 93）。

表 93　面瘫的病因病机

病因	病　机	病机转归
风邪外袭 脉络不畅	风邪（夹寒、夹热）外袭，面部脉络不畅，筋肉弛缓	1. 治疗及时得当，面部经络恢复通畅，面瘫痊愈 2. 治疗失当，病情延误，则久病耗伤气血，面部筋肉失养
	素体虚弱，或病久迁延，气血不足，脉络瘀滞，面部筋肉失养，弛缓不用	

【诊断、辨证要点】

1. 诊断要点

可有面部受风史。临床以口眼㖞斜，也就是面部表情肌群运动功能障碍为主要特征。蹙额、抬眉、闭眼、鼓颊等动作无法完成。

2. 辨证要点

（1）辨病期

急性期以实为主，后遗症期以虚为主。部分患者病程日久，口角反牵向患侧，出现"倒错"现象。

（2）辨口角歪斜和口眼㖞斜

口眼㖞斜为周围性面瘫，眼睑闭合不良，患侧额纹消失；口角歪斜为中枢性面瘫，眼睑闭合良好，双侧额纹对称。

【辨证论治】

一、方药选用（见表94）

表94 面瘫常用方药选用

面瘫证型	症状表现	治疗法则	代表方药	使用注意
风邪外袭	口眼㖞斜，面部麻木，或伴完骨部疼痛，头痛，畏风恶寒，舌淡红，苔薄白，脉浮。若偏于风热，见发热恶风、咽痛。舌红苔薄黄，脉浮数	解表散邪，祛风通络	牵正散加减。偏风热可与银翘散加减使用；偏风寒可用荆防败毒散加减	面部避风保暖
气虚血瘀	病程日久，口眼㖞斜，表情呆滞，下眼睑外翻流泪，眼睛干涩。舌暗淡或有瘀点，脉细涩	益气活血，化瘀通络	补阳还五汤	

二、外治法

（一）毫针法

1. 处方

风池、翳风、攒竹、鱼腰、阳白、地仓、颊车、承浆、合谷。

2. 操作

选用 0.30mm×40mm 毫针，攒竹透鱼腰、阳白透鱼腰、地仓透颊车，刺入得气后留针 30 分钟左右。隔日 1 次，12 次为一疗程。

（二）灸法

1. 处方

风池、翳风、攒竹、鱼腰、地仓、颊车。

2. 操作

风池、翳风采用雀啄灸，每穴 5 分钟，攒竹、鱼腰、地仓、颊车采用温和灸，每穴 5 分钟，阳白采用隔姜灸 3 壮，隔日 1 次，12 次一疗程。

（三）放血法

1. 处方

阳白、地仓、颊车、耳尖。

2. 操作

耳尖采用采血针点刺挤压出血数十滴。余穴用皮肤针叩刺，以局部微出血为宜。隔日一次。12次为一疗程。

（四）拔罐法

1. 处方

太阳、颊车、下关。

2. 操作

先采用闪罐法，然后留罐10～15分钟。隔日1次。12次为一疗程。

（五）耳针法

1. 处方

口、眼、面颊、肝。

2. 操作

选用0.25mm×13mm毫针，刺入得气后留针30分钟左右，或皮内针埋压2～3天，每周2～3次，12次为一疗程。

（六）推拿治疗

① 患者取仰卧位。先施一指禅推法于印堂、攒竹、睛明、阳白、太阳、四白、迎香、下关、颊车、地仓等环唇至承浆穴，往返3次。其中攒竹，阳白、下关、颊车、地仓各推100次以上，同时进行按揉，以酸胀为度，擦患侧面颊，以透热为度。

② 患者取坐位。医者位于侧后方，一手扶头，一手拿两侧风池穴20～30次，接着再拿合谷穴8～10次，最后按揉患侧翳风穴20～30次。并轻轻按揉健侧下关、颊车、地仓等穴。

第十二章　胸痹心痛和胸痹心厥

【概述】

胸痹心痛是以左胸部或膻中处发作性憋闷、疼痛为主要临床表现的一种疾病，相当于冠心病心绞痛，可突然发病，时作时止，反复发作。可演变进展为胸痹心厥（冠心病心肌梗死），其特点为剧烈而持久的胸骨后疼痛，伴心悸、水肿、肢冷、喘促、汗出、面色苍白，手足青紫，脉微或结代等症状，甚至危及生命。

【病因病机】

心痛与心厥病因病机相同，症状程度不同，都属于内科危急重症。多因情绪波动，气候变化，饮食不节，劳累过度诱发（见表95至表98）。

表95　胸痹病因病机表

病因	病　　　机	病机转归
寒邪内侵	寒凝气滞，胸阳不展—血行不畅，心脉痹阻	胸痹心痛病因病机可同时并存，交互为患，正确施治多可缓解。病情进一步发展，瘀血闭阻心脉，心胸猝然疼痛，而发为胸痹心厥，有生命危险
饮食失调	脾失健运—聚湿生痰—痰浊久留—痰瘀互阻	
情志失节	忧思伤脾—脾虚气结—运化失司—聚津成痰—痰瘀交阻—心脉痹阻 郁怒伤肝—肝郁气滞—郁久化火—灼津成痰—气滞痰阻—心脉痹阻	
劳倦内伤	劳倦伤脾—脾失转输—气血之源—心脉失养—心脉痹阻	
年迈体衰	心阴、阳亏虚—痰阻心脉	

表96　胸痹病性（标实）分类

标实	主　　症	兼　　症	舌　脉
血瘀	刺痛固定不移，痛有定处，夜间多发	胸闷，日久不愈	舌紫暗有瘀斑，脉结代或涩
气滞	闷重而痛轻	胸胁胀满，善太息，憋气	舌苔薄白，脉弦细
痰浊	胸部窒闷而痛	唾吐涎沫	舌苔腻，脉弦或弦数
寒凝	胸痛如绞，遇寒则发，或得冷加剧	畏寒肢冷	舌淡苔白，脉细

表 97　胸痹病性（本虚）分类

本虚	主　症	兼　症	舌脉
心气虚	心胸隐痛而闷，因劳而发	心慌，气短，乏力	舌淡胖嫩，边有齿痕，脉沉细或结代
心阳虚	绞痛	胸闷气短，四肢厥冷，神倦自汗	脉沉细
气阴两虚	隐痛时作时止，缠绵不休，动则多发	口干	舌淡红而少苔，脉沉细而数

表 98　胸痹心痛与胸痹心厥鉴别

类别	主　症	兼　症	关系	病势
胸痹心痛	胸闷痛，并可向左肩或左臂内侧等部位放射	心悸、气短、自汗，甚则喘息不得卧	胸痹进一步发展可转为真心痛	较缓
胸痹心厥	心痛剧烈，甚则持续不解	有汗出、肢冷、面白、唇紫、手足青至节，脉微或结代		较急

【诊断要点】

①左侧胸膺或膻中处突发憋闷疼痛，疼痛性质为灼痛、绞痛、刺痛或隐痛、不适感等，疼痛常可窜及肩背、前臂、咽喉、胃脘部，甚者可从手少阴、手厥阴经循行部位窜至中指或小指，常兼心悸。

②突然发病，时作时止，反复发作。持续时间短暂，一般几秒至数十分钟，经休息或服药后可迅速缓解。

③多见于中年以上，常因情志波动，气候变化，多饮暴食，劳累过度等诱发。亦有无明显诱因或安静时发病者。

④心电图应列为必备的常规检查，必要时可作动态心电图、标测心电图和心功能测定、运动试验心电图。休息时心电图明显心肌缺血，心电图运动试验阳性，有助于诊断。

若疼痛剧烈，持续时间长，达30分钟以上，含硝酸甘油片后难以缓解，可见汗出肢冷，面色苍白，唇甲青紫，手足青冷至肘膝关节处，甚至旦发夕死、夕发旦死，相当于现代医学的急性心肌梗死，常合并心律失常、心功能不全及休克，多为胸痹心厥表现，应配合心电图动态观察及血清酶学、白细胞总数、血沉等，以进一步明确诊断。

【辨证要点】

1. 辨疼痛部位

局限于胸膺部位，多为气滞或血瘀；放射至肩背、咽喉、脘腹，甚至前臂、手指者，为痹阻较甚；胸痛彻背、背痛彻心者，多为寒凝心脉或阳气暴脱。

2.辨疼痛性质

是辨别胸痹心痛的寒热虚实，在气在血的主要参考，临证时再结合其他症状、脉象而做出准确判断。属寒者，疼痛如绞，遇寒则发，或得冷加剧；属热者，胸闷、灼痛，得热痛甚；属虚者，痛势较缓，其痛绵绵或隐隐作痛，喜揉喜按；属实者，痛势较剧，其痛如刺如绞；属气滞者，闷重而痛轻；属血瘀者，痛如针刺，痛有定处。

3.辨疼痛程度

疼痛持续时间短暂，瞬间即逝者多轻，持续不止者多重，若持续数小时甚至数日不休者常为重病或危候。一般疼痛发作次数与病情轻重程度呈正比，即偶发者轻，频发者重。但亦有发作次数不多而病情较重的情况，必须结合临床表现，具体分析判断。若疼痛遇劳发作，休息或服药后能缓解者为顺证，服药后难以缓解者常为危候。

【辨证论治】

急则治其标，胸痛急性发作时应以缓解疼痛为首要任务，配合温阳、益气、活血、化瘀措施，可选用或合并运用以下措施急救。病情严重者，应积极抢救后转院治疗。

一、紧急舌下含服急救药品

1.速效救心丸（川芎、冰片等）

每日3次，每次4～6粒含服，急性发作时每次10～15粒。功效为活血理气，增加冠脉流量，缓解心绞痛。治疗冠心病胸闷憋气，心前区疼痛。

2.苏合香丸（《太平惠民和剂局方》）

每服1～4丸，疼痛时用，功效为芳香温通，理气止痛。治疗胸痹心痛，寒凝气滞证。

3.冠心苏合丸（苏合香、冰片、朱砂、木香、檀香）

每服1丸（3g）。功效为芳香止痛。用于胸痹心痛气滞寒凝者，亦可用于真心痛。

4.麝香保心丸（麝香、蟾酥、人参等）

每次含服或吞服1～2粒，可芳香温通，益气强心。治疗气滞血瘀所致胸痹。

5.复方丹参滴丸（丹参、三七、冰片）

吞服或舌下含服，一次10丸，一日三次。用于气滞血瘀所致胸痹。

6.硝酸甘油片

成人每次0.5毫克，舌下含服，每5分钟可重复一片，直到胸痹缓解。如15分钟，总量3片后疼痛不缓解，需送医院急救。低血压、青光眼患者禁用。

7. 硝酸异山梨酯片

成人每次 5 毫克，舌下含服。低血压、青光眼患者禁用。

8. 硝苯地平片（心痛定）

成人每次 10 毫克，舌下含服。低血压患者禁用。

有吸氧条件应给予吸氧，胸痛缓解后，可口服阿司匹林 100 毫克或（和）氯吡格雷 75 毫克双联抗血小板聚集治疗，或口服血府逐瘀胶囊祛瘀行气止痛，为进一步缓解症状赢得时间。活动性出血者慎用。

二、外治急救

1. 针灸、按摩

弹拨左侧极泉，针刺双侧内关，强刺激 2 分钟，再留针 15 分钟。指压至阳、心俞、厥阴俞、郄门、神门，按摩膻中、鸠尾，均有行气止痛之效。

2. 耳针

取耳穴神门、心、交感区针刺，或重点按压，有止痛之效。

3. 艾灸

重症患者多有面色苍白，大汗淋漓，神识昏迷，四肢厥冷，口开目合，手撒尿遗，属正虚阳脱证，当重灸神阙、内关、足三里和关元。

三、急救针剂

静滴针剂起效快，可辨证使用。气阴两虚证可用生脉注射液或参脉注射液，痰瘀互结证可用丹参注射液、血栓通注射液或疏血通注射液，寒凝阳虚证可用参附注射液。

【预防措施】

胸痹心痛和胸痹心厥都属于本虚标实之证，本虚者，气虚、阴虚、阳虚，以阳虚者居多，标实者，气滞、寒凝、血瘀、痰浊，以痰浊或痰瘀互结者居多。急则治标，缓则治本，因此冠心病心绞痛患者在稳定期应注重多方面的预防与调摄。

① 调情志：避免过于激动或喜怒忧思无度，保持心情平静愉快。

② 慎起居：居所安静整洁通风，天热加强防暑、天寒注意保暖，适量锻炼。

③ 科学饮食：戒烟酒，低盐饮食，不贪食油腻，荤素搭配合理，多吃水果蔬菜。

④ 保持大便通畅：胸痹患者多因便秘、用力摒便诱发胸痛、心悸甚至猝死，通腑尤其重要，可给予麻仁丸通便，也可自制通便药茶（当归 15 克，肉苁蓉 10 克，白菊花 15 克）每日煎服。每天可按摩迎香穴，或沿结肠走向腹部按摩。

⑤ 有原发病者应定期随访，按时服药，保持血脂、血压、血糖在安全范围。

因痰瘀互结是致病的主要病机，在本病稳定期间，取降香 45 克，丹参 30 克，生山楂 45 克，参三七 30 克。共研细末，每日服 3 ~ 6 克，可活血祛瘀，减少复发。也可服用血府逐瘀胶囊或通心络胶囊缓解控制病情。

第二篇　骨伤疾病

第一章　项　痹　病

【概念】

项痹病，西医称之为"颈椎病"，又称颈椎综合征、颈椎退行性骨关节病，颈椎椎间盘退行性改变及继发病理改变累及周围组织结构（神经根、脊髓、椎动脉、交感神经等）出现相应的临床表现。随着现代伏案工作人群的增多，电脑、空调的广泛使用，人们屈颈和遭受寒湿的机会不断增加，造成颈椎病的患病率不断上升，且发病年龄有年轻化的趋势。中医将本病归为"痹证""项痹""眩晕""肩背痛"等范畴。

【病因病机】

一、慢性损伤、退变

颈椎的退变是发生颈椎病的基础，如长期伏案可以导致颈椎退变。颈椎退变早期因椎间盘水分丢失，生物力学性能发生改变，纤维环失去正常的弹性或部分纤维断裂，椎间盘逐渐变扁、向外膨隆致高度变低，造成椎间孔和椎管容积变小。同时，由于颈部活动牵拉等原因，椎体和软骨终板的反应性骨组织修复，使软骨下骨硬化和椎体边缘骨质增生形成骨赘。在椎间盘、椎骨退变基础上，连接颈椎的前纵韧带、后纵韧带、黄韧带等发生松弛，颈椎稳定性下降，既加重了颈椎退变，又导致韧带退变而增生肥厚，甚至钙化，进一步是椎间孔和椎管容积缩小，形成压迫，产生一系列症状。

二、急性损伤

各种急性损伤，如扭伤、碰撞伤等，造成的椎间盘、韧带、后关节囊等组织不同程度的损伤，从而使脊柱稳定性下降或颈椎脱位，直接或间接刺激、压迫神经及血管，产生症状。

三、先天畸形

先天性颈椎骨性畸形、颈椎椎体融合、隐形颈椎裂等，这些畸形改变了颈椎的受力状态，病变椎骨相邻的椎骨间应力相对集中或活动度加大，加速了退变进程。

【诊断要点】

根据受累组织和结构的不同，颈椎病可分为颈型（又称软组织型）、神经根型、椎动脉型、脊髓型、交感型，如果两种以上类型同时存在，称为"混合型"。

一、颈型颈椎病

在颈部肌肉、韧带、关节囊急慢性损伤，椎间盘退化变性，椎体不稳，小关节错位等的基础上，机体受风寒侵袭、感冒、疲劳、睡眠姿势不当或枕高不适宜，使颈椎过伸或过屈，颈项部某些肌肉、韧带、神经受到牵张或压迫所致。多在夜间或晨起时发病，有自然缓解和反复发作的倾向。30 ~ 40 岁女性多见。

1. 症状

颈项强直、疼痛，可有整个肩背疼痛发僵，不能做点头、仰头及转头活动，呈斜颈姿势。需要转颈时，躯干必须同时转动，也可出现头晕的症状。少数患者可出现反射性肩、臂、手疼痛、胀麻，咳嗽或打喷嚏时症状不加重。

2. 体征

急性期颈椎活动绝对受限，颈椎各方向活动范围均受限。颈椎旁肌、第一胸椎至第七胸椎旁或斜方肌、胸锁乳头肌有压痛，冈上肌、冈下肌也可有压痛。如有继发性前斜角肌痉挛，可在胸锁乳突肌内侧，相当于第三颈椎至第六颈椎横突水平，扪到痉挛的肌肉，稍用力压迫，即可出现肩、臂、手放射性疼痛。

3. 辅助检查

X 线颈椎正侧位摄片显示颈椎生理曲度变直或消失，椎间隙轻度狭窄，椎体轻度骨质增生。

二、神经根型颈椎病

由于椎间盘退变、突出、节段性不稳定、骨质增生或骨赘形成等原因在椎管内或椎间孔处刺激和压迫颈神经根所致。在各型中发病率最高，占 60% ~ 70%，是临床上最常见的类型。多为单侧、单根发病，但是也有双侧、多根发病者。多见于 30 ~ 50 岁，一般起病缓慢，但是也有急性发病者。男性发病率为女性 2 倍。

1. 症状

① 颈痛和颈部发僵，常常是最早出现的症状。有些患者还有肩部及肩胛骨内侧缘疼痛。

② 上肢放射性疼痛或麻木。这种疼痛和麻木沿着受累神经根的走行和支配区放射，

具有特征性，因此称为根型疼痛。疼痛或麻木可以呈发作性、也可以呈持续性。有时症状的出现与缓解和患者颈部位置和姿势有明显关系。颈部活动、咳嗽、喷嚏、用力及深呼吸等，可以造成症状的加重。

③ 患侧上肢感觉沉重、握力减退，有时出现持物坠落。可有血管运动神经的症状，如手部肿胀等。晚期可出现肌肉萎缩。

2. 体征

颈部僵直、活动受限。患侧颈部肌肉紧张，棘突、棘突旁、肩胛骨内侧缘以及受累神经根所支配的肌肉有压痛。椎间孔部位出现压痛并伴上肢放射性疼痛或麻木，或者使原有症状加重，具有定位意义，受压神经根皮肤节段分布区感觉减退，腱反射异常，肌力减弱。第五、六颈椎椎间盘病变，刺激颈六神经根引起患侧拇指或拇、示指感觉减退；第六、七颈椎椎间病变时，刺激颈七神经根而引起食、中指感觉减退。椎间孔挤压试验阳性，臂丛神经牵拉试验阳性。

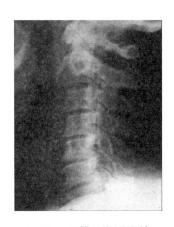

图72　颈椎X线侧位片

3. 辅助检查

X线颈椎正侧位、双侧斜位或侧位过伸、过屈位摄片检查，可示椎体增生，钩椎关节增生，椎间隙变窄，颈椎生理曲度变小、消失或反角，颈椎轻度滑脱，项韧带钙化和椎间孔变小等（如图72）。

4. 鉴别诊断

腕管综合征（女性多见，一般在绝经期后，腕管加压试验阳性或垂腕试验阳性，肌电图检查可辅助鉴别）、胸廓出口综合征（多见于女性，斜角肌试验阳性，上肢外展握拳试验阳性等）、颈肩部肌筋膜炎等。

三、脊髓型颈椎病

发病率占颈椎病的12%～20%，由于可造成肢体瘫痪，因而致残率高。通常起病缓慢，以40～60岁的中年人为多。合并发育性颈椎管狭窄时，患者的平均发病年龄比无椎管狭窄者小。多数患者无颈部外伤史。

1. 症状

① 多数患者首先出现一侧或双侧下肢麻木、沉重感，随后逐渐出现行走困难，下肢各组肌肉发紧、抬步慢，不能快走。继而出现上下楼梯时需要借助上肢扶着拉手才能登上台阶。严重者步态不稳、行走困难。患者双脚有踩棉感。有些患者起病隐匿，往往是

想追赶即将驶离的公共汽车，却突然发现双腿不能快走。

② 出现一侧或双侧上肢麻木、疼痛，双手无力、不灵活，写字、系扣、持筷等精细动作难以完成，持物易落。严重者甚至不能自己进食。

③ 躯干部出现感觉异常，患者常感觉在胸部、腹部，或双下肢有如皮带样的捆绑感，称为"束带感"。同时下肢可有烧灼感、冰凉感。

④ 部分患者出现膀胱和直肠功能障碍。如排尿无力、尿频、尿急、尿不尽、尿失禁或尿潴留等排尿障碍，大便秘结，性功能减退。病情进一步发展，患者须拄拐或借助他人搀扶才能行走，直至出现双下肢呈痉挛性瘫痪，卧床不起，生活不能自理。

2. 体征

颈部多无体征。上肢或躯干部出现节段性分布的浅感觉障碍区，深感觉多正常，肌力下降，双手握力下降。四肢肌张力增高，可有折刀感；腱反射活跃或亢进，病理反射阳性，如上肢 Hoffmann 征、下肢 Barbinski 征等。浅反射如腹壁反射、提睾反射减弱或消失。如果上肢腱反射减弱或消失，提示病损在该神经节段水平。

3. 辅助检查

X 线检查示颈椎生理曲度改变，病变椎间隙狭窄，椎体后缘唇样骨赘，椎间孔变小。CT 检查可见颈椎间盘变性、颈椎增生、椎管前后径缩小、脊髓受压等改变。MRI检查可见受压节段脊髓信号改变，脊髓受压呈波浪样压迹（如图 73）。

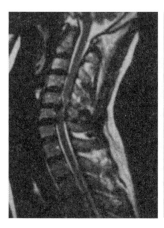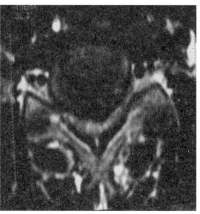

图73　颈椎MRI片

4. 鉴别诊断

椎管内肿瘤、脊髓空洞症（患者大多年轻，有感觉分离现象，痛、温觉消失，触觉存在，造影及 X 线检查正常）、进行性肌萎缩性侧索硬化症（为一种原因不明的脑干运动核、皮层脊髓束和脊髓前角细胞损害的疾病）。多见于颈膨大处，中年人多发，发病较慢。①手内在肌萎缩，由远端向近端发展。②下肢痉挛症状。③病变发展到脑干时，出现延髓麻痹而死亡。鉴别点在于本病无感觉障碍，造影无梗阻。

四、交感神经型颈椎病

由于椎间盘退变和节段性不稳定等因素，从而对颈椎周围的交感神经末梢造成刺激，产生交感神经功能紊乱。交感型颈椎病症状繁多，多数表现为交感神经兴奋症状，少数为交感神经抑制症状。由于椎动脉表面富含交感神经纤维，当交感神经功能紊乱时常常累及椎动脉，导致椎动脉的舒缩功能异常。因此交感型颈椎病在出现全身多个系统症状的同时，还常常伴有椎－基底动脉系统供血不足的表现。

1. 症状

① 头部症状：如头晕或眩晕、头痛或偏头痛、枕部痛，睡眠欠佳、记忆力减退、注意力不易集中等。偶有因头晕而跌倒者。

② 眼耳鼻喉部症状：眼胀、干涩或多泪、视力变化、视物不清、眼前好像有雾等；耳鸣、耳堵、听力下降；鼻塞、过敏性鼻炎、咽部异物感、口干、声带疲劳等；味觉改变等。

③ 胃肠道症状：恶心甚至呕吐、腹胀、腹泻、消化不良、嗳气以及咽部异物感等。

④ 心血管症状：心悸、胸闷、心律失常、血压变化等。

⑤ 其他改变：面部或某一肢体多汗、无汗、畏寒或发热，时有疼痛、麻木，但是又不按神经节段或走行分布。

以上症状往往与颈部活动有明显关系，坐位或站立时加重，卧位时减轻或消失。颈部活动多、长时间低头、在电脑前工作时间过长或劳累时明显，休息后好转。

2. 体征

颈部活动多正常、颈椎棘突间或椎旁小关节周围的软组织压痛。有时还可伴有心率、心律、血压等的变化。头颈部转动时症状可加重，压迫不稳定椎体的棘突可诱发或加重交感神经症状。

3. 辅助检查

X 线摄片检查除显示颈椎常见的退行性改变外，颈椎过屈、过伸侧位片检查可证实有颈椎节段不稳，其中以第三、四颈椎椎间不稳最常见。

4. 鉴别诊断

冠状动脉供血不足、神经官能症。

五、椎动脉型颈椎病

健康人头向一侧歪曲或扭动时，其同侧的椎动脉受挤压、使椎动脉的血流减少，但是对侧的椎动脉可以代偿，从而保证椎－基底动脉血流不受太大的影响。当颈椎出现节段性不稳定和椎间隙狭窄时，可以造成椎动脉扭曲并受到挤压；椎体边缘以及钩椎关节等处的骨赘可以直接压迫椎动脉，或刺激椎动脉周围的交感神经纤维，使椎动脉痉挛而出现椎动脉血流瞬间变化，导致椎－基底供血不全。因此，多不伴有椎动脉系统以外的症状。

1. 症状

① 发作性眩晕，复视伴有眼震。有时伴随恶心、呕吐、耳鸣或听力下降。这些症状与颈部位置改变有关。

② 下肢突然无力猝倒，但是意识清醒，多在头颈处于某一位置时发生。

③ 偶有肢体麻木、感觉异常。可出现一过性瘫痪，发作性昏迷。

2. 体征

颈椎棘突、横突部有压痛，仰头或转头试验阳性，即在头部后仰或旋转时，眩晕等症状发作或加重。

3. 辅助检查

X线摄片检查除颈椎生理曲度变直或消失、椎间隙狭窄、椎体骨质增生外，可发现钩椎关节明显增生及椎间孔狭小。椎动脉血流检测及主动脉造影检查（如图74）。

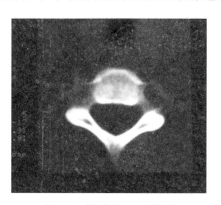

图74　椎动脉血流检测

4. 鉴别诊断

内听动脉栓塞、美尼尔综合征、体位性低血压、锁骨下动脉缺血综合征（有椎－基底动脉供血不足表现，患侧上肢乏力、沉重、疼痛、麻木，患侧血压低于健侧，桡动脉搏动减弱及患侧锁骨处可闻及血管杂音，椎动脉造影可明确鉴别）。

【辨证论治】

一、方药选用

（1）内服药（见表99）

表99　颈椎病的中药治疗

分　型	治疗原则	方　剂
颈型颈椎病	疏风解表、散寒通络	桂枝加葛根汤或葛根汤
神经根型颈椎病	痛为主：祛瘀通络止痛	身痛逐瘀汤加减
	偏湿热：清热利湿	当归拈痛汤加减
	麻木为主：益气化瘀通络	补阳还五汤加蜈蚣、全蝎等
椎动脉型颈椎病	偏瘀血：祛瘀通络	血府逐瘀汤加减
	偏痰湿：祛痰化湿平肝	半夏白术天麻汤加减
	胆胃不和：清胆和胃	温胆汤加减
	偏气虚：益气和营	益气聪明汤加减
脊髓型颈椎病	瘀阻脉络：祛瘀通腑	复元活血汤加减
	气虚不足：补中益气，调养脾肾法	地黄饮子合圣愈汤加减
交感型颈椎病	症状较多，宜根据病情辨证施治	

（2）中药外治疗法

有行气散瘀、温经散寒、舒筋活络或清热解毒等不同作用的中药制成不同的剂型，应用在颈椎病患者的有关部位。颈椎病中药外治的常用治法有敷贴、喷药等。

二、其他治法

（一）毫针法

1. 处方

阿是穴、颈夹脊、风池、后溪。

2. 操作

选用0.30mm×40mm毫针，刺入后行捻转手法，并嘱患者缓缓活动颈部，留针30分钟。每日1次。

（二）灸法

1. 处方

阿是穴、风池、肩中俞、天宗、肩井。

2. 操作

采用艾条温和灸，每穴 10 分钟左右。隔日 1 次。

（三）放血法

1. 处方

阿是穴、肩中俞、肩外俞、肩井。

2. 操作

皮肤针叩刺出血后，拔罐 10 分钟。隔日 1 次。

（四）刮痧法

1. 处方

风府、风池、大椎、肩中俞、肩外俞、肩井。

2. 操作

先沿督脉由风府到大椎刮拭，再由风池到肩中俞刮拭，最后由肩中俞到肩井进行刮拭，刺激量以患者能耐受为度。每周 2 ～ 3 次，15 次为一疗程。

（五）耳针法

1. 处方

颈、颈椎、肾上腺、神门。

2. 操作

选用 0.25mm×13mm 毫针刺入后，行捻转手法，中强度刺激，约持续半分钟至 1 分钟，留针 30 分钟左右。或皮内针、磁珠穴位埋压 2 ～ 3 天。每周 2 ～ 3 次，15 次为一疗程。

（六）推拿疗法

① 患者坐位，医师立于其后。先用㨰法放松患者颈肩背部，再用拇指指腹与示、中二指指腹对称用力，由上而下拿捏颈项两旁的软组织。

② 以一指禅推法沿项部正中督脉及两旁膀胱经、胆经，由上而下疏通经脉；再以拇指点揉法及拨法依经脉部位顺次放松颈部肌肉。

③ 用拇指指腹点揉风池穴，以酸胀感向头顶部放射为佳；再点揉太阳、百会、风府、肩井、天宗等穴，以酸胀感为度。

④ 医师两前臂尺侧分别置于患者两侧肩上，双手拇指托扶其枕骨后方，其余四指及手掌托住两侧下颌部。以前臂尺侧与患肩接触点为支点，医师两肘尖向下移动，双手向上用力拔伸颈椎。在拔伸颈椎的基础上，使头颈部前屈、后伸及左右旋转，其活动度由小逐渐加大。

⑤ 病变节段关节错缝者，可根据患者颈椎椎骨错缝情况施以关节整复手法。手法要稳而快，手法的力度和旋转的角度必须掌握在患者可以耐受的限度内，切忌暴力蛮劲，以防发生意外。

⑥ 弹拨缺盆、极泉、手五里、小海等穴，使患者手指有串麻感，并可点按曲池、手三里、合谷、内关。脊髓型患者可点拨肾俞、志室、环跳、委中、髀关、风市、阳陵泉、足三里、膝关、三阴交、太冲。

（七）牵引疗法

颈椎牵引是治疗颈椎病常用且有效的方法。颈椎牵引治疗时必须掌握牵引力的方向（角度）、重量和牵引时间三大要素。

1. 牵引方式

常用枕颌布带牵引法，通常采用坐位牵引，但病情较重或不能坐位牵引时可用卧式牵引。可以采用连续牵引，也可用间歇牵引或两者相结合。

2. 牵引角度

根据颈椎病变部位及颈椎曲度选择，以颈椎 10° ~ 20° 较合适，前倾 8° ~ 10° 的牵引力，对牵离被嵌顿的小关节也有作用，并使扭曲于横突孔中的椎动脉得以伸展，改善症状。颈椎前倾角度小时，牵引力作用于上颈椎，随着颈椎前倾角度的加大，作用力的位置下移。

3. 牵引重量

间歇牵引的重量可根据其自身体重的 10% ~ 20% 确定，持续牵引则应适当减轻。一般初始重量较轻，如从 6 千克开始，以后逐渐增加。

4. 牵引时间

连续牵引 20 分钟，间歇牵引则 20 ~ 30 分钟为宜，每天一次，10 ~ 15 天为一疗程。

5. 注意事项

应充分考虑个体差异，年老体弱者宜牵引重量轻，牵引时间短，年轻力壮则可牵重些长些；牵引过程要注意询问患者的反应，如有不适或症状者应立即停止牵引，查找原因并调整治疗方案。

6. 牵引禁忌证

牵引后有明显不适或症状加重，经调整牵引参数后仍无改善者；脊髓受压明显、节段不稳严重者；年迈椎骨关节退行性变严重、椎管明显狭窄、韧带及关节囊钙化骨化严重者。

（八）物理因子治疗

物理因子治疗的主要作用是扩张血管、改善局部血液循环，解除肌肉和血管的痉挛，消除神经根、脊髓及其周围软组织的炎症、水肿，减轻粘连，调节自主神经功能，促进神经和肌肉功能恢复。常用治疗方法如下（见表100）。

表100　颈椎病的物理因子治疗方法

方法	部位	频率	适应证
直流电离子导入疗法	颈背部电极对置或斜对置	西药（冰醋酸、维生素B_1）或中药（威灵仙、红花等），按药物性能接阴极或阳极	各型颈椎病
中频电疗法	颈背部电极对置或斜对置	2000Hz ～ 8000Hz 调节至可耐量	各型颈椎病
超短波疗法	颈后、患肢前臂伸侧	波长：7m 左右 急性期：无热量 慢性期：微热量	神经根型（急性期），脊髓型（脊髓水肿期）
红外线疗法	颈背部	可耐量	颈型颈椎病

（九）运动治疗

颈椎病急性发作期或初次发作，应适当卧床，严重者宜卧床2 ～ 3周，急性期症状缓解后，可在颈托保护下，逐渐下床活动，同时进行适当的颈背肌锻炼（见表101）。

表101　颈椎病的运动治疗

方法	操作	
坐姿，后缩（深层屈肌）	头部尽可能地向后运动，达到最大范围，在终点停留瞬间后放松回到起始位	
坐姿，后缩加伸展并旋转	从后缩位开始缓慢做头颈部全范围的伸展。伸展终点停留1秒后，缓慢地回到起始位，有节律地重复。在后缩加伸展至最大范围后，在伸展终点位进行小幅度的左右旋转4 ～ 5次，在旋转的过程中进一步加大头颈伸展幅度	

（续表）

方法	操作	
颈侧后方肌肉牵伸	上身直立，右手扶头于左后侧，左肩向下沉，右手轻轻用力，将头向右、前方拉伸，在最大活动度处保持 15 ～ 30 秒后还原。对侧相反	
颈后部肌肉牵伸	上身直立，双手交叉抱于脑后，肘部打开。颈部肌肉放松，用双手将头向前下方拉伸。在最大活动度处保持 15 ～ 30 秒后还原	
肌力训练	通过抗阻，强化颈部周围肌群。坐位，一侧手掌放置于头侧面或面颊，头与手掌相向用力，以肌肉酸痛为度	

第二章 腰 腿 痛

【概念】

腰腿痛，西医又称"腰椎间盘突出症"，是指腰椎间盘的物质（髓核、纤维环及软骨板）错位超过正常椎间盘边界范围，压迫神经，导致疼痛、无力、肌节麻痹或皮节感觉分布异常的一种疾病，是常见的腰腿痛原因之一。中医统称"腰腿痛"或"腰胯痛"。本病好发于 20 ~ 50 岁青壮年，体力劳动者多见。其发病部位多见于腰 4、腰 5 椎体之间，腰 5、骶 1 椎体次之，腰 3、腰 4 椎体间较少出现。

【病因病机】

一、内因

1. 椎间盘退变

椎间盘位于相邻两个椎体之间，为脊椎活动的枢纽，连接构成脊柱的负重关节。一般情况下椎间盘在 20 ~ 30 岁之间开始退变，纤维环弹性逐渐减弱，脆性增加。而髓核的退变比纤维环退变迟，仍保持较好的胶质状态和膨胀能力，在外力作用下，髓核容易被挤入退变的纤维环而形成裂隙。随着年龄的增长和椎间盘不断遭受挤压、牵拉和扭转等外力作用，椎间盘加速退变，髓核含水量减少而失去弹性，继之椎间隙变窄，周围韧带松弛，纤维环裂隙加大，是形成腰椎间盘突出症的内在原因。

2. 解剖学上的薄弱点

从解剖学看，后纵韧带宽窄不齐，不能完全遮盖椎体的后部和椎间盘，到腰 4、腰 5、骶 1 平面时，后纵韧带只有上部的一半宽度，在胸部较腰部宽而坚强，而腰 4/ 腰 5、腰 5/ 骶 1 关节是承受力最集中、损伤和劳损机会最多的部位。由于后纵韧带变窄，造成了解剖结构中的薄弱点，形成髓核容易从其两侧向后突出的特点。

二、外因

1. 腰部损伤

腰部急、慢性损伤是引起纤维环破裂、椎间盘突出的主要原因。腰部闪挫、强力举重、弯腰搬抬重物等易发生本病。因腰椎曲线呈生理前凸，椎间盘后薄前厚，当弯腰向前时，髓核由中央向后方移动，由于受到体重、肌肉和韧带等强力影响，髓核产生强大的反抗性弹力，负重越大，这种反抗性弹力就越大，此时，当这种力量超过椎间盘承受能力时，髓核就会突破纤维环并向椎体侧方突出，引起脊神经压迫症状。此外，久坐弯腰驼背的状态，使胸椎一直处于过度屈曲状态，胸椎伸展能力不足，而脊柱的伸展和回旋功能是一致的，因此胸椎回旋能力也会出现问题。当旋转脊柱时，胸椎功能由腰椎代偿，腰椎回旋产生巨大的剪切力，破坏椎间盘，慢性损伤也是导致腰椎间盘突出的原因之一。

2. 寒冷刺激

当腰椎间盘本身先天性缺陷，或椎间盘已有退变的基础上，遇到风寒湿邪侵袭，腰部肌肉痉挛而使椎间盘内压力升高，血管收缩引起血液循环障碍，发生充血、水肿。日久变性，与周围组织及突出的椎间盘发生粘连，脊神经根或马尾神经受刺激、压迫，引起神经痛症状。

坐骨神经由五条神经根（腰4、腰5、骶1、骶2、骶3）的前支组成，股神经由三条神经根（腰2、腰3、腰4）的前支组成。腰椎间盘突出症发病部位多见于腰4、腰5椎体之间，腰5、骶1椎体次之，以刺激腰5或骶1神经根为主，故表现为坐骨神经痛居多；腰3、腰4椎体间较少出现，则出现股神经支配区病症。髓核一般自后纵韧带一侧突出压迫神经，多表现为单侧的同侧症状，有一部分为中央型，髓核突出于椎管前方中部，压迫马尾神经，甚至是两侧神经根，出现鞍区麻木、疼痛、双下肢不适症状。

【诊断要点】

一、分型

根据腰椎间盘突出症髓核突出的位置、程度、方向、退变过程与神经根的关系及影像学检查，有多种分型方法，伴随病理演变，病理上将腰椎间盘突出症分为六型：退变型、膨出型、突出型、脱出后纵韧带下型、脱出后纵韧带后型和游离型。前三型为未破裂型，占77%，后三型为破裂型，占23%。治疗上，前四型保守治疗可取得满意疗效，后两型需手术治疗。

二、临床表现

1. 疼痛

腰痛是最早出现的症状。患者常有反复发作的腰痛史，因椎间盘突出是在退行性改变基础上发展而来的，所以在椎间盘突出前也可出现腰腿痛，在日常生活中，会因劳累、受凉而诱发腰腿痛，也可因咳嗽、打喷嚏等腹压增大而加重。因腰椎间盘突出多发生在腰4至腰5、腰5至骶1，所以多伴有坐骨神经痛，表现为下腰部向臀部、大腿后方、小腿外侧至足部的放射痛。少有出现双侧坐骨神经痛，多表现为一先一后，一轻一

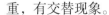

重，有交替现象。

2.麻木

突出的椎间盘压迫本体感觉和触觉纤维引起麻木，有少数因腰部交感神经根受刺激而出现下肢发凉、无汗。

3.马尾神经受压症状

一般严重的中央型，巨大的突出压迫马尾神经，会出现鞍区麻痹，甚至二便障碍。

三、体征

1.步态异常

疼痛较重者出现减重步态，表现为患侧下肢支撑期缩短，重心迅速从患侧下肢移至健侧下肢，为避免足跟着地震动疼痛、坐骨神经被牵拉，患侧下肢常以足尖着地。

2.压痛

压痛点有一定定位意义。突出间隙、棘上韧带、棘间韧带及棘突旁常会有压痛，慢性患者棘上韧带可有指下滚动感。受累神经分支或神经干也会有压痛如臀部、腘窝正中等。

3.活动度

大部分腰椎间盘突出症都会出现腰部活动受限，以前屈受限明显，这与前屈时进一步促进髓核后移，增加了受压神经的牵张有关。

4.感觉异常

80%的腰椎间盘突出症患者有感觉异常，且有定位意义，腰5神经根受累，小腿前外侧和足内侧的痛、触觉减退。骶1神经根受累，外踝周围及足外侧痛、触觉减退。

5.直腿抬高试验及加强试验阳性

这是诊断腰椎间盘突出症较有价值的试验，敏感性为76%～97%，腰4-腰5、腰5-骶1突出时，阳性率最高。

6.股神经牵拉试验阳性

上腰部椎间盘突出的阳性体征，患者俯卧，膝关节完全屈曲，足跟触及臀部，后伸髋关节，腰2-腰4神经根张力增加，股神经受牵拉，腹股沟及大腿前方出现疼痛，则为阳性。

7.肌力减退

70%～75%的患者会出现肌力下降，腰5神经根受压，踝及踇背伸肌力下降；S1神经跟受压，踇及足跖屈肌力减弱。

8. 反射异常

71% 出现反射异常，腰 3、腰 4 神经根受压，膝反射减弱或消失；骶 1 神经根受压，踝反射减弱或消失；马尾神经受压，肛门括约肌张力及肛门反射减弱或消失。

四、辅助检查

1. X 线检查

可辅助排除其他疾病。正位片可显示腰椎侧弯，椎间隙变窄或左右不等，患侧间隙较宽。侧位片显示腰椎生理前屈减少或消失，发生椎间盘突出的椎间隙后方宽于前方；后期椎体边缘有骨赘形成，关节突关节退变，上、下关节突交错，下关节突变尖插入椎间孔，使椎间孔变小。

2. CT 检查

能清楚地显示椎管内的组织结构及硬膜囊神经根受压情况，表现为突出的椎间盘超出椎体边缘，与椎间盘密度相同或低于椎间盘的密度，硬膜囊和神经根受压变形、移位，甚至消失，伴随有韧带肥厚、椎体后缘骨赘、小关节突的增生等（见图 75）。

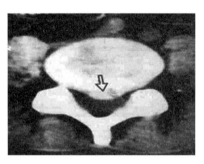
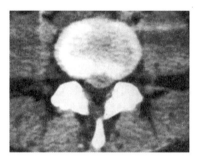

①正中偏左，压迫硬膜囊　　　　②中央型

图75　腰椎CT检查

3. MRI 检查

对椎间盘突出诊断准确率 77% ~ 97%，不同类型的椎间盘突出的诊断准确率不同，其突出表现为椎间盘突出物与原髓核在几个相邻的矢状面上能显示出分离，若超出椎体后缘严重则呈现出游离状（见图 76）。

4. 造影检查

有脊髓造影、椎间盘造影、硬膜外造影、椎静脉造影、腰骶神经根造影。因目前局部

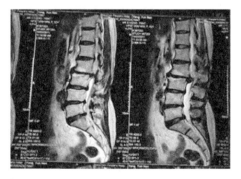

图76　腰部MRI检查

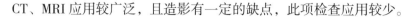
CT、MRI 应用较广泛，且造影有一定的缺点，此项检查应用较少。

5. 肌电图

异常肌电图的分布范围可判定受损的神经根及其对肌肉的影响程度，但一般神经根受累 3 周后肌电图才会出现异常。

五、鉴别诊断

1. 与腰痛为主要表现的疾病相鉴别

（1）急性腰扭伤

有扭伤史，突然发作的急性疼痛，常处于强迫体位，疼痛向臀部放射。屈髋屈膝时可引起腰部疼痛，无坐骨神经牵拉痛。

（2）慢性腰肌劳损

腰骶部酸痛或钝痛，劳累后加重，休息、改变体位可缓解，疼痛严重可牵掣到臀部及大腿。腰骶竖脊肌附着点处常见压痛点，直腿抬高试验（—）。

（3）第 3 腰椎横突综合征

腰骶部弥漫性疼痛，也有向大腿及腘窝处放射，第 3 腰椎横突尖端压痛，无坐骨神经损害，直腿抬高试验阳性，加强试验可为阴性，局部封闭疗效好。

（4）腰椎结核

腰痛，甚者夜间痛醒，活动加重，伴有乏力、消瘦、低热、盗汗等，X 线及 CT 检查可见椎体边缘模糊不清，椎间隙变窄，骨质有破坏。

2. 与坐骨神经痛为主要表现的疾病相鉴别

（1）神经根及马尾肿瘤

进行性发展，椎弓根距离及椎间孔距离增大，发病缓慢，进行加重，无腰部活动受限，多表现为马尾神经受压症状，易漏诊，MRI 可明确诊断。

（2）腰椎管狭窄症

神经源性间歇性跛行，卧床休息症状可明显减轻或消失，X 线及 CT 可辅助诊断。

（3）梨状肌综合征

臀部及下肢痛，腰部活动无明显异常，梨状肌处有压痛并伴有坐骨神经反射痛，局部可触及肌紧张，直腿抬高＞60°症状缓解，梨状肌局部痛点封闭可使症状减轻或消失。

【辨证论治】

一、方药选用（见表102）

表102　腰腿痛的方药选用

证型	治则	代表方
气滞血瘀证	行气活血，舒筋止痛	血府逐瘀汤加减
寒湿闭阻证	祛寒除湿，宣痹止痛	独活寄生汤加减
湿热证	清热除湿，通痹止痛	当归拈痛汤加减
肝肾亏虚证	补益肝肾，除痹止痛	右归丸加减

注：中药除了口服，还可外用热敷、中药熏洗等。

二、外治法

（一）毫针法

1. 处方

腰夹脊、阿是穴、委中。腰部冷痛加腰阳关，腰肌僵硬加膈俞，腰膝酸软加太溪，急性腰痛加腰痛穴，

2. 操作

采用0.30mm×40mm毫针，刺入后行捻转手法，得气后留针30分钟。急性腰扭伤针刺腰痛穴时，在行针或留针期间，可配合腰部活动。隔日1次，15次为一疗程。

（二）灸法

1. 处方

阿是穴、肾俞、大肠俞、腰夹脊、命门、腰阳关。

2. 操作

采用艾条温和灸，每次选取2～3穴，每穴灸约15分钟。隔日1次，15次为一疗程。

（三）放血法

1. 处方

阿是穴、委中。

2. 操作

阿是穴皮肤针叩刺出血后，拔罐10分钟；委中可刺络放血。每周2～3次，15次为一疗程。

（四）拔罐法

1. 处方

阿是穴、大肠俞、腰阳关、腰夹脊。

2. 操作

可选取较大口径罐具，留罐 10 ~ 15 分钟。隔日 1 次，15 次为一疗程。

（五）刮痧法

1. 处方

腰骶部督脉、膀胱经。

2. 操作

沿腰骶部督脉、膀胱经由上到下刮拭，刮拭力度以患者能耐受为度。肾虚腰痛刮拭力度不宜太强。每周 2 ~ 3 次，15 次为一疗程。

（六）耳针法

1. 处方

腰骶椎、肾、坐骨神经、神门。

2. 操作

选用 0.25mm×13mm 毫针，刺入后行强刺激法，留针 30 分钟，留针期间运针 3 ~ 5 次，每日 1 次，10 次为一疗程。

（七）推拿疗法

① 患者俯卧位，医师先用按法、揉法或滚法在腰部施术，手法施力由轻到重，放松腰部软组织。

② 以拇指揉法循腰部督脉、膀胱经寻找压痛点及筋结，在阳性反应点施以点法或拨法，以理筋活血、通络止痛。

③ 依次点按命门、腰阳关、肾俞、志室、大肠俞、关元俞、委中、阿是穴等穴，以通经活络镇痛。

④ 有椎间关节压痛及棘突偏歪者，可施以腰椎扳法。

⑤ 以命门穴、腰阳关穴为中心施腰部、腰骶部擦法，以透热为度。

⑥ 患者仰卧位，用双手扶住膝部做屈膝屈髋被动活动 3 ~ 5 次，以牵拉腰骶部软组织。

（八）牵引疗法

牵引疗法是非手术治疗腰椎间盘突出症的首选方法。根据牵引重量和牵引的持续时间分为慢速牵引和快速牵引。慢速牵引的不良反应比快速牵引少。

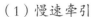

（1）慢速牵引

患者仰卧位，上身通过肩部固定带固定，腰椎牵引带捆绑于腰部，下肢伸直位或双膝屈曲位。牵引用体重的 60% ~ 120%，起效后再逐渐增加，通常每 3 ~ 5 天增加 2 ~ 4 千克，增至患者耐受重量。每次牵引 20 ~ 40 分钟，每日 1 次，10 ~ 14 次为一个疗程。慢速牵引因作用时间长，施加重量小，不良反应也相对较小。但由于牵引时间长，胸腹部压迫较重，呼吸受到一定的限制，所以对老年人尤其是心肺疾病患者应谨慎。

（2）快速牵引

又称多方位牵引、三维多功能牵引。牵引距离 45 ~ 60mm，屈曲 10° ~ 15°，旋转角度 13° ~ 16°，牵引力在 0 ~ 3000N 内是一个变量，变量的大小依据被牵引者腰部肌肉韧带等组织的拮抗力。不论性别、身体强弱均可达到要求的牵引距离，避免了牵引过度和牵引不足的现象。患者俯卧于牵引床上，上身和腰臀部分别固定于胸腹板和腰臀板上，然后将身体上部和下部的固定绑带收紧，按输入的牵引、屈曲和左右旋转角度参数调整牵引床。当调整完毕后，操作者站立于患侧，双拇指叠压于患部棘突或椎旁压痛点上，右脚脚踏牵引床控制开关，待患者呼气时瞬间踩踏脚下的控制开关，操作者拇指同时用力下压，完成一次组合牵引。牵引后，腰围固定腰臀部。快速牵引一般 1 周重复一次，总次数不超过 3 次。

（3）牵引禁忌证

伴有严重骨质疏松、严重心脏病或腰椎有滑脱患者。中央型椎间盘突出有鞍区麻木、二便失禁者；腰椎间盘突出有显著神经损伤，如下肢肌力减弱、垂足、拇趾背伸或足跖屈肌力消失；椎间盘突出使椎管狭窄或并椎管骨性狭窄，椎管前后径小于 0.6 厘米、左右径小于 0.75 厘米，行走不超过 500 米者；破裂型椎间盘突出，侧隐窝完全消失、椎管容积小于原 1/2 或前后径小于 0.8 厘米、左右径小于 1.0 厘米，破裂型碎片游离于椎管造成压迫，外侧型（神经根孔型）椎间盘突出直接压迫神经根孔，突出的椎间盘于侧隐窝处钙化并使之狭窄而经保守治疗 3 周症状无明显改善或 1 年内无明显诱因复发者。

（九）物理因子治疗

（1）热疗

蜡疗、红外线灯多种热疗法可通过改善局部血液循环、缓解肌肉痉挛改善腰痛。对于 3 个月以内的腰痛患者，热疗可有效缓解疼痛并改善功能，但这种获益较小且不持续。

（2）电疗

低中频电刺激可在一定程度上有效缓解腰椎间盘突出症患者的腰痛症状。其中较常使用的是经皮神经电刺激及干扰电治疗。

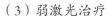

（3）弱激光治疗

利用 632 ~ 904nm 的单波长光，直接作用于身体表面不适区域，可显著改善椎间盘突出患者的疼痛和残疾状况。

（4）超声治疗

常用于多种肌肉骨骼疼痛综合征的治疗，通常与其他物理治疗方法联合应用。

（十）运动治疗

既可以预防腰痛的初次发生，也可以预防复发。有研究表明，运动频率更高的患者，其疼痛和症状持续时间更短（如表 103）。

表 103　腰椎间盘突出症的运动治疗

名称	方法	具体步骤	
核心肌力训练：增强腰部稳定性	双桥运动	患者取仰卧位，双手平放于身体两侧，双膝关节屈曲，抬起臀部，持续 30 秒后恢复起始姿势，12 次为一组	
	单桥运动	在双桥训练基础上，缓慢抬起一侧下肢并保持 15 秒，再恢复起始姿势，两侧交替进行，12 次为一组	
	膝手平衡训练	四点支撑位，提起一侧上肢及对侧下肢，展开伸直动作，维持 10 秒后放松，两侧交替进行，12 次为一组	
	平衡球运动	仰卧位，双手平放于身体两侧，双小腿放在瑞士球上，抬起骨盆与肩、足成一直线，保持球平衡，维持 30 秒，再缓慢回到起始位置，12 次为一组	
麦肯基（McKenzie）疗法	俯卧位	患者俯卧位，头转向一侧，双上肢置于体侧，全身放松，静止 5 分钟	

（续表）

名称	方法	具体步骤	
麦肯基（McKenzie）疗法	俯卧伸展位	将手肘放在垂直于肩膀之下的地方，使上半身支撑在前臂之上，深呼吸几次，然后尽量完全放松腰部的肌肉，保持2～3分钟	
	俯卧伸展	患者俯卧位，双手掌心向下置于肩下，在疼痛可以忍受的前提下尽量撑起上半身，骨盆以下放松下陷，然后双肘屈曲，上半身降至起始位，10个1组，重复3组	
	伸展松动术	患者俯卧，头转向一侧，双上肢置于体侧，全身放松，治疗师双上肢交叉，双手掌根置于治疗的腰椎节段横突上。双上肢同时对称的施加柔和的压力，随后立即松开，松开时双手仍保持与患者腰部皮肤的接触，有节律的重复10次，力度逐渐增加	
	侧方偏移手法矫正	患者肘关节屈曲靠在胸侧壁上，双足分开约30厘米站立，治疗师站在患者偏移侧，双上肢环绕患者躯干，双手交叉置于骨盆边缘，用肩部抵住患者屈曲的肘关节，前推患者的胸壁，同时双手瞬间轻柔回拉骨盆，有节律的重复10次	

第三章 肩凝症

【概念】

肩凝症，又称肩关节周围炎（简称肩周炎）是以发生于肩关节周围软组织（肌肉、肌腱、筋膜、滑囊、关节囊等）的无菌性炎症为病理基础，表现为肩部疼痛和肩关节运动功能障碍症候群的一种疾病。该病多具有肩关节僵硬和遇热痛减、遇冷痛甚等特点，又被称为冻结肩、肩凝症、露肩风，因好发于50岁左右中老年人，又称"五十肩"，具有多为单侧发病，缓慢加重，经数月或更长时间可自行减轻以至痊愈的特点。中医属于痹证、肩痹、肩凝的范畴。

【病因病机】

一、病因

本病病因尚不明确，但与组织退变、外伤或慢性劳损、风寒湿邪侵袭等因素相关，也有认为与自身免疫异常有关，50岁左右激素水平急剧下降，神经、内分泌及免疫系统功能失调，使得肱二头肌肌腱及肩袖等磨损部位出现自身免疫反应，逐渐导致弥漫性关节囊炎。

二、病理

肩关节囊及周围软组织发生范围较广的慢性无菌性炎症，引起软组织广泛性粘连，限制肩关节活动。肩部软组织充血水肿，炎性细胞浸润，组织液渗出而形成瘢痕，造成肩周组织挛缩，关节囊滑囊、关节软骨间粘连，肩周软组织广泛性粘连进一步造成关节活动严重受限，根据病理过程可分为疼痛期、冻结期和恢复期（表104）。

表104　肩周炎的分期

分期	持续时间	病位	症状	体征	关节活动
疼痛期（凝结期）	10～36周	关节囊挛缩，关节腔容量减少，肱二头肌肌腱粘连	疼痛剧烈夜间加重	压痛范围广，肌肉痉挛，关节活动受限	外展45°～75° 后伸10°～30° 外旋30° 上举110°
冻结期（僵硬期）	4～12月	关节囊挛缩，关节周围大部分软组织受累	疼痛减轻	压痛范围广，关节活动受限明显，挛缩性功能障碍	外展＜45° 后伸10°～20° 内旋＜10° 上举＜90°

（续表）

分期	持续时间	病位	症状	体征	关节活动
恢复期 解冻期	5～26月	软组织挛缩，粘连解除，炎症逐渐消退	疼痛消失	活动逐渐恢复	活动基本正常

【诊断要点】

一、症状

1. 疼痛

肩部疼痛多呈弥散性，可向颈、背、臂、手放射，多为钝痛、刀割样痛，夜间或肩部活动时疼痛加重，昼轻夜重为本病的一大特点。

2. 活动受限

肩关节主动活动受限，日常生活能力如穿衣、梳头、系裤、摸背等受限。

二、体征

1. 肩关节活动功能障碍

表现肩关节各向的主动、被动活动范围减少，通常以前屈上举、外展、外旋、后伸及后伸内旋屈肘活动的受限为主，关节活动度测量，评定活动受限程度。

2. 压痛

肱骨大结节、肱骨结节间沟、肩峰下缘突、肱二头肌腱附着处、大小圆肌及肩胛骨外侧缘等压痛，康复评定使用视觉评定量表。

3. 肌肉痉挛

可触及斜方肌、菱形肌、提肩胛肌等的痉挛及压痛。

4. 肌力下降

在后期，肩周肌肉萎缩以肱二头肌、三角肌为主，采用徒手肌力评定量表评定相关肌力。

5. 摸口试验

正常手掌在肩上举时，中指可触及对侧口角，根据受限程度分为：轻度，仅能触及对侧耳翼；中度，仅触到顶枕部；重度，达不到顶枕部。

6. 摸背试验或摸肩胛

肩内收、内旋，正常中指指尖可经背后触及对侧肩胛下角。轻度：中指能过背中线；中度：能过腋后线，但达不到背中线；重度：仅能过同侧腋后线。

三、辅助检查

1. X 线检查

初期无异常改变，后期可出现骨质疏松，冈上肌肌腱钙化，大结节附近软组织内有钙化斑，关节间隙变窄或增宽等现象。

2. 关节造影

肩关节腔减小，肩关节囊下部皱襞消失。

3. MRI 检查

可发现病变部位的特异性改变。

4. 超声检查

可明确诊断并引导注射治疗。

四、鉴别诊断

1. 肩峰下撞击综合征

各种原因导致的肩峰下间隙减小，肩峰下结构挤压及撞击，引起肩部疼痛、活动障碍。主要表现为肩峰周围疼痛，上举或持物时加重，外展 60 ～ 120° 疼痛明显，可出现夜间疼痛，肩峰前外侧压痛，主动活动受限，被动活动稍受限，多数肩峰撞击征患者都有 3 个月的保守治疗机会，可以进行局部制动、理疗、应用非甾体抗炎药物对症治疗。

2. 肩袖损伤

两者都有活动受限和疼痛。不同的是肩周炎多为持续性疼痛，夜间痛甚，活动到受限角度后，疼痛加剧不能活动，无法达到正常角度，主被动活动度都有受限，但在活动范围内无明显无力。而肩袖损伤是因直接或间接撞击损伤引起，主动活动引起疼痛且活动受限，而被动活动无关节活动受限，外展上举无力，治疗应减少肩部运动，与肩周炎加强运动不同。

3. 颈椎病

神经根型颈椎病可因颈 5 神经根受到刺激出现肩部疼痛，而长时间疼痛、肌痉挛又可导致慢性损伤性炎症。故颈椎病可有肩部症状，也可继发肩周炎。二者主要鉴别点是颈椎病时单根神经损害少，往往有前臂及手的根性疼痛，且有神经定位体征，但肩部往往无明显压痛点，仅有颈部疼痛不适和活动障碍，肩部活动正常。

4. 肩部肿瘤

肩部肿瘤虽较其他疾病少见，但后果严重。临床上有时将中老年人的肩痛长期以肩周炎或颈椎病治疗，从而延误诊断。因此，凡疼痛进行性加重，不能用固定患肢方法缓解疼痛，并出现轴向叩痛者，均应影像学检查，以排除骨病。

【辨证论治】

一、方药选用（见表 105）

表 105　肩凝症的方药选用

分期	证型	治　则	代表方
早期	风寒湿阻症	祛风散寒，舒筋通络	桂枝附子汤加减
中期	脉络瘀滞症	活血化瘀，行气止痛	身痛逐瘀汤加减
后期	气血亏虚证	补气养血，舒筋通络	黄芪桂枝五物汤或当归鸡血藤汤加减

注：外用药物敷贴等，也可起到舒经活血、消肿止痛、祛风散寒的功效。

二、外治法

（一）毫针法

1. 处方

肩髃、肩髎、肩贞、阿是穴、条口。

2. 操作

条口穴选用 0.30mm×75mm 毫针，针入后向承山透刺，留针期间配合肩部活动。余穴采用 0.30mm×40mm 毫针，刺入后行捻转手法，得气后温针灸 3～5 壮。隔日 1 次，15 次为一疗程。

（二）灸法

1. 处方

阿是穴、肩髃、肩髎、肩井。

2. 操作

采用艾条温和灸，每穴 10～15 分钟，隔日 1 次，15 次为一疗程。

（三）放血法

1. 处方

阿是穴、肩髃。

2. 操作

皮肤针叩刺出血后，拔罐 10 分钟，隔日 1 次，15 次为一疗程。

（四）拔罐法

1. 处方

阿是穴、肩髃。

2. 操作

先于肩部前后来回走罐，局部潮红为止，然后阿是穴、肩髃留罐10分钟，每周2～3次，15次为一疗程。

（五）耳针

1. 处方

肩、皮质下、肾上腺、神门。

2. 操作

选用0.25mm×13mm毫针刺入后，行捻转手法，中强度刺激，约持续半分钟至1分钟，留针30分钟左右。或皮内针、磁珠穴位埋压2～3天。每周2～3次，15次为一疗程。

（六）推拿疗法

① 患者坐位，医师站于患侧，用一手托住患者上臂使其微外展，另一手用滚法或揉法操作，重点在肩前部、三角肌部及肩后部，同时配合患肢的被动外展、旋外和旋内活动，为8～10分钟，以滑利关节、松解粘连。

② 医师用按法依次按肩井、天宗、肩内陵、肩贞、肩髃、手三里、合谷等穴，以酸胀为度，每穴30秒。对粘连部位或压痛点用弹拨法操作数次，以解痉止痛、剥离粘连。

③ 医师一手扶住患肩，另一手握住其腕部或托住肘部，以肩关节为轴心做环转摇动数次，幅度由小到大。然后，再做肩关节内收、外展、后伸及内旋的扳动数次。也可握住患者腕部，将患肢慢慢提起，使其上举，同时做牵拉提抖拔伸法。本法适用于肩关节功能障碍明显者，以松解粘连、滑利关节。

④ 医师先用搓揉、拿捏手法在肩部周围操作，最后用搓法从肩部到前臂反复上下搓动3～5遍，以舒筋活血。

（七）物理因子疗法

改善血液循环及营养代谢，促进充血的消散、水肿的吸收，缓解肌肉痉挛，减轻疼痛，松解粘连，改善功能（见表106）。

表 106　肩周炎的物理因子疗法

项　　目	部　　位	剂量及方法
超短波疗法	中号电极，患肩对置	急性期：无热量 慢性期：微热量
低频调制中频电疗法	患肩痛处	急性期：与超短波联合 慢性期：与热疗联合
紫外线治疗	患肩前、后、侧 3 区	红斑量，每日 1 区
超声波疗法	移动与痛点固定结合	以每秒 3 厘米速度移动，痛点可固定 10 ~ 30 秒
红外线	患肩	慢性期：可耐量

（八）运动疗法

　　主要以肩关节活动度训练为主，过程中结合物理因子治疗，循序渐进，逐渐扩大关节活动范围，以不增加疼痛为度，避免继发性损伤（见表 107）。

表 107　肩周炎的运动疗法

名称	方法	具体步骤	
关节活动度训练	下垂摆动训练	1. 身体前屈至上身与地面平行，手臂自然下垂，先做前后摆动，适应无痛后再左右摆动，最后增加划圈动作，每个方向 20 ~ 30 次。	
		2. 在 1 的体位基础上，患者手持 1 ~ 2 千克的重物进行上述的动作	
		3. 若疼痛较明显，可在健侧手保护下或由健手托住患侧肘部进行，逐渐增大运动的幅度	
	下垂摆动训练	4. 若患者腰痛，也可俯卧位，将患肩垂于床外，然后进行上述放松摆动或提重物摆动训练，该法多用于急性期	

（续表）

名称	方法	具体步骤	
关节活动度训练	爬墙	面对墙或侧对墙，足与墙保持一定距离，用手指逐渐向上爬行，直至疼痛不能再向上为止，每日2～3次，每日逐渐增加能爬到的高度，锻炼肩外展和前屈运动	
	木棍运动	双手握住木棍两端，利用健侧肩关节的活动带动患侧肩关节，进行各个方向的关节活动：前屈、外展、后伸、内旋、外旋等	

（续表）

名称	方法	具体步骤	
肌力训练	抗阻训练	急性期以肩带肌的等长收缩或较轻的抗阻训练为主；疼痛缓解后，可进行抗阻训练，阻力由轻到重，逐步增加	

（九）关节松动治疗

采用被动活动关节的手法，松解关节粘连、增强软组织弹性、缓解肌肉痉挛，对于合并肩关节脱位或严重骨质疏松的患者应慎用或不用。

（1）急性期运动

在急性期，因疼痛剧烈，多采用Ⅰ级手法，即在肩关节活动的起始端小范围松动；在冻结期，因肩关节活动受限，多采用Ⅱ、Ⅲ级手法，即在肩关节活动范围内大幅度地松动。第Ⅲ、Ⅳ级手法都接触关节活动终末端，改善活动度效果显著，操作手法要轻柔，活动关节速度要慢，患者如无明显疼痛，可配合物理因子治疗，手法治疗前可用蜡疗等缓解肌肉痉挛、促进血液循环。手法治疗后用冰敷止痛，缓解关节肿胀，除对盂肱关节松动外，还应对肩锁关节、胸锁关节和胸壁肩胛关节进行松动。每种手法可重复 2 ~ 3 次。

（2）麻醉后关节松动

针对长期运动治疗、一般关节松动等治疗后仍有明显关节活动受限者，若患者一般情况尚可，可进行麻醉下关节松动。因肩部颈神经支配，硬膜外麻醉有一定风险，多选用静脉复合麻醉。患者仰卧位，先进行水平位牵引，再进行肩关节各方向的手法松动，操作中手法要轻柔，逐步扩大关节活动范围，各方向均无骨性阻滞，如感到或听到撕布样声响，说明粘连已松开。手法松解后立即冰敷，以止血、止痛，减轻关节肿痛。

第四章 肘 劳

【概念】

　　肘劳，也称肱骨外上髁炎，是由于腕伸肌腱附着于肱骨外上髁处的一些纤维不全撕裂及骨膜炎性反应的结果，造成肘外侧的疼痛或放射痛，又称"肱骨外上髁综合征""桡肱滑囊炎""伸腕肌腱附着点扭伤""网球肘"。右侧多于左侧，好发于长期从事上肢单一劳动（以腕力为主）的劳动者。

　　中医学归为"肘劳""肘痛""筋伤"的范畴。

【病因病机】

　　因肘关节半屈曲位，前臂过度的旋前、旋后等原因，前臂伸肌群联合总腱在肱骨外上髁附着部牵拉，局部充血、水肿等损伤性炎性反应，在损伤肌腱附近发生粘连，纤维变性，产生的病理改变。

【诊断要点】

一、病史

　　缓慢发病，一般无明显外伤史，多有慢性劳累史。

二、症状

1.疼痛

　　肘关节外侧疼痛，疼痛可向前臂及腕部放射，疼痛剧烈时可影响睡眠、吃饭。

2.活动不利

　　不能提重物、拧毛巾、扫地等。

三、体征

1.压痛

　　肱骨外上髁压痛明显。

2.密欧（Mill）氏试验

　　将患侧肘关节稍稍弯曲，腕关节强掌屈，前臂完全旋前，然后再将肘关节伸直，在伸直时可引起肱骨外上髁处的剧痛。

3."网球肘"试验

　　检查者一手固定患者患侧前臂，并嘱其握拳伸腕，此时检查者一手在患者拳头的背侧施以压力，试图使其腕部掌屈，可引起肱骨外上髁处的剧痛。

四、辅助检查

肘关节 X 线正侧位片证实无骨质病变，有时可见钙化阴影、肱骨外上髁粗糙、骨膜反应等。

【治疗方法】

一、方药选用

可选用中药如当归、羌活、红花、防风、木瓜、透骨草、川芎、片姜黄等进行热敷，改善局部血运，缓解疼痛；或选用活血化瘀、散寒止痛的米醋，用毛巾或纱布浸润，敷于颈部肌紧张处，其上放置热水袋热敷，缓解疼痛。

二、外治法

（一）毫针法

1. 处方

阿是穴、曲池、合谷。

2. 操作

采用 0.30mm×40mm 毫针，刺入后行捻转手法，得气后温针灸 3～5 壮。隔日 1 次，15 次为一疗程。

（二）灸法

1. 处方

阿是穴。

2. 操作

采用艾条温和灸 15～20 分钟，或隔姜灸 3～5 壮，隔日 1 次，15 次为一疗程。

（三）放血法

1. 处方

阿是穴。

2. 操作

皮肤针叩刺出血后，拔罐 10 分钟，隔日 1 次，15 次为一疗程。

（四）耳穴疗法

1. 处方

肘、肾上腺、神门。

2. 操作

选用 0.25mm×13mm 毫针，刺入得气后留针 30 分钟左右；或皮内针、磁珠穴位埋压 2～3 天。每周 2～3 次，15 次为一疗程。

（五）推拿治疗

① 患者坐位或仰卧位，医师立于或坐于病侧，患者肘关节下垫薄枕，用轻柔的揉法或一指禅推法从肘部沿前臂外侧操作，往返 10 次左右，以舒筋通络。

② 用拇指按揉曲池、手三里、尺泽、合谷，用中指按揉小海、少海，手法宜缓和，同时配合拿揉法沿腕伸肌往返提拿揉动，约 5 分钟，以活血舒筋。

③ 以右侧为例，医师右手持腕，使患者右前臂旋后位，左手用屈曲的拇指端压于肱骨外上髁前方，其他四指放于肘关节内侧。右手逐渐屈曲肘关节至最大限度，左手拇指用力按压肱骨外上髁的前方，然后再伸直肘关节，同时医师左手拇指推至患肢桡骨头之前上面，沿桡骨头前外缘向后弹拨腕伸肌起点，操作后患者有桡侧三指麻木感及疼痛减轻的现象。也可将前臂旋前位，放置桌上，肘下垫物，医师用拇指向外方紧推邻近桡侧腕长、短伸肌，反复数次，弹拨范围可上下移动，以松肌解痉。

④ 医师一手握肱骨下端，另一手握腕部做对抗用力，拔伸肘关节，握腕部的一手同时做轻度的前臂旋转摇法，握肱骨下端的一手拇指同时按揉桡骨头，在拔伸过程中再做肘关节屈伸扳动数次。并用擦法沿腕伸肌群往返操作，以透热为度，然后搓上肢数次，以理筋整复。

（六）物理因子治疗

采用蜡疗、超声波、经皮神经电刺激、红外线等治疗方法对肘部痛点进行针对性治疗。

（七）运动疗法

该方法在患者非急性期时进行，若在治疗过程中患者出现疼痛、肿胀等症状加重的情况，应立即调整治疗方案并采用冰敷（见表 108）。

表 108　肱骨外上髁炎的运动疗法

步骤	方　　法
1	患侧手握住橡胶棒的一端，使腕关节处于最大伸展位
2	健侧手抓住橡胶棒的另一端
3	健侧手扭住橡胶棒的同时保持患侧腕关节处于最大伸展位
4	肘关节伸直将双臂前置放在身前，保持健侧腕关节处于最大屈曲位、患侧腕关节处于最大伸展位
5	缓慢释放扭力，允许患侧腕关节屈曲运动

注：每日1次，每次重复15下。

第五章　落　枕

【概念】

落枕又称"失枕"，是因颈项部肌肉痉挛而引起的以颈部疼痛、颈项僵硬、活动受限为主要表现的一系列症状。常为急性发病，多见于成年人，老年患者往往是颈椎病变的反映，有反复发作的特点，轻者数天可以自愈，重者迁延数周，影响生活。

【病因病机】

一、劳损

睡眠姿势不良、头颈长时间处于过度偏转的位置；或因睡眠时枕头不合适，过高、过低或过硬，使头颈处于过伸或过屈状态，均可导致肌肉、韧带关节囊受到长时间不适当的牵拉，局部缺血缺氧而致软组织紧张、痉挛。

二、扭伤

颈部突然扭转或肩抬重物，使颈部部分肌肉扭伤牵拉，出现痉挛或颈椎小关节交锁嵌顿而发病。

三、外感风寒

睡眠时，因露卧当风、空调、电扇等长时间刺激，使颈项部感受风寒，血管收缩、气血运行不畅而致肌肉紧张疼痛。

【诊断要点】

一、症状

1. 疼痛

颈项、肩胛冈周围、上背部出现疼痛，多为睡醒后，一侧或多见，某一特定方向活动时疼痛加重。

2. 活动受限

颈项强迫体位，僵硬状态，活动受限，头部转动时连带上半身同时活动，以腰部代偿颈部旋转。

3. 畸形

头颈部因疼痛及肌紧张偏于一侧或固定于前屈位。

4. 其他

可伴有头晕、情绪烦躁等症状。

二、体征

1. 压痛

颈肩部肌紧张明显，局部可有明显压痛，常累及胸锁乳突肌、斜方肌、肩胛提肌等肌肉，在局部还可触及条索状改变，可用视觉模拟评分法（VAS）对压痛程度进行评估。

2. 运动障碍

颈椎运动功能受限，导致颈椎关节活动度异常，多表现为后伸、旋转等活动范围变小，可对颈椎关节进行主动和被动活动度测量，了解颈椎运动障碍情况。

三、辅助检查

颈椎 X 线主要用于排除颈部骨质病变，一般无明显改变。由于颈部肌紧张、头部姿势异常，X 线可见颈椎侧弯、生理曲度变直，甚至反张。

四、鉴别诊断

1. 寰枢关节半脱位

一般有外伤或肩部负重病史，表现为颈项疼痛，颈椎旋转受限，可行颈椎张口位片明确诊断。

2. 颈椎结核

有结核病史，伴随全身症状，如低热、盗汗、消瘦等，颈椎 X 线可鉴别。

3. 颈椎病

起病缓慢，病程较长，可反复出现落枕，X 线可见颈椎椎间隙狭窄，骨质增生。

【治疗方法】

一、方药选用

可使用活血止痛中药（参考网球肘）进行外敷，或使用活血止痛膏药舒经止痛。

二、外治法

（一）毫针法

1. 处方

落枕穴。

2. 操作

选用 0.30mm×40mm 毫针，刺入后行捻转手法，并嘱患者缓缓活动颈部，留针 30 分钟。每日 1 次。

（二）灸法

1. 处方

阿是穴、风池、肩中俞、肩井。

2. 操作

采用艾条温和灸，每穴 10 分钟左右，每日 1 次。

（三）放血法

1. 处方

阿是穴。

2. 操作

皮肤针叩刺出血后，拔罐 10 分钟。每日 1 次。

（四）拔罐法

1. 处方

阿是穴、肩中俞、肩外俞、肩井。

2. 操作

罐具吸拔后留罐 10～15 分钟，每次约 10～15 分钟，每日 1 次。

（五）耳穴疗法

1. 处方

颈椎、神门、压痛点相应部位。

2. 操作

选用 0.25mm×13mm 毫针，刺入后快速捻针，行强刺激法，留针 30 分钟，期间运针 3～5 次，配合患者颈部活动，每日 1 次。或磁珠、穴位埋压 2～3 天，每日自行按压 3～5 次，按压时配合活动颈部。

（六）推拿治疗

① 患者取坐位，医者立于其后，用轻柔的揉法、一指禅推法在患侧颈项及肩部施术 3～5 分钟，以松解颈项部肌肉。同时做颈部轻微的屈伸和侧屈运动。

② 用拿法提拿颈项及肩部，以患侧为重点推拿部位，并弹拨紧张的肌肉，以疏通气血、解痉止痛。

③ 若滑膜嵌顿或关节突关节错缝，可嘱患者自然放松颈项部肌肉，医者左肘托起下

颌，右手扶持后枕部，使颈略前屈，下颌内收。双手同时用力向上提拉拔伸，并缓慢左右旋转患者头部 10 ～ 15 次，以活动颈椎关节突关节，减轻软组织紧张。然后，在颈部微前屈的状态下，迅速向患侧加大旋转幅度，手法要稳而快，手法的力度和旋转的角度必须掌握在患者可以耐受的限度内，切忌暴力蛮劲，以防发生意外。

④ 按揉风池、风府、风门、肩井、天宗、肩外俞、阿是穴等，每穴 0.5 分钟，手法由轻到重。然后轻拿颈椎棘突两侧肌肉。

（七）物理因子疗法

可选用中频脉冲电疗法、超短波疗法、蜡疗等（参考颈椎病急性期）。

（八）运动疗法（见表 109）

表 109　落枕的运动治疗（右侧为患侧）

方　法		步　骤	
肌肉能量技术	收缩放松	患者端坐位做颈部侧屈，治疗师一手手掌轻贴患者颞部，另一手手掌或肘部压住患者肩峰处，以患者感觉拉伸绷紧为宜，保持 20 ～ 25 秒后放松，重复 3 ～ 5 次	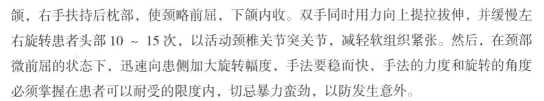
	等长收缩后放松	在收缩放松基础上，活动患者颈部至无痛 – 疼痛的临界位置治疗师维持颈部位置，嘱患者用 10% ～ 20% 的力量与治疗师进行对抗，维持 8 ～ 10 秒，重复 3 ～ 5 次	

（续表）

方　法		步　骤	
交互抑制		治疗师一手置于患者健侧肩部，一手掌置于颞部，活动患者颈部肌肉达无痛－疼痛的临界位置，治疗师双手对向用力并维持阻力，嘱患者主动收缩健侧肌肉，与治疗师对抗并维持8～10秒后放松，重复3～5次	
手法松解		在拉伸状态，找到痛点，按揉松解肌紧张	
肌力训练		方法参照颈椎病章节	

第六章 膝 痹 病

【概念】

膝痹病又称膝骨关节病、退行性关节病、增生性关节炎，是一种以软骨破坏为特征，由机械性、代谢、炎症和免疫等因素作用而造成的慢性、进展性关节疾病。属中医"膝痹病"范畴。我国膝关节症状性骨关节炎的发病率为 8.1%。

【病因病机】

一、病因

1.原发性膝骨关节炎

又称特发性骨性关节炎，病因不明确，多与年龄（＞55 岁）、性别（女性＞男性）、肥胖（体重指数＞25）、遗传基因、环境等因素有关，一般病程进展缓慢。

2.继发性膝骨关节炎

又称创伤性关节炎，常继发于关节畸形、关节内骨折、半月板破裂、感染性关节炎、骨坏死等疾病之后。

二、病理特点

各种原因导致胶原纤维支架的分离，破损软骨承受应力的能力下降，导致软骨下骨承受相对较多的应力而发生微骨折，修复后的骨组织失去正常的弹性，导致关节软骨进一步损伤。

【诊断】

一、症状

1.关节疼痛

初期为轻度或中度间断性隐痛，休息后好转，活动后加重。随着疾病的进展，疼痛可影响上下楼梯或蹲下起立动作，甚至影响平地行走，晚期可以出现持续性疼痛或夜间痛。疼痛常与天气变化有关，寒冷、潮湿环境均可加重疼痛。

2.关节活动受限

晨起时关节僵硬及发紧感，俗称晨僵，活动后可缓解。关节僵硬持续时间一般较短，常为几至十几分钟，极少超过 30 分钟。患者在疾病中期可出现关节绞锁，晚期关节活动受限加重，最终导致残疾。

二、体征

1. 压痛

关节局部会有压痛，在伴有关节肿胀时压痛明显。

2. 关节畸形

早期畸形不明显，随着疾病进展、软骨层变薄、半月板损伤脱落或骨赘增生等变化都可导致膝关节明显内翻、外翻或（和）旋转畸形。

3. 骨摩擦音

由于关节软骨破坏，关节面不平整，活动时可以出现骨摩擦音（感）。

4. 肌肉萎缩

多伴有关节无力，关节疼痛和活动能力下降可以导致受累关节周围肌肉萎缩，关节无力；也有研究表明股四头肌无力实际上发生在膝骨关节炎（osteoavthritis, OA）之前。

三、辅助检查

1. X 线检查

为 OA 明确临床诊断的"基本标准"，是首选的最简单、最有价值的影像学检查。在 X 线片上 OA 的三大典型表现为受累关节非对称性关节间隙变窄、软骨下骨硬化和（或）囊性变、关节边缘骨赘形成。部分患者可有不同程度的关节肿胀，关节内可见游离体，甚至关节变形。根据 Kellgren 和 Lawrence 的放射学诊断标准，可分为五级（见表 110）。

表 110　膝关节 OA 放射学诊断分级

分级	表　现
0 级	正常
Ⅰ级	关节间隙可疑变窄，可能有骨赘
Ⅱ级	有明显的骨赘，关节间隙轻度变窄
Ⅲ级	中等量骨赘，关节间隙变窄较明确，软骨下骨质轻度硬化改变，范围较小
Ⅳ级	大量骨赘形成，可波及软骨面，关节间隙明显变窄，硬化改变极为明显，关节肥大及明显畸形

2. 膝关节 MRI

是对明确早期诊断、鉴别诊断、分期及确定治疗方案，有一定价值的影像学补充标准，表现为膝关节的关节软骨厚度变薄、缺损，骨髓水肿、囊性变、关节积液及腘窝囊肿。有些会伴有半月板损伤及变性。

3. 实验室检查

是用来鉴别和排除与膝关节 OA 相似的其他膝关节炎症等疾病的"鉴别标准"。血常规、蛋白电泳、免疫复合物及血清补体等指征一般在正常范围。伴有滑膜炎者可见 C 反应蛋白（CRP）及血沉（ESR）轻度升高，类风湿因子及抗核抗体阴性。

四、临床分期

根据临床与放射学结合，可分为以下四期，诊断标准见表 111。

1. 初期

偶发膝关节疼痛，可正常进行日常活动，无膝关节肿胀，无明显畸形（或原有畸形）；X 线表现（Ⅰ级）。

2. 早期

经常出现膝关节疼痛，日常活动基本不影响，少数患者平路行走偶有影响，常于起立、下蹲或上下楼时疼痛，活动轻微受限，偶有关节肿胀，无明显畸形（或原有畸形）。X 线表现（Ⅱ级）。

3. 中期

经常出现膝关节严重，日常活动因疼痛受限，复发性膝关节肿胀，可能出现明显的膝关节轻度内翻或外翻畸形。X 线表现（Ⅲ级）。

4. 晚期

疼痛严重，日常活动严重受限，行走需支具或不能行走，可能经常出现膝关节肿胀，可能有严重的畸形，内翻及屈膝畸形明显，髌骨研磨试验（＋），关节活动度明显缩小，严重不稳。X 线表现（Ⅳ级）。

表 111　膝关节 OA 诊断标准

序号	症状或体征
1	近 1 个月内反复的膝关节疼痛
2	X 线（站立位或负重位）示关节间隙变窄、软骨下骨硬化和（或）囊性变、关节边缘骨赘形成。
3	年龄≥50 岁
4	晨僵时间≤30 分钟
5	活动时有骨摩擦音（感）

注：满足诊断标准1＋（2、3、4/5条中的任意两条）可诊断膝骨关节炎。

五、鉴别诊断

1. 类风湿关节炎

两者都累及膝关节等，然而类风湿以近指关节和掌指关节的病变为突出，且关节肿痛，滑膜炎症远较骨性关节炎明显，很少出现 Heberden 结节，且类风湿因子阳性，血沉增快。

2. 银屑病关节炎

可累及膝关节，但 X 线表现与骨性关节炎不同。患者皮肤有银屑病皮疹。

3. 假性痛风

为焦磷酸钙晶体沉着于关节软骨、滑膜、包膜、韧带而引起局部关节（其中以膝受累多见）的肿痛，X 线表示关节软骨面有钙化线，关节液中可找到焦磷酸钙的结晶。后两者可与骨性关节鉴别。

【辨证论治】

一、方药选用（见表 112）

表 112　膝痹常用方药选用

证型	治　则	选　　方
风寒湿痹证	祛寒散寒，除湿止痛	防己黄芪汤加减； 中成药可酌情使用追风透骨胶囊等
风湿热痹证	清热疏风，通络止痛	大秦艽汤加减
瘀血闭阻证	活血化瘀，舒筋止痛	身痛逐瘀汤加减
肝肾亏虚证	滋补肝肾，强壮筋骨	肾气丸加减；中成药可酌情使用六味地黄丸、骨刺胶囊、仙灵骨葆胶囊等

二、外治法

（一）外用药

根据病情在膝部疼痛部位贴敷云南白药膏、消痛贴膏等膏药；或中药加热后置于患膝，进行热敷；或将中药进行水煮，利用煮沸后的蒸汽进行熏蒸患膝等，药用红花、透骨草、川乌、草乌、伸筋草、鸡血藤、红花、威灵仙、乳香、没药等。

（二）针灸疗法

膝关节局部取穴、辨证取穴、特定穴配穴等方法。常用穴位组合有膝阳关、犊鼻、鹤顶、阿是穴；足三里、阴陵泉、血海、悬钟、委中、三阴交、梁丘、伏兔、犊鼻；大杼（骨会）、绝骨（髓会）、阳陵泉（筋会）。

（三）推拿疗法

可松解粘连，防止关节僵硬，降低肌肉张力。患者俯卧位，医师以拿法或擦法施于大腿后侧（腘绳肌）、小腿后侧约2分钟；再推、揉或一指禅推腘窝部2分钟。患者仰卧位，下肢伸直放松，膝关节下垫低枕；医师以擦法施于患肢阔筋膜张肌、股四头肌、内收肌群约3分钟；再用摩、揉或一指禅推法施于内外膝眼、阿是穴。被动屈伸，收展髋关节，至极限位（以患者能忍受为度），反复3次。被动屈伸膝关节，至极限位（以患者能忍受为度），反复3次。

（三）物理因子治疗

可增强关节局部血液循环，缓解肌肉紧张，减轻疼痛，改善关节功能，常用的治疗方法如下。

1. 热疗

通过水疗、蜡疗等方式实现，能有效地改善肌腱柔韧性，以便加强其后进行的伸展训练或促进用以缓解疼痛的放松训练。

2. 冷疗

使用冰块、冰袋冷敷可抑制滑膜中胶原酶活性，缓解疼痛，降低肌痉挛，有效地减轻肿胀。

3. 经皮神经电刺激（TENS）

能很好地缓解膝关节疼痛，是美国物理治疗协会在最新膝关节疼痛患者临床诊疗中唯一推荐的电物理疗法。

（四）运动疗法

1. 肌力训练

股四头肌被认为是与膝关节 OA 最具有相关性的肌肉，推测反复的下肢脉冲载荷可能导致了膝关节 OA 发生和发展，强壮的伸膝肌可能通过在足跟着地前减缓减速期以减少下肢的脉冲载荷，从而对膝关节起到保护作用，如图 77。

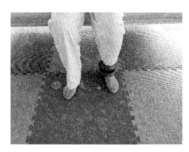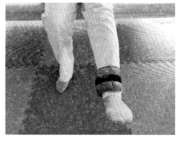

图77　肌力训练

2. 平衡和本体感觉训练

如果下肢的本体感觉没有达到良好的状态，那么在负重活动时传导至髋和膝关节的冲击力将会增加，这种冲击力的反复作用可能会加速膝 OA 的进展并加重相关症状，可采用平衡训练、敏捷性训练等训练方法（如图 78），增加姿势稳定性。

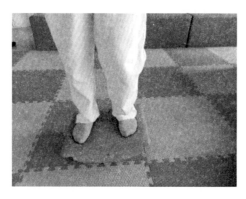

图78　平衡训练

3. 辅助器具

生活辅具如手杖、拐杖可辅助保持平衡，也可减轻关节负荷；膝关节屈曲明显会导致关节内压力增高，可采用内侧或外侧楔形鞋垫，以减少膝外翻或内翻的程度。通过矫形器的结构性支撑和重塑限制关节在多个平面上的活动性，从而实现镇痛和关节保护的作用。

第三篇 皮肤五官疾病

第一章 荨麻疹

【概述】

荨麻疹主要表现为皮肤上出现瘙痒性风团，发无定处，骤起骤退，消退后不留任何痕迹。因其时隐时起，遇风易发，故名"瘾疹"，又称"风疹""风疹块"。本病急性者短期发作后多可痊愈，慢性者常反复发作，缠绵难愈。

【病因病机】

荨麻疹的发生，内因禀赋不足，外因风邪为患。急性多为邪郁于肌表，慢性多由于阴血亏虚，肌肤失养（见表113）。

表113 荨麻疹的病因病机

病因	病　　机	病机转归
禀赋不足风邪为患	卫外不固，风寒、风热之邪客于肌表，营卫失调	1.治疗及时得当，客于肌表病邪得解，急性荨麻疹得以痊愈；2.治疗延误不当，耗伤阴血，变为慢性
	饮食不节，致胃肠湿热，郁于肌肤	
	情志不遂，肝郁化火，耗伤阴血，或久病耗伤气血，虚风内生，肌肤失养	

【诊断、辨证要点】

1.诊断要点

临床表现以发病突然，皮肤上突然出现大小不等、形状不一的风团，成块或成片，高起皮肤，边界清楚，发无定处，瘙痒异常，发病迅速，消退亦快，反复发作，消退后不留任何痕迹为主要特征。

2.辨证要点

（1）辨急缓

根据病程长短，可分为急性和慢性两种。急性者，骤发速愈，一般经2周左右可停止发作；慢性者，多无明显全身症状，风团时多时少，反复发作，常迁延数年。

（2）辨虚实

起病急骤，风团色红，瘙痒剧烈，多为实证；迁延难愈，劳则复发或加剧多为虚证。

（3）辨病位

邪在肌腠，则单见风团，或红或白，来去迅速，无兼证；邪在肠胃，则除风团外，伴见脘痛、纳呆、神疲、便秘或泄泻等。

【辨证论治】

一、方药选用（见表114）

表114　荨麻疹常用方药选用

主要证型	症状表现	治疗法则	代表方药	使用注意
风热犯表	风团色鲜红，灼热剧痒，遇热加重，发热恶寒，咽喉肿痛。舌苔薄黄，脉浮数	疏散风邪，清热止痒	疏风汤，荆防方	服药期间避免接触过敏性物品和药物，忌食鱼腥、虾蟹、葱蒜等刺激之品
风寒束表	皮疹色白，遇风寒加重，得暖则减，恶寒。舌淡苔薄白，脉浮紧	疏风散寒	麻桂各半汤加减	
胃肠湿热	皮疹色红，成块成片，伴脘腹疼痛，恶心呕吐，便秘或腹泻。舌红苔黄腻，脉滑数	清热化湿，通腑泄热	防风通圣散加减	
血虚风燥	皮疹时轻时重，病程迁延，午后或夜间加剧，伴心烦寐少，口干，手足心热。舌红少苔，脉细数无力	滋阴养血，疏散风邪	当归饮加减	

二、外治法

（一）毫针法

1.处方

曲池、血海、三阴交。大便干结加天枢、支沟，心烦寐少加神门、太冲。

2.操作

采用0.30mm×40mm毫针，得气后留针30分钟。隔日1次，15次为一疗程。

（二）灸法

1.处方

风门、膈俞、曲池、合谷、风市、血海。

2.操作

每次交替选用2～3穴，采用艾条温和灸15～20分钟。每周2～3次，15次为一疗程。

（三）放血法

1. 处方

大椎。

2. 操作

用皮肤针叩刺至皮肤出血，拔罐 10 ～ 15 分钟。每周 1 ～ 2 次，10 次为一疗程。

（四）拔罐法

1. 处方

神阙、风门、肺俞。

2. 操作

神阙先留罐 5 分钟，起罐后再拔 5 分钟，如此反复拔 3 次；也可以用闪罐法反复吸拔至穴位局部充血。风门、肺俞则留罐 10 分钟左右。每日 1 次，5 次为一疗程。

（五）耳针法

1. 处方

耳尖、肺、风溪、肾上腺、神门。

2. 操作

耳尖放血 3 ～ 5 滴，余穴选用 0.25mm×13mm 毫针，刺入得气后留针 30 分钟左右；或皮内针、磁珠穴位埋压 2 ～ 3 天。每周 2 ～ 3 次，15 次为一疗程。

第二章　神经性皮炎

【概述】

神经性皮炎是一种皮肤神经功能障碍性疾病，以皮肤肥厚、皮沟加深、苔藓样改变和阵发性剧烈瘙痒为特征。本病与大脑皮层兴奋与抑制平衡失调有关。精神因素被认为是主要的诱因。情绪紧张、焦虑都可促使皮损发生或复发。

【病因病机】

多由情志内伤，风邪侵扰，营血不和，气血凝滞而成。情志不遂、精神紧张极易促使病变发生或复发（见表 115）。

表 115　神经性皮炎的病因病机

病因	病　机	病机转归
外感风热	风热外袭，蕴阻肌肤，失于疏泄	肝气郁结治疗不及时，容易郁久化火，耗伤阴血，由实转虚或虚实夹杂
内伤情志	情志不遂，肝气郁结，致气血不畅，凝滞皮肤	
摩擦刺激	病程日久，阴血耗伤，化燥生风，肌肤失养	

【诊断、辨证要点】

1. 诊断要点

本病好发于项后两侧、肘膝关节。初起为正常皮色或淡红色扁平丘疹，呈圆形或多角形，密集成片，边缘清楚。日久局部皮肤增厚、干燥粗糙、纹理加深，形成苔藓样变，表面有少许鳞屑。自觉阵发性剧烈瘙痒，尤以夜间及安静时为重。

2. 辨证要点

（1）辨风热和肝火

风热患者，皮疹呈淡褐色，辛辣食物会加重病情；肝火盛患者，皮损呈红色，多因情志刺激后诱发或加重。

（2）辨虚实

病程短，皮疹呈淡褐色或红色，多为实证；病程日久，皮疹融合成片，皮肤增厚，色素沉着，或有灰白鳞屑，多为虚证或虚实夹杂。

【辨证论治】

一、方药选用（见表116）

表116 神经性皮炎常用方药选用

主要证型	症状表现	治则	代表方药	使用注意
风热蕴阻	皮疹呈淡褐色，皮损成片，粗糙肥厚，阵发性剧痒。舌苔薄黄，脉浮数	祛风清热	消风散	服药期间忌食辛辣，生活规律
肝郁化火	皮损色红，心烦易怒，失眠多梦，眩晕，口苦口干。舌红，脉弦数	疏肝理气	龙胆泻肝汤加减	
血虚风燥	丘疹融合，成片成块，表面干燥，色淡或灰白，皮纹加深，上覆鳞屑，剧烈瘙痒，夜间尤甚。舌红少苔，脉细	养血润燥，祛风止痒	当归饮子加减，四物消风饮加减	

一、外治法

（一）毫针法

1. 处方

风池、大椎、曲池、膈俞。

2. 操作

采用0.30mm×40mm毫针，得气后留针30分钟。隔日1次，15次为一疗程。

（二）放血法

1. 处方

皮损局部。

2. 操作

用皮肤针重叩皮损局部，以渗血较多为宜，再拔罐10～15分钟。每周1～2次，5次为一疗程。

（三）耳针法

1. 处方

肺、肾上腺、皮质下、内分泌、神门。

2. 操作

选用0.25mm×13mm毫针，刺入得气后留针30分钟左右；或皮内针、磁珠穴位埋压2～3天。每周2～3次，10次为一疗程。

第三章　牙　痛

【概述】

牙痛，又称"牙宣""骨槽风"，以牙齿疼痛为主要表现的口齿病证。可见于现代医学的龋齿、牙髓炎和牙本质过敏等。

【病因病机】

齿为骨之余，肾之标；牙龈属阳明，与外界直接相通。因此，风热外袭、阳明火旺、肾阴不足均可引起牙痛（见表117）。

表117　牙痛的病因病机

病因	病机	病机转归
外热，或内热是牙痛致病的主要因素	风热外袭，循经上炎，齿脉不畅，不通则痛	外邪不解，热入于里，致胃热内盛，阳明之火更甚
	饮食不节，胃火内炽，循经上蒸，燔灼齿龈	
	年老体弱，肾阴不足，虚火上炎，龈齿失养	

【诊断、辨证要点】

1. 诊断要点

多由牙齿不洁、牙体受损，以及其他牙病病史。临床表现以牙齿及邻近组织的牵涉疼痛为主要特征。每因冷、热、酸、甜等刺激而发作或加重。

2. 辨证要点

（1）辨经络

病在齿，涉及手足阳明经。痛在下齿为手阳明病证，痛在上齿为足阳明病证。

（2）辨虚实

起病较急，疼痛剧烈，齿龈肿胀者属实证；起病较缓，隐隐作痛，牙龈萎缩者属虚证。

【辨证论治】

一、方药选用

表118　牙痛常用方药选用

牙痛证型	症状表现	治疗法则	代表方药	使用注意
风火外袭	发病急骤，牙痛剧烈，牙龈红肿，喜凉恶热，兼发热口渴。舌红苔薄黄，脉浮数	疏风清热，解毒消肿	薄荷连翘方	

（续表）

牙痛证型	症状表现	治疗法则	代表方药	使用注意
胃火炽盛	牙痛剧烈，牙龈红肿，或出脓血，肿连颊面，兼口臭、尿赤、便秘。舌红苔黄，脉洪数。	清胃泻热，解毒消肿	清胃散	服药期间忌食辛辣炙煿等刺激性食物
虚火上炎	牙痛隐隐，时作时止，牙龈微红肿，久之龈肉萎缩，牙齿浮动，咬物无力。伴头晕眼花，腰膝酸软。舌红少津，脉细数	滋阴降火，补肾固齿	知柏地黄汤	

二、外治法

（一）毫针法

1. 处方

合谷、颊车、下关。大便干结加内庭、天枢，牙齿浮松加太溪、肾俞。

2. 操作

采用 0.30mm×40mm 毫针，得气后留针 30 分钟。隔日 1 次，10 次为一疗程。

（二）耳针法

1. 处方

牙、颌、神门、耳尖。实火牙痛配胃，虚火牙痛配肾。

2. 操作

选用 0.25mm×13mm 毫针，刺入得气后留针 30 分钟左右；或皮内针、磁珠穴位埋压 2～3 天。耳尖则用采血针放血 10～15 滴。每周 2～3 次，10 次为一疗程。

（三）推拿治疗

① 患者正坐（或侧卧位，患侧在上），医师先以指按揉面颊部约 2 分钟以舒松关节周围肌肉，再以一指禅推法由上关、下关、颊车、听会、耳门、翳风各穴，往返 3～5 遍，约 15 分钟。推拿时嘱患者先闭口，然后尽量张口，手法操作时患者应有酸胀痛的感觉。

② 在患侧颞颌部用大鱼际擦法，以透热为度。

③ 接上势，医师按揉患者两侧的合谷穴，最后以拿两侧风池、肩井结束治疗。

第四章 咽 喉 痛

【概述】

咽喉肿痛，主要表现为咽喉部红肿疼痛，吞咽不适。多见于现代医学的急性扁桃体炎、急性咽炎、单纯性喉炎和扁桃体周围脓肿等。

【病因病机】

气候骤变、起居不慎、风热火毒、侵袭咽喉，或久病劳伤、阴虚火旺，是本病的主要病因病机（见表119）。

表119 咽喉痛的病因病机

主要病因	病 机	病机转归
外感风热	外感风热，熏灼肺系，上聚咽喉	1. 风热之邪不解，壅盛传里，可致肺胃郁热，咽喉部诸症加重
饮食不节	过食辛热、醇酒厚味，肺胃郁热，上壅咽喉	2. 实证失治误治，阴液受损，可演变成虚证
体虚劳累	房劳、久病，肾阴受损，虚火上炎，熏灼咽喉	

【诊断、辨证要点】

1. 诊断要点

多有外感病史，或咽喉痛反复发作史。临床表现主要为咽喉部红肿疼痛或微红疼痛，咽喉部有灼热、异物、干痒等不适感。

2. 辨证要点

（1）辨虚实

发病较急，咽喉红肿灼痛，吞咽困难者为实证；久病，渐发或反复，红肿疼痛轻微，或有异物感者为虚证。

（2）辨表里

风热外犯表证，病在肺卫上焦，肿痛明显，干燥灼热，吞咽不利，舌苔薄黄，脉浮数。肺胃热毒里证，病在肺胃气分，肿痛较为剧烈，吞咽困难，口渴口臭，舌苔黄或腻，脉滑数。

【辨证论治】

一、方药选用（见表 120）

表 120　咽喉痛常用方药选用

主要证型	症状表现	治则	代表方药	使用注意
风热壅肺	咽喉红肿疼痛，有干燥灼热感，吞咽不利，当吞咽或咳嗽时加剧，伴恶寒发热、头痛。舌红苔薄，脉浮数。	疏风清热，消肿利咽	疏风清热汤加减，银翘散加减	服药期间忌食辛辣、烟酒等刺激之品
肺胃郁热	咽喉肿痛，咽干、口渴、便秘、尿黄。舌红苔黄，脉洪大。	清泻肺胃，消肿利咽	清咽利膈汤加减	
阴虚火旺	咽喉稍肿，色暗红，疼痛较轻，或吞咽时觉痛，微有热象，入夜症状较重。舌红少苔，脉细数	滋养阴液，降火利咽	六味地黄汤加减	

二、外治法

（一）毫针法

1. 处方

合谷、照海、天突。寒热咳嗽加鱼际、列缺，便干口臭加内庭、中脘。

2. 操作

采用 0.30mm×40mm 毫针，得气后留针 30 分钟。隔日 1 次，5 次为一疗程。

（二）放血法

1. 处方

少商。

2. 操作

穴位消毒后用采血针快速点刺，挤压出血 5 滴左右。隔日 1 次，5 次为一疗程。

（三）刮痧法

1. 处方

上胸背部、咽喉两侧。

2. 操作

先从第 7 颈椎到第 7 胸椎沿督脉和膀胱经刮拭，刺激可稍大，再于咽喉两侧从上到下刮拭，刺激稍轻。每周 2～3 次，5 次为一疗程。

（四）耳针法

1. 处方

咽喉、肺、扁桃体、神门。

2. 操作

选用 0.25mm×13mm 毫针，刺入得气后留针 30 分钟左右；或皮内针、磁珠穴位埋压 2～3 天。每周 2～3 次，5 次为一疗程。

（五）推拿治疗

① 患者仰卧位，医师坐在患者头侧，先在患者咽喉局部做一指禅推法和拇、示二指捏拿法，各往返 12 次，然后用轻快柔和的点按手法在人迎、天突、水突、少商、商阳及咽喉部敏感压痛点处，反复操作 3～5 次。

② 患者坐位，医师按揉颈项部，以第 3 颈椎两侧颈夹脊穴为主。

③ 随症加减。风寒外袭者，重按风池、风府，以酸胀为度。风热外侵者，点按曲池、合谷等穴各 1～2 分钟。肺胃实热者，拿肩井，点按关冲、丰隆等穴各 1～2 分钟。

第四篇　妇儿疾病

第一章　产后临床常见病基础知识

产后病最早见于汉代张仲景的《金匮要略·妇人产后病脉证治》。后世医家把产后常见病和危重症概括为"三病""三冲""三急"。

1. 产后三病

《金匮要略·妇人产后病脉证治》云："新产妇人有三病，一者病痉，二者病郁冒，三者大便难。"即"三病"指产后病痉、郁冒、大便难。具体病机如下（见表121）

表 121　产后三病病机

产后三病	病机要点
产后病痉	产后痉病多是由于生产时失血过多、筋脉失养，再加上气虚不固、毛孔张开、感受风邪，致使筋脉拘急不舒而发，主要表现为肢体痉挛、抽搐
郁冒	郁冒是指郁闷昏冒，主要表现为郁闷、眩晕、昏瞀，或有感冒的症状，是由于产后失血，然后又被发汗，腠理不固、寒邪侵袭、郁闭于外，气逆而上冲所致
大便难	大便难是指大便秘结或不畅，是因产后失血、津液重伤，肠道得不到濡养所致

2. 产后三冲

清代《张氏医通》所论的"三冲"，即是指败血上冲，冲心、冲肺、冲胃；其临床表现见吴鞠通的《温病条辨·产后瘀血论》："败血上冲有三：或歌舞谈笑，或怒骂坐卧，甚则逾墙上屋，此败血冲心多死……若饱闷呕恶腹满胀痛者，此败血冲胃。若面赤呕逆欲死，或喘急者，此败血冲肺。"病机见下（表122）

表 122　产后三冲病机

产后三冲	病机要点
冲心	又唱又跳，乱说乱笑；或怒骂吵闹，坐卧不宁，甚至跳墙上房，这是败血冲心，多难救治
冲胃	胃脘饱闷，恶心呕吐，腹满胀痛，这是败血冲胃
冲肺	面色红赤，呕吐气逆，危重欲死，或喘息气急，这是败血冲肺

3.产后三急

清代《张氏医通》提出产后"三急"，即"产后诸病，唯呕吐、盗汗、泄泻为急，三者并见必危。"

表 123　产后三急

产后三急	产后呕吐
	产后盗汗
	产后泄泻

4. 产后用药三禁

产后用药不能大量使用发汗的药物，泻下的药物，通利小便的药物（表124）。

表 124　产后用药三禁

产后用药三禁	禁大汗，以防亡阳
	禁峻下，以防亡阴
	禁通利小便，以防亡津液

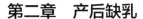

第二章 产后缺乳

【概念】

产后哺乳期内，产妇乳汁少或无，不够喂养婴儿者称作缺乳，又称乳汁不足、乳汁不行。

【病因病机】

主要病机，一是来源不足，二是瘀滞不行（见表 125）。

表 125 产后缺乳的病因病机

主要病因	病　机	病机转归
素体虚弱	素体虚弱，产后耗气失血，不能产生乳汁	产则水血俱下，津液暴竭，经血不足者，故无乳汁也
肝气郁结	情志不畅，肝气郁结，乳汁不通	情志不遂，气机不畅，肝疏泄功能下降，运输乳汁的脉络不通，以致厥阴之气不行，故窍不得通
痰浊阻滞	肥人气虚，喜食肥腻，脾胃受损，无力运行	气血不足，气机不畅，乳汁郁结

【诊断要点】

主要根据产妇的乳汁、乳房情况，结合情绪、面色、舌脉进行辨证。一般来说，乳汁清稀，乳房柔软，不胀不痛，精神不振，面色无光的，多为气血不足；若乳汁较稠，乳房胀硬疼痛，精神抑郁，胸闷者为肝郁气滞。治疗以调理气血，通络下乳为主。气血虚弱者应补气养血；肝郁气滞者应疏肝解郁；痰浊阻滞者应健脾化痰。同时保证产妇充分休息，指导产妇正确哺乳。

【治疗方法】

一、方药选用

表 126 产后缺乳常用方药选用

证型	主要证候	治则	代表方药
气血虚弱	生产之后乳汁不够充足，甚至一点没有，不够喂养婴儿，乳汁清稀，乳房柔软无胀感；面色无光泽，倦怠乏力，食欲差。舌淡苔白，脉细弱	补气养血通乳	通乳丹。人参 30g，黄芪 30g，当归 60g，麦冬 15g，木通 3g，桔梗 3g，七孔猪蹄 2 个。头晕心悸者，加阿胶、首乌以养血；饮食少大便稀者，酌情加炒白术、茯苓以健脾渗湿

（续表）

证型	主要证候	治则	代表方药
肝郁气滞	生产之后乳汁不够充足，甚至无，或平时乳汁正常或偏少，不良情绪影响后，乳汁骤减或点滴全无，乳房胀硬而痛；或微发热，精神抑郁，胸胁胀痛，食欲减退。舌黯红苔薄黄，脉弦细或弦数	疏肝解郁，通络下乳	下乳涌泉散。当归30g，白芍30g，川芎30g，生地黄30g，柴胡30g，青皮15g，花粉15g，漏芦15g，通草15g，桔梗15g，白芷15g，穿山甲45g，王不留行90g，甘草9g。以上药物研磨成粉，每次6～9g，临睡觉前用黄酒冲服。若身有微热者，酌情加黄芩、蒲公英清热；乳房胀满严重者，加橘络、丝瓜络、香附增加行气之力；若乳房胀硬热痛，触摸有块者，加夏枯草、蒲公英、赤芍以清热、活血散结
痰浊阻滞	生产之后乳汁不够充足，甚至无乳汁，乳房硕大或下垂不胀满，乳汁不稠；形体肥胖，胸闷痰多，饮食差大便稀，或饮食多但乳汁少。舌淡胖苔腻，脉沉细	健脾化痰，通乳	苍附导痰丸合漏芦散。苍附导痰丸：茯苓45g，半夏30g，陈皮45g，甘草10g，苍术60g，香附60g，胆南星30g，枳壳30g，生姜10g，神曲30g。以上药物研磨成粉，用姜汁和粉，蒸饼，搓成像梧桐子大小的药丸。以淡姜汤冲服。 漏芦散：漏芦75g，蛇蜕10条，瓜蒌10个（急火烧焦）。以上药物研磨成粉，每次用温酒冲服6g。两方合用增强化痰通络之功。如果气虚明显者，加黄芪、党参、白术以健脾益气

二、外治法

（一）推拿疗法

1.手法

摩法、拿法、按揉法、推法、擦法等。

2.操作

① 患者仰卧位，医者坐于其身侧，用推法在任脉操作，从天突穴推至神阙穴3～5分钟。

② 用按揉法在乳房及周围的乳根、天溪、食窦、屋翳、膺窗、膻中等穴操作，每穴1分钟。

③ 用掌按法在乳房上部操作，左手托乳房，用拇指推法从乳房外周向心性推向乳头。

④ 患者俯卧位，医者站于患者身侧，用一指禅推法或按揉法在肝俞、膈俞、脾俞穴操作，每穴 1 分钟。

⑤ 用推法在督脉及膀胱经操作，以透热为度。

3. 随症加减

（1）气血亏虚

1）手法同基本治法。

2）取穴与部位：在基本治法基础上，加中脘、气海、足三里、行间、胃俞、三焦俞。

3）操作：①患者仰卧位，医者坐于其身侧，用按揉法在中脘、气海、足三里、行间穴操作，每穴 1 分钟；②患者俯卧位，医者立于患者身侧，医者用一指禅推法或按揉法在胃俞、三焦俞穴操作；③继上势，用捏脊法由下至上操作 5 ～ 7 遍。

（2）肝气郁结

1）手法同基本治法。

2）取穴与部位：在基本治法基础上，加合谷、三阴交、太冲、阳陵泉。

3）操作：①患者仰卧位，医者坐于其身侧，用按揉法在合谷、阳陵泉、太冲穴操作，每穴 1 分钟。②患者坐位，医者立于患者身后，用搓法在胁肋部操作，以透热为度。

（二）针灸疗法

1. 气血虚弱

（1）取穴

膻中、乳根、脾俞、足三里、少泽。

（2）操作方法

针膻中时，针尖向下平刺，待得气后将针退至皮下再向两侧横刺，每方向进针 0.5 ～ 1 寸，使乳房内有酸胀感，施捻转补法。乳根针尖朝上斜刺，进针约 1 寸，施捻转补法。脾俞针尖向脊柱方向斜刺，可进针 1 寸，施捻转补法。足三里直刺、针深 1 ～ 2 寸，施提插捻转补法。少泽针尖向上斜刺 0.1 寸，一般仅静置留针，不用手法。

备用方 1：膻中、胃俞、脾俞、足三里。

备用方 2：乳根、少泽、脾俞、膻中、血海。

2. 肝郁气滞

（1）取穴

膻中、乳根、少泽、内关、太冲。

（2）操作方法

膻中、乳根、少泽操作同前，均施以泻法。内关直刺，进针 1 ~ 1.5 寸，施提插捻转泻法。太冲直刺，进针 0.5 寸，施捻转泻法。

备用方 1：膻中、少泽、期门、太冲。

备用方 2：膻中、少泽、行间、期门。

3. 痰浊阻滞证

（1）取穴

膻中、乳根、少泽、丰隆。

（2）操作方法

膻中、乳根、少泽操作同前，均施以泻法。丰隆直刺，进针 1 ~ 1.5 寸，施提插捻转泻法。

备用方 1：膻中、乳根、中脘、丰隆、内庭。

备用方 2：少泽、乳根、三阴交、足三里、丰隆。

（三）食疗法

① 通草 60g 与猪蹄 1 只炖汤同服。

② 王不留行 50g，研磨成细末。取药末 10g，以黄酒调匀，猪蹄 3 ~ 4 只煮汤，冲入药末食用。

③ 生黄芪 30g，当归 9g，炖猪蹄。

第三章　产后身痛

【概述】

　　是指产妇在产褥期内，出现肢体或关节酸楚、疼痛、麻木、重着者，称为产后身痛。又称产后遍身疼痛、产后关节痛、产后痹证、产后痛风，俗称"产后风"。现代康复治疗中主要分为产后下腰背痛、产后腹痛、产后膝关节痛及产后手肘痛。中医的治疗充分体现中医整体观，现代康复治疗突出局部功能障碍的康复。本病若及时治疗，预后良好，但也有部分患者痿痹残疾，具体病机见表127。

【病因病机】

表 127　产后身痛的病因病机

病因	病　机	病机转归
血虚	产后营血亏虚，经脉失养或风寒湿邪乘虚而入，稽留关节、经络所致	营卫失调，风寒湿邪乘虚而入，稽留关节、肢体，使气血运行不畅，瘀阻经络而痛
风寒	产后百脉空虚，营卫失调，腠理不密，若起居不慎，风寒湿邪乘虚而入，稽留关节、肢体，使气血运行不畅，瘀阻经络而痛	《内经》云："风寒湿三气杂至，合而为痹。"
血瘀	产后余血未净，留滞经脉，或因难产手术，伤气动血	感受寒热，寒凝或热灼致瘀，瘀阻经脉、关节，发为疼痛
肾虚	素体肾虚，复因产伤动肾气，耗伤精血	腰为肾之府，膝属肾，足跟为肾经所过，肾之精气血亏虚，失于濡养，故腰膝疼痛，腿脚乏力或足跟痛

【诊断要点】

　　产后气血虚弱，或产后发热后虚损未复，四肢百骸及经脉失养或产后气血不足，元气亏损，风、寒、湿邪乘虚而入侵机体，使气血凝滞，经络阻滞或经脉失养；或产时耗伤肾气；产后身痛产褥期间出现肢体关节酸楚、疼痛、麻木、重着、畏寒恶风，关节活动不利，甚者关节肿胀。本病多突发，常见于冬春严寒季节分娩者。

【产后下腰背痛】

　　产后下腰背痛是指骶髂关节紊乱等骨盆相关解剖位置及功能改变，骨盆和脊柱周围韧带及肌肉松弛，力量薄弱或盆腔内神经血管功能紊乱而导致的肋缘以下、臀褶以上区域出现疼痛的一类疾病，是女性生产后常见的肌肉骨骼病证。妊娠期孕妇体重增加，肚子逐渐增大，而产后照顾小孩过度劳累，长期姿势不良，就会导致骨盆前倾/前移，腰椎代偿性前凸，造成腰背部肌肉紧张、劳损而出现疼痛。孕期激素的分泌会导致关节失稳、松动，骨盆和脊柱周围的韧带肌肉松弛，骨盆稳定性变差，再加上产妇腹部力量薄弱，核心力量下降，为维持稳定，腰部肌肉会进行代偿而过度使用，承受过多应力进而出现下腰背部疼痛。骶髂关节在外力或者肌肉不平衡的情况下致骶髂关节功能障碍、骨盆不平衡等症状。

一、症状

产妇可出现腰部、单侧或双侧骶髂关节区域或臀部区域的疼痛，腰部沉重僵硬，肌肉紧张，而腹部凸出、肌肉松弛、腰部活动受限，同时可伴有单侧或双侧下肢乏力。疼痛的性质可为刺痛、酸痛或钝痛。当产妇处于弯腰、坐位或下蹲等特定动作时，就会触发疼痛，腰骶部活动受限，按压相应肌肉会加重疼痛。

二、体征

1. 体表定位

① 髂嵴：位于腰部两侧皮下，为髂骨翼的上缘。

② 髂前上棘：位于髂嵴的前端，为一骨性凸起。

③ 髂后上棘：为髂嵴后端的凸起，胖人为一皮肤凹陷，瘦人为一骨性凸起。

④ 骶髂关节：髂后上棘沿骶骨和臀肌之间往下约 10 厘米范围内。

三、体格检查

1. 后侧骨盆疼痛激发试验

患者仰卧位，一侧髋关节屈曲至 90°，另一侧平放于床面。检查者站于弯曲侧，一手按住弯曲侧膝盖，沿着股骨轴向下施加压力，另一手按住对侧髂前上棘以固定骨盆。若引起骶髂关节部疼痛，则该试验呈阳性。

2. 髋外展外旋试验

患者仰卧位，检查右侧时左腿伸直，将右足置左膝部。检查者一手按住左髂前上棘，另一手将右膝向下压。若引起右侧骶髂关节部疼痛，则该试验为阳性（腹股沟处引发的牵扯痛不作为阳性考虑）。

3. 主动直腿抬高试验

患者仰卧位，检查者要求患者一次抬起一条腿，离床面大约 20 厘米，膝盖伸直。

询问患者完成此动作的困难程度及是否会引发疼痛，若有困难或（和）引发疼痛，则该试验为阳性。

4. 骶髂背侧长韧带触诊

患者侧卧位，髋关节和膝关节都稍微弯曲，骶髂背侧长韧带位于髂后上棘尾部的正下方。检查者用手按压，后将手移开，若引起的疼痛时间超过 5 秒，则视为疼痛。

5. 骨盆位置及稳定性检查

（1）骶髂关节不平衡测试

Stork/Gillet 测试：主要是评估骶髂关节的不对称和关节运动不对称，首先将示指放在双侧髂嵴上比较双侧骨盆高低，在此基础上将大拇指找到双侧髂后上棘，让受术者缓慢提起一侧膝盖，观察该侧骨盆运动，在另一侧重复同样动作，然后进行比较。正常的骨盆运动是旋转运动，异常表现一般为骨盆上提。

（2）骶髂关节病变测试

Faber 测试：受术者仰卧在床上，将一侧腿交叉，脚放在对策膝盖上侧，再往下压膝盖，如果有髋部疼痛则为阳性。

骶髂关节前方分离测试：受术者仰卧，医者双手交叉，用双侧掌根挤压骨盆髂前上棘，疼痛为阳性反应。

骶髂关节侧方挤压测试：受术者侧卧，医者双手重叠挤压髂前上棘，疼痛为阳性反应。

（3）骨盆稳定性

①患者仰卧位，身体放松，抬起一侧下肢，直至脚后跟超过对侧脚尖，保持 5～10 秒，换另一侧，询问患者左右两侧完成动作的吃力与困难程度，如果两侧出现明显的用力不同，表明骨盆不稳定；检查者用手轻轻压在过多用力的一侧骨盆上，让患者再次抬腿，如果患者感觉轻松，则再次验证骨盆不稳定。②患者仰卧屈膝，双脚双腿并拢，保持双脚内侧贴紧的前提下，双膝向两侧慢慢打开，检查者询问患者双侧腿用力程度。③患者站立位，将一页纸放在身体的前侧，右脚紧贴地面将纸向前踢出（脚不能踩在纸片上）5 厘米左右，换另一只脚，询问患者两侧用力程度。若以上试验结果均相同，则可以判断患者骨盆不稳定，哪一侧用力更多，表明该侧骨盆稳定性较弱。

（4）骨盆前后倾

①嘱患者紧贴墙面站立位，上背和臀部都紧贴墙壁，让患者一侧手尝试穿过腰部与墙壁间的空隙，若整只手都可轻松穿过，则表明骨盆有前倾。②观察并比较髂前上棘和髂后上棘的高度，正常情况，髂后上棘略高于髂前上棘或者两者基本等高，若髂后上棘明显高于髂前上棘，则表明骨盆前倾。

（5）骨盆侧倾

患者站立位，检查者坐位，在患者身后，双手卡住两侧髂嵴，观察比较两侧髂嵴是否在同一水平面。若左侧髂嵴高于右侧，则表明左侧骨盆抬高；若右侧髂嵴高于左侧，则表明右侧骨盆抬高。可再观察比较两侧髂后上棘的位置来再次验证。

（6）骨盆旋转

患者站立位，检查者与患者面对面，观察患者膝盖方向，正常来说，膝盖方向为朝向正前方。若膝盖朝向右侧，则表明骨盆向右侧旋转；若膝盖朝向左侧，则表明骨盆向左侧旋转。

【治疗方法】

一、方药选用（见表 128）

表 128　产后身痛常用方药选用

证型	症状表现	治则	代表方药	使用注意
血虚证	产后遍身关节酸楚、疼痛，肢体麻木；面色萎黄，头晕心悸。舌淡苔薄，脉细弱	养血益气，温经通络	黄芪桂枝五物汤加减（《金匮要略》）。黄芪15g，芍药9g，桂枝9g，生姜18g，大枣4枚，当归9g，秦艽9g，丹参9g，鸡血藤9g	治疗产后身痛可重用黄芪、桂枝，下肢痛加独活、牛膝、木瓜，上肢痛加防风、秦艽、羌活，腰痛重加杜仲、川断、狗脊、肉桂等
风寒证	产后肢体关节疼痛，屈伸不利，或痛无定处，或冷痛剧烈，宛如针刺，得热则舒，或关节肿胀、麻木、重着，伴恶寒怕风。舌淡苔薄白，脉濡细	养血祛风，散寒除湿	独活寄生汤（《备急千金要方》）。方药：独活9g，桑寄生6g，秦艽6g，防风6g，细辛3g，当归6g，川芎6g，干地黄6g，杜仲6g，牛膝6g，人参6g，茯苓6g	痹证之属湿热实证者忌用
血瘀证	产后身痛，尤见下肢疼痛、麻木、发硬、重着、肿胀明显，屈伸不利，小腿压痛；恶露量少、色紫黯夹有血块，小腹疼痛、拒按。舌黯苔白，脉弦涩	养血活血，化瘀祛湿	身痛逐瘀汤加减。方药：秦艽3g，川芎6g，桃仁9g，红花9g，甘草9g，羌活3g，没药6g，当归9g，五灵脂6g，牛膝9g，地龙6g，益母草9g，木瓜9g	孕妇禁用

（续表）

证型	症状表现	治则	代表方药	使用注意
肾虚证	产后腰膝、足跟疼痛，弯腰困难，头晕耳鸣，夜尿多。舌淡黯，脉沉细弦	补肾养血，强腰壮骨	养荣壮肾汤加减。方药：当归6g，川芎6g，独活6g，肉桂3g，川断6g，杜仲6g，桑寄生9g，防风1.5g，生姜3片，秦艽6g，熟地黄6g	如服药二剂后痛未止，可加熟地黄9g

二、外治法

（一）推拿治疗

1. 取穴

腰段夹脊穴、肾俞、命门、大肠俞、关元俞、秩边、环跳、委中及腰背部和腰骶部阿是穴等。

2. 手法

㨰法、推法、按法、揉法、点法、弹拨法、擦法、摇法、扳法等。

3. 操作步骤

① 患者取俯卧位，治疗者先用㨰法在腰部两侧膀胱经往返操作，再用双手掌沿脊柱向两侧分推腰部数遍，用掌根直推两侧骶棘肌数遍，手法宜深沉缓和，时间约5分钟。以舒筋活血，缓解肌痉挛。

② 继上势，治疗者用掌根在腰部两侧膀胱经往返按揉数遍，再按揉腰骶部，以局部有温热舒适感为度，时间约5分钟。以温经通络，活血止痛。

③ 继上势，治疗者用拇指端重点推、拨揉压痛点，并按揉肾俞、命门、大肠俞、关元俞、秩边、环跳、委中等穴，以局部酸胀为度，时间约5分钟。以舒筋通络，解痉止痛。

④ 继上势，治疗者用拇指或肘部弹拨竖脊肌数遍，再在腰部涂上介质，沿腰段督脉及两侧膀胱经用直擦法施术，腰骶部用横擦法施术，以透热为度。

⑤ 患者取侧卧位，治疗者先行腰椎斜扳法操作，左、右各1次，然后叩击腰骶部，拍打两侧骶棘肌。以解痉松肌，舒筋通络。

（二）针灸治疗

腰痛治宜通经止痛，取局部穴位及足太阳经穴为主。

1. 体针

（1）主穴

肾俞、大肠俞、阿是穴、委中。

（2）配穴

寒湿腰痛配腰阳关；瘀血腰痛配膈俞；肾虚腰痛配大钟；病在督脉配后溪；病在足太阳经配申脉；腰椎病变配腰夹脊。

（3）操作

毫针常规针刺。急性腰痛、痛势剧烈者，阿是穴、委中可用三棱针点刺出血。寒湿腰痛、肾虚腰痛者，可加灸法。

2. 耳针

取患侧腰骶椎、肾、膀胱、神门。每次选 2 ~ 3 穴，毫针刺法或埋针法、压丸法。

（三）拔罐疗法

取肾俞、大肠腧、阿是穴。瘀血腰痛和寒湿腰痛可行刺络拔罐。

（四）功法锻炼——强腰六部功

预备：松静站立。心安神静后做 3 ~ 6 次深长呼吸，吸气时，提肛，舌抵上腭，呼气时放松。

1. 游龙戏珠

两手外劳宫轻贴肾俞穴，头部作左（最大活动度）、右（最大活动度）、上（抬头望天）、下（低头看地）运动，3 次；头部顺、逆时针各回旋 3 次。

2. 白鹤展翅

两臂屈肘上提经体后侧向前划弧绕环（即两肩关节绕额状轴做轮转运动）3 次；相反方向做 3 次，上下耸肩 3 次。

3. 雄师回首

马步桩，左手外劳宫贴命门穴，右手由于体侧向上划弧置于额前，上体向左扭转（脚跟不动），眼看右脚跟，同时吸气、提肛，稍做停顿，呼气还原，3 次。相反方向做 3 次。

4. 风摆荷叶

松静站立，两手外劳宫轻贴肾俞穴，髋关节在水平面上做顺、逆时针方向绕环各 6 次。（脚趾抓地，膝关节伸直，上体正直，头部晃动宜小）。

5. 双手攀足

手指在腹前交叉（掌心向上），两臂上提，翻掌上托（抬头，掌心向上，眼看手背），两臂带动上体左侧屈次，向右侧屈一次；上体前屈（膝部伸直），手掌尽量触脚背，还原松静站立，重复 3 次。

6. 白鹤转膝

两脚分开一脚距离，膝部微屈，双手伏按膝部，两膝做顺、逆时针旋转各 3 次。

收式：松静站立，两臂于腹前交叉后向两侧划弧至头顶时，两掌心向下，中指相接，经胸前缓慢向下导引，至小腹时，手心向内，轻贴小腹（同时稍下蹲微屈膝），3 次。

[**注意事项**]

① 整个练功过程，可守内（意守涌泉或神阙等），亦可守外（意守花草树木美景，不宜意念他人）。

② 练功过程中，高血压、冠心病患者，不宜闭气用力，也不宜低头过度。头颈旋转幅度不宜过大。

③ 可全练，也可选练，都应认真收功。动作次数可多可少，因时制宜。除注明外，皆取自然呼吸。还可同时兼练其他动功或静功。

第四章　产后腹痛

【概念】

1. 中医认为，产妇在产褥期间，发生与分娩或产褥有关的小腹疼痛，称为产后腹痛；若由瘀血引起，称儿枕痛。

2. 腹直肌分离：表现为双侧腹直肌分开，中间形成竖直方向的凹陷。

【病因病机】

中医认为，主要病机是气血运行不畅。虚者为不荣而痛，实者为不通而痛（见表129）。

表 129　产后腹痛的病因病机

主要病因	病　　机	病机转归
血虚	生产之前身体素质较弱，气血不足，或者因为生产时失血过多，身体得不到气血的营养，不荣则痛	气血两虚，血行迟滞
血瘀	生产之前气虚，不能很好地推动血液运行，血液运行不畅，或者因为生产之后不小心受凉，血液凝固；或者因情绪不良，气滞血瘀，不通则痛	气滞血瘀

【诊断要点】

一、症状

① 在产褥早期因宫缩引起下腹部阵发性剧烈疼痛，称产后宫缩痛。多于产后 1 ~ 2 日出现，持续 2 ~ 3 日自然消失。由于子宫收缩力强，引起局部血管缺血、组织低氧、神经纤维受压而出现剧烈阵痛。因此，疼痛时于腹下区可摸到或看到隆起而发硬的子宫。这种疼痛多发生在经产妇，特别是双胎或分娩过快的产妇。

② 超过三分之二的产妇存在腹直肌分离，在产妇中是一个常见的病态改变。

二、体征

① 如果小腹隐痛，喜温喜按，排出的瘀血浊液量少，颜色淡质地稀，多属血虚证；如果小腹胀痛或刺痛、拒按，瘀血浊液排出不畅，颜色紫黯有血块者，多属血瘀证。

② 腹直肌分离：一手从肚脐上方三横指处向斜内下探，沿着前正中线，直至肚脐下

方三横指处，若存在腹直肌分离，检查者手指可轻松感觉有深沟存在，且腹直肌往两边滑动。

③ 盆底肌松弛：询问患者大笑、咳嗽、跳跃等腹压增高的动作时，是否出现漏尿，甚至膀胱阴道脱出现象，若有则表明盆底肌功能障碍。

【辨证论治】

一、方药选用（见表130）

表130　产后腹痛常用方药选用

证型	主要证候	治疗原则	方药加减	使用注意
血虚证	生产后小腹隐隐作痛，喜温喜按，身体排出的瘀血浊液量少，颜色淡质地稀；头晕眼花，心悸，大便干燥。舌质淡苔薄白，脉细无力	补气养血，缓急止痛	方药：肠宁汤。当归30g，熟地30g，人参9g，阿胶9g，山药9g，续断6g，肉桂1g，麦冬9g，甘草3g	如果血虚津液亏损，便秘严重，则取肉桂，加入肉苁蓉、火麻仁、玄参以滋养津液润肠通便；如果腹痛有下坠感，加入黄芪、白术补气
血瘀证	生产后小腹刺痛或冷痛，不喜按，身体排出的瘀血浊液量少，涩滞不畅，颜色紫黯有血块；面色青白，手脚冷，或胸胁胀痛。舌质紫暗，脉沉紧或弦涩	活血理气，化瘀止痛	方药：生化汤加益母草。当归24g，川芎9g，桃仁9g，黑姜3g，炙甘草3g，益母草12g	如果小腹冷痛，绞痛明显的，加入肉桂、小茴香、吴茱萸温经散寒止痛；如果身体排出的瘀血浊液颜色紫暗，血块较多，加入五灵脂、炒蒲黄增强化瘀止痛作用；如果小腹胀痛明显，心烦易怒，加入香附、川楝子疏肝行气止痛

二、外治法

（一）推拿疗法

1. 手法

摩法、一指禅推法、拿法、按揉法、推法、擦法、捏脊法等。

2. 操作

① 患者仰卧位，医者坐于其身侧，按揉中脘、气海、关元穴，每穴1分钟，用掌摩法在小腹部操作，时间3~5分钟，以腹部透热为度，用按揉法在曲池、手三里、合谷穴操作，每穴1分钟；拿上肢、屈伸活动上肢关节约2分钟，用按揉法在血海、足三

里、三阴交穴操作，每穴 1 分钟；然后拿下肢、屈伸活动下肢关节约 2 分钟。

②患者俯卧位，医者立于患者身侧，用拿法在风池穴操作；用一指禅推法或按揉法在肺俞、膈俞、肝俞、脾俞、胃俞、肾俞治疗，每穴 1 分钟。用推法在膀胱经、督脉操作，横擦命门、八髎，以透热为度。用捏脊法由下至上操作 5 ~ 7 遍。

3. 随症加减

（1）血虚证

1）手法：同基本治法。

2）取穴与部位：在基本治法基础上加百会、神庭，内关、劳宫、太冲。

3）操作：①患者仰卧位，医者坐于患者旁边用按揉法在百会、神庭、内关、劳宫、太冲穴施术，每穴 1 分钟。②患者俯卧位，医者立于患者身旁，用叩法在脊柱两侧及腰骶部操作。

（2）肾虚证

1）手法同基本治法。

2）取穴部位在基本治法基础上，加命门、腰阳关、八髎、太溪、涌泉。

3）操作：①患者俯卧位，医者立于患者身侧，用按揉法在命门、腰阳关、太溪穴操作，每穴 1 分钟。②继上势，横擦腰骶部，擦涌泉穴，感到温热即停止。

（二）针灸治疗

1. 取穴

关元、气海、三阴交、合谷。

2. 操作方法

关元、气海、三阴交、合谷均可直刺，进针 1 寸，施平补平泻法。血虚加足三里，用补法；血瘀加归来、血海，用泻法。

（三）灸脐法

在肚脐上铺食用盐，使盐与皮肤持平，将艾绒搓成黄豆大小的艾炷，根据患者身体的壮弱与病情轻重，酌情艾灸 5 ~ 30 壮不等。也可用艾条熏灸 10 ~ 30 分钟，作为辅助治疗可隔日一熏，也可以每日熏灸 1 次。灸后皮肤若起水泡，可以用消毒针头刺破放水，外涂甲紫，敷以消毒纱布，防止感染。

（四）现代康复疗法

若产后产妇存在腹直肌分离和盆底肌功能障碍，需先进行腹直肌和盆底肌训练，但在这个阶段产妇不可做卷腹动作，背腹直肌和盆底肌功能改善后，再循序渐进加入核心肌群训练，切不可直接就进行核心力量的训练。

1. 腹直肌分离的训练

（1）站姿收腹

患者背对墙面站立，将上身靠在墙上（保持中立位，后脑勺、背部、臀部紧贴墙面），双脚距离墙面大约30厘米。正常吸气，当呼气时，腰椎尽力去贴墙面，之后吸气还原，整个过程避免手臂向后推墙。每组10～15次，每天3～5组。

（2）跪姿收腹

患者四点跪姿，髋关节和膝关节垂直，肩关节和腕关节垂直，脊柱在中立位（胸椎自然后屈，腰椎自然前屈）。吸气，小腹自然放松，呼气时用力将小腹向内收回。整个过程脊柱始终保持中立，仅活动腹部。每组10～15次，每天3～5组。

（3）仰卧抬腿

患者仰卧位，双腿弯曲，双脚分开与髋同宽。双手放在身体两侧，脊柱和骨盆保持中立，呼气抬腿，屈膝90°，吸气落下。当身体控制熟练后，可改双腿交替，注意腿落下时腰椎不要拱起，保持骨盆稳定，每组10～15次，每天3～5组。

2. 盆底肌的训练

（1）夹臀运动

患者仰卧位，屈髋屈膝，吸气时放松，呼气时将臀部夹紧，吸气时在慢慢放松，每组15～20次，每天5～10组。

（2）骨盆带运动

患者仰卧位，屈髋屈膝，吸气时腰部慢慢抬离床面，臀部、胸廓不要抬离床面；呼气时腹部向下收，臀部、肛门夹紧，使腰部尽可能地向下去压床面，每组15～20次，每天3～5组。

（3）凯格尔运动

患者仰卧位，屈髋屈膝，吸气时放松盆底肌；呼气时收缩尿道、阴道及肛门，将盆底肌向上提拉，避免腹部及大腿肌肉用力，每组15～20次，每天3～5组。

3. 骨盆后倾运动

① 此运动是避免使用臀肌，仰卧，双膝弯曲。双手掌心向下，放在下腹，收缩下腹肌肉。正常呼吸，同时将骨盆向上滚动，直到腰部平放在地板上，保持肩膀放松。

② 保持该姿势10秒，然后放松骨盆。重复5次。

第五章 小儿感冒

【概述】

小儿感冒，俗称"小儿伤风"，现代医学称为"急性上呼吸道感染"，简称"上感"，是一种常见的外感性疾病，以鼻塞、流涕、喷嚏、咳嗽、发热、咽痛为主要特征。小儿感冒是婴幼儿的常见病、多发病，发病率居儿科疾病的首位。

【病因病机】（见表131）

表131　小儿感冒的病因病机

病因	病机	病机转归
体质素虚，易感外邪	患儿防御外邪能力不足，风、寒、暑、湿、燥、火六淫及疫疠之气，侵袭肺胃皮毛，致使肺失宣肃、卫表失和，导致感冒发生	1. 小儿感受外邪之后，容易化热伤阴，风热相搏，肝风内动，而致惊风； 2. 感冒热盛，灼液成痰，痰热闭肺，而致痰喘； 3. 内伤饮食，复感外邪，或感冒之后饮食不当，伤及脾胃，而夹食滞

【诊断要点】

临床表现以恶寒发热、鼻塞、流涕、喷嚏、咳嗽、发热、咽痛为主要特征。

【辨证论治】（见表132）

表132　小儿感冒辨证论治

证型	临床表现	治则治法	治疗处方
风寒感冒	恶寒重，发热轻，无汗，头痛，鼻塞，流清涕，咳嗽，吐痰清稀，喉痒。舌苔薄白，脉浮紧，指纹浮红	疏风解表，祛寒	开天门，推坎宫，揉太阳，揉耳后高骨各50次，推三关100次，清肺经100次，揉外劳宫50次，一指禅推肺俞1分钟
风热感冒	恶寒轻，发热重，有汗，鼻塞，流浊涕，喷嚏，咳嗽，咳痰黄稠，头痛，咽部红肿疼痛，口干而渴。舌质红，苔薄白或薄黄，脉浮数，指纹浮露，色红赤或紫	疏风解表，清热	开天门，推坎宫，揉太阳，揉耳后高骨各50次，清天河水100次，清肺经100次，掐揉少商5次，拿揉风池50次，一指禅推肺俞1分钟

（续表）

注意事项
1. 注意气候变化，及时增减衣物。多喝温开水，饮食宜清淡，适当食用富含维生素C的水果
2. 加强体育锻炼，增强体质
3. 避免与感冒患者接触，感冒流行期间少去公共场所
4. 及时观察病情，必要时应采用相应药物治疗或中西医结合治疗

第六章　小儿发热

【概述】

　　发热是指体温异常升高，是小儿常见的一种病症。临床上一般可分为外感发热、肺胃实热、阴虚内热、气虚发热四种。外感发热，一般是指感冒而言，但某些急性传染病初起也可见到。对于体弱患儿，得病后容易出现兼症，应予注意。

【病因病机】（见表133）

表133　小儿发热的病因病机

病因	病机	病机转归
体质素虚，易感外邪	小儿体质虚弱，抗邪能力不足，如果家长护理不周，小儿冷热不知调节，易为风寒或风热之邪侵袭体表，卫外之阳被郁而致发热	1. 外感误治或乳食内伤而致肺胃实热； 2. 小儿先天不足，后天营养失调，久病伤阴，阴液亏损而致阴虚内热； 3. 患儿素体脾胃虚弱，久病气虚，阳浮于外而致气虚发热

【诊断要点】

　　小儿的正常体温为肛温36.5℃～37.5℃，腋温36℃～37℃。低热指腋温37.5℃～38℃，中度发热38.1℃～39℃，高热39.1℃～40℃，超高烧则为41℃以上。

【辨证论治】（见表134）

表134　小儿发热辨证论治

证型	临床表现	治则治法	治疗处方	临症加减
外感发热	发热，怕冷，无汗，鼻塞，流清涕，手足不温，头痛，苔薄白，指纹鲜红者，为风寒；发热，微汗出，咽喉肿痛，口干，鼻流黄涕或浊涕。舌苔薄黄，指纹红紫者，为风热	清热解毒，发散外邪	开天门，推坎宫，运太阳，清天河水，清肺经。风寒者，加推三关、揉二扇门、拿风池、推天柱骨。风热者，多清天河水，加推脊、揉大椎、揉曲池、揉外关、揉合谷	兼咳嗽、痰鸣气急者，加推揉膻中、揉肺俞、运内八卦、揉丰隆

（续表）

证型	临床表现	治则治法	治疗处方	临症加减
肺胃实热	头昏头痛，沉重如蒙，胸闷脘痞，呕恶痰涎，食少多寐。舌苔白腻，脉濡滑或弦滑	清泻里热，理气消食	清肺经，清胃经，清大肠，揉板门，运内八卦，清天河水，退六腑，揉天枢	兼脘腹胀满、不思饮食、嗳酸呕吐者，加揉板门、分腹阴阳、摩中脘、推天柱骨；兼惊惕不安、睡卧不宁者，加清肝经、捣揉小天心、掐揉五指节
阴虚内热	低热，手足心热，午后发热，盗汗，形瘦，食欲减退。舌质红苔少或无苔，脉细数，指纹淡紫	滋阴清热	揉二马，清天河水，运内劳宫，补脾经，补肺经，揉足三里，推擦涌泉	盗汗自汗者，加揉肾顶、补肾经、揉外劳宫、捏脊；烦躁不睡者，加清肝经、开天门、揉百会、掐揉五指节
气虚发热	低热，语声低微，懒言乏力，动则自汗，食欲不振，形体消瘦或食后即泻。舌质淡苔薄白，脉虚弱或沉细无力，指纹色淡	健脾益气，佐以清热	补脾经，补肺经，运内八卦，摩腹，分手阴阳，揉足三里，揉脾俞，揉肺俞，清天河水，捏脊	若腹胀、纳呆者、加运板门、分推腹阴阳、摩中脘；若大便稀薄、夹有不消化食物残渣者，加逆时针摩腹、推上七节骨、补大肠、板门推向横纹；若恶心呕吐，加推天柱骨、推中脘、横纹推向板门、揉右端正
注意事项				

1. 保持室内空气流通，避免冷气、冷风直接吹袭
2. 多饮温开水，饮食宜清淡
3. 及时观测体温，必要时给予静脉补液等治疗

第七章 小儿咳嗽

【概述】

　　咳嗽是以咳嗽为症状命名的肺系病症，是小儿疾病常见的症状，一年四季皆可发病，冬春季节尤为多见。咳嗽的成因不一，种类亦多，外邪侵袭肺脏可引起咳嗽，其他肺腑有病累及于肺，也可发生咳嗽。因此在临诊时必须全面检查，仔细分析，正确诊治。临床上一般将咳嗽分为外感咳嗽和内伤咳嗽两大类，小儿以外感咳嗽多见。

【病因病机】（见表135）

表 135　小儿咳嗽的病因病机

病因	病　机	病机转归
外感	肺为娇脏，主司呼吸，开窍于鼻，外合皮毛，主一身之表，肺居脏腑之上，外感邪气，首当犯肺。风寒、风热之邪外侵，邪束肌表，肺气不宣，清肃失职，痰液滋生而致咳嗽；感受燥邪，气道干燥，咽喉不利，肺津受灼，痰涎黏结，肺气上逆，而致咳嗽	肺系疾病迁延日久不愈，阴伤气耗，肺主气功能失常，肃降无权，可导致咳嗽
内伤	平素体虚，肺阴虚损，肺气上逆而引起咳嗽；或脾胃虚寒，健运失职，痰湿内生，上扰肺络，而引起咳嗽	

【诊断要点】

　　有声无痰谓之咳，有痰无声谓之嗽。实际上咳不尽无嗽，嗽亦不尽无咳，故一般统称为咳嗽。

【辨证论治】（见表136）

表 136　小儿咳嗽辨证论治

证型	临床表现	治则治法	治疗处方	临症加减
风寒咳嗽	咳嗽痰清稀色白，鼻塞流清涕，恶寒无汗，头身疼痛。舌苔薄白，脉浮紧，指纹浮红	疏风散寒，宣肺止咳	推攒竹，推坎宫，运太阳，揉耳后高骨，推三关，掐揉二扇门，顺运内八卦，清肺经，推揉膻中，揉乳根，揉乳旁，揉肺俞，分推肩胛骨	风寒无汗、流清涕甚者，加拿风池、揉迎香；若痰多喘咳，加揉丰隆、擦背部脾胃区

（续表）

证型	临床表现	治则治法	治疗处方	临症加减
风热咳嗽	咳嗽，痰黄稠，咯痰不爽，发热恶风，汗出，口渴唇燥，流黄涕，咽燥干痛或痒，便秘，小便黄。舌红苔黄，脉数，指纹鲜红	疏风清热，宣肺止咳	开天门，推坎宫，运太阳，清肺经，清天河水，推脊柱，推揉膻中，运内八卦，揉肺俞，揉乳根，揉乳旁	肺内有干性啰音，加揉小横纹；湿性啰音，加揉掌小横纹
内伤咳嗽	久咳，身微热或干咳少痰，或咳嗽痰多，食欲不振，神疲乏力，形体消瘦。舌红少苔，脉细数，指纹淡紫等	健脾养肺，止咳化痰	补脾经，补肺经，运内八卦，推揉膻中，揉乳根，揉乳旁，揉中脘，揉肺俞，按揉足三里	若阴虚咳嗽加揉二马；久咳体虚喘促者，加补肾经、推三关、捏脊；痰涎壅盛者，加揉丰隆、揉天突、按弦走搓摩分推肋间隙

注意事项
1. 注意气候变化，及时增减衣物 2. 避免刺激咽喉部的食物和其他因素，如哭闹、烟尘刺激等 3. 勿食生冷瓜果及肥甘厚腻的食物

第八章　小儿便秘

【概述】

　　小儿便秘是以小儿大便秘结不通、排便间隔延长，或虽有便意而排出困难等为主症的疾病，儿科临床多见，可单独出现，也可见于小儿其他急慢性疾病中。小儿便秘的发生与生活饮食习惯有关。

【病因病机】（见表137）

表137　小儿便秘的病因病机

病因	病机	病机转归
饮食不节	患儿饮食过于辛辣厚味，食滞肠道而不行，郁久化热，燥结肠道，致使大肠传导失司而成便秘	1. 左腹下可扪及包块，包块于排便后消失； 2. 肝胆不舒，气机逆乱，腑气伤逆可导致便秘
禀赋不足	先天禀赋不足，后天失养，久病脾虚等致气血虚弱，大肠传运无力而成便秘	

【诊断要点】

　　小儿大便秘结不通，排出困难，排便间隔时间延长，或虽有便意而排出困难等。

【辨证论治】（见表138）

表138　小儿便秘辨证论治

证型	临床表现	治则治法	治疗处方
实秘	大便干结，排出困难，烦热口渴，纳食减少，腹中胀满，面红身热，口臭心烦，嗳气泛酸，小便短赤。舌苔黄腻，脉滑，指纹紫滞	清热导滞，润肠通便	按揉膊阳池50次，顺运内八卦100次，退六腑50次，清天河水100次，清大肠100次，一指禅推曲池1分钟，顺摩腹2分钟，拿天枢5次，推下七节骨50次
虚秘	排便间隔长，便秘不畅，或大便并不硬，但努责乏力难下，面色㿠白，指爪无华，形瘦气怯，腹中冷痛，喜热恶寒，四肢欠温，小便清长。舌淡苔薄，脉虚，指纹淡	益气养血，润肠通便	分阴阳100次，补脾经150次，顺运内八卦100次，推三关50次，清大肠100次，揉天枢50次，顺摩腹2分钟，按揉足三里50次，一指禅推脾俞1分钟，推下七节骨50次

（续表）

注意事项
1. 注意饮食调节，多吃粗纤维食物，少吃辛辣刺激性食物 2. 多喝温开水 3. 生活要有规律，养成定时排便的习惯 4. 体质较差者，应多进行体育锻炼

第九章 小儿泄泻

【概述】

　　小儿泄泻是以大便次数增多、便下稀薄或水样为主症的常见消化道疾病之一。发病年龄多在 3 岁以下，尤其是 1 岁以下的婴儿，夏秋季多见。

【病因病机】（见表 139）

表 139　小儿泄泻的病因病机

病因	病　　机	病机转归
饮食不节	患儿脾常不足，易因乳食不节或不洁损伤脾胃发生泄泻	1. 小儿稚阳未充，稚阴未长，患泄泻后易于阴损伤阳； 2. 泻下过度，易出现气阴两伤，甚至出现阴伤及阳，导致阴竭阳脱； 3. 久泻不止，肝旺而生风，可成慢惊风； 4. 脾虚失运，气血不足，久则成疳证
感受外邪	小儿体质虚弱，抗邪能力不足，加之家长护理不周，小儿冷热不知调节，易感受风寒、暑湿等外邪损伤脾胃发生泄泻	
素体虚弱	先天禀赋不足、后天失养、久病不愈等致脾胃虚弱，脾胃运化失职，不能腐熟水谷，水反为湿，谷反为滞，水谷不分，合污并下而成泄泻	

【诊断要点】

　　小儿大便秘结不通，排出困难，排便间隔时间延长，或虽有便意而排出困难等为主症。

【辨证论治】（见表 140）

表 140　小儿泄泻辨证论治

证型	临床表现	治则治法	治疗处方
寒湿泻	大便清稀多泡沫，色淡不臭，肠鸣腹痛，面色淡白，口不渴，小便清长。苔白腻，脉濡，指纹色红	温中散寒，化湿止泻	补脾经 200 次，推三关 100 次，揉外劳宫 50 次，顺摩腹 200 次，拿肚角 5 次，揉一窝风 50 次，一指禅推脾俞 1 分钟，摩八髎 2 分钟，揉龟尾 50 次

（续表）

证型	临床表现	治则治法	治疗处方
湿热泻	泻下稀薄或急迫暴注，色深黄褐味臭，腹部时感疼痛，食欲不振，身热，烦躁口渴，肛门灼热而痛，小便短赤。舌红苔黄腻，指纹色紫	清热利湿，调中止泻	清胃经100次，清大肠100次，一指禅推曲池1分钟，推六腑50次，揉天枢100次，推下七节骨50次
伤食泻	腹痛腹胀拒按，痛则欲泻，泻后痛减，便酸臭如败卵，杂有残渣和乳块，嗳气纳呆，呕吐酸馊，手心发热，夜卧不宁，面黄口渴。舌苔厚腻，脉滑数，指纹紫红而滞	消食导滞，健脾和胃	清板门100次，顺运内八卦100次，清大肠100次，顺摩腹2分钟，一指禅推脾俞1分钟，推下七节骨50次
脾虚泻	久泻不愈、大便溏薄，臭味不甚，水谷不化，食后即泻，面色萎黄，神疲倦怠，食欲不振。舌淡苔薄，边有齿痕，脉濡，指纹沉而色淡	健脾益气，温阳止泻	补脾经150次，补大肠50次，清小肠100次，推三关50次，顺摩腹2分钟，一指禅推脾俞1分钟，推上七节骨50次，捏脊6遍

注意事项
1. 注意小儿饮食卫生，勿食不洁食物 2. 乳食节制，不宜过饥过饱，过热过凉 3. 腹泻时期宜清淡饮食 4. 治疗期间，如小出现发热、腹泻次数增加、呕吐频繁、口渴、前囟及眼窝凹陷、大便带血等应及时配合其他治疗

第十章　小儿斜颈

【概述】

　　小儿肌性斜颈，又名"先天性斜颈"，以小儿头向患侧歪斜、前倾，颜面旋向健侧为主要特点。临床上，小儿斜颈一般是指一侧胸锁乳突肌挛缩造成的肌性斜颈，少数为脊柱畸形引起的骨性斜颈、视力障碍的代偿姿势性斜颈和颈部肌麻痹导致的神经性斜颈。

【病因病机】（见表141）

表141　小儿斜颈的病因病机

病因	病　机	病机转归
先天不足，后天失养	先天胎位不正或后天损伤，导致气滞血瘀或气虚血瘀而发生小儿肌性斜颈	1. 患侧的颜面部发育受影响，健侧一半的颜面部也会发生适应性的改变，使颜面部不对称； 2. 晚期一般伴有代偿性的胸椎侧凸

【辨证论治】（见表142）

表142　小儿斜颈辨证论治

临床表现	治则治法	治疗处方
肌性斜颈患儿在出生后，颈部一侧可发现有梭形肿物（有的经半年后，肿物可自行消退），之后患侧的胸锁乳突肌逐渐挛缩紧张，如条索状。患儿头部向患侧倾斜而颜面部旋向健侧。少数患儿仅见患侧胸锁乳突肌在锁骨的附着点周围有骨疣样改变的硬块物。颈项活动障碍，向患侧旋转和向健侧侧弯有困难。若不及时治疗，患侧的颜面部发育会受影响，健侧一半的颜面部也会发生适应性的改变，使颜面部不对称。晚期病例一般伴有代偿性的胸椎侧凸	舒筋活血，软坚消肿	1. 患儿取仰卧位，医者在患侧的胸锁乳突肌施用推揉法； 2. 在患侧胸锁乳突肌的起止点及肿块部位施用一指禅推法； 3. 医者一手扶住患侧肩部，另一手扶住患儿头顶，使患儿头部渐渐向健侧肩部倾斜，逐渐拉长患侧胸锁乳突肌。反复进行数次； 4. 再在患侧胸锁乳突肌施用推揉法
注意事项		
1. 早期诊断，早期治疗 2. 不宜过早直抱小儿，以防发生姿势性肌性斜颈 3. 姿势矫正：要求家长在怀抱、喂奶、嬉戏或睡眠等日常生活中，采用垫枕、玩具吸引等方法矫正		

第十一章　小儿疳症

【概述】

　　疳证是因喂养不当或因多种疾病的影响，导致脾胃受损、气液耗伤而形成的一种病程较长的慢性消耗性病证。临床以精神萎靡或烦躁、毛发稀疏枯焦、面黄肌瘦，饮食异常、大便失调为特征。本病相当于现代医学的营养不良。

【病因病机】（见表143）

表143　小儿疳症的病因病机

病因	病机	病机转归
乳食不节，喂养不当	乳食不节、喂养不当是疳证最常见的病因。由于小儿"脾常不足"，且乳食不知自节，常因乳食太过或不及所伤。小儿"乳贵有时，食贵有节"，喂养小儿应定时、定量并选择易于消化吸收的食物。若乳食不加节制，过食生冷不洁之物、肥甘滋腻之品，易致食积内停，积久成疳；若母乳不足或未及时添加辅食，或突然断乳，小儿不习惯饮食而进食过少，易致营养精微摄取不足，气血生化乏源，日久脏腑肌肤失养而成疳	1. 初期仅表现为脾胃失和，运化不健，肌肤失荣； 2. 脾胃虚损，运化不及，积滞内停，阻滞络脉，形成虚实夹杂之疳证； 3. 脾胃衰败，津液消亡，气血耗伤，元气衰惫，形体枯瘦，导致干疳
疾病影响	小儿长期呕吐腹泻、慢性痢疾、结核病、寄生虫病等，导致脾胃受损，气血化生不足，阴液亏耗，久可成疳。此外，婴儿早产或因先天性畸形如腭裂、兔唇等造成进食困难，日久易致营养缺乏，也可发生本病	
禀赋不足	先天禀赋不足，脾胃功能薄弱，运化不健，生源不足，日久形成疳证	

【诊断要点】

　　小儿精神萎靡或烦躁，毛发稀疏枯焦，面黄肌瘦，饮食异常，大便失调。

【辨证论治】（见表 144）

表 144　小儿疳症辨证论治

证型	临床表现	治则治法	治疗处方	临症加减
积滞伤脾（积滞）	面黄肌瘦，神疲纳呆，腹痛胀满拒按，呕吐酸馊食物或溢奶，口有酸臭味，烦躁哭闹，夜眠不安，可伴身热，有时夜间两腮红赤，大便干结或溏泄秽臭，小便混浊如米泔。舌质红苔厚腻，脉弦滑或滑数，指纹紫滞	消积导滞，调理脾胃	补脾经，揉板门，推四横纹，运内八卦，揉中脘，分腹阴阳，揉天枢，按揉足三里	五心烦热、盗汗、舌红苔光剥、阴液不足者，宜去推三关、揉外劳，加清肝经、补肾经、揉上马、运内劳宫；烦躁不安加掐揉五指节、清肝经；口舌生疮加掐揉小横纹；目赤多眵泪、隐涩难睁者，加清肝经、揉肾纹
脾胃虚损（疳证）	面色萎黄或白，毛发枯黄稀疏，骨瘦如柴，精神萎靡，困倦无力，或烦躁哭闹，睡卧不宁，睡时露睛，四肢不温，食纳量少，腹部凹陷，发育迟缓，大便溏薄。舌淡苔薄，脉细弱无力，指纹色淡	温中健脾，补益气血	补脾经，推三关，揉外劳，运内八卦，掐揉四横纹，按揉足三里，揉中脘，捏脊	兼见咳嗽痰喘，加推肺经、推揉膻中和肺俞；便溏加补大肠；便秘加清大肠、推下七节骨
注意事项				
1. 提倡母乳喂养，合理喂养婴儿，乳食宜定时定量，不应过饥过饱 2. 根据年龄增长，按需添加适应的辅助食品，食品宜新鲜清洁，不应过食生冷、肥腻之物 3. 纠正不良饮食习惯，注意营养平衡及饮食卫生。饮食、起居有时，不吃零食，纠正偏食，少吃甜食，更不要乱服滋补之品 4. 平时应保持小儿大便通畅，养成良好的排便习惯				

第五篇　常见中毒外伤

第一章　烧　烫　伤

【概述】

农村烧烫伤情况多见，成人、儿童均可发生，尤其是留守儿童因监护不力，容易被沸水、热油、汤水、蒸汽、电器、明火等伤害；老年人因年迈体衰、感觉迟钝，容易被热水袋、取暖器烫伤。烧烫伤在治疗过程中存在创面疼痛、进行性坏死、创面感染、形成疤痕等问题。就地、及时、正确地处理可有效缓解疼痛，预防创面感染，同时也能遏制疤痕增生。

【病因病机】（见表 145）

表 145　烧烫伤的病因病机

病因	病　机	病机转归
热毒	热毒入侵，气血瘀滞	轻者皮肉腐烂，不伤脏腑；重者热毒炽盛，伤及体内阴液，或热毒内攻脏腑，以致脏腑失和，阴阳失调

【诊断要点】

本病的诊断，实际是对烧伤后伤情做一个较准确地判断。而准确地判断患者的伤情，对制定正确的治疗方案、判断预后好坏有重要意义。一般而言，烧伤后伤情的严重程度与烧伤的面积和深度有密切关系，另外也与烧伤的部位，患者的年龄、体质，烧伤的原因及是否有并发症等亦关。

日常生活中发生的烧烫伤一般为Ⅰ度、浅Ⅱ度、深Ⅱ度，严重者可达到Ⅲ度烫伤（见表 146）。

表 146　烧烫伤分级

分级	病位	主　症	病势
Ⅰ度	局限于表皮角质层	皮肤发红、局部红斑、轻度红肿，没有水疱	通常 2～3 天后，烫伤皮肤脱屑，3～5 天即可痊愈，不留疤痕

（续表）

分级	病位	主　症	病势
浅Ⅱ度	皮肤真皮浅层	创面红肿、起水疱、疼痛剧烈	一般2周左右愈合，无感染者不留疤痕
深Ⅱ度	真皮深层	基底红白相间、痛觉迟钝	需3周左右愈合，但留有瘢痕；如果创面感染化脓，会成为Ⅲ度烫伤
Ⅲ度	达到皮肤全层，甚至伤及皮下组织，肌肉和骨骼	痛觉消失，创伤面无弹力，坚硬如皮革样，蜡白焦黄或炭化，干燥	有永久疤痕、筋肉挛缩致残，伤骨骼者可能需截肢

【烧烫伤处理】

农村发生了Ⅰ度或浅Ⅱ度烫伤，可就地、尽快进行治疗，治疗方法主要以外用药物为主。深Ⅱ度及以上烫伤因可能继发感染，建议紧急处理后前往专科医院治疗。

1. 尽早冷疗

第一时间脱去伤处的衣物，暴露创面，在缓和、流动的冷水下连续冲30分钟，有清洁、止痛、减少伤口渗出作用。水温宜15℃～20℃，不可用冰块、冰水冲洗，防止冻伤，也避免热毒内陷。与创面粘连的衣物不可硬撕，流水冲洗下轻轻脱除或用剪刀剪开。Ⅲ度烧伤不适合冷水冲洗，会加重感染率，可用生理盐水简单冲洗纱布简单包扎后转院。

2. 创面处理

碘伏消毒创面后，Ⅰ度烫伤可直接涂抹烧伤药膏；Ⅱ度烫伤会有水疱，微小水疱（直径1～2毫米）无须处理，较大水疱应消毒后在水疱底部用一次性针筒刺破、吸出水液后涂抹烧伤药膏。无菌纱布包扎伤口，定时换药。

3. 内服汤药

早期（伤后48～72小时）可服用银花甘草汤（银花20克，连翘20克，紫花地丁20克，黄连5克，生甘草5克，黄芩10克，生山栀10克，赤芍10克，丹皮10克，玄参10克，天花粉10克）清热解毒。

【外用中成药】

烧烫伤的病因病机是热毒侵犯皮肉，因此多采用清热解毒、活血止痛、去腐生肌的药物治疗，常用的药物有大黄、黄连、黄芩、黄柏、栀子、虎杖、地榆、当归、血竭、乳香、没药、五倍子、地龙、白芷、白芨、紫草、冰片等。广泛使用的外用中成药如下。

①京万红软膏：地榆、地黄、当归、桃仁、黄连、木鳖子、罂粟壳、血余等。

② 湿润烧伤膏：黄连、黄芩、黄柏、地龙、罂粟壳。

③ 烫伤油：马尾连、紫草、黄芩、冰片、地榆、大黄。

④ 珍石烧伤膏：石膏、炉甘石、寒水石、花蕊石、海螵蛸、没药、乳香、珍珠等。

⑤ 烧伤灵酊：虎杖、黄柏、冰片。

【民间自制药物】

① 生大黄、黄柏、黄芩、生地榆各等分，研细末和匀，加少许冰片，混入凡士林，搅至均匀为度，外用。

② 将熟蛋黄放在锅内炒，至蛋黄油渗出时压挤取油。一个鸡蛋黄可出油 5 ~ 8ml，用蛋黄油外涂。

③ 枯矾 15 克，花椒 30 克，炒至黄褐色时研成细末，再加冰片 3 克混匀，用麻油调涂。

④ 取 5 厘米以上肥壮地龙 5 条，洗净放入容器中，加入适量白糖，来回翻滚，使地龙身上均匀的沾上白糖，地龙在高渗环境中脱水。2 小时后用消毒干棉签蘸取渗液，均匀地涂于创面。

⑤ 虎杖 100 克，真珍珠粉 100 克。将虎杖研极细末，与珍珠粉混匀，分成两半。一半备用做外敷，另一半用 75% 酒精浸一周，滤去渣，用喷雾瓶装，逢 I 度、II 度烧烫伤，将药液均匀喷洒患处，之后立即撒上备用干虎杖珍珠粉。

⑥ 刘寄奴 10 克，白蔹 10 克，黄柏 10 克，黄芩 10 克，自然铜 5 克，冰片 5 克。打粉过百目筛，用清油或蜂蜜调敷患处。

【注意事项】

① 不可用红汞、甲紫、牙膏、酱油、醋、黄酱、面粉、香灰等处理伤口，既不利散热，也会引起感染和色素沉着，也不要直接涂抹抗生素药粉，尤其是过敏体质者会导致过敏反应。

② 养伤期间，避免刺激性饮食，如葱姜蒜、芥末、辣椒、咖喱、酒、咖啡，减少肉类摄入，以防疤痕增生。

③ 伤口应避免阳光或紫外线照射，创面周围禁止使用化妆品。

④ 创面结痂要待其自行脱落，不要强行揭去痂皮。伤口发痒是正常现象，不可抓挠。

⑤ 糖尿病患者应控制血糖。

【预防措施】

① 加强安全教育，正确使用易燃、易爆等危险物品，安全燃放烟花爆竹。

② 加强对生活不能自理老年人、青少年、儿童的监护。生活中，应将热水瓶、开水壶、火盆、热粥、热汤锅等放置在不易碰撞的稳妥地方，老人、儿童浴室沐浴应有人陪护。

③ 安全使用取暖电器及工具。

第二章 溺 水

【概述】

溺水多发生于夏、秋季，尤多见于青少年与儿童游泳或嬉水时。溺水者自水中救出时常面色苍白，呼吸浅速、不规律、呼吸困难，口唇发绀，咳嗽，重者甚至呼吸、心跳停止。溺水者常窒息死亡，可因水吸入肺中造成湿性淹溺，也可因喉痉挛导致窒息造成干性淹溺。溺于淡水者，水自肺、肺泡进入血循环，可引起血液稀释、血容量增加及溶血，造成急性肺水肿和电解质紊乱。溺于海水者也可因血液浓缩、血容量减少而导致肺水肿和电解质紊乱。因此，溺水的防护和急救工作尤为重要。

【临床表现】

1. 症状

头痛、视觉障碍、剧烈咳嗽、胸痛、呼吸困难、咳粉红色泡沫样痰。溺入海水者口渴感明显，也可有寒战、发热。

2. 体征

颜面肿胀、球结膜充血、口鼻充满泡沫或泥污；精神状态改变，烦躁不安、抽搐、昏睡、昏迷和肌张力增加；呼吸表浅、急促或停止。肺部干湿锣音；心律失常、心音微弱或消失；腹部膨隆，四肢厥冷。

【院前急救】

溺水急救刻不容缓，现场复苏最为重要。将溺水者救上岸后，首先要确定其处于什么状态，根据神志、脉搏、呼吸三方面，给溺水者分级，并采取相应的急救措施（见表147）。

表 147 溺水者状态分级

状态	神志	呼吸、脉搏	对　策
一级	清楚	有	给予安慰，鼓励其咳嗽、保持呼吸道通畅，帮其擦干身体，给予衣被保暖，呼叫120并等待医护人员到达
二级	不清	有	先清理其口鼻中的污泥杂草，使呼吸道通畅，保持侧卧位，防止误吸误咽。帮其擦干身体，给予衣被保暖。密切观察呼吸和脉搏状况，直到救护车到达
三级	不清	无	立刻开始进行心肺复苏，根据"ABC"法则，抓紧"白金10分钟"进行心肺复苏

表 148　溺水者心肺复苏 ABC

	概念	操作
A	打开气道	溺水者平躺在硬板或地面上，清除口鼻内污泥、呕吐物、藻草等。用压额提颏法打开气道
B	人工呼吸	捏紧溺水者鼻孔，用口唇包住溺水者口唇，平稳向内吹气 2 次，每次时间不少于 1 秒。每次吹气后，口唇离开，松开手指
C	胸外按压	一手掌根放在胸骨与两乳头连线中点，手臂伸直，双手交叉，手指互扣，用掌根按压。按压的幅度约为 5 ～ 6 厘米，按压和放松的时间大致相等，按压频率为每分钟 100 ～ 120 次。急救的时候要尽量减少按压的中断，保持连续性

关于溺水的循证医学推荐是先进行 5 次人工呼吸，再进行胸外按压 30 次，随后进行 2 次人工呼吸，30 次胸外按压，随后重复 2∶30 循环，直到医护人员到来。

复苏成功的指标为：能扪及大动脉搏动；颜面、口唇、指甲及皮肤转红；散大的瞳孔缩小，自主呼吸恢复；意识神态开始恢复。

【中医急救】

针对二级或三级状态的溺水者，可结合中医抢救"昏迷"患者的急救方法施治，闭证者给予醒脑开窍，脱证者给予扶正固脱、救阴回阳。

针灸疗法：可用毫针针刺水沟、素髎、十宣、内关、尺泽、会阴、中冲，灸神阙、关元、涌泉等穴，促使患者苏醒并恢复自主呼吸。

【注意事项】

① 溺水者就地、即刻抢救至关重要，有"白金 10 分钟"之说。不要等待救护人员到来才开始抢救，贻误最佳抢救时机。

② 溺水者苏醒后要禁食，预防呃逆、呕吐和反流。

③ 给予干衣物或毯子保暖。

④ 溺水者抢救苏醒后，身体仍会有后遗症或并发症，必须去医院进一步检查与治疗。

【关于控水法】

控水法由来已久，在民间普遍使用，如牛背颠簸、倒挂在树上，肘膝腹部冲击，还有"倒背着跑"……随着现代心肺复苏的人工呼吸、胸外按压、电除颤三大技术的建立，控水法早已被摒弃。现在循证医学已经明确，控水拖延复苏、加重误吸，明显增加死亡率。没有证据表明水能成为阻塞气道的异物，不要浪费时间用腹部或胸部冲击法来控水。

从溺水的损害过程我们也能看到，对于清醒的溺水者或者昏迷但是呼吸脉搏尚存者，其溺水时间比较短，肺内根本未吸入水或者仅吸入很少水，完全没必要控水。控水过程导致胃内容物排出，反而增加了误吸风险，有害无益。而对于溺水心脏骤停者，控水造成心肺复苏延误，同样增加误吸，增加死亡率。

实际上，无论哪种控水方式，控水法基本控出的是胃内容物和胃内水，肺内的水很难控出来。反而是在心肺复苏的过程中，肺内水会吸收入循环，从而改善肺氧合能力。

【防溺水宣教】

① 游泳前一定要先活动肢体，做好热身运动。

② 游泳前要考虑自己的身体状况，如果身体不适、太饱、太饿、酒后或过度疲劳时，均不要游泳。

③ 水温较低时应先在浅水处用水淋洗身体，待适应水温时再游泳，以免引起肢体痉挛而发生意外。

④ 不要在地理环境不熟悉的水域游泳。

⑤ 跳水前一定要确保此处水深至少 3 米，并且水下没有杂草、岩石或其他障碍物。

⑥ 有开放性伤口，皮肤病，眼疾病时不宜游泳。

⑦ 雷雨天气不要游泳。

⑧ 游泳时严禁与同伴嬉闹，以免发生危险。

⑨ 最好是在有救生员的地方及合格的场所游泳。

⑩ 游泳时要带齐装备，一定要带泳镜。

⑪ 对自己的游泳技术要有自知之明，下水后不要逞强，特别是不要在急流和漩涡处游泳。

⑫ 在游泳过程中，如感突然身体不适，如眩晕、恶心、心慌、气短等，要立即上岸休息或呼救。

第三章 中 暑

【概念】

中暑民间俗称发痧、暑风，是夏季感受暑热和湿热所致，临床可见大量汗出，口渴，头昏耳鸣，胸闷，心悸，恶心，腹痛，四肢无力，皮肤灼热，甚至无汗、高热和昏迷，如不及时抢救可导致死亡。本病具有起病急骤，传变快，季节性明显的特点，多发于夏至后的酷暑季节。一般情况下，老年人、长期卧床患者、精神病患者、产妇、婴幼儿容易中暑，高温室外工作者也容易中暑。

【病因病机】（见表149）

表 149 中暑的病因病机

病因	病 机	病机转归
暑热之邪，正气不足，阴津亏损	在高温环境中工作，或在烈日下远行，曝晒过久，或暑湿秽浊之气伤人，闭塞清窍，清升降浊失司，气化失常，导致阴阳气血失和而发病	轻者暑邪郁于肌表属卫分证；重者由表入里邪犯心营或内陷心包，甚至热极生风；热邪伤阴耗气，可致气阴两竭之重证
	正气虚损，不耐暑热，感而病发	

【诊断要点】

中暑的分型有先兆中暑、轻症中暑和重症中暑。

1. 先兆中暑

在高温或烈日下行走或工作，体温正常或略有升高（＞37.5℃），出现大量出汗、口渴、恶心、头晕眼花、胸闷心慌、四肢无力、注意力不集中等现象时，便是先兆中暑。

2. 轻症中暑

体温升高（＞38℃以上），除先兆中暑症状外，还表现为面色潮红或苍白、头痛剧烈、皮肤灼热或湿冷、胸闷加重、心率增快、脉搏细弱、血压下降等。

3. 重症中暑

中暑加重，出现高热、痉挛、惊厥、休克，突然昏倒，体温＞40℃以上，可分为热痉挛、热衰竭和热射病3种类型。

①热痉挛：多见于户外施工或军训，患者高温强体力劳动，大量出汗后突然出现阵

发性四肢及腹壁肌肉甚至肠平滑肌痉挛和疼痛。可有低钠、低氯血症和肌酸尿症。

② 热衰竭：多见于年老体弱、儿童和慢性疾病患者，常无高热。患者一般先有头痛、头晕、恶心，继有口渴、胸闷、脸色苍白、冷汗淋漓、脉搏细弱、血压偏低，可有晕厥、抽搐。重者出现循环衰竭，可有低钠、低钾血症。

③ 热射病：高热（＞41℃），典型表现为高热，无汗、昏迷。严重者可出现休克、心力衰竭、肺水肿、脑水肿、肝肾功能衰竭或弥散性血管内凝血。

【治疗与急救】

1. 处理原则

先兆、轻症中暑可就地积极降温、支持治疗，重症中暑因病情复杂、死亡率高，需给予急救措施后尽早送院治疗。

2. 急救措施

① 将患者搬离热环境，移至阴凉通风处。平卧，松解衣服，用冷水擦拭皮肤，促进皮肤散热。

② 口服含盐凉饮料、西瓜水、绿豆汤等；也可服用清暑益气汤加减：西洋参10克，石斛10克，麦冬10克，黄连6克，竹叶10克，荷梗10克，知母10克，甘草10克，粳米10克，西瓜翠衣30克。

③ 针灸：高热者，三棱针大椎、曲池、尺泽、委中或十宣点刺放血，3～5滴。吐泻者，毫针直刺巨阙，5～8分深，转捻针柄。意识不清者，针水沟、涌泉、素髎。面白肢冷者，应用热毛巾敷关元、气海穴。

④ 刮痧疗法：用瓷匙或铜钱蘸麻油刮百会、大椎、曲泽、内关、劳宫、委中诸穴及脊柱两侧、胁间、胸骨区域，各刮60下左右，使皮下出现紫斑。

⑤ 开放静脉，静滴5%葡萄糖氯化钠注射液500～1000毫升，滴速不宜太快。

经上述处理后，先兆中暑或轻症中暑患者常在30分钟至数小时内恢复。重症中暑时，多合并脏器损害，除给予上述措施急救，应密切观察意识、血压、心率，尽快转院进一步治疗。

3. 不典型症状

暑天湿热环境下工作，多见室内，出现恶心、呕吐、腹痛、发热症状，多按急性胃肠炎救治，需考虑中暑诊断。

4. 重症快速辨识

汗多不止，四肢发冷，面色苍白，呼吸浅促，烦躁不安，神昏不清，血压下降。

【预防措施】

①夏季，室内工作要通风透气，室外要戴遮阳帽，定时休息，喝盐汽水、绿豆汤、西瓜水等。

②备好药品：人丹、十滴水、清凉油、藿香正气丸等。

③高温预警天气，停止室外工作与活动。

第四章　毒蕈中毒

【概述】

毒蘑菇又称毒蕈，我国已知毒蕈 400 余种，主要分布于云南、贵州、四川、湖南、湖北、广西和广东等地。常见的毒蕈有捕蝇蕈、白帽蕈、马鞍蕈等，误食毒蕈导致中毒现象屡见不鲜，呈地域性、季节性发病，常有家庭聚集和群体性发病的特点。因此，乡村医生要掌握毒蕈中毒的急救措施，积极正确地救治中毒患者。

【病因病机】（见表 150）

表 150　毒蕈中毒的病因病机

病因	病　机	病机转归
食毒	毒素入于胃，侵入气血、弥漫三焦，肌膝脏腑经络受累，令心失所养、肺失宣肃、肝失疏泄、肾失开阖、脾失气化、上扰神明、闭塞窍络	本病起病急、发病快、并发症多。治疗不及或病情过重可继发肝、肾、脑等重要器官损害

【临床表现】

毒蕈中毒的临床表现复杂多样，与摄入毒蕈类型及所含毒素相关，一般分为五种类型。绝大多数毒蕈中毒的首发表现为恶心、呕吐、腹痛、腹泻等胃肠表现，内脏损害的表现相对滞后，因此不可都仓促归入胃肠型。部分患者消化道症状缓解后无明显不适，仍需进一步观察病情变化，警惕"假愈"后，突然出现严重的脏器（肝、肾、心、脑）损害表现。

1. 胃肠型

多数在食后 10 分钟至 2 小时左右发病，主要症状是剧烈恶心、呕吐、阵发性腹痛、水样腹泻，不发热。这种类型病程短、恢复较快，一般不引起死亡。

2. 神经精神型

表现复杂多样，潜伏期一般为 10 分钟至 2 小时，患者产生幻觉、狂笑、手舞足蹈、走路不稳，出现幻视症、谵语、精神错乱，可伴有瞳孔散大、心率增快、血压升高、体温升高等交感神经兴奋表现。重症患者出现抽搐、昏迷等。也有患者出现流涎、流泪、瞳孔缩小、大量出汗、面色苍白、心率减慢、血压下降等迷走神经兴奋表现。中毒病程为 1～2 天，重症可致死亡。

3. 溶血型

潜伏期 6 ~ 12 小时，最长可达 2 天。最初为恶心、呕吐、腹泻等胃肠症状，发病 3 ~ 4 天后皮肤变黄，肝脾肿大，肝区疼痛。严重者心律不齐、抽搐、昏迷。可引起急性肾功能衰竭，导致死亡。

4. 脏器损害型

最为严重，病情凶险，抢救若不及时，死亡率极高。患者的潜伏期一般为 10 ~ 24 个小时，表现为恶心、呕吐、腹痛、腹泻，继而出现休克、昏迷，全身出血、呼吸衰竭，短时间内死亡。有的患者在病程中会出现假愈期，导致误诊误治，如经过积极治疗，可痊愈。

5. 日光皮炎型

潜伏期 24 小时左右，在手指、脚趾、上肢和面部出现皮疹，甚至疼痛、肿胀。

【诊断要点】

① 有明确的蘑菇食用史，最好能提供实物或照片；

② 同食者出现相同症状；

③ 初始表现为恶心、呕吐、腹痛、腹泻等消化道症状（90%）；也可以是幻听、幻视等精神症状。

【急救处理】

一旦误食毒蕈发病，必须立即到医院救治，院前可进行洗胃、吸附和导泻治疗。目前对毒蘑菇中毒尚无特效疗法，尽早排除毒素非常重要，治疗越早，效果越好。急救处理如下。

一、胃肠净化，阻止毒物吸收

1. 洗胃

尽早、彻底洗胃，用清水或 1:5000 高锰酸钾做洗胃液，中毒 1 小时内洗胃效果最佳，6 小时内应常规洗胃。大于 6 小时可酌情洗胃。

2. 吸附

洗胃后 24 小时内给予活性炭 50 ~ 100 克灌胃，儿童每千克体重 1 ~ 2 克，用水调配成 10% ~ 15% 悬混液，可吸附残余毒素并加速毒素排泄，可根据病情每 4 ~ 6 小时重复使用。

3. 导泻

针对腹泻不明显的患者，给予硫酸镁 30 克导泻，或温肥皂水高位灌肠，促进毒素排出。

二、解毒治疗

① 迷走神经兴奋者，可给予阿托品皮下或静脉注射，每次 0.5 ~ 1.0 毫克，15 分钟可重复一次，直至瞳孔扩大、心率大于每分钟 90 次以上。

② 巯基解毒药：对毒伞、白毒伞等引起肝脏及（或）多功能脏器损伤的患者，可应用巯基解毒药。其用法为：二巯丁二钠（Na-DMS）0.125 ~ 0.25 克肌肉注射，每 6 小时一次，首剂加倍，5 ~ 7 天为一疗程；或二巯丙横钠 0.125 ~ 0.25 克肌肉注射，每 6 小时一次，症状缓解后每 12 小时一次，5 ~ 7 天为一疗程。

③ "早期、短程、大量"使用肾上腺皮质激素：适用于溶血型毒蕈中毒及其他重症中毒病例，特别是有中毒性心肌炎、中毒性脑炎、严重的肝损害及有出血倾向的病例皆可应用。氢化可的松每天 300 ~ 400 毫克，或地塞米松每天 20 ~ 40 毫克，一般连用 3 ~ 5 天。

三、中医治疗

① 灵芝煎剂含有三萜类化合物，可保护肝脏。用法：200 克灵芝加水煎，煎至 600 毫升，一天三次，每次 200 毫升，连续 7 ~ 14 天。

② 绿豆甘草汤可治疗牛肝蕈导致的幻视症状，绿豆 100 ~ 300 克，生甘草 10 ~ 20 克，加水 1000 毫升浸泡 30 分钟，煎煮 30 分钟，取汁 600 毫升，代茶频饮，每次 100 毫升，每日 1 ~ 2 剂。服药期间，停用其他中西药。

重型溶血型或脏器损害型患者需住院行血液净化治疗。

【预防与调护】

① 没有经验者不要采食野蕈。

② 加强毒蕈中毒危害性的宣传和教育。

第五章　急性酒精中毒

【概述】

　　急性酒精（乙醇）中毒，俗称醉酒，多见于青壮年，男性居多，近年来发病呈上升趋势。酒精过量摄入可对中枢神经系统产生先兴奋后抑制的作用，而出现一系列的神经症状，多表现为行为和意识异常。醉酒清醒后仍可遗留恶心、呕吐、头晕、头痛、乏力、心悸等症状，可引发上消化道出血、低血糖、胰腺炎、肝炎等并发症，严重者会出现呼吸、心搏骤停导致死亡。因此，乡村医生要熟练掌握醉酒的急救方法，积极治疗醉酒患者。

【病因病机】（见表 151）

表 151　酒精中毒的病因病机

病因	病　　机	病机转归
酒毒	饮酒过度，停积不散，蕴滞于胃，散流诸脉，熏蒸脏腑，令人志乱，乃至不醒，甚则中毒	因人而异，轻者神志不清、昏睡，重者并发酒疸诸热之病

【临床表现】

　　不同人对酒精的耐受程度不一样，引起中毒的剂量也不一样，临床表现也因人而异。临床上将急性酒精中毒的程度分为轻度、中度和重度。

　　轻度：患者兴奋，出现头痛、头晕、自控力差、言语明显增多，言语不清，有时粗鲁无礼、颜面潮红或苍白、呼出气带酒味。患者血酒精浓度一般在 50 ～ 100 毫克 / 分升。

　　中度：患者动作不协调、步态蹒跚、动作笨拙、语无伦次、眼球震颤、躁动、复视等。患者血酒精浓度一般在 150 ～ 200 毫克 / 分升。

　　重度：患者沉睡、颜面苍白、瞳孔散大、皮温降低、皮肤湿冷、口唇发绀。严重者深度昏迷、血压下降、心跳加快、大小便失禁等。患者血酒精浓度一般在 250 ～ 400 毫克 / 分升。

【诊断要点】

　　① 明确的过量酒精摄入史。

②呼出气体或呕吐物有酒精气味并有醉酒表现。

【急救处理】

酒精在人体吸收迅速，因此常规的催吐、洗胃和导泻的意义不大，反而会引起并发症，除非同时服用了其他毒物。

1. 轻度酒精中毒

患者无需特殊治疗，给予居家观察、保暖措施、侧卧防止呕吐误吸、饮浓米汤或解酒茶类，等待患者自行恢复。常用的解酒类单药如下。

①乌梅 30 克水煎服，可解醉酒后烦渴。

②白茅根 15 ~ 30 克水煎服，可解酒毒。

③葛根花 15 克水煎服，可解酒。

④竹茹 10 ~ 15 克水煎饮服，可治饮酒后头痛、呕吐等症。

⑤白扁豆 10 ~ 12 克水煎饮服，可解酒。

2. 中度酒精中毒

患者需积极治疗，重在解毒、催醒和对症治疗。

①输注 5% 或 10% 葡萄糖溶液，有扩容、利尿、加速乙醇分解的作用，同时可预防和治疗醉酒后低血糖。

②补充维生素 B 和氯化钾，醉酒会消耗大量维生素 B，且多合并低钾血症，应在补液中适当补充维生素 B_1 和维生素 B_6，同时静滴氯化钾。

③给予促醒药物，中度中毒首剂用纳洛酮 0.4 ~ 0.8 毫克加生理盐水 100 ~ 250 毫升，静脉滴注，必要时可重复使用。中成药醒脑静注射液 30 毫升加入葡萄糖 250 毫升，静脉滴注，有助于清热解毒、凉血活血、醒脑开窍。

④保护胃黏膜：为预防胃出血，可使用 H_2 受体拮抗剂或质子泵抑制剂。

⑤对症治疗：剧烈呕吐者可给予胃复安（甲氧氯普胺）10 毫克肌注。烦躁兴奋者给予安定 2.5 ~ 5 毫克肌注，注意观察血压和呼吸，不可使用氯丙嗪、吗啡、苯巴比妥类镇静剂；也可用醒酒汤（茅根 30 克，大黄 10 克，葛根 3 克，鲜竹沥 2 ~ 3 支）治疗急性酒精中毒后狂躁妄动，面红目赤，脉数的患者。

3. 重度酒精中毒

患者多有昏迷、休克及相关并发症，应做好防误吸保护尽快转院，争取血液净化治疗。

中医认为，醉酒昏迷属于痰火闭塞心窍，可用针刺急救，针刺水沟，斜刺 0.3 ~ 0.5 寸，留针 5 秒；中冲穴点刺出血；涌泉穴，直刺 0.5 ~ 1.0 寸，留针 5 秒，平补平泻。

【预防与调护】

　　① 饮酒伤身，醉酒后容易发生意外伤害，对家庭与社会产生不良影响。

　　② 醉酒患者必须侧卧，防止呕吐时发生误吸。

　　③ 饮酒后禁止使用抗生素，防止双硫仑样反应。

　　④ 有高血压、心脏病、糖尿病的患者醉酒后会诱发急性心肌梗死、脑出血和低血糖。

　　⑤ 醉酒昏睡者应定时翻身，避免长期肌肉压迫引起横纹肌溶解。

　　⑥ 醉酒可并发消化道出血、穿孔、急性胰腺炎和贲门黏膜撕裂出血。

　　⑦ 醉酒患者应加衣盖被保暖，防止低体温，但慎用热水袋或电热毯以防意外。

第六章　急性有机磷农药中毒

【概述】

有机磷农药是目前我国应用范围最广的一类杀虫药。主要包括敌敌畏、对硫磷、内吸磷、甲拌磷、乙硫磷（碘依可酯）、敌百虫、乐果、乌拉硫磷等。急性有机磷中毒在农村非常多见，在喷洒中常因操作不当或防护不周，经皮肤、呼吸道和消化道侵入人体而中毒，在生活中也可因误服沾有农药的瓜菜或自杀而中毒。

有机磷农药属于神经毒物，吸收后在体内广泛抑制胆碱酯酶的活力，使乙酰胆碱无法分解而大量潴留，引起神经功能紊乱，出现一系列中毒症状和体征。根据其作用部位，可出现下列症状（见表152）

表152　有机磷中毒症状

类　别	症　状
毒蕈碱样症状 （M样作用）	恶心、呕吐、腹痛、腹泻、流涎、多汗、支气管分泌物增多、肺水肿、瞳孔缩小等
烟碱样症状 （N样作用）	肌束震颤、肌肉痉挛、肌力减退
中枢神经系统症状	疲乏、烦躁不安、头晕、头痛、发热、言语障碍、精神恍惚，病情较重者出现意识障碍、阵发惊厥甚至昏迷

根据临床表现可分为轻度、中度和重度中毒。

轻度中毒：仅毒蕈碱样症状。

中度中毒：毒蕈碱样症状加重，出现烟碱样症状。

重度中毒：具有烟碱及毒蕈碱样症状，并伴有肺水肿、抽搐、昏迷、呼吸肌麻痹和脑水肿。

【病因病机】（见表153）

表153　有机磷中毒的病因病机

病因	病　机	病机转归
药毒	邪毒内侵，胃气上逆，气机逆乱，清阳受扰	进展迅速，病势凶险，延误越久，死亡率越高

【诊断要点】

1. 病史

有有机磷农药接触史或吞服史。

2. 临床表现

呼气、呕吐物、体表有大蒜样臭味。有瞳仁缩小、肌肉震颤、流涎、大汗、气促，甚则惊厥、神昏等表现。

【急救处理】

本病进展迅速、病势凶险，1 小时内开始抢救成功率高，超过 6 小时毒素入血则并发症多、死亡率高，因此早期抢救应争分夺秒。乡村抢救有机磷中毒的重点在于尽快彻底清除毒物，可采用中西医结合措施开展催吐、洗胃、导泻、解毒和支持治疗，重症患者需转院进行呼吸支持和血液净化治疗。

一、一般处理

1. 脱离污染源

立即将患者移离中毒现场，脱去被农药污染的衣物，用温水彻底冲洗受污染的皮肤，必要时洗头或剃发，禁止使用热水，以免皮肤血管扩张加速毒物吸收。

2. 催吐

患者清醒状态下饮温水或清水 300 毫升，用手指、筷子、压舌板在咽部探吐，可反复进行，刺激患者呕吐，尽快排空胃内容物。在误食后即刻或 1 ~ 2 小时内催吐，较洗胃效果好。

3. 洗胃

给患者留置胃管，先抽吸出胃内容物后再开始灌液洗胃，常用温水或清水。每次洗胃液 300 毫升, 绝不超过 500 毫升，以防胃内容物进入肠道，洗胃必须彻底，直至洗出液无农药气味为止。首次洗胃量以 20 ~ 30 升为宜，后每 2 ~ 4 小时洗胃一次，每次 5 升。洗胃结束后不要拔出胃管，后续还需反复洗胃，清除余毒。洗胃期间可持续胃肠减压。

4. 导泻

洗胃后可注入活性炭吸附毒物，可给予硫酸钠 30 克或 20% 甘露醇 250 毫升鼻饲，促进肠道排泄排毒。也可用生大黄 20 克加水 300 毫升煎后鼻饲。严重腹泻者可不进行导泻。

二、解毒治疗

必须第一时间使用肟类复能剂和抗胆碱能药物，不能因忙于洗胃耽误解毒治疗。

1."及早、足量、重复"使用肟类复能剂

目前普遍推荐使用氯解磷定,肌肉注射。

轻度中毒:首次 0.5 ~ 1.0 克肌注,必要时 2 ~ 4 小时重复一次。

中度中毒:首次 1.0 ~ 2.0 克肌注,以后 1 ~ 2 小时重复一次,每次 0.5 ~ 1.0 克。

重度中毒:首次 2.0 ~ 2.5 克肌注,1 小时后重复一次,以后每 2 小时给 1.0 克肌注或静推,前 10 小时不少于 6 ~ 7 克。

2."早期、适量、反复、个体化"使用抗胆碱能药物

阿托品可肌注或静脉注射。治疗有机磷中毒患者,阿托品用量不足或用量过大,都会导致严重不良后果,因此应根据病情个体化使用阿托品治疗,以达到阿托品化为治疗目标,但不可盲目追求阿托品大剂量化,以免阿托品中毒(见表 154)。

表 154　阿托品治疗用量

中毒程度	首次用量(mg)	重复用量(mg)	间隔时间(min)
轻度	1 ~ 4	0.5 ~ 1.0	15 ~ 30
中毒	5 ~ 10	1.0 ~ 2.0	15
重度	10 ~ 20	2.0 ~ 3.0	5 ~ 15

阿托品化即临床出现瞳孔较前扩大、口干、皮肤干燥和颜面潮红、肺湿啰音消失及心率加快。如出现神志模糊、烦躁不安、抽搐、昏迷和尿潴留等,提示阿托品中毒,应停用阿托品。

三、中医治疗

中医认为有机磷中毒证候符合"食物中毒""卒受药毒"范畴,为邪毒内侵,胃气上逆,气机逆乱,清阳受扰所致。治疗应以解毒祛邪为主。张学文教授自拟"绿豆甘草解毒汤"可用于各类热毒伤阴证中毒患者的急救,可鼻饲、灌肠、洗胃,主治食物、药物(包括农药、毒药)等中毒后引起的呕吐、腹泻、昏迷、四肢逆冷,或高热、抽搐、惊厥、汗出等症。

绿豆甘草解毒汤:绿豆 120 克,白茅根 30 克,银花 15 ~ 30 克,生甘草 15 ~ 30 克,草石斛 30 克,大黄 15 ~ 30 克(后下),丹参 30 克,连翘 30 克。如出现中毒性黄疸时,可加板蓝根 30 克,茵陈 30 克,郁金 30 克;如遇抽搐惊厥者,可加羚羊角 6 克(另煎),钩藤 15 克(后下),全蝎 6 克;若神疲脉弱、汗多无力者,加黄芪 30 ~ 40 克、白芍 15 ~ 30 克;若目红唇赤者加栀子 10 克,黄芩 10 克,黄连 10 克。

用法:煎服,清水浸泡后煎熬,日夜各 1 剂,必要时每 6 小时服 1 剂。昏迷患者可经胃管鼻饲。

方义：绿豆性味甘寒，具有清热解毒利尿之功；甘草甘平，是解毒常用药；丹参苦微寒，能活血祛瘀，清热除烦安神；白茅根甘寒，清热养阴利尿，可防止出血，并加速毒物从小便排出；大黄苦寒降泄，荡涤毒物实热，使毒物从大便而泄；连翘苦寒，清心除烦，解毒安神；石斛甘寒，清热养阴防止毒物伤阴。各药皆重用，以重剂抢救中毒患者，以免病重药轻、毒物吸收。综合全方，有强有力的清热解毒、养阴护胃、排泄毒素的作用，可用于多种药物、食物中毒患者。

采用中医抢救有机磷中毒患者时，必须强调一般处理和解毒治疗同步实施，中西医结合救治方能提高抢救成功率。

【预防与调护】

一、预防

广泛宣传安全使用有机磷农药的知识，了解有机磷农药对人体的毒害作用，健全有机磷农药的保管制度。喷洒农药时，严禁饮食和吸烟，饭前须用肥皂水洗手。喷洒过有机磷农药的水果、蔬菜、谷物等在一个月内不得食用。

二、调护

① 患者应卧床休息，严密观察病情变化，详细记载体温、脉搏、呼吸、血压。

② 应进食流质和营养丰富而有利于消化的食品，饮食宜清淡，少食多餐。不能进食者，给以鼻饲。

③ 注意口腔护理，勤翻身，防止褥疮和肺炎的发生。呼吸道分泌物或痰涎不能排除者，应随时吸痰，以防发生窒息和感染。

④ 对服毒和企图自杀者，加强心理疏导，解除思想负担，并由专人看护。

第七章 动 物 伤

动物伤是农村常见的公共卫生问题，最常见的是狗、猫、蛇、蜂等，对成人、儿童均可造成严重的伤害。乡村医生要掌握动物伤的处置流程，早期做好伤口清理、病员护理工作，并指导患者接受正确的后续治疗。

【狗咬伤】

狗咬伤是常见的动物性外伤之一，无论是被流浪野狗或是家养狗咬伤或抓伤，都有罹患狂犬病的可能。狂犬病的死亡率极高，但可以预防，重点在于咬伤后及早伤口处理和接受免疫治疗。除狗之外，被猫、蝙蝠、狐狸、貂、浣熊咬伤均可导致狂犬病。

1. 伤口处理

被狗咬伤后，立即用肥皂水，或单用清水反复冲洗伤口，时间不低于 15 分钟，伤口深时要用注射器灌注反复冲洗，时间至少 30 分钟以上。浅小的伤口可常规消毒处理，深大的伤口应立即清创，清除异物与坏死组织，用 2% ~ 3% 碘酒（碘伏）或者 75% 酒精涂擦伤口。犬咬伤后伤口含大量厌氧菌，故伤口应开放引流，不包扎、不缝合。

2. 药物治疗

注射破伤风抗毒素 1500 IU，口服抗菌药物。

3. 被动免疫

使用人抗狂犬病免疫球蛋白（HRIG）每千克体重 20 IU 或马抗狂犬病免疫血清每千克体重 40 IU（皮试阴性后）在伤口底部和周围行局部浸润注射，同时以相同剂量做臂部肌肉注射。

4. 主动免疫

即"及时、足量、全程"注射狂犬病疫苗，首次疫苗应在伤后 24 小时内注射。

① 一般患者接种 5 次，被咬伤的第 1、3、7、14、28 天各接种一次，每次肌肉注射 2 毫升。

② 严重咬伤患者接种 10 次，前 6 天每日一针，第 10、14、30、90 天各 1 针。注射剂量同前。

③ 1 年内再次咬伤者，第 1、3 天各接种 1 次；1 ~ 3 年内再次咬伤，第 1、3、7 天各接种 1 次，超过 3 年，重新接种。注射剂量不变。

注意事项：注射疫苗期间，不能饮酒、渴浓茶、咖啡或吃刺激性食物；平时要避免受凉，防止感冒、避免剧烈运动及过度疲劳。

【猫咬伤】

猫的牙齿和爪子非常锐利，一旦伤人后，可发生细菌或病毒感染。轻者局部出现红肿疼痛，重者可累及淋巴管、淋巴结而引起淋巴管炎、淋巴结炎或蜂窝组织炎。被猫抓伤咬伤的患者要警惕猫抓病，即由猫携带的汉氏巴尔通体细菌引发的感染，临床表现为在抓伤部位出现一个红色肿块，有时还伴随发烧、头痛、食欲下降或淋巴结肿大。处理措施如下。

① 清洗伤口，0.9% 生理盐水冲洗伤口后，2% ~ 3% 碘酒（碘酊）或者 75% 酒精涂擦伤口。

② 预防性使用抗生素，以减少感染风险。

③ 伤口深或伤情重者应注射破伤风抗毒素。

④ 无法排除狂犬病风险时应接受狂犬病免疫治疗（可参考狗咬伤）。

【蛇咬伤】

我国境内有 210 多种蛇分布，其中毒蛇 60 多种，剧毒蛇 10 多种。在农村田间劳作或野外行走时都可能遭遇蛇咬伤，尤其是夏秋季节，咬伤部位多为四肢。被无毒蛇咬伤属于"外伤"，被毒蛇咬伤属于"中毒"。具有神经毒的有银环蛇、金环蛇、海蛇；血循毒的有蝰蛇、尖吻蝮蛇、竹叶青蛇和烙铁头蛇；混合毒的有眼镜蛇、眼镜王蛇和蝮蛇。蛇毒进入人体可导致呼吸衰竭、大出血、肾衰竭以及组织坏死，一些中毒者甚至需要截肢。抗蛇毒血清是从免疫对抗一种或多种蛇毒的动物血浆中提取出来的免疫球蛋白或片段，是唯一有效的抗蛇毒药。被毒蛇咬伤后，越早使用抗蛇毒血清，疗效越好，恢复越快，预后越佳。

一、蛇咬伤急救

一旦被毒蛇咬伤，首要原则是立刻清除局部毒液，减缓毒液吸收，尽快前往医院。院前急救措施如下。

① 迅速脱离被咬环境，譬如农田或草地。拨打求救电话。

② 记住蛇的基本特征，如蛇形、蛇头、蛇体和颜色，有条件的可以拍摄致伤蛇的照片。

③ 去除受伤部位的饰物，如手表、戒指、手镯、袖管等，防止肢体肿胀后无法取下。

③ 保持冷静，避免慌张、激动，避免奔跑和剧烈运动，安静等待救援。

⑤ 冲洗伤口，现场可立即用清水、泉水、自来水甚至尿液冲洗伤口，尽可能冲洗掉伤口内外的毒素与污血，用纸、手帕、毛巾吸干水分后，伤口上可涂上碘酒、盐或硫黄。

⑥ 负压吸毒，用三棱针、缝衣针等在伤口周围穿刺，使毒液外流，然后用拔火罐、吸引器或吸奶器吸出毒液。不主张用口吸出毒液，以防毒素经口腔吸收进入人体。

⑦ 患部肿胀明显时，可于手指蹼间（八邪穴）或足趾蹼间（八风穴）皮肤常规消毒后用三棱针或粗针头平行刺入1厘米后迅速拔出，有助排毒和减轻肿胀。

⑧ 加压垫法包扎固定，用泡沫橡胶或织物折叠成约5厘米×5厘米×3厘米的垫片，对伤口处直接压迫，绑带包扎，压力约70mmHg，可遏制毒素扩散，此法操作简单，疗效确切。

⑨ 受伤肢体制动，可用夹板固定，伤口相对低位（保持在心脏水平以下）。

⑩ 季德胜蛇伤解毒片对常见毒蛇都有效，用法为首次20片，以后每4～6小时服7～10片，病情好转后酌减，连服5天。

二、注意事项

1. 不可以症状轻重判断是否中毒

银环蛇、金环蛇、海蛇等属神经类剧毒蛇，被咬伤后，伤口不红、不肿、不痛、无出血或仅有轻微麻痒感觉，牙痕小且浅而不青，全身症状轻。全身中毒症状往往要在咬伤后3小时左右才出现。由于这类蛇伤患者早期症状轻，极易被患者、家属及医务人员忽视。但这种蛇伤病情凶险，一旦出现全身中毒症状后，病情变化迅速，很快出现呼吸肌麻痹，甚至呼吸停止死亡。

2. 不主张结扎肢体

结扎不能有效地阻止和减缓蛇毒的吸收，不能减少危型病例的发生率，相反，因为结扎而使蛇毒从血液吸收使之扩散加快，导致肿胀疼痛加重，坏死溃疡率增加、消肿时间慢、治疗时间延长等。结扎过紧和结扎时间过长，会导致肢体缺血坏死，甚至有被截肢而残废或死亡的危险。

3. 不主张挤压排毒

用手挤压不仅不能挤出毒液，反而加速毒液的吸收。同时还引起周围组织损伤，加上蛇毒的作用使细胞变性坏死，给患者后期康复带来极大的困难。

4. 不主张冷敷或冰敷

蛇毒在低温条件下可以保存20～30年，其活性并未受到影响。蛇伤后因肢体肿胀，局部血液循环障碍，冷敷可使局部血循环更差，因而更易诱发或加重组织坏死，甚至截肢。

5. 不主张切开排毒

非专科医生切开可能误伤血管、神经、肌腱。另外，对血循毒蛇咬伤（如五步蛇、

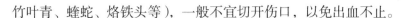

竹叶青、蝰蛇、烙铁头等），一般不宜切开伤口，以免出血不止。

6. 不迷信"秘方""特效方"

在我国，各地都有自行研制的蛇药或方剂，还有所谓的"秘方""特效方"等。不可否认，我国对用中草药治疗毒蛇咬伤有丰富的临床经验，并有其独特的理论。中医在临床上根据患者的不同时期和表现加以辨证施治，取得了很好的疗效，而且我国古今以来也一直在探索用中草药对抗、排解蛇毒，然而，单纯的中草药仍然有它自身的局限性，还不能像抗蛇毒血清那样具有直接地、特异性地高效对抗蛇毒的作用。为了提高患者生存率，减少并发症，必须专科治疗，中西医结合，才能提高疗效。

【蜂蜇伤】

农村蜂蜇伤事件频发，以 4 ~ 10 月为高发期，成人、儿童均可被蜇伤，以头面部、颈部、四肢等暴露部位多见。通常情况，蜜蜂的毒力较弱，黄蜂的毒力较强，但也和被蜇伤的部位多少相关，蜇伤处越多，毒力就越强，蜇伤严重者可危及生命。蜜蜂或黄蜂蜇伤（尾刺刺入皮内），一般只表现局部红肿疼痛，多无全身症状，数小时后即自行消退。若被成群蜂蜇伤时，可出现全身症状，如头晕、恶心、呕吐等，严重者可出现休克、昏迷或死亡，有时可发生血红蛋白尿，出现急性肾功能衰竭。蜂毒过敏者则易出现荨麻疹、喉水肿、哮喘或过敏性休克。

一、蜂蜇伤急救

（一）局部治疗

1. 伤口清理

仔细检查伤处，若皮内留有毒刺，应先将其拔除。若被蜜蜂蜇伤，因蜜蜂毒液是酸性的，故可选用肥皂水或 3% 氨水、5% 碳酸氢钠液、盐水等洗敷伤口。若被黄蜂蜇伤，要用食醋洗敷，也可将鲜马齿苋洗净挤汁涂于伤口。

2. 针刺拔罐

红肿热痛明显者，可局部三棱针点刺放血，拔罐后留罐 15 分钟。

3. 解毒药物

南通蛇药（季德胜蛇药），首次 20 片口服，并 6 ~ 8 片温水调开后敷在伤口处，每日更换 3 ~ 4 次，有解毒、止痛、消肿之功效。

4. 艾灸

用艾条灸患处 20 分钟。

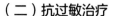

（二）抗过敏治疗

1. 轻度过敏反应

以皮肤瘙痒、红斑、荨麻疹为主要表现，可伴有上腹部不适、腹痛、恶心、呕吐、腹泻等，可给予抗组胺类药如氯雷他定、异丙嗪、赛庚啶等口服，必要时苯海拉明 20 毫克或非那根（异丙嗪）25 毫克肌肉注射。

2. 中重度过敏反应

可有咽喉部水肿、呼吸困难、低血压休克、意识丧失、心搏骤停表现，肌肉注射肾上腺素 0.3 ~ 0.5 毫克（儿童每千克体重 0.01 毫克，不超过 0.3 毫克），严重者可每 5 ~ 10 分钟重复使用。糖皮质激素，地塞米松 5 ~ 10 毫克静脉滴入或推注，氢化可的松 100 ~ 200 毫克静滴。抗过敏药物，肌肉注射苯海拉明 20 毫克或扑尔敏（氯苯那敏）10 毫克。

遭受蜂群蜇伤者、全身症状较重者和中重度过敏反应者宜快速送医院就诊。

二、蜂蜇伤眼部的治疗

蜂直接蜇伤眼组织者少见，但一旦发生，后果即十分严重，如不及时抢救，可致盲甚至眼球萎缩。治疗要越早越好，轻者可用 5% 碳酸氢钠溶液冲洗，用异物针拔出蜂刺，外用抗生素眼膏及糖皮质激素类滴眼液。重者需入院后散瞳、角膜切开及全身治疗。

第八章　外伤止血

现代生活中创伤出血多见，一般成人总血量大约4000ml左右。短时间内丢失总血量的1/3时（约1300ml），就会发生休克。表现为脸色苍白，出冷汗，血压下降，脉搏细弱等。如果丢失总血量的1/2（约2000ml），则组织器官处于严重缺血状态，可很快死亡。

外伤后出血，分外出血和内出血。内出血如胸腔内、腹腔内和颅内出血，情况较严重，现场无法处理，需立即送医处理。外出血应立即现场止血。下面介绍几种外出血的简单止血法。

一、包扎止血法

一般限于无明显动脉性出血。小创口出血，有条件时先用生理盐水冲洗局部，再用消毒纱布覆盖创口，绷带或三角巾包扎。无条件时可用冷开水冲洗，再用干净毛巾或其他软质布料覆盖包扎。

如果创口较大而出血较多时，要加压包扎止血，伤口覆盖无菌敷料后，再用纱布、棉花、毛巾、衣服等折叠成相应大小的垫，置于无菌敷料之上，然后再用绷带、三角巾等紧紧包扎，包扎的压力应适度，除达到止血而又不影响肢体远端血运为度（图79）。包扎后若远端动脉还可触到搏动，皮色无明显变化即为适度。严禁用泥土、面粉等不洁物撒在伤口上，造成伤口污染。

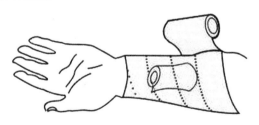

图79　加压包扎止血

1. 三角巾包扎法

（1）头部包扎

将三角巾的底边折叠两层约二指宽，置于前额齐眉以上，顶角拉向后颅部，三角巾的两底角经两耳上方拉向枕后，先做一个半结，压紧顶角，将顶角塞进结里，然后再将左右底角绕至前额打结（图80）。

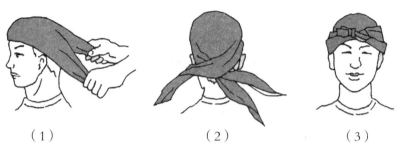

（1） （2） （3）

图80 头部三角巾包扎

（2）面部包扎

在三角巾顶处打一结，套于下颌部，底边拉向枕部，上提两底角，拉紧并交叉压住底边，再绕至前额打结。包完后在眼、口、鼻处剪开小孔（图81）。

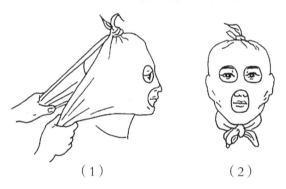

（1） （2）

图81 面部三角巾包扎

（3）胸背部包扎

取燕尾巾两条，底角打结相连，将连接置于一侧腋下的季肋部，另外两个燕尾底边角围绕胸背部在对侧打结。然后将胸背燕尾的左右两角分别拉向两肩部打结（图82）。

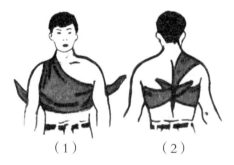

（1） （2）

图82 胸背部三角巾包扎

（4）膝关节包扎

三角巾顶角向上盖在膝关节上，底边反折向后拉，左右交叉后再向前拉至关节上方，压住顶角结（图83）。

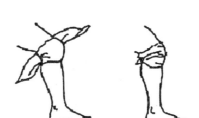

（1）　　　　　（2）

图83　膝关节三角巾包扎

（5）手、足包扎

手（足）心向下放在三角巾上，手指（足趾）指向三角巾顶角，两底角拉向手（足）背，左右交叉压住顶角绕手腕（踝部）打结（图84，图85）。

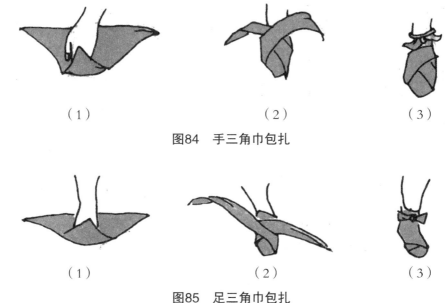

（1）　　　　　（2）　　　　　（3）

图84　手三角巾包扎

（1）　　　　　（2）　　　　　（3）

图85　足三角巾包扎

2. 绷带包扎

（1）绷带包扎法

用绷带包扎时，应从远端向近端，绷带头必须压住，即在原处环绕数周，后每缠一周要盖住前一周 1/3 ～ 1/2。

（2）环形包扎法

在肢体某一部位环绕数周，每一周重叠盖住前一周。常用于手、腕、足、颈、额等处以及在包扎的开始和末端固定时用（图86）。

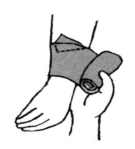

图86　绷带环形包扎法

（3）螺旋包扎法

包扎时，作单纯螺旋上升，每一周压盖前一周的1/2，多用于肢体和躯干等处（图87）。

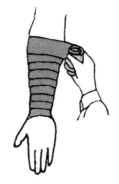

图87　绷带螺旋包扎法

（4）8字形包扎法

本法是一圈向上、一圈向下的包扎，每周在正面和前一周相交，并压盖前一周的1/2。多用于肘、膝、踝、肩、髋等关节处（图88）。

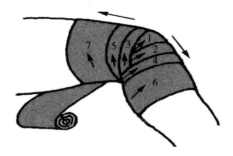

图88　绷带8字形包扎法

二、指压法止血

用于急救处理较急剧的动脉出血。手头一时无包扎材料和止血带时，或运送途中放止血带的间隔时间，可用此法。

手指压在出血动脉近心端的邻近骨头上，阻断血运来源。方法简便，能迅速有效地达到止血目的，缺点是止血不持久。事先应了解正确的压迫点，才能见效。

（一）常用压迫止血点

1. 头面部

① 压迫颞动脉：手指压在耳前下颌关节处，可止同侧上额、颞部及前头部出血（图89）。

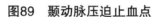

图89　颞动脉压迫止血点

② 压迫颌外动脉：一手固定头部，另一手拇指压在下颌角前下方2/3处，可止同侧脸下部及口腔出血（图90）。

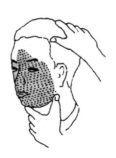

图90　颌外动脉压迫止血点

③ 压迫颈动脉：将同侧胸锁乳突肌中段前缘的颈动脉压至颈椎横突上，可止同侧头颈部、咽部等较广泛出血。注意不能压迫时间太长，更不能二侧同时压迫，引起严重脑缺血，更不要因匆忙而将气管压住，引起呼吸受阻（图91）。

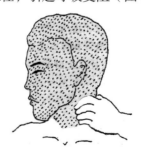

图91　颈动脉压迫止血点

2. 肩部和上肢出血

① 压迫锁骨下动脉：在锁骨上窝内 1/3 处按到动脉搏动后，将其压在第一肋骨上，可止肩部、腋部及上肢出血（图 92）。

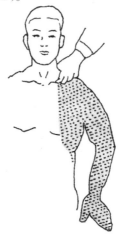

图92　锁骨下动脉压迫止血点

② 压迫肱动脉在肱二头肌沟骨触到搏动后，将其压在肱骨上，可止来自上肢下端前臂，手部的出血（图 93）。

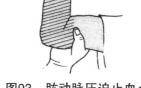

图93　肱动脉压迫止血点

③ 压迫尺、桡动脉，可止手掌、手背出血（图 94）。

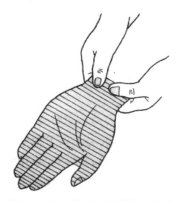

图94　尺、桡动脉压迫止血点

3. 下肢出血

① 压迫股动脉：在腹股沟韧带中点处，将其用力压在股骨上，可止下肢出血（图 95）。

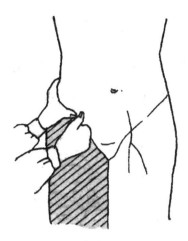

图95　股动脉压迫止血点

② 压迫胫前、胫后动脉，可止足部出血（图 96）。

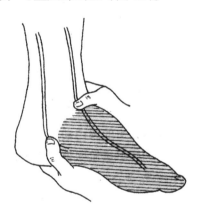

图96　胫前、胫后动脉压迫止血点

三、止血带法止血

较大的肢体动脉出血，且为运送伤员方便起见，应上止血带。用橡皮带、宽布条、三角巾、毛巾等均可。止血后尽量在 1 ~ 2 小时内将伤者送至医院。

1. 上肢出血

上臂外伤大出血止血带应结扎在上臂的上 1/3 处，禁止扎在中段，避免损伤桡神经。前臂或手大出血应扎在上臂下 1/3 处（图 97）。

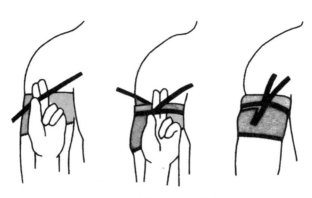

图97 上肢出血止血带止血

2. 下肢出血

止血带扎在大腿的上 1/3 处或大腿中部，大腿中段以下不宜使用，大腿中段以下动脉位置较深，不容易压迫住，有时压迫不够，没有压瘪动脉而仅压住了静脉的回流，出血反而更多，而且会引起肢体的肿胀和坏死（图 98）。

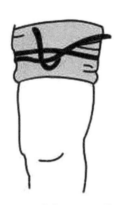

图98 下肢出血止血带止血

上止血带前，先要将伤肢抬高，尽量使静脉血回流，并用软织物敷料垫好局部，然后再扎止血带，以止血带远端肢体动脉刚刚摸不到为度。

使用止血带应严格掌握要领，如扎得太紧或时间过长，均可引起软组织压迫坏死，肢体远端血运障碍，肌肉萎缩，甚至产生挤压综合征。如果扎得不紧，动脉远端仍有血流，而静脉的回流完全受阻，反而造成伤口出血更多。扎好止血带后，一定做明显的标志，写明扎止血带的部位和时间，以免忘记定时放松，造成肢体缺血时间过久而坏死。扎止血带后每半小时到一小时放松一次，放松 3 ~ 5 分钟后再扎上，放松止血带时可暂用手指压迫止血。

第九章　电　击　伤

【概述】

　　超过一定量的电流通过人体，造成机体损伤、功能障碍称电击伤。由电源直接接触体表面发生的电击伤最为常见。当8～12毫安电流通过身体时，肌肉自动收缩，可有电击感觉，无明显损害。超过20毫安可导致接触部位皮肤灼伤，50毫安以上电流可致心房纤颤及死亡，220～1000伏的电压可致心脏和呼吸同时麻痹。

　　电击伤事故大多发生于安全用电知识不足及违反操作规程，如违章布线、自行检修带电电路或电线等；电源电线年久失修、电器漏电或外壳接地不良等原因，尤其在高温潮湿场所或雨季，衣裤受潮时皮肤电阻减低，更易导致触电。

【临床表现】

　　1. 全身表现

　　轻度电击后患者出现头晕、心悸、面色苍白、惊慌、四肢软弱和全身乏力等，恢复后多不遗留症状；重者有抽搐与休克症状，伴心律失常、迅即进入"假死"状态，亦有触电后立即进入假死状态者。所谓"假死"状态包括三种情况，即呼吸停止，心搏存在；心搏停止，呼吸存在；心搏呼吸均存在，但十分微弱。

　　2. 局部表现

　　电击伤一般有一个进口和多个出口。电流进口与出口部皮肤出现水疱，严重时组织焦化，肌肉与心肌凝固、断裂及血管破裂。

　　3. 并发症

　　由于触电时肢体肌肉强烈收缩，有时可发生骨折或关节脱位。由于意识丧失或肌肉收缩被"抛"离电源，致跌倒或从高处坠下，可并发外伤或脑震荡。

【诊断要点】

　　根据现场情况及患者的临床表现，一般即可确立诊断。

【现场抢救】

　　①立即切断电源，或用木棒、竹竿等绝缘体帮助伤者脱离电源。

　　②呼吸心跳均停止者，立即就地进行心肺复苏治疗。

　　③呼吸停止，心搏存在，立即行口对口人工呼吸。

　　④不能轻易放弃抢救。出现神志昏迷不清者可针刺或指压水沟、中冲等穴位。

⑤ 如出事现场附近有医疗条件，应积极准备气管插管或气管切开，发现有室颤应立即给予除颤治疗。

【院内治疗】

① 轻度电击伤，绝对卧床休息 10 天，实行医学观察，因为迟发性"假死"可发生在电击伤 10 天之内。

② 伴昏迷、头痛等中枢症状者，给予 25% ~ 50% 高渗葡萄糖，20% 甘露醇脱水治疗。

③ 血压下降者，可用升压药物。

④ 处理外伤、骨折。

⑤ 应用抗生素，预防感染，肌注破伤风抗毒素。

⑥ 处理电击伤入口与出口处，先用碘酒纱布覆盖包扎，然后按烧伤处理。电击伤的特点是伤口小、深度大，因此易发生继发性大出血。为了预防，应考虑做适当部位的血管结扎。由于电击伤常致深层组织大片坏死，故应警惕厌氧菌感染的发生及继发性大出血。

【预防措施】

① 加强安全用电常识的宣传教育，严格遵守技术操作规程。

② 雷雨时不可在大树下躲雨或使用金属柄伞在田野中行走。

③ 遇有火警或台风袭击时应切断电源。

④ 对触电患者的抢救既要争分夺秒，又要坚持不懈。

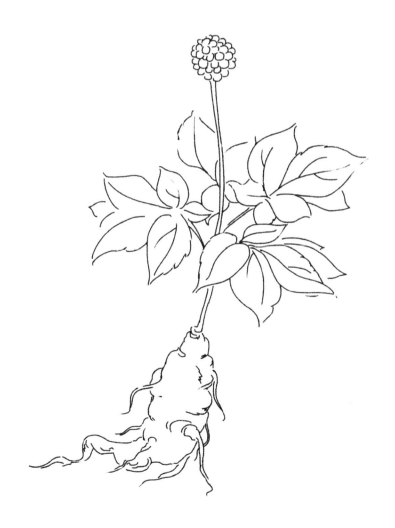

云南常见中草药概览

中医药学是中国传统文化的瑰宝，也是打开中华文明宝库的钥匙，为中华民族繁衍生息作出了巨大贡献，对世界文明进步产生了积极影响。党和政府高度重视中医药的发展，2013 年国家中医药管理局颁布了《中医预防保健（治未病）服务科技创新纲要（2013—2020 年）》，2015 年发布了《中药材保护和发展规划（2015—2020 年）》，2016 年发布了《"健康中国 2030"规划纲要》，同年颁布的《中华人民共和国中医药法》更是中医药发展史上的里程碑，从法律上要求"中西医并重""坚持继承和创新相结合，保持和发挥中医药特色和优势"。2017 年印发《中药材产业扶贫行动计划（2017—2020 年）》《国家医保目录（2019 版）》及《中华人民共和国基本医疗卫生与健康促进法》，明确提出"政府举办的综合性医院、妇幼保健机构和有条件的专科医院、社区卫生服务中心、乡镇卫生院，应当设置中医药科室。"

中草药有着自己独特的功效，在治疗疾病时有很多得天独厚的优势，具有"简、便、廉、验"的特点，且不良反应小，很多民间医生甚至老百姓也常使用。不断认识和应用中草药治疗疾病，乡村医生可大有作为，能为更多的患者解决疾患。少数具有急慢性毒副作用的中草药许多老百姓并不知情，常将其作为菜肴食用或自行治疗疾病，反而给身体造成伤害，须在中医师的指导下应用。所以，乡村医生识别和应用中草药，对治疗疾病、指导居民养生保健、优化医疗资源分配、中医药指导使用和科学普及都有着深远的意义。

云南是我国中药材资源最丰富的省份之一，是名副其实的"药材之乡"。目前，全省境内共发现天然药物资源 6559 种，占全国总数的 51%。一方面，云南地形地貌复杂多样，海拔差异大，并受热带和高山气流影响，植被非常丰富；另一方面，云南是我国少数民族最多的省份，其中各民族多少都有着自己独特的医疗体系或传统的医疗方法，加上各民族间的文化交流碰撞，更增加了云南地区中医药的丰厚沉淀。同时，云南省政府积极推动中医药事业创新发展，先后制定和印发了《云南省发展中医药条例》《关于扶持和促进中医药事业发展的实施意见》《云南省加快中医药发展行动计划（2014—2020 年）》《关于进一步加强基层中医药工作的通知》《关于进一步加强综合医院中医药工作的通知》等，为支持和促进中医药发展提供了坚强的政策保障，也给云南地区的乡村医生应用中草药提供了更多的舞台和机会。

本部分提供了常见云南中草药的生态图片，并对相应植物的辨识、功能等做了简单介绍，可以为乡村医生学习、辨识和应用中草药提供一定的参考。以无明显毒副作用的中草药为主，以名贵大宗药材开头，着重介绍了常见常用的中草药植物，还介绍了部分有毒中草药，以增强对有毒中药的识别和重视，有毒中草药须慎用并避免误食。

值得强调的是，我们在识别和应用中草药的同时，也要对植物和生态进行保护，切忌乱采滥挖或大量采挖的商业行为。对一些常见的中草药品种可适当采集使用，而对一些名贵及稀缺的中草药品种，应加强野生资源的保护，重视栽培和人工育种研究。

工信部"十二五"重点扶持品种中的云南中药

常用大宗药材品种共75个，其中云南有栽培或野生的品种52个	分别为当归、茯苓、黄芩、川芎、桔梗、白芍、白术、山药、大黄、丹皮、人参、西洋参、三七、柴胡、五加、党参、金银花、黄连、麦冬、牛膝、天麻、莪术、何首乌、板蓝根、半夏、丹参、远志、附子、淫羊藿、荆芥、穿心莲、杜仲、厚朴、黄柏、龙胆、木通、砂仁、石斛、秦艽、益智仁、金荞麦、薄荷、夏枯草、红花、蜈蚣、水蛭、熊胆、鹿茸、苦参、栀子、枳壳、天冬。
常用濒危稀缺药材品种共30个，其中云南有20个	分别为猪苓、川贝母、重楼、红景天、胡黄连、羌活、白及、冬虫夏草、穿山甲、麝香、蟾酥、白花蛇、金钱白花蛇、乌梢蛇、蕲蛇、赤芍、雷公藤、独活、独一味、金毛狗脊。

云南常见种植药材、大宗药材和道地药材

目前发展较好的种植药材	灯盏花、三七、天麻、石斛、银杏、草乌、重楼、杜仲、半夏、白及、当归、木香、茯苓、猪苓、牡丹、芍药、板蓝根、桔梗、通脱木、红豆杉、秦艽、姜黄、木瓜、红花、续断、天门冬、金线莲、八角莲、乌梅、党参、附子、玉竹、仙茅、马蹄香、黄芩、黄花倒水莲、鹿衔草、白花蛇舌草、鸡血藤、佛手、何首乌、仙鹤草等。

常见大宗药材	三七、天麻、重楼、石斛、龙胆草、何首乌、板蓝根、茯苓、竹节三七、柴胡、云防风、砂仁、杜仲、当归、肉桂、千年健、苏木、草豆蔻、红豆蔻、草果（艳山姜）、薏苡仁、枳实、枳壳、青皮、山楂、金银花、天冬、麦冬、女贞、桔梗、威灵仙、百部、前胡、川芎、续断、吴茱萸、郁金、山柰、莪术、姜黄、云连、天南星、人参、西洋参、玉竹、前胡、佛手、白芷、菊花、大黄、灵芝、千层纸（木蝴蝶）、仙鹤草、败酱草、红大戟、山慈菇、冰球子、臭灵丹草、玫瑰茄、滇鸡血藤、白苏子等。
道地药材	三七、天麻、云木香、茯苓（云苓）、猪苓、旱半夏、党参、龙胆草（滇龙胆、头花龙胆）、滇黄精、白及、重楼（滇重楼）、石斛（黄草）、黄连（云连）、珠子参、云防风、灯盏花、草乌、当归（云归）、南板蓝根、续断、干姜、佛手、小黑药、雪上一枝蒿、紫丹参（滇丹参）、金毛狗脊、雷丸、香橼、木瓜、苏木、草果、秦艽（粗茎秦艽）、川贝母（青贝、炉贝）、钩藤、杜仲、诃子、儿茶、千年健等。
除上述道地药材外，部分云南地区的主产药材	柴胡（泸西柴胡、多枝柴胡）、天门冬、五倍子、草豆蔻、红豆蔻、射干、何首乌、郁金、薏苡仁、木蝴蝶、苦参、红花、蔓荆子、金银花、金线莲、灵芝、鸡血藤、骨碎补、桔梗、川楝子、小茴香、山楂、百部、陈皮、黑芝麻、冬虫夏草、吴茱萸、槟榔、桃仁、厚朴、砂仁、血竭、安息香、马钱子、附子、大风子等。

中草药图鉴

名贵中药材

名贵中药材资源往往较为稀缺，或药效显著但栽培成本高，云南常见栽培或野生名贵中药材不少，如三七、珠子参、天麻、石斛、血竭、当归、党参、冬虫夏草、滇重楼、白及、灵芝、川贝母等。

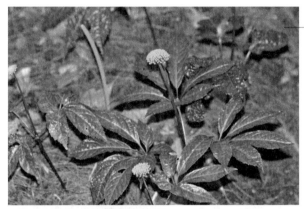

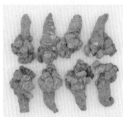

三七

三七甘、微苦，温。归肝、胃经。三七与人参、西洋参、珠子参都是五加科人参属植物，地上部分长相相似，但入药部位根和根茎差别较大，易于区别。功效散瘀止血，消肿定痛。用于咯血，吐血，衄血，便血，崩漏，外伤出血，胸腹刺痛，跌扑肿痛。三七有很强的活血功效，孕妇慎用。日常生活中，也可作为食物或药膳，如三七汽锅鸡（见下图右下）。

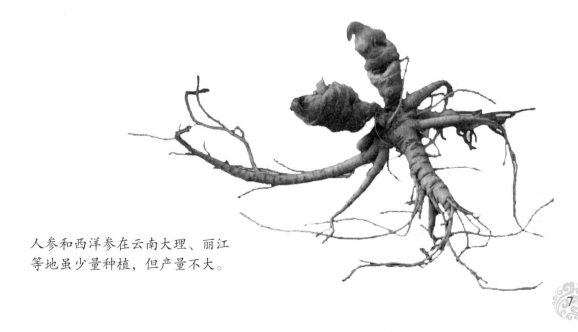

人参和西洋参在云南大理、丽江等地虽少量种植，但产量不大。

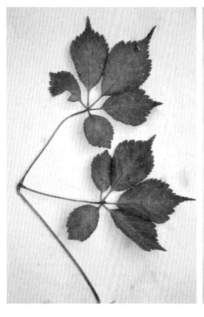
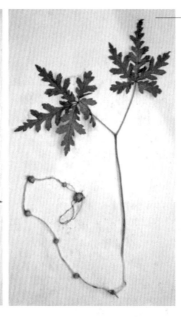

珠子参

珠子参分野生（见下图，不同叶型的珠子参）和栽培。根茎入药，苦、甘、微寒。归肝、肺、胃经。可补肺养阴，祛瘀止痛，止血。用于气阴两虚，烦热口渴，虚劳咳嗽，跌扑损伤，关节痹痛，咯血，吐血，衄血，崩漏，外伤出血。

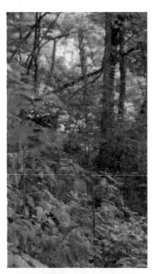
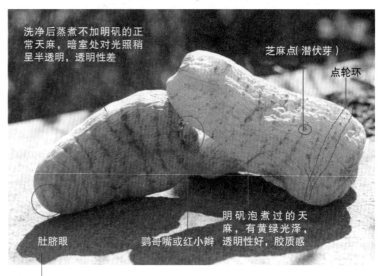

洗净后蒸煮不加明矾的正常天麻，暗室处对光照稍呈半透明，透明性差

芝麻点(潜伏芽)

点轮环

肚脐眼

鹦哥嘴或红小辫

明矾泡煮过的天麻，有黄绿光泽，透明性好，胶质感

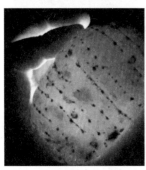

天麻

云南以昭通所产天麻最为著名，无性繁殖代数少，林下种植，浆汁饱满，肉质紧实，品质优异。其形态卵形或倒卵形，芝麻点形如被按入一般，似纳鞋底。常有他省天麻冒充昭通麻出售。块茎入药，甘，平。归肝经。可息风止痉，平抑肝阳，祛风通络。用于小儿惊风，癫痫抽搐，破伤风，头痛眩晕，手足不遂，肢体麻木，风湿痹痛。

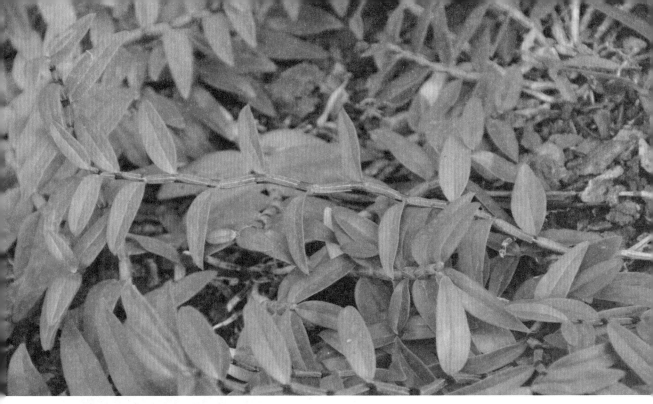

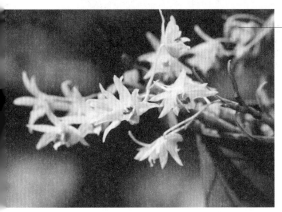

铁皮石斛

铁皮石斛又名黑节草，表皮为铁绿色，叶柄鞘膜一般完整，具明显黑节，口尝有较明显的胶质黏滞感，长时间咀嚼后残渣少者为优，味微甜或淡，稀带苦味。甘，微寒。归胃、肾经。有益胃生津，滋阴清热等功效。用于热病津伤，口干烦渴，胃阴不足，食少干呕，病后虚热不退，阴虚火旺，骨蒸劳热，目暗不明，筋骨痿软。

党参

掐断新鲜茎叶会有汁液，根和根茎入药。甘，平。归脾、肺经。可健脾益肺，养血生津。用于脾肺气虚，食少倦怠，咳嗽虚喘，气血不足，面色萎黄，心悸气短，津伤口渴，内热消渴。

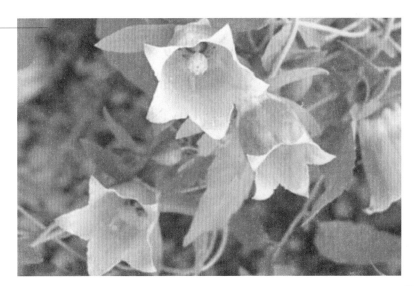

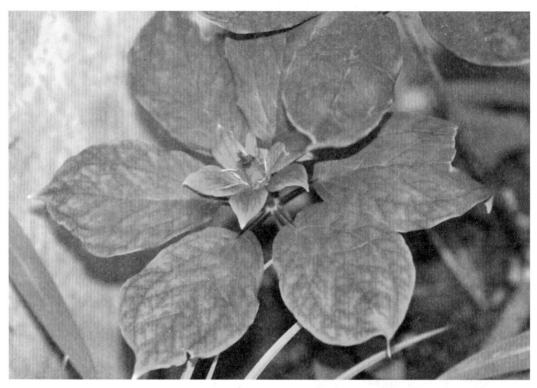

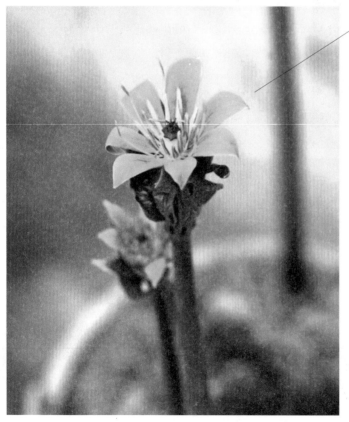

滇重楼（七叶一枝花）

滇重楼很有特点，一个茎秆，上部七片叶轮生，开花时上部有七个萼片小叶状，但同属植物也有此特点，所以同属植物也常被误采入药，本种的叶倒卵形，应注意鉴别。由于过度采挖，野生的滇重楼越来越少，亟须保护。现文山、大理、怒江等地有种植。本品根茎入药，苦，微寒，有小毒。归肝经。功效清热解毒，消肿止痛，凉肝定惊。用于疔疮痈肿，咽喉肿痛，毒蛇咬伤，跌扑伤痛，惊风抽搐。

可食类

部分中草药本身亦是食物，如百合、莲子、蒲公英、黄精、玉竹、鱼腥草等。也有部分草药在云南的民间部分地区当菜食用，不过做药和作食在加工、炮制、剂量和食用方法等方面有所不同，药食都要注意安全性，但食物更偏重于口味口感，而药物更注重安全有效。部分草药在某些方面具有一定的毒性，长期食用不利于健康，有报道因食用草药而导致肝肾功能损伤的案例，所以更应注意辨识、选择和适量食用。

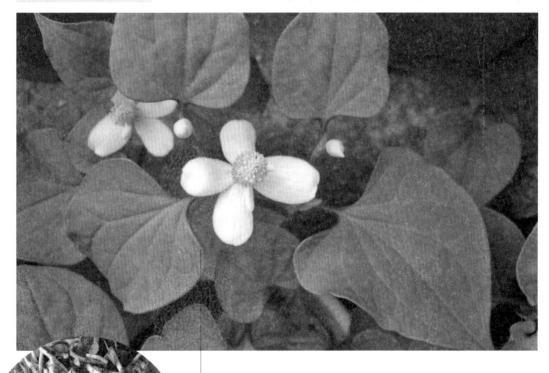

鱼腥草

全草入药，味辛，性寒凉，归肺经。清热解毒，消痈排脓，利尿通淋。用于肺痈（肺结核等）吐脓，痰热喘咳，热痢，热淋，痈肿疮毒。对肺炎、急性支气管炎及肠炎、腹泻等效果很好。煎煮时间不宜太长，10~20分钟即可。根茎繁殖易成活，将根茎剪成2厘米小段，每段留1~2个节，覆土约2厘米厚，可种于房前屋后或花盆里，云南各地做凉拌菜或当香料食用。

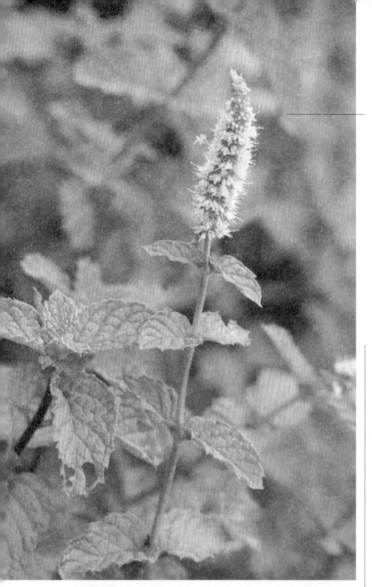

薄荷（留兰香）

留兰香或皱叶留兰香云南地区常当香料或调味料使用，称为薄荷，有特异芳香气味。能祛风散寒，止咳，消肿解毒。用于感冒咳嗽，胃痛，腹胀，神经性头痛；外用治跌打肿痛，眼结膜炎，小儿疮疖等。

蒲公英

全草入药，苦、甘，寒，归肝、胃经。能清热解毒，消肿散结，利尿通淋。用于疔疮肿毒，乳痈，瘰疬，目赤，咽痛，肺痈，肠痈，湿热黄疸，热淋涩痛等。蒲公英清热解毒力强，内外科疮痈（急性乳腺炎、肺炎、肠炎）都可治疗。民间常作菜食用。但注意苦寒伤胃，同时有滑胎功效，孕妇要慎食。

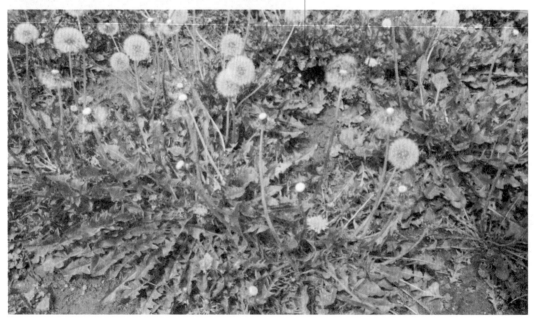

车前草

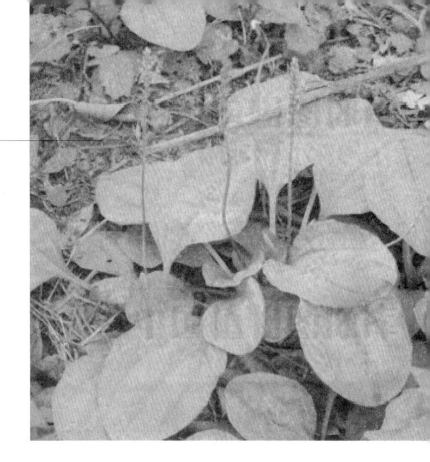

全草入药或果实入药，甘，寒。清热利尿，祛痰，凉血，解毒。用于水肿尿少，热淋涩痛，暑湿泻痢，痰热咳嗽，吐血衄血，痈肿疮毒。夏季上火、结石病等可做菜食疗，如车前草清汤、车前草蛋汤等。

夏枯草

果穗入药，全草也可入药，辛、苦，寒。归肝、胆经。能清火，明目，散结，消肿。常用于目赤肿痛，目珠夜痛，头痛眩晕，瘰疬，瘿瘤，乳痈肿痛；甲状腺肿大，淋巴结结核，乳腺增生，高血压等。常配伍菊花、石决明等同用。

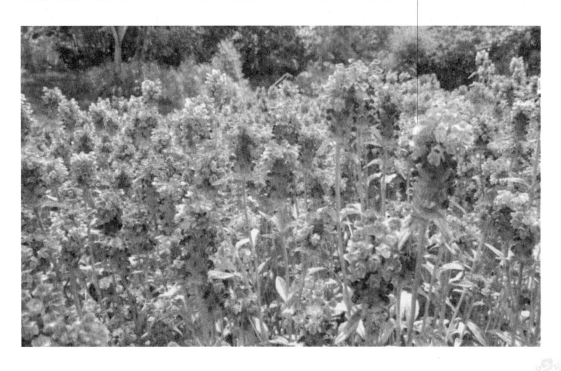

荷花（莲）

　　莲全身是宝，莲子、莲子心、莲蓬、莲蕊、荷叶、荷梗、荷花、藕、藕节等都可入药。莲子补脾止泻，益肾涩精，养心安神；莲子能清心安神，交通心肾，涩精止血；藕节可止血，消瘀；荷叶可清热解暑，凉血止血等。

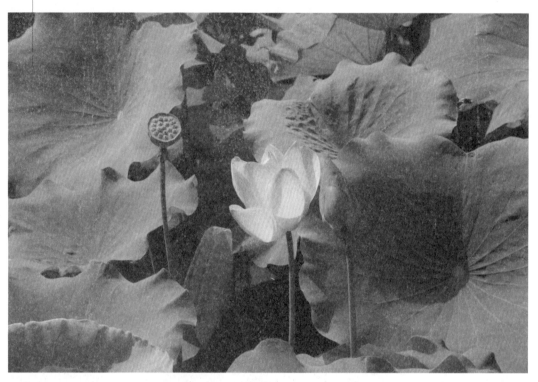

山药（薯蓣）

　　可平补脾、肺、肾三脏。补脾养胃，生津益肺，补肾涩精。用于脾虚食少，久泻不止，肺虚喘咳，肾虚遗精，带下，尿频，虚热消渴等。麸炒山药补脾健胃效果更好。同属植物黄独有毒，注意区别！山药的根横走条状，零余子长较光滑，叶子中部常弯缺（有腰），叶片基部略呈红色；黄独的根块状，零余子表面暗褐色或黑色，瘤状突起，麻舌，叶心状宽卵形，叶片中部不凹陷，基部通常无红色。

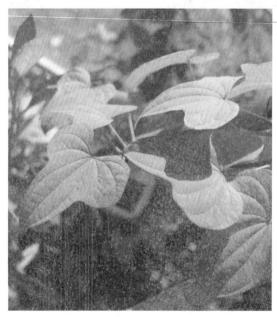

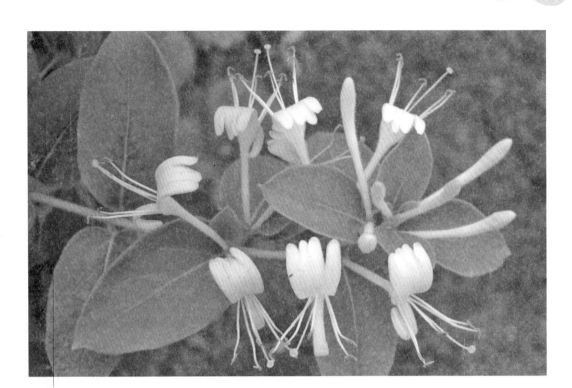

金银花

清热解毒，凉散风热。用于痈肿疔疮，喉痹，丹毒，热毒血痢，风热感冒，温病发热。其解毒力强，用治各种疮疡肿痛，是治阳性疮疡的要药，同时也是常用的食物中毒解毒药。平时还用以泡茶。金银花对各种细菌性感染有良效。但要注意，一般使用的是金银花的花蕾而非开放的花，民间很多百姓采集开放的花使用，功效较差。金银花的茎藤亦可入药，称"忍冬藤"，和花蕾同效而力弱。

虎杖

云南称为班庄根、斑杖根，嫩茎在云南可作菜食用。根入药，微苦，微寒。能祛风利湿，散瘀定痛，止咳化痰。用于关节痹痛，湿热黄疸，经闭，症瘕，水火烫伤，跌扑损伤，痈肿疮毒，咳嗽痰多。

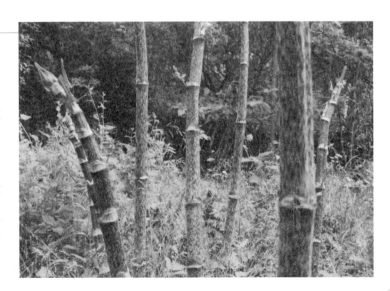

银杏

种子入药，称白果，甘、苦、涩，平；有毒（生食有毒）。归肺经。能敛肺定喘，止带浊，缩小便。用于痰多喘咳，带下白浊，遗尿尿频。常作菜食用，食用前，必须蒸熟、炒熟或煨熟。银杏叶亦可入药，能敛肺，平喘，活血化瘀，止痛。用于肺虚咳喘等，现在用治冠心病，心绞痛，高血脂等。

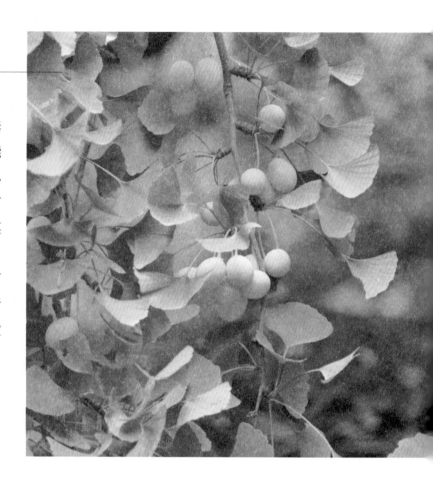

金樱子

果实入药，除外部毛刺，食用时还需去除内部种子和毛。能固精缩尿，涩肠止泻。用于遗精滑精，遗尿尿频，崩漏带下，久泻久痢。

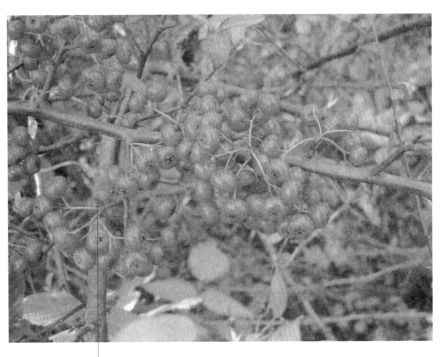

救军粮（火棘、赤阳子）

果实入药，甘、酸、涩，平。归肝、脾、胃经。能健脾消积、收敛止痢、止痛。救军粮叶（火棘的叶）微苦；凉，归肝经。能清热解毒，止血。根能清热凉血，常用于虚痨骨蒸潮热、肝炎、跌打损伤、月经不调、吐血、便血等。

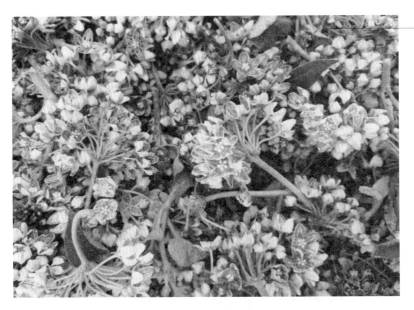

苦绳

又称奶浆藤、藤子花、白浆藤、通关散等，花常作菜食用。全株可入药，微苦、涩，平。可消炎，通乳，利尿，除湿，止痛。用于乳汁不通，小便不利，虚咳，胃痛，风湿疼痛，痈疮疖肿。

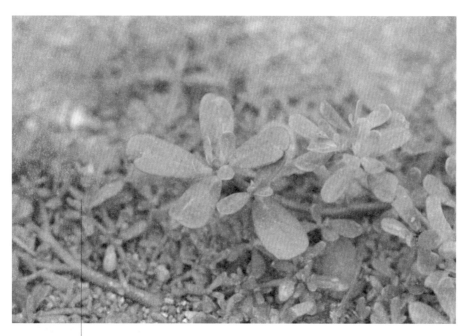

马齿苋

　　又叫五行菜，叶青绿、茎红、花黄、根和茎断面白、种子黑，故名。全草入药能清热利湿，凉血解毒。用于细菌性痢疾，急性胃肠炎，急性阑尾炎，乳腺炎，痔疮出血，白带；外用治疗疮肿毒，湿疹、带状疱疹，是一种治疗皮肤病的要药。同时，马齿苋也是常用的蔬菜。

水芹菜

　　亦食亦药，能平肝，解表，透疹。用于麻疹初期，高血压，失眠等。

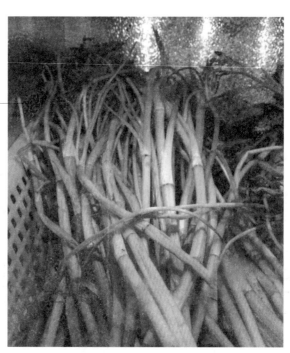

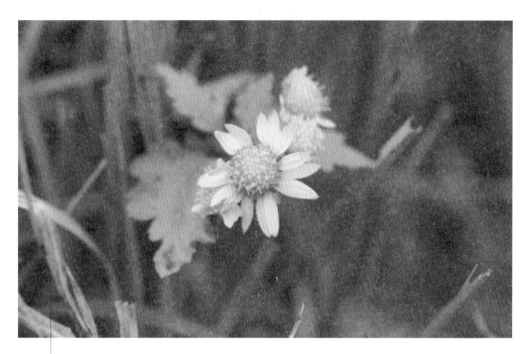

野菊花

清热解毒。用于疔疮痈肿，目赤肿痛，头痛眩晕。

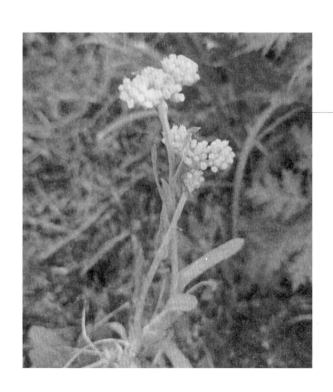

鼠曲草

又名佛耳草，清明菜，许多地方常将鼠曲草和面粉等一起做成青团、清明粑或清明稞。可止咳平喘，降血压，祛风湿。用于感冒咳嗽，支气管炎，哮喘，高血压，蚕豆病，风湿腰腿痛；外用治跌打损伤，毒蛇咬伤。

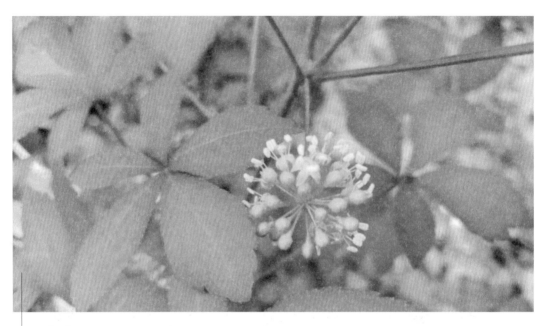

五加皮

云南也有称刺五加的。根皮入药，能祛风湿，补肝肾，强筋骨。用于风湿痹痛，筋骨痿软，小儿行迟，体虚乏力，水肿，脚气。嫩茎叶可食用。

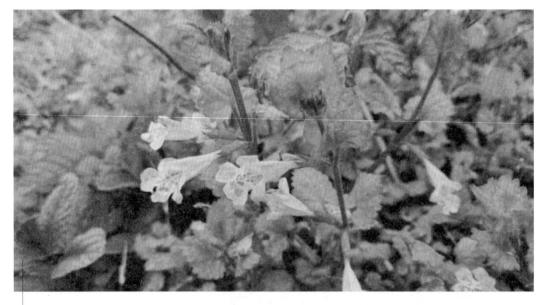

连钱草

利湿通淋，清热解毒，散瘀消肿。用于热淋，石淋，湿热黄疸，疮痈肿痛，跌扑损伤。部分地区将其嫩茎叶作菜食用。是治疗结石的要药。鉴别要点：茎四方形，花冠二唇形，叶圆肾形，边缘有粗齿，植株有浓郁的香气。

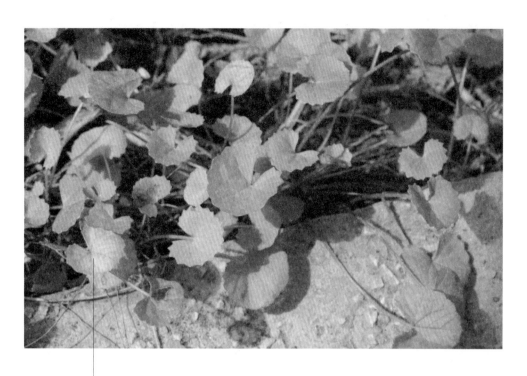

积雪草

　　能清热利湿，解毒消肿。用于湿热黄疸，中暑腹泻，石淋、血淋，痈肿疮毒，跌扑损伤。部分地区将其嫩茎叶作菜食用。鉴别要点：茎圆形，叶圆肾型，边缘有不明显波状齿，花序很小，双悬果（伞形科特征），接匍匐的茎秆上。

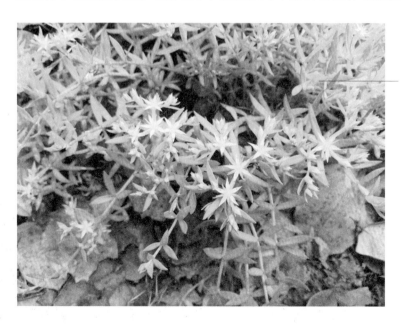

垂盆草

　　清热解毒，利湿退黄。用于湿热黄疸，小便不利，痈肿疮疡，急、慢性肝炎。

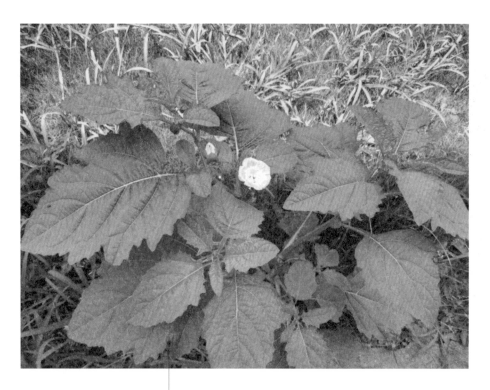

假酸浆（凉粉草）

清热解毒，利尿镇静。用于感冒发热，鼻渊，热淋，痈肿疮疖，癫痫。假酸浆种子是制作凉粉（冰粉）的原料，将假酸浆种子用水浸泡，滤取其胶质物，加适量石灰水凝固一段时间后，便可制成凉粉。

桔梗

宣肺，利咽，祛痰，排脓。用于咳嗽痰多，胸闷不畅，咽痛，音哑，肺痈吐脓，疮疡脓成不溃。亦可作为菜蔬。

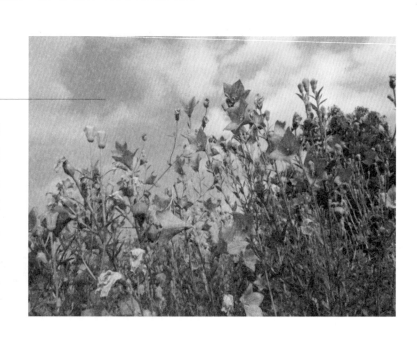

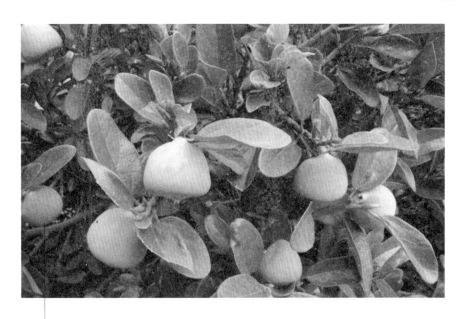

薜荔

　　茎、叶入药，能祛风，利湿，活血，解毒。用于湿痹痛，泻痢，淋病，跌打损伤，痈肿疮疖等。花序托（多称果实，实际是花序托）入药，可补肾固精，活血，催乳。用于遗精，阳痿，乳汁不通，闭经，乳糜尿。

山土瓜

　　地下块根去外皮后可食用。能健脾消积，利湿。用于小儿疳积，乳汁缺乏，肝炎，白带；外用治烧烫伤。

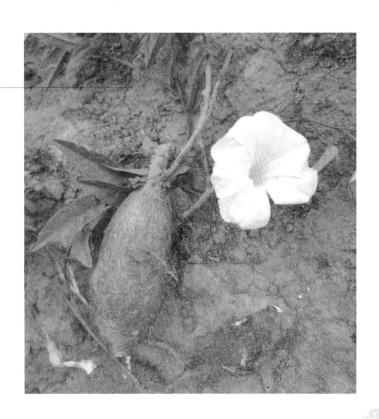

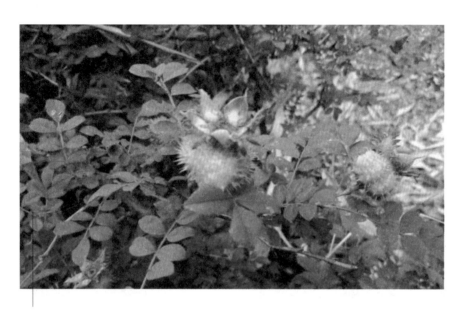

缫丝花

　　根及果实入药，称刺梨子，根能消食健脾，收敛止泻。用于食积腹胀，痢疾，肠炎，自汗盗汗，遗精，白带，月经过多，痔疮出血。果实可解暑，消食。富含维生素 C，可用于治维生素 C 缺乏症。

常见类

鸡蛋参 —————————

　　补养气血，润肺生津。用于贫血，自汗，肺阴虚咳嗽，神经衰弱等。水煎服或炖肉服。

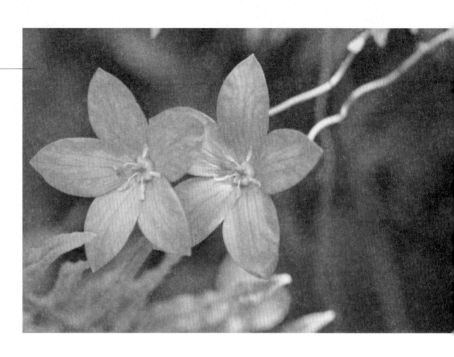

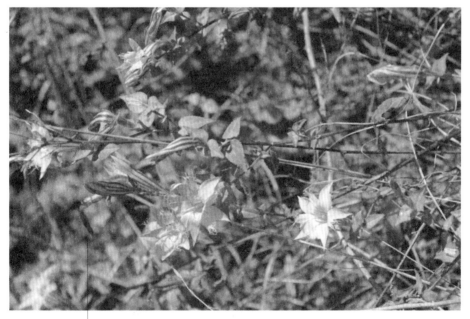

红花龙胆

　　清热利湿，解毒。用于急性黄疸型肝炎，痢疾，小儿肺炎，支气管炎，支气管哮喘，肺结核，淋巴结结核，小便不利，眼结膜炎。

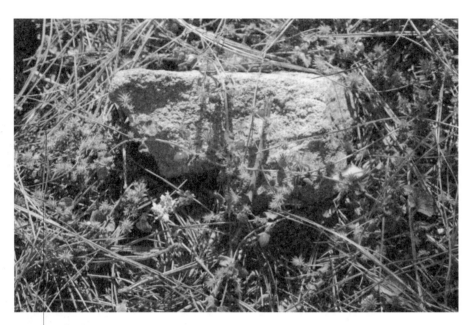

鞭打绣球

　　祛风除湿，清热解毒，活血止痛。用于风湿痹痛，经闭腹痛，瘰疬，疮肿湿毒，咽痛，齿龈肿痛，跌打损伤。

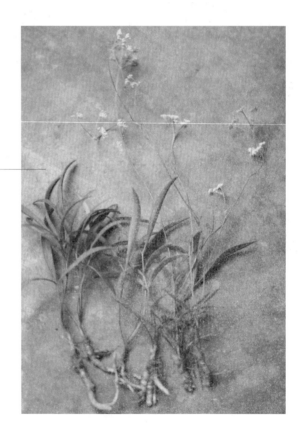

竹叶防风（云防风）

　　解表，祛风胜湿。用于感冒，风寒湿痹，痈肿疮疡。

木贼

甘、苦，平。归肺、肝经。散风热，退目翳。用于风热目赤，迎风流泪，目生云翳。民间常用于配置凉茶。

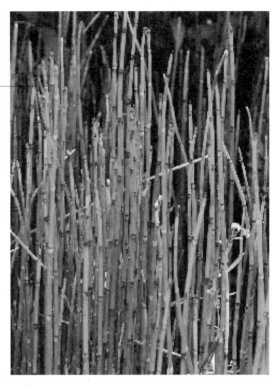

地耳草

清热利湿，解毒消肿，散瘀止痛。用于肝炎，早期肝硬化，阑尾炎，眼结膜炎，扁桃体炎；外用治疮疖肿毒，带状疱疹，毒蛇咬伤，跌打肿伤。

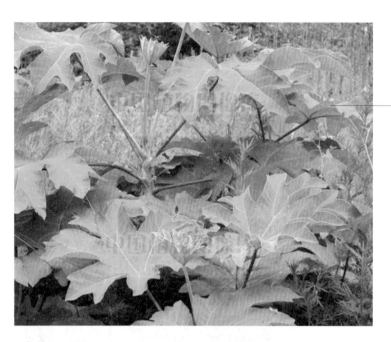

通脱木

　　茎髓入药，甘、淡，微寒。归肺、胃经。清热利尿，通气下乳。用于湿温尿赤，淋病涩痛，水肿尿少，乳汁不下。

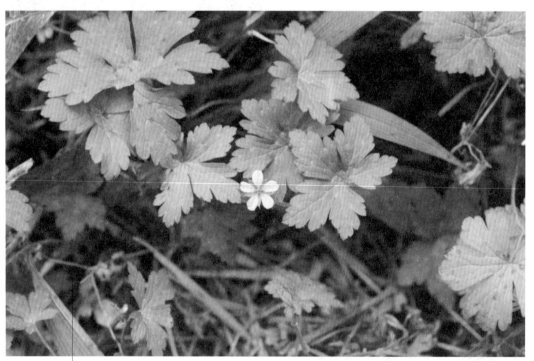

老鹳草

　　祛风湿，通经络，止泻利。用于风湿痹痛，麻木拘挛，筋骨酸痛，泄泻痢疾。

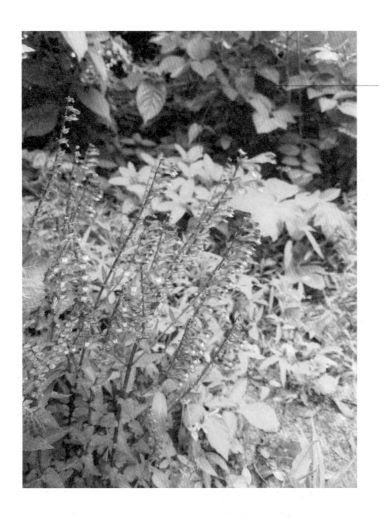

半枝莲

　　清热解毒，化瘀利
尿。用于疗疮肿毒，咽喉
肿痛，跌扑伤痛，水肿，
黄疸，蛇虫咬伤。

钉头果

　　地上部分入药，甘，
平。归经脾，胃经。健脾
和胃，益肺。主小儿呕
吐，泄泻，不思纳食，肺
痨咳嗽。

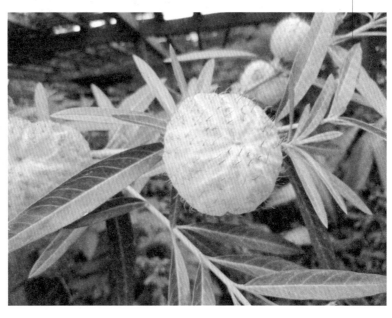

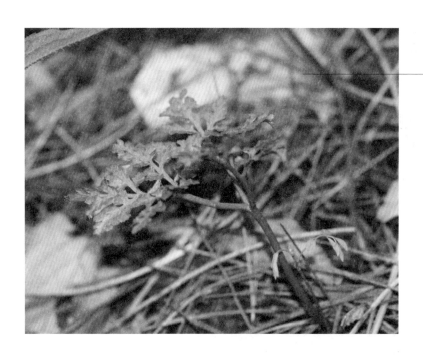

阴地蕨

　　能清热解毒，
平肝熄风，止咳，
止血，明目去翳。

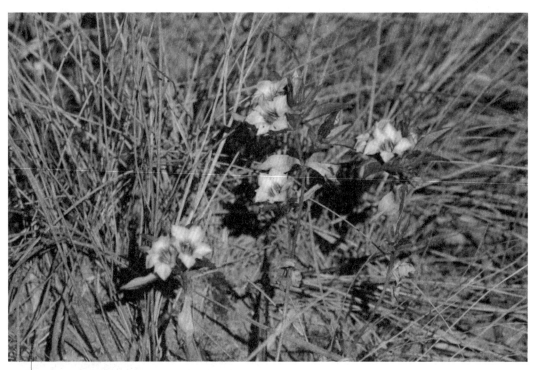

龙胆草（滇龙胆草）

　　根入药，能清热燥湿，泻肝胆火。用于湿热黄疸，阴肿阴痒，带下，湿疹瘙痒，目赤，耳聋，胁痛，口苦，惊风抽搐。

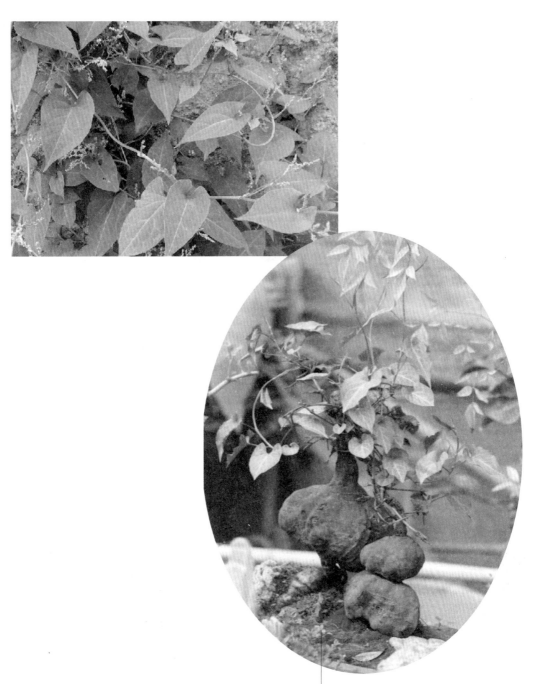

何首乌

　　块根称何首乌，其藤茎称夜交藤。生何首乌味苦、甘、涩，性温。可解毒，消痈，润肠通便。用于瘰疬疮痈，风疹瘙痒，肠燥便秘。炮制加工后称制首乌，能补肝肾，益精血，乌须发，强筋骨。用于血虚萎黄，眩晕耳鸣，须发早白，腰膝酸软，肢体麻木，崩漏带下，久疟体虚。

大毒类

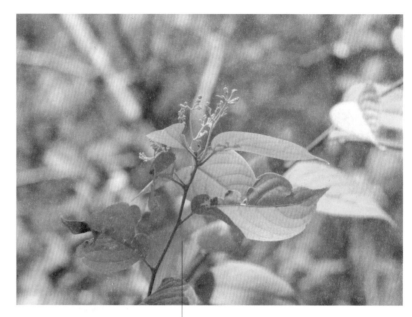

雷公藤（昆明山海棠）

苦、辛，凉。有大毒。祛风，解毒，杀虫。外用治风湿性关节炎，皮肤发痒，杀蛆虫，灭钉螺，毒鼠。

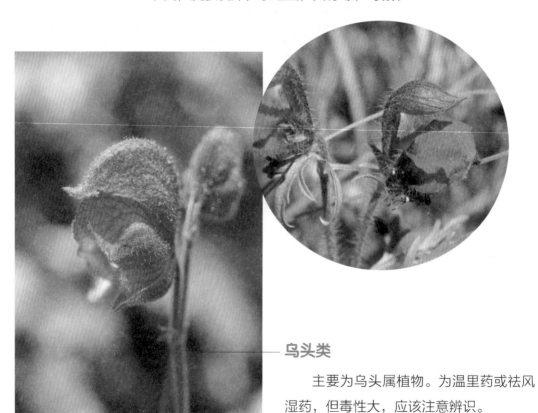

乌头类

主要为乌头属植物。为温里药或祛风湿药，但毒性大，应该注意辨识。

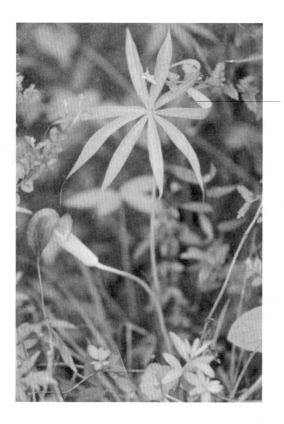

天南星（一把伞南星）

块茎入药，苦、辛，温。有毒。燥湿化痰，祛风止痉，散结消肿。用于顽痰咳嗽，风痰眩晕，中风痰壅，口眼歪斜，半身不遂，癫痫，惊风。生用外治痈肿，蛇虫咬伤。

半夏

辛，温，有毒，常炮制后使用。能燥湿化痰，降逆止呕，消痞散结。用于痰多咳喘，风痰眩晕，痰厥头痛，呕吐反胃，胸脘痞闷，梅核气；姜半夏多用于降逆止呕。

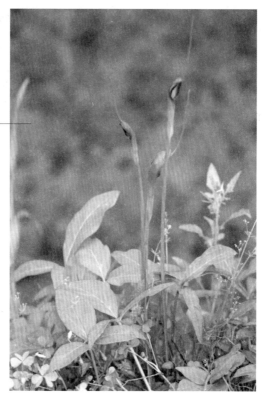

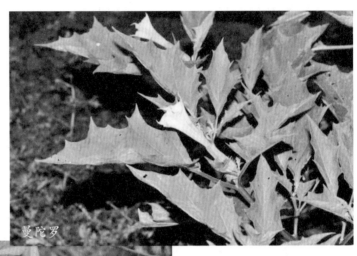

曼陀罗

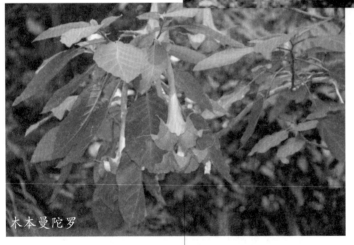

木本曼陀罗

曼陀罗（木本曼陀罗）

　　花、叶、根皆可入药，全株有毒。花作洋金花入药，辛，温。有毒。平喘止咳，镇痛，解痉。用于哮喘咳嗽，脘腹冷痛，风湿痹痛，小儿慢惊。

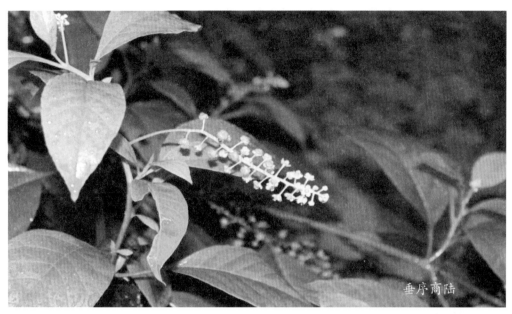

垂序商陆

商陆

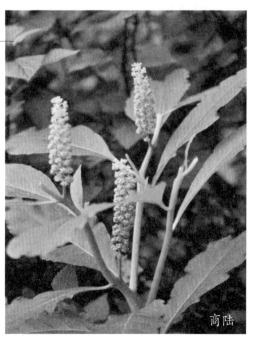

商陆

　　上图为垂序商陆，茎秆显红色，花序下垂；右侧为商陆，茎绿色，花序直立。商陆根入药，苦，寒。有毒。能逐水消肿，通利二便，解毒散结。用于水肿胀满，二便不通；外治痈肿疮毒。此种植物常被各地民间误作人参食用而中毒，应注意区别，商陆的根断面有明显的一轮环纹，干后突起或凹陷，称车轮纹，无人参的特异香气和味道，也无芦碗。

常见草药还有很多，大家可自行查阅相关资料，如下。

马鞭草、小黑草、吉祥草、绣球防风、青叶胆、地桃花、臭牡丹、铜锤玉带草、百部、兰花参、枸骨、蔓荆子、野棉花、辛夷、骨碎补、绞股蓝、四块瓦、石韦、旱莲草、飞扬草、紫苏、伸筋草、透骨草、草豆蔻、清风藤、瓜蒌、仙茅、草血竭、密蒙花、野高粱、黄芩、问荆、千里光、卷柏、芍药、千年健、萹蓄、辣蓼、三颗针、松树、灯盏细辛、马桑、矮脚龙胆、茜草、桑、败酱草、遍地金、蚂蚁草、龙葵、益母草、鬼针草、地榆、仙鹤草、盘龙参、射干、野丁香、南沙参、苎麻、细辛、黄琐梅、棕榈子、九头狮子草、鸭脚板、柴胡、漆姑草、土常山、石菖蒲、芦荟、鹅不食草、灯台树、玉竹、穿山龙、白薇、贯众、天胡荽、盐肤木、紫萁贯众、地锦草、丁座草、桃儿七、虎耳草、菊花参、地胆草、奶浆果、瓜子金……